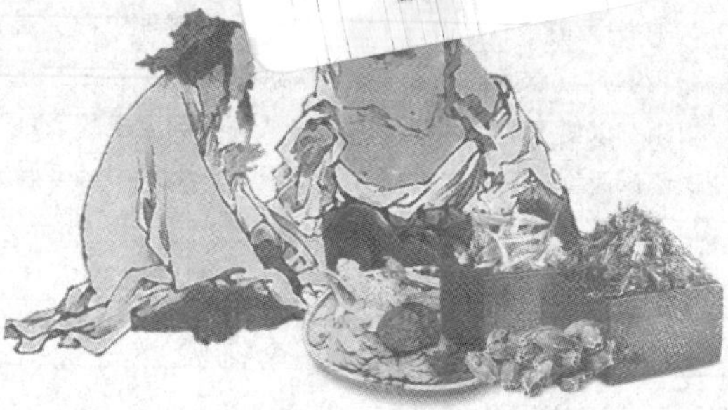

火神派医学经典全书

李柳骥　马　骁　王　君　编校

中国健康传媒集团
中国医药科技出版社

内容提要

本书旨在探寻中医火神的“萍踪”，梳理中医火神的“骨脉”，将《扁鹊心书》《医理大概约说》《槐轩约言》《保身立命要言》《医理真传》《医法圆通》《伤寒恒论》七部火神古典医著进行综合汇校与辑录，以便于学者理解中医火神从源头到大成的发展过程，及其核心精髓。本书可供中医院校师生、中医临床医生、中医文献研究者，以及广大的中医爱好者阅读参考。

图书在版编目（CIP）数据

火神派医学经典全书／李柳骥，马骁，王君编校．—北京：中国医药科技出版社，2018. 12

ISBN 978－7－5067－8619－5

Ⅰ.①火…　Ⅱ.①李…②马…③王…　Ⅲ.①中医流派－医学文献－汇编－中国　Ⅳ.①R－092

中国版本图书馆 CIP 数据核字（2016）第 176072 号

美术编辑　陈君杞

版式设计　南博文化

出版　**中国健康传媒集团**｜中国医药科技出版社

地址　北京市海淀区文慧园北路甲 22 号

邮编　100082

电话　发行：010－62227427　邮购：010－62236938

网址　www. cmstp. com

规格　710×1000mm $^{1}/_{16}$

印张　29 $^{1}/_{4}$

字数　455 千字

版次　2018 年 12 月第 1 版

印次　2020 年 3 月第 2 次印刷

印刷　三河市百盛印装有限公司

经销　全国各地新华书店

书号　ISBN 978－7－5067－8619－5

定价　88. 00 元

前 言

在中医的千年流传中，涌现出了一大批医学巨匠，对中医的学术传承与发展起到了极大的推动作用。迄今，中医的火神（扶阳）学术流派如日中天，这不得不归功于清代的郑钦安先生。他是火神之集大成者，在中医界独树一帜。

一、火神源流

要想对火神一脉有一个更为清晰的认识，就得探求这一个学术流派的源头。翻阅中医历史，在宋代窦材的《扁鹊心书》中，“扶阳”一词被正式提出，是为火神之肇源。窦材在扶阳领域，不仅仅是重视针灸，同时对扶阳药物的运用也是独具创见的。六百年后，清代大学者、大儒医刘止唐先生也十分重视保身立命，结合《周易》与《黄帝内经》等经典，著有《医理大概约说》《槐轩约言》《保身立命要言》三篇，对扶阳一脉的发展起到了承上启下的作用。郑钦安先生师从于刘止唐先生，留下了《医理真传》《医法圆通》《伤寒恒论》三书。于是，火神一脉就正式立足于中医之林。

上述三家之书，可以说是对火神一脉的理、法、方、药有了一个更为系统的梳理，对于火神的传承有了更进一步的全面认识。至于《圣余医案》一书，虽颇有功法，但毕竟无法与郑钦安之著作相提并论，余则不再收录。

二、学术思想

（一）窦材

窦材注重温养阳气，禁戒寒凉，故十分推崇艾灸之法。全书重视扶助阳气，但扶阳却不是以艾灸为首选；在疾病的治疗上，提出“大病宜灸”的观点，认为“凡大病宜灸脐下五百壮，补接真气为此法也”。作者治病的方法并非是单一的，而是药灸并用，外治与内治结合。在运用艾灸的同时，作者对药物的运用也是深有卓见的。作者极其擅长运用温补阳气的姜、附、硫、乌等一类的药物，其处方药味少而精，配伍巧妙，药简而力专。这种思想对后世的火神派的兴起起到了先驱的作用。

总而言之，《扁鹊心书》是一部具有极高的学术和临床实践价值的珍贵中医火神起源及针灸文献，值得深入研究，此书必能对当代的中医火神派及针灸治疗产生深远的影响。

（二）刘止唐

刘止唐为郑钦安之师，清代理学大师，开创理学“槐轩学派”一脉，在四川号称“刘门”。主要成就在于理学，也兼及医学。火神派大师郑钦安则主要继承了刘止唐医学方面的衣钵。在学术上，郑钦安与刘止唐一脉相承，故长期以来，学界对郑钦安之师刘止唐在中医方面的学术甚为关注，但至今尚没有单独出版刘止唐著作的医书。刘止唐著作颇丰，流传至今的有二十种左右，但与火神派有着关系的仅为《医理大概约说》《槐轩约言》《保身立命要言》三篇。其中《医理大概约说》是刘止唐的临证之书，涉及到刘氏诊法、伤寒、脏腑辨证、气血辨证、内科、外科、妇科、方药等内容。《槐轩约言》则涵盖了刘止唐理学心要，其中也涉及医学内容，以论太极、阴阳、五行、四象、八卦、河图、洛书、心性、性命等为主要内容，该书的理学内容直接启发了火神鼻祖郑钦安的医学思想，如郑钦安的《医理真传》书首“乾坤坎离”诸篇，其学术渊源可直接追溯到刘止唐《槐轩约言》。故《槐轩约言》为火神派学术的理论源头，是研究火神派非常重要的一部书，有很高的学术价值。《保身立命要言》虽然只有寥寥数语，但却对“立身”“保命”有着较深力度的论述，对于《槐轩约言》《医理大概约说》有着补充作用。

（三）郑钦安

郑钦安师从大儒兼名医刘止唐，勤求古训，博采众方，融通百家，渐入佳境。从《素问·生气通天论》"阳气者，若天与日，失其所，则折寿而不彰，故天运当以日光明"的理论中发现了"人身一团血肉之躯，阴也，全赖一团真气运于其中而立命"（《医理真传》）的真知灼见，悟出"天地一阴阳耳，分之为亿万阴阳，合之为一阴阳；于是以病参就，一病有一病之虚实、一病有一病之阴阳"的道理（《医法圆通》），认为"万病一阴阳耳""发病损伤各有不同，总以阴阳二字为主，阴盛则阳必衰，阳盛则阴必弱，不易之理也"（《医理真传》）。在辨证论治中，强调"按定阴阳虚实，外感内伤治之，发无不中""务要将内外两形，阴阳实据，熟悉胸中，方不致误人性命也"（《医法圆通》），创立火神派，治疗以扶阳为主，对当时的医学界起到了震聋发聩的作用，为后世医学的发展做出了贡献。

三、版本流传

（一）窦材医书版本流传概况

《扁鹊心书》的版本，主要有1782年清代乾隆四十七年壬寅王琢崖刻本；1881年清光绪七年辛巳上海王氏刻本；1896年清光绪二十二年丙申上海图书集成印书局铅印《医林指月》本；1897年清光绪二十三年丁酉刻本；1908年清光绪三十四年戊申赞文化社刻本；1917年上海蜚英书局石印本；1928年江阴宝文堂刻本。

（二）刘止唐医书版本流传情况

《医理大概约说》一书的版本主要有光绪本、清光绪32年丙午（1906）成都守经堂刻本、清光绪32年丙午（1906）四川乐善堂刻本。

《槐轩约言》一书的版本主要有光绪本、西充本和巴蜀书社本。

《保身立命要言》一书的版本主要有光绪本、西充本和巴蜀书社本。

（三）郑钦安医书版本流传情况

《医理真传》的主要版本及出版流传情况如下：1869年清同治八年己巳抱一山房刻本，1869年清同治八年己巳四川崇文斋刻本，1874年清同治十三年甲戌成都刻本，1887年清光绪十三年丁亥五福堂刻本，1903年清光绪二十九年癸卯七星会刻本，1915 年重庆中西书局“医法圆通、医理真传合刻”铅印本，1926 年善成堂刻本。

《医法圆通》的主要版本及出版流传情况如下：1874 年清同治十三年甲戌成都刻本，1879 年清光绪五年己卯宏道堂刻本，1887 年清光绪十三年丁亥五福堂刻本，1891 年清光绪十七年辛卯宏道堂刻本，1903 年清光绪二十九年癸卯刻本，1926 年善成堂刻本，1915 年重庆中西书局“医法圆通、医理真传合刻”铅印本，1940 年刻本。

《伤寒恒论》的主要版本及出版流传情况如下：1875 年清光绪元年乙亥刻本，1894 年清光绪二十年甲午刻本，1897 年清光绪二十三年丁酉刻本，清成都志古堂刻本。

对于《伤寒恒论》一书的成书年代颇有争议，在《郑钦安医书阐释》中，记载《伤寒恒论》最早出版于 1894 年（作者原序的落款时间为清光绪二十年），而据《全国中医图书联合目录》《伤寒恒论》条下明确记载为“清光绪元年乙亥刻本，清光绪二十年甲午刻本，清光绪二十三年丁酉刻本，清成都志古堂刻本”，且“清成都志古堂刻本”的年代也有待考证。

四、汇校说明

《扁鹊心书》主要以“医林指月”丛书本为底本，综合其他版本参校而成。

《医理大概约说》《槐轩约言》《保身立命要言》三篇则以巴蜀书社本为底本，综合参校而成。

关于“郑钦安火神三书”，以古本（抱一山房刻本、五福堂刻本、志古堂刻本）为底本，以 1996 年巴蜀书社唐步祺《郑钦安医书阐释》为主校本，并结合现代点校本综合汇校而成。

所选七书，唯《伤寒恒论》一书，书中所载伤寒条文顺序与其他版本不同，且文字常有错讹，唐步祺先生在《郑钦安医书阐释》中据 1959 年中医研究院所编《伤寒论语译》本校对，将郑书每条正文结尾“原文”二字后，以阿拉伯数字序号表示出该条文在《伤寒论》原著中次序，以便读者对照检索。本次整理，对于伤寒原文，则以赵开美本伤寒论等进行反复汇校，力求还原经典原貌，而又不失作者原意。另外，本书所列方剂并无方药，唐步祺先生在《郑钦安医书阐释》中“为之补出，作了方解及应用范围，并附毕生经验，以资验证”。本次整理为还原经典，打造一个精准的综合性范本，则保持原貌，仅对错别字以及脱、误、衍文进行汇校，不再补校。

原书为繁体竖排，现改为简体横排。根据文意，重新加以标点。原书有些属于古代书籍的编排方法，本着“古为今用”的方针，以现代要求，予以径改，不出校注。

原书底本或校本明显错讹者，一律统改，文中的别字、通假字、古今字、异体字一律径改，不出校注。文中有关生词涉及学术范畴的，为慎重起见，不作改动，亦不出校注。

原书目录，根据正文重置。底本中有缺字用“□”表示者，若有其他版本可供补录者则补录，若其他版本也属于缺字者，则保持原貌，不出校注。

原书眉批或夹注改为单行仿宋小字置于原书相应位置，与正文区别。

因书改横排，底本中凡是表示上下方位的“右”“左”，径改为“上”“下”。

五、学习方法

“读经典，做临床”，是中医成才的不二法门，在娴熟经典的同时需要用于临床，在临床迷茫的时候不妨回归经典，在经典与临床中反复穿梭，久而久之必成大器。

窦材的《扁鹊心书》是扶阳学派的鼻祖，书中对于扶阳的概念虽已经明确，但毕竟与时隔六七百年的刘止唐、郑钦安等医家的扶阳理论还是有一些差别，但其主旨却没变，正所谓：万变不离其宗。所以对于《扁鹊心书》的梳理，对于学习刘止唐与郑钦安的学术思想有着重要意义。

刘止唐的《医理大概约说》《槐轩约言》《保身立命要言》三篇是其在医学领域的创见，书中融合儒释道以及国学精髓，书中孕育着身心医学的泉眼，其易、道、儒、医的汇通，对其弟子郑钦安的学术思想有着重大的启示和深远的影响。刘止唐医学三篇，既遥承扶阳之渊源，又下启火神之大成。

郑钦安的《医理真传》《医法圆通》《伤寒恒论》可以说是火神派的大成之作。将中医火神派推到了极致。《医理真传》将周易与中医进行了一个大融合，学习本书时，需要有一定的周易功底，可参阅一些关于周易方面的书籍，这对于理解本书大有帮助。《医法圆通》对于用药、认证杂乱无章之市习痛下针砭，详述各种临床见证之病机、治法，强调外感当握定六经提纲，内伤应探求阴阳盈缩，而认证须有阴阳虚实之实据可凭。可谓是岐黄、仲景忠实之门徒，且大有发挥矣。《伤寒恒论》是对伤寒论的继承与发展，在学习本书时，需要对《伤寒论》原著有一个清晰的认识，又因为《伤寒论》原著早已散佚，现代流传的古本较多，诸如唐本、宋本、赵开美本、桂林古本、枫山秘府本、康平本、湘古本、涪陵古本、《医宗金鉴》本、《伤寒杂病论会通》本、《传播中医》丛书本等，需要详核究竟，直面经典。

总览全书，火神一脉尽收眼底，火神经典竟在案前，熟读深思，体悟其中精髓，无论对研究医理还是应用于临床，都有着十分重要的意义。

有道是：道经千载更光辉。希冀广大读者能在阅读中医火神经典之后，能对中医有一个深刻的认识。

编者

2018 年端午佳节于北京

总 目 录

扁鹊心书

古·神医卢人扁鹊 传
宋·太医真定窦材 重集
清·钱塘胡珏 参论
清·王琦 辑刊

序

《灵》《素》为医家正传，后世张仲景、王叔和、孙思邈、孙兆、初虞世、朱肱皆不师《内经》，惟采本草诸书，各以己见，自成一家之技，治小疾则可，治大病不效矣。王叔和、朱肱乌可与仲景同列？若云仲景不师《内经》，试观《伤寒》《金匮》二书，不本《灵》《素》之旨，宁有如是精深之论乎？至皇甫士安、巢元方、王冰等，虽学《素问》，而不得方学之传，亦依前六子方法而行。此书从古至今，未得通行。余业医四世，皆得此法之力，而人世未深信，故难梓行。余初学医，尽博六子之书，以为医之理尽矣。然调治小疾，百发百中，临大病百无二三，每怅己术之不精也。后遇关中老医，叩余所学，笑曰：汝学非是岐黄正派，特小技尔。只能调小疴，俟其自愈，岂能起大病哉！余即从而师之三年，师以法授我，反复参详，遂与《内经》合旨，由兹问世，百发百中，再观六子书，真儿戏耳。但师授固简而当，意欲梓行，恐有未尽，遂将追随先师所历之法，与已四十余稔之所治验，集成医流正道，以救万世夭枉。后人得此，苟能日夜勤求，自能洞贯其理，以见余言非谬。至若贤良忠正，孝子仁人，再为广布，俾天下后世，上可以救君亲，下可以济斯民。余因恐遭天谴，不敢自私，刊刻流传，愿仁者勿拘成见而屑视之，斯幸矣。

宋绍兴十六年武翼郎前开州巡检窦材谨序

细观此叙，前后语意不相联属，似非通人之语，疑是后人伪作

奏玉帝青辞

维大宋绍兴十六年丙寅月，武翼郎臣窦材奏启玉皇上帝玉陛下：

臣闻上天好生而恶死，下民畏死而贪生。上天虽云恶杀，但示劝惩于下民，非其人而杀之者有之；下民虽曰贪生，但归生死于天命，而致枉死者有之。皇天悯下民之疾苦，故假神农、黄帝、岐伯、雷公、扁鹊、俞跗等，以立医教，救人灾病。历世绵远，屡遭兵火，其神书散亡，仅存者《灵枢 》《素问》而已，虽不尽传宗派，是亦能救人疾苦，保人性命，但少洞彻脏腑、刳肠、涤髓之神耳。果能参悟《灵》《素》，自然洞见脏腑，至于刳肠涤髓，乃后世法之巧而用之神。惜乎此书无传，谅亦不过一技术之妙，岂如《灵》《素》之贯天人，晰隐显，大无不包，细无不入，为万世理道之神书，救人之秘典哉！后世仲景采《内经》外感风寒之旨，附以己见，定立方法，及采杂证七十余条，集为《伤寒》《金匮》。后之学者，咸遵守莫敢移易。殊不知伤寒既有多证，《内经》自然该载，何必牵扯种种杂病，以为伤寒，误人不少。果能遵循仲景之法，岂有误人？惟后学不明其旨，妄为注解，各执己见，未免穿凿，希冀立名，遗讹后世，将为仲景之功臣，实为仲景之罪人。千百年来，明伤寒法者有几人哉？

嗣后叔和、思邈又附益之，障蔽圣经，遗讹后世，且经云：伤寒为病身热，热虽甚不死。论中风曰，中五脏俞穴，则为偏风；论水胀曰，因气为肿；论厉风曰，地之湿气，感则害人皮肉筋脉。如此言之，其旨深，其意广，后之人欲移难就易，妄为穿凿。且举伤寒之证，真邪相传，真气盛则病愈，邪气盛则病死；阳证无死人之理，阴证害人甚速，须加灸艾，方保无虞。仲景立许多承气汤，使后人错用，致寒凉杀人于顷刻也。三承气汤恶能害人？后学不明阴阳承制之道，而妄用承气者害之耳，于仲景何尤？

臣因母病，用仲景之法不效，遂成不救，痛心疾首，精究《内经》，又得皇天默授，经历十年方得灵验。凡一切大病小疾，只以此法，触类引申，效如影响。臣苦志五十余年，悟得救人秘法已十余年矣。向因薄宦，奔走四方，今年过不逾，常虑身填沟壑，其书失传，遂欲考订发梓，伏望皇天后土，特加慈悯，保生民于仁寿之域，俾其书万世通流，臣虽死无憾。设有一言不实，甘受天殃。若此书果益于后世，伏望神天护佑，以广其传。设此重誓，以质上帝，则其立心切于天下后世可知。学者不可谓偏于从热而忽视之，以负先生一片救世婆心。臣诚惶诚恐，冒罪以闻。

进医书表

臣闻医家正道，《内经》为真，《内经》言病最详，而无治病之法，故黄帝又与岐伯撰出《灵枢》，实为医门所最急者也。嗣后，秦越人依《内经》旨趣而演《八十一难》《九针》之说，晋皇甫士安采《灵枢》之旨，撰《甲乙经》十卷，隋巢元方摘《灵》《素》绪余，注《内经》，又撰《病原》三十卷；唐王冰抉《灵》《素》之旨，注《内经》，撰《天元玉历》。以上诸子皆有著作，悉师《灵》《素》，去古法不远。而汉张仲景不师《内经》，惟采《本草》《汤液》，著《金匮玉函》十卷，撰《伤寒论》十卷。晋王叔和又赘其说，唐孙思邈采本草药性，集成《千金方》三十卷，《玉函经》五十卷，和附仲景。重重著述，皆宗此意。废去针灸及丹附大药，尽用草木小药，盛行汤剂，以之理小疾则生，治大病则百无一活，至千百世，误死天下苍生。《伤寒》《金匮》之书，辨六气之环转，析神机之出入，阴阳消长之妙，虚实递更之变，首尾贯通，丝丝入扣。至于在经俞而用针，起陷下而用灸，并观其自叙，可谓神于师《内经》者矣。谓仲景不师《内经》，废弃针灸，不亦冤乎！至若叔和、思邈，俱一代之明医，亦未宜深贬，后学当细心辨之。伏念臣河朔真定之寒士，焉敢善善揭前辈之过？但臣世祖隶传于医学，内舍相传，亦以《千金》、仲景等方小试果效，用临大证心窃有疑。后得上天禅我此书，更参《内经》，百发百中，始信医有回天之功也。

所谓大病者，一伤寒，二阴疽内蚀，三虚劳痰火，四中风，五水肿，六臌胀，七脾泄暴注，八尸厥，九久痢，十脾疟，十一喉痹，十二男女骨蒸劳热，十三小儿急慢惊风，十四痘疹黑斑缩陷。至于胎前产后百十种必死大证，世人莫能救疗，束手待毙，良可哀哉！臣于此处消息五十余年，乃见正道，自古扁鹊、俞跗、仓公、华佗，皆此书也，惜不广传于后世。臣今尽传此法于人，以救苍生夭横，伏乞陛下，大展圣裁，悯诸末世，将此书颁行天下，试之有验，臣死无憾。若试之不效，即置臣于法，以彰诳君之罪。臣诚惶诚恐，稽手顿首，冒死以闻。

张师固不可毁，而王、孙亦不可辟。夫先生之书固创出前贤，然先须根底于《素问》《灵枢》，致力于仲景、思邈，更充之以先生之法，其于大疾沉疴，自然游刃有余矣。无如叔世衰漓，只知耳食，性喜寒凉，畏恶针灸，稍一谈及，俱摇头咋舌，甘死不受。是以先生之道难明，而先生之法不能行于斯世斯民也。余欲以代之之方，思惟数载，终无妙法。先生倘以宿昔济世仁心神感于余，使余应心得手，再为广布，以传不朽，谅先生在天之灵，亦应许可。古月老人胡珏谨识。

目录

卷上

卷中

卷下

神方

卷上

当明经络

谚云：学医不知经络，开口动手便错。盖经络不明，无以识病证之根源，究阴阳之传变。如伤寒三阴三阳，皆有部署，百病十二经脉可定死生。既讲明其经络，然后用药径达其处，方能奏效。昔人望而知病者，不过熟其经络故也。俗传遇长桑君，授以怀中药，饮以上池之水，能洞见脏腑，此虚言耳。今人不明经络，止读药性病机，故无能别病所在。漫将药试，偶对稍愈，便尔居功，况亦未必全愈；若一不对，反生他病，此皆不知经络故也。近世时医失口，言经络部位乃外科治毒要法，方脉何藉于此？嗟嗟！经络不明，何以知阴阳之交接，脏腑之递更，疾病情因从何审察？夫经络为识病之要道，尚不肯讲求，焉望其宗主《内经》，研究《伤寒》，识血气之生始，知荣卫之循行？阴阳根中根外之理不明，神机或出或入之道不识，师徒授受惟一《明医指掌》《药性歌括》，以为熟此尽可通行，用药误人全然不辨。或遇明医，枝梧扯拽，更将时事俗情乱其理谈，常恐露出马脚，惟一周旋承奉。彼明理人焉肯作恶，只得挽回数言，以盖其误。如此时医，诚为可耻。

须识扶阳

道家以消尽阴翳，炼就纯阳，方得转凡成圣，霞举飞升。故云：阳精若壮千年寿，阴气如强必毙伤。又云：阴气未消终是死，阳精若在必长生。故为医者，要知保扶阳气为本。人至晚年阳气衰，故手足不暖，下元虚惫，动作艰难。盖人有一息气在则不死，气者阳所生也，故阳气尽必死。人于无病时，常灸关元、气海、命关、中脘，更服保元丹、保命延寿丹，虽未得长生，亦可保百余年寿矣。今人只是爱趋死路，动云：我有火病，难服热药。所延之医，悉皆趋承附和，不言上焦有火，即云中、下积热，及至委顿，亦不知变迁。或遇明眼之医，略启扶阳之论，不觉彼此摇头，左右顾盼，不待书方，而已有不服之意矣。生今之世，思欲展抱负，施姜、附尚且难入，而丹药、灼艾之说，断乎其不可行也。

住世之法

绍兴间刘武军中步卒王超者，本太原人，后入重湖为盗，曾遇异人，授以黄白住世之法，年至九十，精彩腴润。辛卯年间，岳阳民家多受其害，能日淫十女不衰。后被擒，临刑，监官问曰：汝有异术，信乎？曰：无也，惟火力耳。每夏秋之交，即灼关元千炷，久久不畏寒暑，累日不饥。至今脐下一块，如火之暖。岂不闻土成砖，木成炭，千年不朽，皆火之力也。死后，刑官令剖其腹之暖处，得一块非肉非骨，凝然如石，即艾火之效耳。故《素问》云：年四十，阳气衰，而起居乏；五十体重，耳目不聪明矣；六十阳气大衰，阴痿，九窍不利，上实下虚，涕泣皆出矣。夫人之真元乃一身之主宰，真气壮则人强，真气虚则人病，真气脱则人死。保命之法：灼艾第一，丹药第二，附子第三。人至三十，可三年一灸脐下三百壮；五十，可二年一灸脐下三百壮；六十，可一年一灸脐下三百壮，令人长生不老。余五十时，常灸关元五百壮，即服保命丹、延寿丹，渐至身体轻健，羡进饮食。六十三时，因忧怒，忽见死脉于左手寸部，十九动而一止，乃灸关元、命门各五百壮。五十日后，死脉不复见矣。每年常如此灸，遂得老年康健。乃为歌曰：一年辛苦惟三百，灸取关元功力多，健体轻身无病患，彭篯寿算更如何。先生三法实为保命之要诀，然上策人多畏惧而不肯行；中策古今痛扫，视为险途；若下策用之早而得其当，亦可十救其五。余遵行历年，不无有效、有否。效则人云偶中，否则谗谤蜂起，此非姜、附之过，乃予热肠之所招也。吾徒不可以此而退缩不前，视人之将死可救而莫之救也。

大病宜灸

医之治病用灸，如煮菜需薪，今人不能治大病，良由不知针艾故也。世有百余种大病，不用灸艾、丹药，如何救得性命，劫得病回？如伤寒、疽疮、痨瘵、中风、肿胀、泄泻、久痢、喉痹、小儿急慢惊风、痘疹黑陷等证。若灸迟，真气已脱，虽灸亦无用矣；若能早灸，自然阳气不绝，性命坚牢。又世俗用灸，不过三五十壮，殊不知去小疾则愈，驻命根则难。故《铜人针灸图经》云：凡大病宜灸脐下五百壮，补接真气，即此法也。若去风邪四肢小疾，不过

三、五、七壮而已。仲景毁灸法云：火气虽微，内攻有力，焦骨伤筋，血难复也。余观亘古迄今，何尝有灸伤筋骨而死者！彼盖不知灸法之妙故尔。《灵枢》论虚而至陷下，温补无功，借冰台以起陷下之阳耳。若仲景所言微数之脉，慎不可灸。脉而至于微矣，似有似无，则真阳已漓；又至于数矣，则真阴已竭；阴阳漓竭，灸亦无益。但有炎焰而无温存，宁不焦骨伤筋而血难复？非毁灸也。

孙思邈早年亦毁灸法，逮晚年方信，乃曰：火灸，大有奇功。昔曹操患头风，华佗针之，应手而愈，后佗死复发。若于针处灸五十壮，永不再发。或曰：人之皮肉最嫩，五百之壮，岂不焦枯皮肉乎？曰：否。已死之人，灸二三十壮，其肉便焦，无血荣养故也。若真气未脱之人，自然气血流行，荣卫环绕，虽灸千壮，何焦烂之有哉？故治病必先别其死生，若真气已脱，虽灸亦无用矣。惟是膏粱之人，不能忍耐痛楚，当服睡圣散，即昏不知痛。其睡圣散余自用灸膝神效，放心服之，断不误人。以救己之心，推以救人。所谓见身说法，其言诚真，其心诚切，其论诚千古不磨之论，无如天下之不信何！

三世扁鹊

医门得岐黄血脉者，扁鹊一人而已。扁鹊，黄帝时人，授黄帝《太乙神明论》，著《五色脉诊》《三世病源》，后淳于意、华佗所受者是也。第二扁鹊，战国时人，姓秦名越人，齐内都人，采《内经》之书，撰《八十一难》，慨正法得传者少，每以扁鹊自比，谓医之正派，我独得传，乃扁鹊再出也，故自号扁鹊。第三扁鹊，大宋窦材是也，余学《素问》《灵枢》，得黄帝心法，革古今医人大弊，保天下苍生性命，常以扁鹊自任，非敢妄拟古人，盖亦有所征焉。尝因路过衢州野店，见一妇人遍身浮肿，露地而坐。余曰：何不在门内坐？妇曰：昨日蒙土地告我，明日有扁鹊过此，可求治病，我故于此候之。余曰：汝若听我，我当救汝。妇曰：汝非医人，安能治病？余曰：我虽非医，然得扁鹊真传，有奇方，故神预告汝。遂与保命延寿丹十粒服之，夜间小便约去二升，五更觉饥。二次又服十五粒，点左命关穴，灸二百壮。五日后，大便下白脓五七块，半月全安。妇曰：真扁鹊再生也。余治数人患此证者，浮肿、喘急，卧难着席，浆粥俱不入矣，既无丹药亦不肯灸，只用重剂姜附十余帖，而形体复旧，饮食如常，可知人能信用温化，即不灸亦有生机。

想扁鹊独倚其才，旁游列国，为同道刺死；华佗亦不传其法，为人谮死，皆因秘而不发，招人之忌耳。余将心法尽传于世，凡我同心肯学正传，不妨亦以扁鹊自命可也。舜何人哉，予何人哉，有为者亦若是。

时医三错

凡阴疽及鬼邪着人，或两眼内障，此三法皆出《内经》。其疮疽本于肾虚，为阴所着，寒邪滞经，依附于骨，故烂入筋，害人性命。其法必大补肾气，壮阳消阴，土得阳气，自生肌肉，则元气周流不侵骨髓矣。今则附入外科，庸医不知，反用败毒凉药，致元气虚惫而死者，多矣。亲见一妇人患伏兔阴疽，形扁色白，大如覆盂，延一艮山门疡医，连用清火败毒药四剂，不待脓溃，一泻而死。

鬼邪着人者，皆由阴盛阳虚。鬼能依附阴气，故易而成病。若阳光盛者，焉敢近之？治法大补元气加以育神，则鬼邪自然离体。病家不知，专求符箓，此等外道决无灵验。或假手庸医，认为燥火，投以凉药，或清热化痰，致人枉死，良可悲哉！世俗于轻浅小疾皆事巫祝，况鬼祟为殃，肯舍巫箓乎！加之医用寒凉，故尔愈者不易。

眼生内障由于脾肾两虚，阳光不振耳。故光之短主于脾，视物不明主乎肾。法当温补脾肾，壮阳光以消阴翳，则目明矣。今则另立眼科以成一家之技，只用凉剂，冰损元阳，致脾肾虚衰而死。殊不知一切病证皆有《内经》正法。后人分立十三科妄名，是以识见小者，专习一科，成一偏之见，譬之大海中认一浮沤，综理未贯，动即伤生，悲哉！余目睹京中来一太医院官陈某，自炫能开瞽目，专以冷水冰伏，又以寒膏内陷。其人本领实而火重者见效亦捷；若本弱元亏者，无不阴受其害。斜桥一盐贩之妻服膏半盏，腹即疠痛，其夫强之服尽，大吐而毙。其夫一时惶急，从楼窗跃出街心，哭叫：陈太医药杀我妇！百种辱骂累及祖先，闻者无不寒心。笔此以见寒凉误人，并信耳不信目之戒。

忌用转下

《内经》并无转下之说，止言发散，又止言辛甘发散为阳。辛温之药，达表则自然汗散，攻里则自然开通。据先生之论，谓辛甘发散为阳，故表邪解而里自和，非辛甘能攻里也，后人当活看。非若寒苦之药，动人脏腑，泄人元气也。夫巴豆、硝黄之类能直穿脏腑，非大积大聚、元气壮实者，不敢轻用。今之庸医不问虚实，动辄便行转下，以泄六腑各气，转生他证。重则脾胃渐衰，不进饮食，肌肉消瘦而死。又俗云：春行夏补，至秋时须服通行药数剂，以泄夏月积热，此语甚讹。俗医惯将此数语印人耳目，夫《内经》四时调养生长收藏之道，与春夏养阳、秋冬养阴之法，何等圆活，而愚人执守一说，不肯精求《灵》《素》，良可慨也！夫热在内，自然从五脏六腑及大小便中泄出。若以凉药泄热，吾恐热气未去一分，而元气已衰九分。尝观服转药一剂，则有五七日饮食脾胃不能复旧。况乎三焦暖热方能腐熟水谷，若一刻无火则肌肤冰冷，阳气脱尽而死矣。故《内经》止有沉寒痼冷之论，未有积热纯阳之说。纵然积热为病，一服转下便可解救。若阴寒为病，则四肢逆冷，死在须臾。古人立法，若狂言妄语、逾垣上屋诸大热证，亦要论其大便如何。数日不出者，有燥屎也，方下之。若大便如常，即不可下。狂言妄语、逾垣上屋，自是热证。然有一种面青脉急，或面黑脉微、手足厥冷者，又属阴证。此系无附之阳，必死之证，若治之早或有生者。

今人于并无以上热证，而亦概用寒凉转下，必欲尽去其热，吾不知将以何为生气。夫人身无热则阳气尽矣。此河间、丹溪遗讹后世，业医者不可以不察此弊也。

禁戒寒凉

夫四百八病，大约热者居多，寒者最少。无怪乎河间论火，丹溪之补阴也。但泥二子之书而不考究《内经》，堕于偏颇，害人特甚。盖热病属阳，阳邪易散易治，不死。冷病属阴，阴邪易伏，故令人不觉，久则变为虚寒，侵蚀脏腑而死。初起不觉之证，最能害人，往往轻忽之，而一变致死者不少。

况人身之火多亦是当然，天之六气，火居其二。今之庸医执壮火食气之说，《内经》壮火食气之说，犹炎暑盛而人气乏，相火炽而真元伤，非凉药之治，亦非热药之谓，马元台不察此理，妄为注释，遗讹后学不浅。溺于滋阴苦寒之剂，殊不知邪之中人，元气盛则能当之，乃以凉药冰脱，反泄元气，是助贼害主也。夫凉药不知害了多少人。若元气稍虚者，无不被凉药冰败而死，脾胃有伤，焉望其生？如人饮热汤及炙煿之物，从龆至髦，断无损人之理。《内经》言膏粱之变，止发痈疽。况膏粱发疽者，百无一二。故知热之养人，时刻不可缺也。若以冷水饮人，不须三日，即为腹疼泄泻，脾虚胃败矣。故燧人立法，食必用火，万代苍生得以活命。俗医大用凉剂，譬于饮人冷水，阴害黎民，良可慨也。不见当今医家，祸及子孙甚至灭门绝后，皆学术不精之报也。医者观此切须猛省，误用凉药之害真实不爽，余见近代时医专用温平者，或延一息，终见陵替。专以寒凉攻伐，夭札人命者，诚未见其有后也。

要知缓急

夫病有浅深，治有缓急。体认病情，而用药缓急合当，乃医家第一要着。若急病而用缓药，是养杀人也；缓病而用急药，是逼杀人也。庸医遇病，不能必其何名，亦不能必其当用何药，概以温平试之。若缓病尚可，设遇大病则为误不小，故名养杀人；若缓病投以急药，是欲速其效，殊不知攻急则变生，所谓逼杀人也。二者之误，今世医家比比，胆怯者蹈养杀之弊，心粗者逞逼杀之害。医本生人，乃为杀薮，悲哉！

余观京师名医吕实者，亦熟此法，但不早用，惟先用温平药调治，及至危笃，方议灼艾丹附等事，多不效，乃曰：此天命也。殊不知救挽已迟，脏气败绝，虽灵丹妙药，无能为矣。余亲见彼治一伤寒第五日，昏睡谵语，六脉洪大，以为胃中有热，以承气下之，四更即死矣。六脉之大，非洪也，乃阳气将脱，故见此耳。治以下药，更虚其阴，则阳无所附而死速矣。若先于脐下灸三百壮，固住脾肾之气；内服保元丹、敛阳丹，饮姜附汤，过三日，自然汗出而愈。余治一伤寒，亦昏睡妄语，六脉弦大。余曰脉大而昏睡，定非实热，乃脉随气奔也，强为之治。先生真仁人也，强治之心，余颇有之，第以人不我信，且又碍于言讷而不肯为，究非真行仁术之人，常以此自愧。用烈火灸关元穴，初灸病患觉痛，至七十壮遂昏睡不疼，灸至三鼓，病患开眼，思饮食，令服姜附汤。至三日后，方得元气来复，大汗而解。今时姑息成风，灸法难行，余尝叹曰：人参虽救命之品，姜附尤有回阳之功，无如世人不识，俗医痛扫，良可慨也。余思前证，少阴病也。发昏谵语，全似阳证，若时投以承气，岂得不死？故耳聋不呻吟，身生赤黑靥，而十指冷至脚面，身重如山，口多痰唾，时发燥热者，皆少阴证也。仲景以耳聋系之少阳，谵语归之阳明，用柴胡承气辈误人不少。夫但知少阳脉循胁络耳，却不思耳窍属肾，以耳聋归少阳，此仲景所未到之处也。耳聋仲景作宗气虚论，未尝归少阳。至于谵语，论中言神气虚者多，若阳明证中不过数条而已，先生故加贬驳，未免有意索瘢。

五等虚实

凡看病要审元气虚实，实者不药自愈，虚者即当服药，灸关元穴以固性命。若以温平药，亦难取效，淹延时日，渐成大病。温平之药，近世所尚，旁人称其稳当，医士习于两岐，及至变成大病，惶急错投，误而又误。总由识见不真，遂尔因循贻害。虚病多般，大略分为五种，有平气、微虚、甚虚、将脱、已脱之别。平气者，邪气与元气相等，正可敌邪，只以温平药调理，缓缓而愈，如补中益气、小柴胡、八物汤是也。微虚者，邪气旺，正气不能敌之，须服辛温散邪之药，当补助元气，使邪气易伏，宜荜澄茄散、全真丹、来复丹、理中丸、姜附汤之类是也。甚虚者，元气大衰则成大病，须用辛热之药，浓味之剂，大助元阳，不暇攻病也。经云：形不足者，温之以气，精不足者，补之以味，即官桂、附子、鹿茸、河车之类是也。将脱者，元气将脱也，尚有丝毫元气未尽，惟六脉尚有些小胃气，命若悬丝，生死立待，此际非寻常药饵所能救，须灸气海、丹田、关元各三百壮，固其脾肾。夫脾为五脏之母，肾为一身之根。故伤寒必诊太溪、冲阳二脉者，即脾肾根本之脉也。此脉若存则人不死，故尚可灸，内服保元丹、独骸大丹、保命延寿丹，或可保其性命。单顾脾肾，乃先生学力大有根柢之论，盖肾为先天之原，脾为后天之本，资生资始，莫不由兹，故病虽甚而二脉中有一脉未散，扶之尚可延生。若已脱则真气已离，脉无胃气，虽灸千壮，亦无用矣。此五种证当于平时细心探讨，自然随机应变不致差讹。近世之医多尚寒凉，专行克伐，致使平气变虚，虚证变脱，及至三焦失运，神气改常，出入道乖，升降机息，而犹执邪气未尽，火热未除之说，朝凉暮削，不死不休，良可悲痛！

黄帝灸法

男妇虚劳，灸脐下三百壮。

男妇水肿，灸脐下五百壮。

阴疽骨蚀，灸脐下三百壮。

久患脾疟，灸命关五百壮。

肺伤寒，灸脐下三百壮。

气厥、尸厥，灸中脘五百壮。

缠喉风，灸脐下三百壮。

黄黑疸，灸命关二百壮。

急慢惊风，灸中脘四百壮。

老人二便不禁，灸脐下三百壮。

老人气喘，灸脐下三百壮。

久患脚气，灸涌泉穴五十壮。

产后血晕，灸中脘五十壮。

暑月腹痛，灸脐下三十壮。

鬼邪着人，灸巨阙五十壮、脐下三百壮。

妇人脐下或下部出脓水，灸脐下三百壮。

妇人无故风搐发昏，灸中脘五十壮。

久患伛偻不伸，灸脐俞一百壮。

鬼魇着人昏闷，灸前顶穴五十壮。

妇人半产，久则成虚劳水肿，急灸脐下三百壮。

死脉及恶脉见，急灸脐下五百壮。

妇人产后腹胀水肿，灸命关百壮、脐下三百壮。

肾虚面黑色，灸脐下五百壮。

呕吐不食，灸中脘五十壮。

妇人产后热不退，恐渐成痨瘵，急灸脐下三百壮。

扁鹊灸法

命关二穴在胁下宛中，举臂取之，对中脘向乳三角取之。

此穴属脾，又名食窦穴，能接脾脏真气，治三十六种脾病。凡诸病困重，尚有一毫真气，灸此穴二三百壮，能保固不死。一切大病属脾者并皆治之。盖脾为五脏之母，后天之本，属土，生长万物者也。若脾气在，虽病甚不至死，此法试之极验。

肾俞二穴在十四椎两旁各开一寸五分。凡一切大病于此灸二三百壮。盖肾为一身之根蒂，先天之真源，本牢则不死，又治中风失音，手足不遂，大风癞疾。

三里二穴在膝眼下三寸，䯒骨外筋内宛中，举足取之。治两目䀮䀮不能视远，及腰膝沉重，行步乏力，此证须灸中脘、脐下，待灸疮发过方灸此穴，以出热气自愈。

承山二穴，在腿肚下，挺脚指取之。治脚气重，行步少力。

涌泉二穴，在足心宛宛中。治远年脚气肿痛，或脚心连胫骨痛，或下粗腿肿，沉重少力，可灸此穴五十壮。

脑空二穴，在耳尖角上，排三指尽处。治偏头痛，眼欲失明，灸此穴七壮自愈。

目明二穴，在口面骨二瞳子上，入发际。治太阳连脑痛，灸三十壮。

腰俞二穴，在脊骨二十一椎下。治久患风腰疼，灸五十壮。

前顶二穴，在鼻上，入发际三寸五分。治颠顶痛，两眼失明。

附：窦材灸法计五十条

——中风半身不遂，语言謇涩，乃肾气虚损也，灸关元五百壮。

——伤寒少阴证，六脉缓大，昏睡自语，身重如山，或生黑靥，噫气，吐痰，腹胀，足指冷过节，急灸关元三百壮可保。

——伤寒太阴证，身凉足冷过节，六脉弦紧，发黄紫斑，多吐涎沫，发燥热，噫气，急灸关元、命关各三百壮。伤寒惟此二证害人甚速，仲景只以舌干口燥为少阴，腹满自利为太阴，余皆归入阳证条中，故致害人。然此二证，若不早灸关元以救肾气，灸命关以固脾气，则难保性命。盖脾肾为人一身之根蒂，不可不早图也。舌干口燥乃少阴本热之证，仲景以大承气急下，但此理非身登仲景之堂者不能知，非神于仲景之法者不能用，盖火热亢盛不用承制，则燎原之害炽而生化之机息，可不畏哉！设本热假而标阴伏，误用承气立见危亡矣。先生灸法真保命全生之要，业医之士切须审察，不可卤莽而行之也。仲景盖以气化而用承气，若涉形脏，别有治法，不可混辟。

——脑疽发背，诸般疔疮恶毒。须灸关元三百壮以保肾气。

——急喉痹、颐粗、颔肿、水谷不下，此乃胃气虚风寒客肺也，灸天突穴五十壮。穴在结喉下四寸。

——虚劳咳嗽潮热，咯血吐血，六脉弦紧，此乃肾气损而欲脱也，急灸关元三百壮，内服保元丹可保性命。若服知柏归地者，立死。盖苦寒重损其阳也。虚劳而致六脉弦紧，即是肾气损脱。乃今之医治虚劳者，脉至微细急疾，尚用寒凉，真视人如草芥也，此种人不知作何结果。

——水肿膨胀，小便不通，气喘不卧，此乃脾气大损也，急灸命关二百壮，以救脾气，再灸关元三百壮，以扶肾水，自运消矣。

——脾泄注下，乃脾肾气损，二三日能损人性命，亦灸命关、关元各二百壮。

——休息痢下五色脓者，乃脾气损也，半月间则损人性命，亦灸命关、关元各三百壮。

——霍乱吐泻，乃冷物伤胃，灸中脘五十壮，若四肢厥冷、六脉微细者，其阳欲脱也，急灸关元三百壮。

——疟疾乃冷物积滞而成，不过十日、半月自愈。若延绵不绝乃成脾疟，气虚也，久则元气脱尽而死，灸中脘及左命关各百壮。

——黄疸眼目及遍身皆黄，小便赤色，乃冷物伤脾所致，灸左命关一百壮，忌服凉药。若兼黑疸，乃房劳伤肾，再灸命关三百壮。命关当作命门。

——番胃，食已即吐，乃饮食失节，脾气损也，灸命关三百壮。

——尸厥不省人事，又名气厥，灸中脘五十壮。

——风狂妄语，乃心气不足，为风邪客于包络也，先服睡圣散，灸巨阙穴七十壮，灸疮发过，再灸三里五十壮。

——胁痛不止乃饮食伤脾，灸左命关一百壮。

——两胁连心痛，乃恚怒伤肝、脾、肾三经，灸左命关二百壮，关元三百壮。

——肺寒胸膈胀，时吐酸，逆气上攻，食已作饱，困倦无力，口中如含冰雪，此名冷劳，又名膏肓病。乃冷物伤肺，反服凉药，损其肺气，灸中府二穴各二百壮。

——咳嗽病，因形寒饮冷，冰消肺气，灸天突穴五十壮。

——久嗽不止，灸肺俞二穴各五十壮即止。若伤寒后或中年久嗽不止，恐成虚劳，当灸关元三百壮。

——疠风因卧风湿地处，受其毒气，中于五脏，令人面目庞起如黑云，或遍身如锥刺，或两手顽麻，灸五脏俞穴。先灸肺俞，次心俞、脾俞，再次肝俞、肾俞，各五十壮，周而复始，病愈为度。

——暑月发燥热，乃冷物伤脾胃肾气所致，灸命关二百壮；或心膈胀闷作疼，灸左命关五十壮。若作中暑服凉药即死矣。

——中风病，方书灸百会、肩井、曲池、三里等穴多不效，此非黄帝正法。灸关元五百壮，百发百中。

——中风失音乃肺肾气损，金水不生，灸关元五百壮。

——肠癖下血，久不止，此饮食冷物损大肠气也，灸神阙穴三百壮。

——虚劳人及老人与病后大便不通，难服利药，灸神阙一百壮自通。

——小便下血，乃房事劳损肾气，灸关元二百壮。

——砂石淋，诸药不效，乃肾家虚火所凝也，灸关元三百壮。

——上消病，日饮水三五升，乃心肺壅热，又吃冷物，伤肺肾之气，灸关元一百壮，可以免死。或春灸气海，秋灸关元三百壮，口生津液。

——中消病，多食而四肢羸瘦，困倦无力，乃脾胃肾虚也，当灸关元五百壮。

——腰足不仁，行步少力，乃房劳损肾，以致骨痿，急灸关元五百壮。

——昏默不省人事，饮食欲进不进，或卧或不卧，或行或不行，莫知病之所在，乃思虑太过，耗伤心血故也，灸巨阙五十壮。

——脾病致黑色萎黄，饮食少进，灸左命关五十壮。或兼黧色，乃损肾也，再灸关元二百壮。

——贼风入耳，口眼歪斜，随左右灸地仓穴五十壮，或二七壮。

——耳轮焦枯，面色渐黑，乃肾劳也，灸关元五百壮。

——中年以上之人，口干舌燥，乃肾水不生津液也，灸关元三百壮，若误服凉药，必伤脾胃而死。

——中年以上之人，腰腿骨节作疼，乃肾气虚惫也，风邪所乘之证，灸关元三百壮。若服辛温除风之药，则肾水愈涸，难救。

——腿骱间发赤肿，乃肾气风邪着骨，恐生附骨疽，灸关元二百壮。

——老人滑肠困重，乃阳气虚脱，小便不禁，灸神阙三百壮。

——老人气喘，乃肾虚气不归海，灸关元二百壮。

——老人大便不禁，乃脾肾气衰，灸左命关、关元各二百壮。

——两眼昏黑，欲成内障，乃脾肾气虚所致，灸关元三百壮。

——瘰疬因忧郁伤肝，或食鼠涎之毒而成，于疮头上灸三七壮，以麻油润百花膏涂之，灸疮发过愈。

——破伤风，牙关紧急，项背强直，灸关元穴百壮。

——寒湿腰痛，灸腰俞穴五十壮。

——行路忽上膝及腿如锥，乃风湿所袭，于痛处灸三十壮。

——脚气少力或顽麻疼痛，灸涌泉穴五十壮。

——顽癣浸淫或小儿秃疮，皆汗出入水，湿淫皮毛而致也，于生疮处隔三寸灸三壮，出黄水愈。

凡灸大人，艾炷须如莲子，底阔三分，灸二十壮后却减一分，务要紧实。若灸四肢及小儿，艾炷如苍耳子大。灸头面，艾炷如麦粒子大。其灰以鹅毛扫去，不可口吹。如癫狂人不可灸，及膏粱人怕痛者，先服睡圣散，然后灸之。一服止可灸五十壮，醒后再服、再灸。

卷中

伤寒

伤寒六脉浮紧，呻吟不绝，足指温者，阳也。忌服凉药，恐变为阴，害人性命。至六日发烦躁，乃阴阳换气，欲作汗也，服当归茯苓散，汗出而愈。

六脉紧大，或弦细，不呻吟，多睡，耳聋，足指冷，肢节痛，发黄，身生赤黑靥，时发噫气，皆阴也。灸关元三百壮，服金液丹、姜附汤，过十日半月，出汗而愈。若不早灸，反与凉药者，死。辨别阴阳不止于此，然熟体此二条则治伤寒证误谬亦少。其灸法虽不能遍行，若贫家无力而遇难起之病，不能备参药，勉告以灸能活命，倘肯依从，未必非仁术之一端。予每见时疫盛行之际，乡陬死者比户，心切怜之，倘尽心力并合丹药以济之，不特己身蒙福，子孙亦必昌大。

若吐逆而心下痞，灸中脘五十壮。若微微发颤者，欲作汗，服姜附汤而愈。若少年壮实之人，伤寒至五六日，发狂逾垣上屋，胃中有积热也，服大通散，轻者知母散亦愈。

伤寒四经见证

伤寒只有四经，无少阳、厥阴二经。夫寒之中人，如太阳主皮毛，故寒邪先客此经；阳明主胃，凡形寒饮冷则伤之；太阴主脾，凡饮食失节，过食寒物则伤之；少阴主肾，寒水喜归本经也。故伤寒止有四经，若少阳、厥阴主肝胆，如忧思喜怒方得伤之，寒病最少。如耳聋囊缩者，少阴也；寒热口苦，乃阳病也。此四证俱不宜用寒凉药也。言无少阳、厥阴二经，非通论也。时医见寒热口苦，耳聋胁痛，干呕吐逆，不辨阴阳，不审虚实，动云少阳，首尾小柴胡和解以为稳妥，不知虚阳提越，内阴愈甚，变为躁扰不安，胸膈痞闷，口渴谵妄，脉体弦急；更云内热已深，轻则泻心、白虎，重则陷胸、承气，不至冰脱不已。至若厥阴标阴，本风中见火化，证来错杂，人多不识，误死者多矣。

太阳见证

太阳寒水，内属膀胱，故脉来浮紧，外证头疼发热，腰脊强，惟服平胃散，至六七日，出汗而愈。盖胃气不虚，传遍经络自愈也。仲景以为阳证，乃与凉药随经而解，反攻出他病，甚者变为阴证，六脉沉细，发厥而死，急灸关元，乃可复生。如本经至六七日发战者，欲作解而阳气少也，服姜附汤出汗而愈。仲景圆机活法，论中救误者甚多，何尝能误人哉！其误人者，乃后人误用仲景法而误之耳，于仲景何尤！

阳明见证

阳明燥金内属于胃，六脉浮紧而长，外证目痛发热，手足温，呻吟不绝，服当归柴胡汤、平胃散。仲景反言热深厥亦深，此误也。若果发昏厥，两目枯陷不能升者，急灸中脘五十壮，渐渐省人事，手足温者生，否则死。仲景厥阴证中，有厥热多寡之论，不过验邪正之进退，察阴阳之消长，示人为治之活法，无偏无倚，何误之有？

太阴见证

太阴湿土内属于脾，其脉弦紧，外证不呻吟，四肢不痛，身不甚热，时自汗自利，手足冷多痰唾，服保元丹、姜附汤，十日后汗出而愈。此证温治若早，愈亦甚速，稍不审察，害人亦易。又一证发黄生紫斑，咽干燥噫气者，此名阴燥、阴黄，服钟乳粉，十日后汗出而愈。庸医或误认阳证，凉之即死。

少阴见证

少阴君火内属于肾，其脉弦大，外证肢节不痛，不呻吟，但好睡，足指冷，耳聋，口干，多痰唾，身生赤黑靥，时发噫气，身重如山，烦躁不止。急灸关元三百壮，内服保元丹、姜附汤，过十日汗出而愈。若作阳证，误服凉药，以致发昏谵语，循衣摸床，吐血脉细，乃真气虚，肾水欲涸也。仲景反曰：急下之，以救肾水，此误也。真气既虚，反用凉药，以攻其里，是促其死也。急灸关元三百壮，可保无虞。少阴本热标寒而又中见太阳本热之证，固不易治，况标阴为病，千头万绪，变态百出，令人接应不暇。然只在初时体察真切，用灸用温，亦非难事。良由初着一错，贻误到底，害人不少。至若无本热，而又无中见之太阳，一派阴寒，必死无疑。或速灸关元，重投丹附，亦在于觉之早，庶望其生。少阴误治而变诸败逆证，诚为费手。先生之论，专属形脏，故尚温补；仲景之论，惟言气化，故主承制。然论中用温者多，下者不过数条而已，况标本气化，今古难明，非神于仲景之法者不能，倘于急下证而误温，杀人反掌；急温证而误下，冤沉海底。嗟！嗟！医之为道诚难矣。

伤风伤寒

脉浮为风，脉紧为寒，仲景分为两涂，故有麻黄、桂枝之说，此误也。然伤寒乃太阳本气受伤，不可大汗，但服姜附汤自愈，不必穿凿他求以为精也。浮风紧寒，古人通论，解肌发表，定法难磨，仲景不可訾也。至若紧而劲急，或微，或沉，神志稍失其常，形气不能振作，则先生之法断不可缓。伤风轻浅之证，初起咽疼喉痛，鼻中火出，此风邪外伤毛膝，抑遏阳气，故现此耳。医者不明，误用寒凉，驯致重大。

挟食冷物

脉沉为胃气寒，紧为冷气盛，滑则食不消。其症头痛、发热、呕吐、心下痞，时或腹痛，服丁香丸、来复丹；若冷物不消，荜澄茄散；胃虚者，平胃散、理中丸。

中湿

三四月间，人感潮湿之气，名曰湿病。或六七月，大雨时行，恣饮冰水冷物，亦名中湿，则令人寒热自汗。阳则脉紧，肢节痛，足指温，服术附汤；阴则脉沉而紧，肢节不痛，身凉自利，足指冷，服姜附汤。不可发汗，汗则必发烦躁，虚汗不止，或发黄肿。若服凉药，则泄泻而死。先生于此证虽分阴阳，而用附子则一。今人于六七月之交，不辨是寒、是湿，或阴、或阳，动辄云暑，专用寒凉，及至发肿泻泄，而犹云暑毒未清，又行攻下，不至医杀不止，实可痛心。

阴毒

或肾虚人，或房事后，或胃发冷气，即腹痛烦躁，甚者囊缩，昏闷而死。急灸关元一百壮，内服姜附汤、保元丹，可救一二。若迟则气脱，虽灸亦无益矣。审证的确，即当速救，不可因循，致归绝路。

老人伤寒

切忌发汗及吐下，盖元气盛，则邪不能为害，传遍经络自愈。仲景不敢补，反攻邪气，致正气受伤，误人多矣。凡遇此证，只用姜附汤多服，自然解散。元虚而受攻伤正，何必老人？仲景医之圣者，宁不知此？

阴阳换气

凡伤寒阳证欲作汗，阴证已加灸，真元欲复，与邪气分争，必发寒战，鼻衄昏迷，牙关微紧，四肢微厥，乃阴阳换气也。一二时辰，自然腋下汗出而愈。阴阳换气，即今之所谓战汗，须预告病家，令其不必惊骇，否则阖室苍惶，谗言蜂起，彼时一剂误投，遂有生死之判。

伤寒谵语

凡伤寒谵语属少阴，仲景属阳明误也。阳明内热必发狂，今止谵语，故为少阴。仲景皆指神虚，未尝不属少阴也。急灸关元三百壮，若灸后仍不止者，死。

伤寒衄血

凡鼻衄不过一二盏者，气欲和也，不汗而愈。若衄至升斗者，乃真气脱也。针关元入三寸，留二十呼，血立止；再灸关元二百壮，服金液丹。不然恐成虚劳中满。当解、当清、当温、当补，审证施治，庶几无误。

劳复

伤寒瘥后，饮食起居劳动，则复发热。其候头痛、身热、烦躁，或腹疼，脉浮而紧，此劳复也。服平胃散、分气丸，汗出而愈。若连服三四次不除者，此元气大虚故也，灸中脘五十壮。劳复证仲景数方，用须斟酌，第一须审邪气之有无，辨寒热之多寡，以施治则无误矣。

汗后大便下赤水或脓血

此乃胃中积热未除，或服丹附而致，宜服黄连当归芍药汤，下脓者，如圣饼化积而愈。经云：热虽甚不死。若阴气盛，则杀人于顷刻，戒之。热药之过，一凉可解。凉药之误，十热难瘳。又积热易解而易治，沉阴难愈而难明，临证之工大宜体认。

汗后发噫

由于脾肾虚弱，冷气上奔也，服姜附汤、来复丹。此证当是发呃，若噫证无死人之理，观后二案可见。

治验

一人伤寒，至八日，脉大而紧，发黄，生紫斑，噫气，足指冷至脚面，此太阴证也，最重难治。为灸命关五十壮、关元二百壮，服金液丹、钟乳粉，四日汗出而愈。

一人患伤寒，至六日，脉弦紧，身发黄，自汗，亦太阴证也。先服金液丹，点命关穴。病患不肯灸，伤寒惟太阴、少阴二证死人最速，若不早灸，虽服药无效。不信，至九日，泻血而死。不听良言，往往至此，及至证变而下血，俗医犹谓硫黄热迫，痛为排挤，反用寒凉，以下石，至死众口呶呶，总咎热药之害，婆心遭谤，不一而足，然有天道，何恤人言。

一人病伤寒，至六日，微发黄。一医与茵陈汤。次日，更深黄色，遍身如栀子，此太阴证误服凉药而致肝木侮脾。余为灸命关五十壮，服金液丹而愈。伤寒发黄，虽有阴阳之异，然脾家阴湿而为阴黄者多，不可不知。

一人患伤寒，初起即厥逆，脉一息八九至，诸医以为必死，余曰：乃阴毒也。与姜附汤一盏，至半夜，汗出而愈。若以脉数为热，下凉药，必死无疑。俗医视此，必以为痧证，禁服官料药，专行焠刺，纵饮冷水，不致冰脱不已。

肺伤寒

肺伤寒一证，方书多不载，误人甚多，与少阴证同，但不出汗而愈，每发于正二腊月间，亦头疼，肢节痛，发热恶寒，咳嗽脉紧，与伤寒略同，但多咳嗽耳。不宜汗，服姜附汤，三日而愈。若素虚之人，邪气深入则昏睡谵语，足指冷，脉浮紧，乃死证也。急灸关元三百壮，可生，不灸必死，服凉药亦死，盖非药可疗也。肺伤寒之证，今人多认为重伤风，非温平误事，即寒凉杀人。予于此证略有分晓，然不免因人检点，苟遇知己用之无疑，应酬通治，不过姜、甘、桂、辛而已。设概用姜附，往往遭人谤毁。

治验

一人患肺伤寒，头痛发热，恶寒咳嗽，肢节疼，脉沉紧，服华盖散、黄芪建中汤，略解。至五日，昏睡谵语，四肢微厥，乃肾气虚也。灸关元百壮，服姜附汤，始汗出愈。此证与雍正六年自春徂夏时气大同，时俗皆禁服药，药则有误，不知非药误人，乃庸人不明此理，妄投凉药之误耳。苟具只眼，焉得有误？

疽疮

有腰疽、背疽、脑疽、腿疽，虽因处以立名，而其根则同。方书多用苦寒败毒之药，多致剥削元气，变为阴疽，侵肌蚀骨，溃烂而亡。不知《内经》云：脾肾气虚，寒气客于经络，血气不通，着而成疾。若真气不甚虚，邪气不得内陷，则成痈。盖痈者，壅也。血气壅滞，故大而高起，属阳易治。若真气虚甚，则毒邪内攻，附贴筋骨，则成疽。盖疽者，阻也。邪气深而内烂，阻人筋骨，属阴难治。其始发也，必憎寒、壮热，急服救生汤五钱，再服全好。甚者，即于痛处，灸三五壮。阴疽即三五十壮，亦不为过。如痛者属阳，易治。若不痛，乃疽疮也，急服保元丹，以固肾气。若用凉转药，则阳变为阴，或不进饮食而死，急灸关元可生。近世疡医，只记一十三味方，不问邪之深浅，感之重轻，顶之起不起，色之红不红，不辨五美，不审七恶，概用此方，更加凉解。即见纯阴冷毒，而犹云半阴半阳，总以发散解毒为良法，及至寒凉冰伏，尚云毒盛内攻。或见神情躁扰，终认火热未清。小证变大，浅证变深，若遇大证，未有不受其害者。世谓外科拉折腿，医亦不尽然。人之无良，亦或有之，其余实由学问未精，识证不确，阴阳错乱，虚实混淆，变证之来，全然不晓，有似故意害人，其实非本心也。

治验

一人病脑疽六日，危笃，不进饮食，余曰：年高肾虚，邪气滞经也。令服救生汤，即刻减半，夜间再进一服全安。

一人忽患遍身拘急，来日阴囊连茎肿大如斗，六脉沉紧。余曰：此阴疽也，幸未服解毒凉药，若服之，则茎与睾丸必皆烂去而死。急令服救生汤五钱，又一服全安。

一老妇脑后作痛，憎寒拘急。余曰：此欲发脑疽也。急服救生汤三服痊愈。余治一妇，新产深居密室，头面遍体生札马疔，外科与清火败毒药二剂，立时消去，其家甚喜。次日胸中气闷，渴燥不已，神气异常。至晚腹痛泄泻，身热体倦，呕恶不食。疡医云暑毒内攻，更与连栀凉剂，煎讫将进。适余至，诊其脉空散无根，一息七八至，乃里虚毒陷也，即以异功加姜附饮之。次日，泻止，神清，食粥不呕。又一剂，而札马疔仍复发出，亦不如前之痛苦矣。夫札马疔小疾耳，凉解一误，尚变脱陷，况大毒乎！记此以为疡医寒凉之戒，精方脉者，亦不可不明此理。

凡一切痈疽发背，疔疮乳痈疖毒，无非寒邪滞经，只以救生汤服之，重者减半，轻者全安，百发百中。

喉痹

此病由肺肾气虚，风寒客之，令人颐颔粗肿，咽喉闭塞，汤药不下，死在须臾者，急灌黄药子散，吐出恶涎而愈。此病轻者治肺，服姜附汤，灸天突穴五十壮亦好；重者服钟乳粉，灸关元穴，亦服姜附汤。

治验

一人患喉痹，痰气上攻，咽喉闭塞，灸天突穴五十壮，即可进粥，服姜附汤，一剂即愈，此治肺也。

一人患喉痹，颐颔粗肿，粥药不下，四肢逆冷，六脉沉细。急灸关元穴二百壮，四肢方暖，六脉渐生，但咽喉尚肿，仍令服黄药子散，吐出稠痰一合乃愈，此治肾也。

一人患喉痹，六脉细，余为灸关元二百壮，六脉渐生。一医曰：此乃热证，复以火攻，是抱薪救火也。遂进凉药一剂，六脉复沉，咽中更肿。医计穷，用尖刀于肿处刺之，出血一升而愈。盖此证忌用凉药，痰见寒则凝，故用刀出其肺血，而肿亦随消也。

先生治肺治肾之法，千古卓见。况咽喉之证，风火为患，十有二三，肺肾虚寒，十有八九。喉科不明此理，一味寒凉，即有外邪，亦致冰伏，若元本亏损，未有不闭闷致死者。所以咽喉妙法，第一开豁痰涎，痰涎既涌，自然通快，然后审轻重以施治，姜附、灼艾，诚为治本之法，但人多畏之，而不肯用耳。然当危急时，亦不可避忌，强为救治，亦可得生也。至于刺法，亦须知之。

雍正四年，咽喉证甚行。友人之子沈礼庭亦患喉痹，次日即烂。余诊其两寸无力，两尺空散，乃阴虚火动，以七味丸作汤与服一剂，证虽未减而痛势少缓。邻家强其延喉科视之，彼医笑余动辄用热药，不知此乃阳明热甚证，火性急速，故一日而喉即腐溃，岂可用温补剂耶！乃投白虎二剂，服未半，而神气改常，语言错乱，甚至颠倒不眠，其家惶急，复延予。予诊其脉乱而八九至，予曰：果病阳明燥火，石膏实为良剂。今系无根之焰，而妄用白虎，使胃络陷下，而不能上通，故心神失守。以归脾汤加桂饮之，甫一剂而神恬脉静矣。噫！彼喉科一无学之人，妄为评品大方，乱投汤药，几至杀人，亦愚矣。

虚劳

此病由七情六欲，损伤脾肾，早尚易治，迟则难愈，必用火灸，方得回生。若用温平药及黄芪建中、鳖甲饮之类，皆无益于病，反伤元气。其证始则困倦少食，额上时时汗出，或自盗汗，口干咳嗽，四肢常冷，渐至咳吐鲜血，或咯血多痰，盖肾脉上贯肝膈，入肺中，肾既虚损，不能上荣于肺，故有是病，治法当同阴证治之。先于关元灸二百壮，以固肾气，后服保命延寿丹，或钟乳粉，服三五两，其病减半，一月全安。若服知、柏、地黄、当归之属，重伤脾肾，是促其死也，切忌房事。然此病须早灸，迟则无益，丹药亦不受矣，服之反发热烦，乃真脱故也，若童男女得此病，乃胎秉怯弱，宜终身在家，若出嫁犯房事，再发必死。

治验

一人病咳嗽，盗汗，发热，困倦，减食，四肢逆冷，六脉弦紧，乃肾气虚也。先灸关元五百壮，服保命延寿丹二十丸，钟乳粉二钱。间日，服金液丹百丸，一月全安。

一人病咳嗽，证脉与上条同，但病患怕灸，止服延寿丹五十粒，金液丹百粒，钟乳粉二两，五日减可，十日脉沉缓，乃真气复也。仍服前药，一月全安。盖此病早治，不灸亦可，迟必加灸，否则难治。

一幼女病咳嗽，发热，咯血，减食。先灸脐下百壮，服延寿丹、黄芪建中汤而愈。戒其不可出嫁，犯房事必死。过四年而适人，前病复作。余曰：此女胎禀素弱，只宜固守终老。不信余言，破损天真，元气将脱，不可救矣。强余丹药服之，竟死。

一人额上时时汗出，乃肾气虚也，不治则成痨瘵，先灸脐下百壮，服金液丹而愈。

一人夜多虚汗，亦肾气虚也，服全真丹、黄芪建中汤而痊。

一妇人产后虚汗不止，乃脾肾虚也，服金液丹、全真丹、当归建中汤而愈。凡童男女秉气虚、多汗者，亦同此治。

一人每日四五遍出汗，灸关元穴亦不止，乃房事后，饮冷伤脾气，复灸左命关百壮而愈。

一妇人伤寒瘥后转成虚劳，乃前医下冷药，损其元气故也。病患发热咳嗽，吐血少食，为灸关元二百壮，服金液、保命、四神、钟乳粉，一月痊愈。

脾肾者先后天之本与元也，虚劳之病虽有五脏之殊，其原皆由于脾肾受病，而脾肾之治殊难见效，不知肾之元于生阳，脾之本于焦火，温温不息，元本日充，自然真水流行，津液四布，神精内守，烟焰不生，五脏无偏颇之虞，水火有交济之益，何难治之有哉！奈何世人不察，习用寒凉不败不已。间有知脾肾之当保者，不过玉竹、沙参、生脉、六味温平之剂而已，知先生之法者有几人哉！但恨起石无真，钟乳多伪，合丹救济亦属徒然，惟有艾火庶可求全，人又不肯耐疼忍痛，应名数痏，此证之获愈者，所以千百而无一二也。予具热肠，动违庸俗，明知难起之疾，勉投桂附，十中亦起一二，其终不愈者，不免多口之来，予亦无庸置辨，彼苍者天，谅能默鉴予救世之衷也。因略举治愈数人，附记于后，以为吾党型式，俾知温补之可以活人，而不为流俗所惑，不因谗毁缩手也。

友人沈荫昌兄，因患伏兔疽，脓血过多，有伤元本，变为虚劳，服滋阴剂过多，喘急吐血，饮食少进。予诊之脉弦急，有七八至，面色纯青，喘咳气急，卧难着席，身热汗出，涎沫不收，虚脱之证已悉见矣。又贫乏无力用参，乃予建中，重投芪桂，一服而喘定安眠，涎沫与血俱减大半，第病久而脾肾过伤，胃气难复，投桂附加参钱许，月余而痊。

王在庭之室，病虚劳十余载，喘促吐沫，呕血不食，形体骨立，诸医束手，延予诊视，见其平日之方，皆滋阴润肺，温平之剂。予曰：以如是之病，而乃用如是之药，自然日趋鬼趣，焉望生机，独不思仲景云咳者则剧，数吐涎沫，以脾虚也。又昔贤云：肾家生阳，不能上交于肺则喘。又云：脾虚而肺失生化之原则喘。今脾肾败脱用药如此，焉望其生。乃重投参芪、姜、附等二剂而喘定，缘泄泻更甚再加萸蔻十余剂而病减十七；又灸关元，因畏痛只灸五十壮，迄今十余年而形体大健矣。

一中年妇，夜热咳嗽，本小疾耳，为张李二医合用滋阴退热药月余，致面青脉急，喘促，吐血呕沫日数升，饮食不进，二医束手覆而不治，予为重用参附十余剂而安。此非其本原受亏，乃药误所致，故收功易也。

中风

此病皆因房事、六欲、七情所伤。真气虚，为风邪所乘，客于五脏之俞，则为中风偏枯等证。若中脾胃之俞，则右手足不用；中心肝之俞，则左手足不用。大抵能任用，但少力麻痹者为轻，能举而不能用者稍轻，全不能举动者最重。邪气入脏则废九窍，甚者卒中而死。入腑则坏四肢，或有可愈者。治法：先灸关元五百壮，五日便安。次服保元丹一二斤，以壮元气；再服八仙丹、八风汤则终身不发。若不灸脐下，不服丹药，虽愈不过三五年，再作必死。然此证最忌汗、吐、下，损其元气必死。大凡风脉，浮而迟缓者生，急疾者重，一息八九至者死。中风之证，古方书虽有中脏、中腑、中经脉之别，然其要不过闭证与脱证而已。闭证虽属实，而虚者不少，或可用开关通窍行痰疏气之剂。关窍一开，痰气稍顺，急当审其形脏，察其气血，而调治之。更视其兼证之有无，虚实之孰胜，或补或泻；再佐以先生之法，庶几为效速，而无痿废难起之患矣。至若脱证，惟一于虚，重剂参附或可保全，然不若先生之丹艾为万全也。予见近时医家，脱证已具三四，而犹云有风有痰，虽用参附而必佐以秦艽、天麻、胆星、竹沥冰陷疏散。是诚不知缓急者也，乌足与论医道哉！

治验

一人病半身不遂，先灸关元五百壮，一日二服八仙丹，五日一服换骨丹，其夜觉患处汗出，来日病减四分，一月痊愈。再服延寿丹半斤，保元丹一斤，五十年病不作。《千金》等方，不灸关元，不服丹药，惟以寻常药治之，虽愈难久。

一人患左半身不遂，六脉沉细无力。余曰：此必服峻利之药，损其真气，故脉沉细。病者云：前月服捉虎丹，吐涎二升，此后稍轻，但未痊愈耳。余叹曰：中风本因元气虚损，今服吐剂，反伤元气，目下虽减，不数日再作，不复救矣，不十日，果大反复，求治于余，虽服丹药竟不能起。

疠风

此证皆因暑月仰卧湿地，或房劳后，入水冒风而中其气。令人两目壅肿，云头斑起，或肉中如针刺，或麻痹不仁，肿则如痈疽，溃烂筋骨而死。若中肺俞、心俞，名曰肺癞，易治。若中脾、肝、肾俞，名曰脾肝肾癞，难治。世传医法，皆无效验。黄帝正法：先灸肺俞二穴，各五十壮，次灸心俞，次脾俞，次肝俞，次肾俞，如此周而复始，痊愈为度。内服胡麻散，换骨丹各一料。然平人止灸亦愈，若烂见筋骨者难治。《经》云：脉风成为疠，盖风之中人，善行而数变，今风邪留于脉中，淹缠不去，而疠风成矣。其间有伤营、伤卫之别。伤营者，营气热胕，其气不清，故使鼻柱坏而色败，皮肤疡溃。伤卫者，风气与太阳俱入，行于脉俞，散于分肉之间，与卫气相犯，其道不利，故使肌肉膹䐜而有疡。此证感天地毒疠浊恶之气，或大醉房劳，或山岚瘴气而成。毒在气分则上体先见，毒在血分则下体先见，气血俱受则上下齐见。更须分五脏之毒，肺则皮生白屑，眉毛先落，肝则面发紫疱，肾则脚底先痛，或穿脾则遍身如癣，心则双目受损。此五脏之毒，病之重者也。又当知五死之证，皮死麻木不仁，肉死割刺不痛，血死溃烂目瘫，筋死指甲脱落，骨死鼻柱崩坏。此五脏之伤，病之至重者，难治。若至音哑目盲更无及矣。

治验

一人面上黑肿，左耳下起云紫如盘蛇，肌肉中如刀刺，手足不知痛。询其所以，因同僚邀游醉卧三日，觉左臂黑肿如蛇形，服风药渐减，今又发。余曰：非风也，乃湿气客五脏之俞穴。前服风药，乃风胜湿，故当暂好，然毒根未去。令灸肾俞二穴各百壮，服换骨丹一料，痊愈，面色光润如故。

一人遍身赤肿如锥刺，余曰：汝病易治。令灸心俞、肺俞四穴各一百壮，服胡麻散二料而愈。但手足微不随，复灸前穴五十壮，又服胡麻散二料痊愈。

一人病疠证，须眉尽落，面目赤肿，手足悉成疮痍。令灸肺俞、心俞四穴各十壮，服换骨丹一料，二月痊愈，须眉更生。

风狂

此病由于心血不足，又七情六欲损伤包络，或风邪客之，故发风狂，言语无伦，持刀上屋。治法：先灌睡圣散，灸巨阙二三十壮，又灸心俞二穴各五壮，内服镇心丹、定志丸。此证有阳明脉盛而为热狂者，清凉可愈也；有暴折而难决为怒狂者，夺其食则已，治之以生铁落饮，二证皆狂之实者也。然虚证常多，不可误治，设一差讹，害人反掌。有心血不足而病者，有肾水亏损而病者，有神志俱不足而病者，有因惊恐而病者，有因妄想而病者，是皆虚证，体察而治，斯无悖矣。

治验

一人得风狂已五年，时发时止，百法不效。余为灌睡圣散三钱，先灸巨阙五十壮，醒时再服；又灸心俞五十壮，服镇心丹一料。余曰：病患已久，须大发一回方愈。后果大发一日，全好。

一妇人产后得此证，亦如前灸服姜附汤而愈。

口眼㖞斜

此因贼风入舍于阳明之经，其脉挟口环唇，遇风气则经脉牵急，又风入手太阳经亦有此证。治法：当灸地仓穴二十壮，艾炷如小麦粒大。左㖞灸左，右㖞灸右，后服八风散，三五七散，一月全安。此证非中风兼证之口眼㖞斜，乃身无他苦而单现此者，是贼风之客也，然有筋脉之异，伤筋则痛，伤脉则无痛，稍有差别，治法相同。

破伤风

凡疮口或金刃破处，宜先贴膏药以御风，不然致风气入内，则成破伤风。此证最急，须早治，迟则不救。若初得此时，风客太阳经，令人牙关紧急，四肢反张，项背强直，急服金华散，连进二三服，汗出即愈。若救迟则危笃，额上自汗，速灸关元三百壮可保，若真气脱，虽灸无用矣。此证所患甚微，为害甚大，虽一毛孔之伤，有关性命之急，一人因拔髭一茎，忽然肿起不食，有友人询余，余曰：此破伤风也，速灸为妙。疡医认作髭疔，治以寒凉，不数日发痉而死。

洗头风

凡人沐头后，或犯房事，或当风取凉，致贼风客入太阳经，或风府穴，令人卒仆，口牙皆紧，四肢反张。急服姜附汤，甚者灸石门穴三十壮。此证若无房事之伤，焉至于此，慎之！慎之！

牙槽风

凡牙齿以刀针挑之，致牙根空露，为风邪所乘，令人齿龋。急者溃烂于顷刻，急服姜附汤，甚者灸石门穴。肾主骨，齿乃骨之余，破伤宣露，风邪直袭肾经，致溃烂于俄顷，舍姜附而用寒凉为变，可胜道哉。

水肿

此证由脾胃素弱，为饮食冷物所伤，或因病服攻克凉药，损伤脾气，致不能通行水道，故流入四肢百骸，令人遍身浮肿，小便反涩，大便反泄，此病最重，世医皆用利水消肿之药，乃速其毙也。治法：先灸命关二百壮，服延寿丹、金液丹，或草神丹，甚者姜附汤，五七日病减，小便长，大便实或润，能饮食为效。惟吃白粥，一月后，吃饼面无妨，须常服金液丹、来复丹，永瘥。若曾服芫花、大戟通利之药，损其元气或元气已脱，则不可治，虽灸亦无用矣。若灸后疮中出水或虽服丹药而小便不通，皆真元已脱，不可治也，脉弦大者易治，沉细者难痊。

治验

一人四肢皆肿，气促，食则胀闷，只吃稀粥，余令日服金液丹百粒，至四日觉大便滑，再二日，乃令吃面食亦不妨，盖治之早也。

一妇人病面脚皆肿，饮食减少，世医皆作血虚治之，不效。余曰非血病，乃脾胃虚也，令日服延寿丹十粒、全真丹五十粒，至十日觉大便滑病愈。

俞翰林母七旬余，平日患咳喘痰红，常服滋阴凉润之剂，秋月忽患水肿，喘急难卧，日渐肿胀，饮食少进，进则气急欲死，诸医用药无效，乃延予治。六脉弦大而急，按之益劲而空。予曰：此三焦火气虚惫，不能归根，而浮于外，水随气奔，致充郛郭而溢皮腠，必须重温以化，否则不救。彼云：吾素内热，不服温补，片姜入口，痰即带红，先生所论故是，第恐热药不相宜也。予曰：有是病，服是药，成见难执。且六脉紧大，太阳已无根，无根即脱矣，此皆平日久服寒凉所致，若再舍温补不用，恐无生理，请辞。彼云：但不迫动血证，敢不从命。予以附、桂、姜、萸十味，人参三钱，不三剂而腹有皱文，八剂全消，饮食如故，又二剂，而痊愈，痰喘吐红旧证竟不发矣。

一妇因子远出，瓮飧不给，忧愁成病，变为水肿喘急，粥食不入者月余矣。友人见予，谈及此妇，乃谓予曰：肯做一好事否？予曰：既云好事焉敢违命。遂偕往。诊见其六脉欲绝，脐突腰圆，喘难着席，脾肾之败不可为矣。因处十味方，命服四剂，喘微定而肿渐消，觉思饮食，复诊其脉，微有起色，又四剂而肿消食进矣。嗟嗟！若弃而不治，虽不由我而死，而实我杀之也。友人亦大快。

臌胀

此病之源，与水肿同，皆因脾气虚衰而致，或因他病攻损胃气致难运化，而肿大如鼓也。病本易治，皆由方书多用利药，病患又喜于速效，以致轻者变重，重者变危，甚致害人。黄帝正法：先灸命关百壮，固住脾气，灸至五十壮，便觉小便长，气下降。再灸关元三百壮，以保肾气，五日内便安。服金液丹、草神丹，减后，只许吃白粥，或羊肉汁泡蒸饼食之。瘥后常服全真丹、来复丹。凡臌胀脉弦紧易治，沉细难痊。此病若带四肢肿者，温之于早尚可奏功，若单腹胀而更青筋浮露者难治。苟能看破一切，视世事如浮云，置此身于度外，方保无虞，次则慎起居，节饮食，远房帏，戒情性，重温急补，十中可救二三。先生之丹艾，用之得宜，其庶几乎。

治验

一人因饮冷酒吃生菜成泄泻，服寒凉药，反伤脾气，致腹胀。命灸关元三百壮，当日小便长，有下气，又服保元丹半斤，十日即愈，再服全真丹，永不发矣。

暴注

凡人腹下有水声，当即服丹药，不然变脾泄，害人最速。暴注之病，由暑月食生冷太过，损其脾气，故暴注下泄，不早治，三五日泻脱元气。方书多作寻常治之，河间又以为火，用凉药，每害人性命。治法：当服金液丹、草神丹、霹雳汤、姜附汤皆可。若危笃者，灸命关二百壮可保；若灸迟，则肠开洞泄而死。脾泄之病世人轻忽，时医亦藐视之，而不知伤人最速。盐商薛汝良，午间注泄，晡时即厥冷不禁，及余诊示已黄昏矣，两手脉皆绝，予曰病已失守，不可为矣。速灸关元，重投参附，竟不能救，先生之论，诚非谬也。

治验

一人患暴注，因忧思伤脾也，服金液丹、霹雳汤不效，盖伤之深耳。灸命关二百壮，大便始长，服草神丹而愈。

休息痢

痢因暑月食冷，及湿热太过，损伤脾胃而致。若伤气则成白痢，服如圣饼、全真丹、金液丹亦可；若伤血则成赤痢，服阿胶丸、黄芩芍药汤。初起腹痛者，亦服如圣饼，下积血而愈，此其轻者也；若下五色鱼脑，延绵日久，饮食不进者，此休息痢也，最重，不早治，十日半月，害人性命。治法：先灸命关二百壮，服草神丹、霹雳汤三日便愈，过服寒凉下药必死。痢至休息无已者，非处治之差，即调理之误，或饮食之过，所以止作频仍，延绵不已，然欲使其竟止亦颇费手。有肺气虚陷者，有肾阴不足者，有脾肾两亏者，有经脉内陷者，有肝木乘脾者，有腐秽不清者，有固涩太早者，有三焦失运者，有湿热伤脾者，有生阳不足者，有孤阴注下者，有暑毒未清者，有阴积肠蛊者，有风邪陷入者，一一体察，得其病情，审治的当，自能应手取效。

治验

一人病休息痢已半年，元气将脱，六脉将绝，十分危笃。余为灸命关三百壮，关元三百壮，六脉已平，痢已止，两胁刺痛，再服草神丹、霹雳汤方愈，一月后大便二日一次矣。

一人病休息痢，余令灸命关二百壮病愈。二日，变泄下，一时五七次，令服霹雳汤二服，立止。后四肢浮肿，乃脾虚欲成水胀也，又灸关元二百壮，服金液丹十两，一月而愈。

内伤

由饮食失节，损其脾气，轻则头晕发热，四肢无力，不思饮食，脉沉而紧，服来复、全真及平胃散；重者六脉浮紧，头痛发热，吐逆、心下痞，服荜澄茄散、来复、全真而愈。若被庸医转下凉药，重损脾气，变生他病，成虚劳臌胀泄泻等证，急灸中脘五十壮，关元百壮，可保全生，若服凉药速死。内伤之证，饮食其一端也，又有劳倦郁怒，忧悲思虑，喜乐惊恐，恶怒奇愁，皆由七情不以次入，直伤五脏，更有由房室跌扑而成内伤者，临证之工，不可不察。

霍乱

霍乱由于外感风寒，内伤生冷，致阴阳交错，变成吐泻，初起服珍珠散二钱即愈，或金液丹百粒亦愈。如寒气入腹，搏于筋脉，致筋抽转，即以瓦片烧热，纸裹烙筋转处，立愈。若吐泻后，胃气大损，六脉沉细，四肢厥冷，乃真阳欲脱。灸中脘五十壮，关元三百壮，六脉复生，不灸则死也。霍乱之证，三焦失运，中土受伤。一时心疼腹痛，吐利频作，挥霍撩乱，烦剧不宁。大法温其三焦，调其中土，一剂可愈。至若厥冷无脉，非重用温补不可，否则转筋入腹而死。近世时医不云中暑，即言痧发，禁用官料，竟事凉冰，刺其廉英，针其曲泽，以大泄其血，不知脾胃受伤，中焦之荣血已竭，而复大泄之，譬下井而投以石也。此种医人罔顾人命，真野狼心虎腹人耶！存救人之心者，当须体察。

暑月伤食泄泻

凡暑月饮食生冷太过，伤人六腑。伤胃则注下暴泄；伤脾则滑泄，米谷不化；伤大肠则泻白，肠中痛，皆宜服金液丹、霹雳汤，三日而愈。不愈则成脾泄，急灸神阙百壮。神阙恐是命关之误。《难经》虽言五泄，不传治法，凡一应泄泻，皆依此法治之。

治验

一女人因泄泻发狂言，六脉紧数，乃胃中积热也。询其丈夫，因吃胡椒、生姜太多，以致泄泻，五日后发狂言，令服黄芩知母汤而愈。平日恣啖炙煿，喜食椒姜，胃中积热者，有此一证，临证自明，然亦希遇。更有泻脱津液，致舌苔干燥，发热神昏，谵妄不宁者，此脾胃大虚，法当温补，若用寒凉，虚脱立见。

痢疾

凡人多食生冷，湿热伤其脾胃，致成痢疾。初起服如圣饼子，下积而愈；若无大便，止下赤脓者，乃胃有大热伤血也，宜当归芍药汤、阿胶汤；若下白脓者，乃饮食冷物伤大肠也，服桃花汤、全真丹而愈；若腹痛发热昏睡，六脉洪数，纯泄赤脓，乃热气滞于肠胃也，名痞蛊痢，亦有错服热药而得者，服黄连丸，甚者大通散。痢疾固当化积清热，香连、承气等方，用果得宜，何尝不应手而愈？若涉脾胃虚寒，经脉内陷，三焦失运而致者，又不可不以温补为要也，盖热药之误，易于转手，凉药之误，救治殊难。虚衷以应，临证误人自少。

伤脾发潮热

此因饮食失节，损及脾胃，致元气虚脱，令头昏脚弱，四肢倦怠，心下痞闷，午后发热，乃元气下入阴分也，服全真丹、荜澄茄散，三月而愈。若服滋阴降火凉药，其病转甚，若俗医用下药，致病危笃，六脉沉细，灸中脘五十壮，关元一百壮，可保，迟则脾气衰脱而死。庸医于此证，不知误杀天下多少苍生，而小儿为甚。午后发热，不曰潮热，便云阴虚；心下痞闷，不云食积，便云停痰。动辄寒凉，恣行消克，大人变为虚脱，小儿转为脾风，而犹曰风暑难清，痰热为害，及至垂毙，医者云人力已竭，病家云天数难挽，至死不悟，良可悲哉！

呕吐反胃

凡饮食失节，冷物伤脾，胃虽纳受，而脾不能运，故作吐，宜二圣散、草神丹，或金液丹。若伤之最重，再兼六欲七情有损者，则饮蓄于中焦，令人朝食暮吐，名曰番胃，乃脾气太虚，不能健运也，治迟则伤人。若用攻克，重伤元气，立死，须灸左命关二百壮，服草神丹而愈，若服他药，则不效。呕吐一证，先当审其所因，轻者二陈、平胃、藿香正气一剂可定；虚者六君、理中亦易为力；惟重者，一时暴吐，厥逆汗出，稍失提防，躁脱而死，不可不知。至于番胃，虽属缓证，治颇棘手，惟在医者细心，病患谨摄，治以丹艾，庶可获全，不然生者少矣。

痞闷

凡饮食冷物太过，脾胃被伤，则心下作痞，此为易治，宜全真丹一服全好，大抵伤胃则胸满，伤脾则腹胀。腹胀者易治，宜草神丹、金液、全真、来复等皆可服，寒甚者姜附汤。此证庸医多用下药，致一时变生，腹大水肿，急灸命关二百壮，以保性命，迟则难救。此证乃《内经》所谓阳蓄积病死之证，不可以误治也。若腹胀，所谓脏寒生满病是也，苟不重温，危亡立至。

治验

一人因暑月食冷物，以致胸腹胀闷欲死，服金液丹百丸，少顷加全真丹百丸，即有气下降而愈。夏月伏阴在内，一切冷物在所禁食，若不慎，而致伤者，不重剂温化，恶得不变。

一小儿食生杏致伤脾，胀闷欲死，灸左命关二十壮即愈，又服全真丹五十丸。生杏在大人尚不可食，况小儿乎！温中药内入些少麝香为妙。

一人每饭后饮酒，伤其肺气，致胸膈作胀，气促欲死，服钟乳粉、五膈散而愈。若重者，灸中府穴亦好。服凉药，则成中满难治矣。酒后吃饭，中气不伤，若饭后饮酒，清气浊乱，所以致胀。

一人慵懒，饮食即卧，致宿食结于中焦，不能饮食，四肢倦怠，令灸中脘五十壮，服分气丸、丁香丸即愈。修养书云：饭后徐徐行百步，自然食毒自消磨。食后即卧，食填中宫，升降有乖，焉得不病。

中暑

凡此病脉大而缓，其候饮食不减，起居如常，但时发烦热，渴饮无度，此暑证也，易治，知母散一服便愈。若烦热困倦不食者，暑气伤胃也，服温中汤药即愈。若服香薷、六一寒凉等剂，冰损胃气，多致变疟痢泄泻诸证，慎之。若暑气客于心包络之经，令人谵言烦渴，欲饮冷水，小便秘涩，大便下赤水，当服阿胶丸、当归芍药汤而愈。若暑月饮食冷物，寒邪入客胃中，致腹中作痛，宜金液、草神、全真、来复等丹连二服便愈。若以凉药下之，变为中满脾泄。若元气虚，早间行路，冷气入腹，令人心肚作痛，宜服金液丹或来复丹。凡暑月人多食冷物，若常服金液、全真、来复、保元等丹，自然脾胃调和，饮食不伤，但少壮人须五日一次，恐热上攻眼目也。中暑之证，原只寻常，苟渴饮无度，知母散可一服；若困倦不食，便当温中；设暑客于心包络，谵烦饮冷，溺涩便赤，清心凉血，皆一剂可愈者。若今之医家，将一切内伤虚寒之证，亦认为暑，恣用寒凉，朝夕靡已，及变阴深冷脱，犹云暑邪内攻，病势深重，难挽回矣。间遇明眼高手，投以参附，犹且从中阻挠。洎投之有效，辄覥颜支饰：我原欲转手，不谓渠意亦同。投之不效，谗言蜂起，一肩卸却，罪归参附。病家本不识病情，未免随之怨怅，嗟嗟！此种医人，天良尽丧，予具热肠，常遭此辈谤累，因书此以志慨。

暑月脾燥病

凡夏月冷物伤脾，又兼暑气客之，则成燥病，令人发热作渴不止，六脉弦大，乃火热伤肺而津液不能上输也，有脾胃之分。若发燥热而能食者，热在胃也，易治，服全真丹、荜澄茄散而愈。若发燥热不进饮食，四肢倦怠，热在脾也，为重，服金液、草神或来复等丹，五日而愈。如作暑治，下以凉药，热虽暂退，必变为中满、洞泄诸证。暑月发热，务分虚实，六脉沉数，饮食如常者，为实热，服薄荷煎而愈；若六脉弦紧，减食倦怠者，为虚热，大忌寒凉，宜全真、来复等丹而愈。夏月发热作渴，脉弦而大，谁肯不作暑治而不用寒凉者，不知暑热熏蒸，耗人元气，元气既伤，未有不渴。冷物伤脾，有乖输灌；三焦失运，腠理不和，发热作渴，自所不免。且六脉弦大，弦则为减，大则为虚，体验果真，一温可解。今之医家，专尚香薷、青蒿、黄连、滑石等剂，变为泻泄，犹云协热，及至虚脱，全然不觉。此由脉理未明，误主作贼之误也。

凡夏月阴气在腹，又暑能伤人元气，更兼冰水冷物损其脾胃，皆不足证也。《局方》俱用香薷饮、白虎、益元、黄连解毒等剂，重伤元气，轻则变疟痢、霍乱、泄泻等证，重则成虚劳、中满、注泻等证。余常以保元、来复、全真、金液、延寿、姜附汤等类治暑，百发百中，好生之士请尝试之。

两胁连心痛

此证由忧思恼怒，饮食生冷，醉饱入房，损其脾气，又伤肝气，故两胁作痛。庸医再用寒凉药，重伤其脾，致变大病，成中满、番胃而死。或因恼怒伤肝，又加青陈皮、枳壳实等重削其肝，致令四肢羸瘦，不进饮食而死。治之正法，若重者，六脉微弱，羸瘦，少饮食，此脾气将脱，急灸左命关二百壮，固住脾气则不死，后服金液、全真、来复等丹及荜澄茄散随证用之，自愈。此证古法，在左为肝木为病，瘀血不消，恼怒所伤；在右则为痰，为饮，为食积气滞，此皆标病易于治疗。若宗气有乖，虚里作楚，荣气失调，脾络作痛，此非积渐温养不愈。至若两胁连心，痛如刀刺，此三阴受殒，逆于膈肓之间，非重用温补不可。又肥气、息贲，此积在脏之募原，若泥古方，专于剥削，未有不死者也。

消渴

此病由心肺气虚，多食生冷，冰脱肺气，或色欲过度，重伤于肾，致津不得上荣而成消渴。盖肾脉贯咽喉，系舌本，若肾水枯涸，不能上荣于口，令人多饮而小便反少，方书作热治之，损其肾元，误人甚多。正书，春灸气海三百壮，秋灸关元二百壮，日服延寿丹十丸，二月之后，肾气复生。若服降火药，临时有效，日久肺气渐损，肾气渐衰，变成虚劳而死矣。此证大忌酒色，生冷硬物。若脾气有余，肾气不足，则成消中病，脾实有火，故善食而消，肾气不足，故下部少力，或小便如疳。孙思邈作三焦积热而用凉药，损人不少。盖脾虽有热，而凉药泻之，热未去而脾先伤败。正法先灸关元二百壮，服金液丹一斤而愈。消渴虽有上、中、下之分，总由于损耗津液所致，盖肾为津液之原，脾为津液之本，本原亏而消渴之证从此致矣。上消者，《素问》谓之鬲消，渴而多饮，小便频数。中消者，《素问》谓之消中，消谷善饥，身体消瘦。下消者，《素问》谓之肺消，渴而便数有膏，饮一溲二；后人又谓之肾消，肾消之证则已重矣。若脉微而涩或细小，身体瘦瘁，溺出味甘者，皆不治之证也，大法以救津液，壮水火为生。

治验

一人频饮水而渴不止，余曰：君病是消渴也，乃脾肺气虚，非内热也。其人曰：前服凉药六剂，热虽退而渴不止，觉胸胁气痞而喘。余曰：前证止伤脾肺，因凉药复损元气，故不能健运而水停心下也。急灸关元、气海各三百壮，服四神丹，六十日津液复生。方书皆作三焦猛热，下以凉药，杀人甚于刀剑，慎之！津液受伤，不惟消渴，亦兼杂病，而误用寒凉者不少，时医以此杀人，而人不悟奈何。

着恼病

此证方书多不载，人莫能辨，或先富后贫，先贵后贱，及暴忧暴怒，皆伤人五脏。多思则伤脾，多忧则伤肺，多怒则伤肝，多欲则伤心，至于忧时加食则伤胃。方书虽载内因，不立方法，后人遇此皆如虚证治之，损人性命。其证若伤肝脾则泄泻不止，伤胃则昏不省人事，伤肾则成痨瘵，伤肝则失血筋挛，伤肺则咯血吐痰，伤心则颠冒，当先服姜附汤以散邪，后服金液丹以保脾胃，再详其证而灸之。若脾虚，灸中府穴各二百壮，肾虚灸关元穴三百壮，二经若实，自然不死。后服延寿丹，或多服金液丹而愈，凉药服多，重损元气则死。此证皆因七情所伤，五志之过，审其所因而调治之，庶无失误。

治验

一人年十五，因大忧大恼，却转脾虚，庸医用五苓散及青皮、枳壳等药，遂致饮食不进，胸中作闷。余令灸命关二百壮，饮食渐进，灸关元五百壮，服姜附汤一二剂，金液丹二斤方愈，方书混作劳损，用温平小药误人不少，悲夫！大忧恼而得脾泄，医用五苓、青皮、枳壳，变尚如此，近有六脉虚脱，脾肾败坏，犹云不妨而用此药者，又庸医中之厮隶也。

头晕

此证因冷痰聚于脑，又感风寒，故积而不散，令人头旋眼晕，呕吐痰涎，老年人宜服附子半夏汤，少壮人宜服半夏生姜汤。若用凉剂，则临时有效，痰愈凝而愈固，难以速效矣。此即所谓头风证，故有冷痰聚脑，又感风寒之说，若头晕则纯属于虚，盖肝虚则血不上荣，肺虚则清阳不运，肾虚则厥成癫疾，心虚则火炎浮越。夫风虚痰火，间或有之，至于头风虚证不少，不可不知。

治验

一人头风，发则旋晕呕吐，数日不食。余为针风府穴，向左耳入三寸，去来留十三呼，病人头内觉麻热，方令吸气出针，服附子半夏汤永不发。华佗针曹操头风，亦针此穴立愈。但此穴入针，人即昏倒，其法向左耳横下针，则不伤大筋，而无晕，乃《千金》妙法也。此针法奇妙，须与高手针家议之，方得无误。

一人起居如常，但时发头痛，此宿食在胃脘也，服丁香丸十粒而愈。

厥证

《素问》云：五络俱绝，形无所知，其状若尸，名为尸厥。由忧思惊恐，致胃气虚闭于中焦，不得上升下降，故昏冒强直，当灸中脘五十壮即愈。此证妇人多有之，小儿急慢惊风亦是此证，用药无效，若用吐痰下痰药即死，惟灸此穴，可保无虞。令服来复丹、荜澄茄散而愈。厥证《经》言详矣，尸厥不过厥证之一端，外有血厥、痰厥、煎厥、薄厥，总皆根气下虚之证，所谓少阴不至者厥也，又云内夺而厥，则为喑痱，此肾虚也。

治验

一妇人产后发昏，二目滞涩，面上发麻，牙关紧急，二手拘挛，余曰：此胃气闭也。胃脉挟口环唇，出于齿缝，故见此证。令灸中脘穴五十壮，即日而愈。产后血厥，仓公白薇散。

一妇人时时死去已二日矣，凡医作风治之不效，灸中脘五十壮即愈。

气脱

少年酒色太过，脾肾气虚，忽然脱气而死，急灸关元五百壮，服霹雳汤、姜附汤、金液丹久久而愈。此证须早治，迟则元气亦脱，灸亦无及矣。更有血脱、神脱、精脱、津脱、液脱，若汗脱即津液脱也。

死脉见

此由少年七情六欲所损，故致晚年真气虚衰，死脉见于两手，或十动一止，或二十动一止，皆不出三年而死。又若屋漏、雀啄之类皆是死脉。灸关元五百壮，服延寿丹、保元丹六十日后，死脉方隐，此仙师不传之妙法也。雍正三年初冬，一董姓者，来求诊脉。其脉，或二动一止，或七动一止，或十二动，或十七动一止，此心绝脉也。仲冬水旺，其何能生，姑定参、芪、茸、附、河车、脐带、桂心、枣仁等方与之。服十剂，脉之歇止参差，不似前之有定数矣，又十剂而歇止少矣，又十剂六脉如常矣。噫！不可谓药之无功也，且知治早，虽不用丹艾，亦有可生全者。

腰痛

老年肾气衰，又兼风寒客之，腰髋髀作痛，医作风痹走痛，治用宣风散、趁痛丸，重竭真气，误人甚多。正法：服姜附汤散寒邪，或全真丹，灸关元百壮，则肾自坚牢，永不作痛，须服金液丹，以壮元阳，至老年不发。老年腰痛而作风气痹证治者，多致大害，即使风痹，重用温补亦能散去。

中风人气虚中满

此由脾肾虚惫不能运化，故心腹胀满，又气不足，故行动则胸高而喘。切不可服利气及通快药，令人气愈虚，传为脾病，不可救矣。宜金液丹、全真丹，一月方愈。重者，灸命关、关元二百壮。肾虚则生气之源乏，脾虚则健运之力微，气虚中满之证作矣。又《内经》谓脏寒生满病，医人知此不行剥削，重剂温补，为变者少矣。

老人两胁痛

此由胃气虚积而不通，故胁下胀闷，切不可认为肝气，服削肝寒凉之药，以速其毙。服草神、金液十日，重者灸左食窦穴，一灸便有下气而愈，再灸关元百壮更佳。老人与病后及体虚人两胁作痛，总宜以调理肝脾，更须察其兼证有无虚实，治颇不易。

治验

一人脾气虚，好食冷物不消，常觉口中出败卵臭，服草神丹即愈。若服全真、金液亦效。脾胃既为食所伤，不可再施消克，惟治以温化，则自健运矣。

一人脾气虚，致积气留于胁下，两肋常如流水，多服草神丹而愈。脾虚致积，当用温行，水流胁下，更仗温化。

疝气

由于肾气虚寒，凝积下焦，服草神丹，灸气海穴自愈。此证《内经》论五脏皆有，而后人以病由于肝，先生言因肾气虚寒，总不若丹艾之妙。

吞酸

凡人至中年，脾气虚弱，又伤生冷硬物，不能运行，蕴积中焦，久之变为郁火、停痰，故令嗳气，久则成中满、腹胀之证。须服草神丹、全真丹、金液丹皆可。吞酸为病虽微，致害非浅，苟不慎节饮食，戒谨房帏，久久无不变成臌胀。

脾疟

凡疟病由于暑月多吃冰水冷物，伤其脾胃，久而生痰，古今议论皆差，或指暑邪，或分六经，或云邪祟，皆谬说也。但只有脾胃之分，胃疟易治，脾疟难调。或初起一日一发，或间日一发，乃阳明证也。清脾饮、截疟丹皆可。若二三日一发，或午后发，绵延不止者，乃脾疟也。此证若作寻常治之，误人不少。正法当服全真、草神、四神等丹，若困重日久，肌肤渐瘦，饮食减少，此为最重，可灸左命关百壮，自愈。穷人艰于服药，只灸命关亦可愈。凡久疟止灸命关，下火便愈，实秘法也。脾疟原属正虚，治得其法，应手即愈，而世人竟尚柴胡，攻多补少，不知元气既虚，又拔其本，以致耽延时日，变端百出，先生灸法，实可宗主。

治验

一人病疟月余，发热未退，一医与白虎汤，热愈甚。余曰：公病脾气大虚，而服寒凉，恐伤脾胃。病患云：不服凉药，热何时得退。余曰：《内经》云疟之始发，其寒也，烈火不能止；其热也，冰水不能遏。当是时，良工不能措其手，且扶元气，待其自衰。公元气大虚，服凉剂退火，吾恐热未去，而元气脱矣。因为之灸命关，才五七壮，胁中有气下降，三十壮痊愈。久疟而用白虎，真所谓盲人说瞎话也。缪仲淳一代名医，论多出此，窃所未解。予观《广笔记》，疑其所学，全无巴鼻，至于《本草经疏》，设立许多禁忌，令后人疑信相半，不敢轻用，为患匪细。

胃疟

《素问》论疟而无治法，《千金》虽传治法，试之无效。凡人暑月过啖冷物，轻则伤胃，重则伤脾。若初起先寒后热，一日一发，乃胃疟也，易治。或吐，或下，不过十日而愈。扁鹊正法，服四神丹，甚者灸中脘穴三十壮愈。此证感浅病轻，人多忽略。雍正三年，秋冬之交，人皆病此，重剂温补，或可幸免，投药少差，立见冰脱。用清解小柴胡者，皆不能起，宁绍之人，死者比比，以其溺用寒凉，虽一误再误，而终不悟也。

邪祟

此证皆由元气虚弱，或下元虚惫，忧恐太过，损伤心气，致鬼邪乘虚而人，令人昏迷，与鬼交通。当服睡圣散，灸巨阙穴二百壮，鬼气自灭，服姜附汤而愈。邪祟乌能着人，人自着之耳。果立身正直，心地光明，不负君亲，无惭屋漏，鬼神钦敬不遑，何邪祟之敢乘哉，惟其阴幽偏颇，卑惵昏柔之辈，多能感此，有似邪祟之附着，究非邪祟也。盖由人之脏气受伤而神魂失守。故肝脏伤则意不宁，而白衣人来搏击；心脏伤则神不安，而黑衣人来毁伤；脾脏伤则意有不存，而青衣人来殴辱；肺脏伤则魄不守，而红衣人来凌轹；肾脏伤则志多犹疑，而黄衣人来斥辱。此皆神气受伤，以致妄有闻见，不觉其见乎四体，发乎语言，而若有邪祟所附也。正法惟有安其神魂，定其志魄，审其何脏之虚而补之，何脏之乘而制之可也。

治验

一妇人因心气不足，夜夜有少年人附着其体，诊六脉皆无病，余令灸上脘穴五十壮。至夜鬼来，离床五尺不能近，服姜附汤、镇心丹五日而愈。

一贵人妻为鬼所着，百法不效。有一法师书天医符奏玉帝亦不效。余令服睡圣散三钱，灸巨阙穴五十壮，又灸石门穴三百壮，至二百壮，病患开眼如故，服姜附汤、镇心丹五日而愈。

一妇人病虚劳，直气将脱，为鬼所着，余用大艾火灸关元，彼难忍痛，乃令服睡圣散三钱，复灸至一百五十壮而醒。又服又灸，至三百壮，鬼邪去，劳病亦瘥。

怔忡

凡忧思太过，心血耗散，生冷硬物损伤脾胃，致阴阳不得升降，结于中焦，令人心下恍惚，当以来复丹、金液丹、荜澄茄散治之。若心血少者，须用独骸大丹，次则延寿丹亦可。忧思之伤，怔忡之本证；饮食之伤，怔忡之兼证，微有虚实之殊。审证施治，自然无误。

心痛

皆由郁火停痰而作，饮食生冷填于阳明、太阴分野，亦能作病，宜全真丹。若胃口寒甚，全真丹或姜附汤不愈，灸中脘七十壮。若脾心痛发而欲死，六脉尚有者，急灸左命关五十壮而苏，内服来复丹、荜澄茄散。若时痛时止，吐清水者，乃蛔攻心包络也，服安虫散。若卒心痛，六脉沉微，汗出不止，爪甲青，足冷过膝，乃真心痛也，不治。心为一身之主宰，一毫不可犯，处正无偏，岂宜受病。凡痛非心痛，乃心之包络痛与脾痛、胃痛、膈痛耳。审其所因、所客，或气、或痰，虽有九种之分，虚实之异、大概虚者为多，属实者间亦有之，审察而治，庶无差错。

痹病

风、寒、湿三气合而为痹，走注疼痛，或臂腰足膝拘挛，两肘牵急，乃寒邪凑于分肉之间也，方书谓之白虎历节风。治法于痛处灸五十壮，自愈，汤药不效，惟此法最速。若轻者不必灸，用草乌末二两、白面二钱，醋调熬成稀糊，摊白布上，乘热贴患处，一宿而愈。痹者，气血凝闭而不行，留滞于五脏之外，合而为病。又邪入于阴则为痹，故凡治痹，非温不可，方书皆作实治，然属虚者亦颇不少。

神痴病

凡人至中年，天数自然虚衰，或加妄想忧思，或为功名失志，以致心血大耗，痴醉不治，渐至精气耗尽而死，当灸关元穴三百壮，服延寿丹一斤。此证寻常药饵皆不能治，惟灸艾及丹药可保无虞。此乃失志之证，有似痴呆，或如神祟，自言自笑，神情若失，行步若听，非大遂其志不能愈，故愈者甚少。

治验

一小儿因观神戏受惊，时时悲啼如醉，不食已九十日，危甚，令灸巨阙五十壮，即知人事，曰：适间心上有如火滚下，即好。服镇心丸而愈。惊则神无所倚，痰涎入客包络，宫城受伤，心不安宁，故肺气来乘，而虚火上蒸。灸法之妙，愈于缓惊锭、抱龙丸多矣。

一人功名不遂，神思不乐，饮食渐少，日夜昏默已半年矣，诸医不效。此病药不能治，令灸巨阙百壮、关元二百壮，病减半；令服醇酒一日三度，一月全安。盖醺酣忘其所慕也。失志不遂之病，非排遣性情不可，以灸法操其要，醉酒陶其情，此法妙极。

下注病

贫贱人久卧湿地，寒邪客于肾经，又兼下元虚损，寒湿下注，血脉凝滞，两腿粗肿，行步无力，渐至大如瓜瓠。方书皆以消湿利水治之，损人甚多，令灸涌泉、三里、承山各五十壮即愈。俗名苏木腿，形状怪异可畏，终身之疾，鲜有愈者，先生灸法，未知验否。

脚气

下元虚损，又久立湿地，致寒湿之气，客于经脉，则双足肿痛，行步少力。又暑月冷水濯足，亦成干脚气，发则连足心、腿胻，肿痛如火烙，或发热、恶寒。治法灸涌泉穴，则永去病根，若不灸，多服金液丹亦好。平常药暂时有效，不能全除。其不能行步者，灸关元五十壮。大忌凉药，泄伤肾气，变为中满、腹胀而死。久患脚气人，湿气上攻，连两胁、腰腹、肩臂拘挛疼痛，乃肾经湿盛也。服宣风丸五十粒，微下而愈。然审果有是证者可服，若虚人断不可轻用。脚气壅疾，言邪气壅滞于下，有如痹证之闭而不行。但此证发则上冲心胸，呕吐、烦闷，甚为危险，即《内经》所谓厥逆是也。轻者，疏通经脉，解散寒湿，调其阴阳，和其血气，亦易于治。如苏梗、腹皮、木瓜、槟榔、苍术、独活等药，皆可用也。其甚者憎寒、壮热、气逆、呕吐、筋急入腹，闷乱欲绝，此邪冲入腹，危险更甚，非重用温化不可，如茱萸、姜附等药，宜皆用之。至如剥削过度，脉微欲绝，变成虚寒，往往不起，不可谓壅疾而不利于补也。

治验

一人患脚气，两胻骨连腰，日夜痛不可忍，为灸涌泉穴五十壮，服金液丹五日痊愈。此证有似痛痹。

一女人患脚气，忽手足遍身拘挛疼痛，六脉沉大，乃胃气盛也，服宣风丸三十粒，泄去而愈。此证须细审的确，方可用。

足痿病

凡腰以下肾气主之，肾虚则下部无力，筋骨不用，可服金液丹，再灸关元穴，则肾气复长，自然能行动矣。若肾气虚脱，虽灸无益。此证《内经》皆言五脏虚热，故后人有补阴虎潜、金刚、地黄等丸。东垣又作湿热，而以潜行散为治痿妙药，然不可泥也。虚寒之证亦颇不少，临证审详，自有分晓。

治验

一老人腰脚痛，不能行步，令灸关元三百壮，更服金液丹强健如前。

黄疸

暑月饮食冷物，损伤脾肾。脾主土，故见黄色，又脾气虚脱，浊气停于中焦，不得升降，故眼目遍身皆黄，六脉沉紧。宜服草神丹，及金液、全真、来复之类，重者灸食窦穴百壮，大忌寒凉。此证第一要审阴阳，阳黄必身色光明，脉来洪滑，善食发渴，此皆实证，清湿热利小便可愈，若身热脉浮亦可发表。阴黄则身色晦暗，神思困倦，食少便溏。脉来无力，重用温补，则小便长而黄白退，若误作阳黄治之，为变非细。又一种胆黄证，因大惊卒恐，胆伤而汁泄于外，为病最重，惟觉之早，而重用温补者，尚可挽回。

治验

一人遍身皆黄，小便赤色而涩，灸食窦穴五十壮，服姜附汤、全真丹而愈。

黑疸

由于脾肾二经，纵酒贪色则伤肾，寒饮则伤脾，故两目、遍身皆黄黑色，小便赤少，时时肠鸣，四肢困倦，饮食减少，六脉弦紧，乃成肾痨。急灸命关三百壮，服草神丹、延寿丹而愈，若服凉药必死。

便闭

老人气虚及妇人产后少血，致津液不行，不得通流，故大便常结，切忌行药，是重损其阴也。止服金液丹，久久自润，或润肠丸亦可。又大小便主肾，肾开窍于二阴，能运行津液，若肾气虚则二便皆不通，亦服金液丹，肾气壮则大小便自利矣。

有陈姓盐商，年七十六矣。春时患中风脱证，重剂参附二百余服，获痊。至十月大便闭结不行，日登厕数十次，冷汗大出，面青肢厥。一马姓医，用滋补剂，入生大黄三钱。予深以为不可，戒之曰：老年脱后，幸参附救全，不能安养，过于思虑，以致津液枯竭，传送失宜。惟可助气滋津，佐以温化，自然流通，何事性急，以速其变。若一投大黄，往而不返，恐难于收功矣，姑忍二三日势当自解。病者怪予迟缓，口出怨咎之辞。至次日不得已，用人参二两、从蓉一两、当归五钱、松柏仁各五钱、附子三钱、升麻四钱，煎服；外用绿矾一斤入圊桶，以滚水冲入，扶其坐上，一刻而通。

溺血

凡膏粱人，火热内积，又多房劳，真水既涸，致阴血不静，流入膀胱，从小便而出。可服延寿丹，甚者灸关元。若少壮人，只作火热治之，然在因病制宜。火热内积，实证也，一剂寒凉可解；房劳传肾，虚证也，非温补不可。审证而治，大有分别。

淋证

此由房事太过，肾气不足，致包络凝滞，不能通行水道则成淋也，服槟榔汤、鹿茸丸而愈。若包络闭涩，则精结成砂子，从茎中出，痛不可忍，可服保命丹，甚者灸关元。淋浊之证，古人多用寒凉厘清通利之品，然初起则可，久而虚寒，又当从温补一法。

肠癖下血

此由饮食失节，或大醉大饱，致肠胃横解，久之冷积于大肠之间，致血不流通，随大便而出，病虽寻常，然有终身不愈者。庸医皆用凉药止血，故连绵不已。盖血愈止愈凝，非草木所能治也。正法：先灸神阙穴百壮，服金液丹十两，日久下白脓，乃病根除也。经云：阴络伤则血内溢，血内溢则后血。治此之法，总在别其脉之强弱，色之鲜暗，该清、该温，愈亦不难。若不慎饮食，恣纵酒色，断不能愈矣。

卷 下

阴茎出脓

此由酒色过度，真气虚耗，故血化为脓，令人渐渐羸瘦，六脉沉细。当每日服金液丹、霹雳汤，外敷百花散。五六日，腹中微痛，大便滑，小便长。忌房事，犯之复作。若灸关元二百壮，则病根去矣。遗滑淋浊，无不由酒色之过，至于血出，可谓剧矣。又至化血为脓，则肾虚寒而精腐败，非温补不可。更须谨戒，若仍不慎，必致泄气而死。

肠痈

此由膏粱饮酒太过，热积肠中，久则成痈，服当归建中汤自愈。若近肛门者，用针刺之，出脓血而愈。此证身皮甲错，腹皮急胀如肿，甚者腹胀大，转有水声，或绕脐生疮，若脐间出脓者不治。大法以□□为主，若脓成□□□而殒。

肠痔

此由酒肉饮食太过，致经脉解而不收，故肠裂而为痔。服金液丹可愈，外取鼠腐当是“妇”字虫十枚，研烂摊纸上贴之，少刻痛止。若老人患此，须灸关元二百壮，不然肾气虚，毒气下注，则难用药也。凡系咳嗽吐血后，大肠并肺虚极而热陷于大肠，多难收功，若专于治痔，而罔顾本原，未有不致毙者。

膏肓病

人因七情六欲，形寒饮冷，损伤肺气，令人咳嗽，胸膈不利，恶寒作热，可服全真丹。若服冷药，则重伤肺气，令人胸膈痞闷，昏迷上奔，口中吐冷水，如含冰雪，四肢困倦，饮食渐减，此乃冷气入于肺中，侵于膏肓，亦名冷劳。先服金液丹，除其寒气，再用姜附汤十日可愈，或服五膈散、撮气散，去肺中冷气，重者灸中府三百壮可愈。形寒饮冷之伤，初起原不甚深重，医人不明此证，误与凉药，积渐冰坚，致成膏肓之疾。及至气奔吐冷，寒热无已，不思转手温补，仍与以滋阴退热等剂，以致不起，非是病杀，乃医杀也。

治验

有一人暑月饮食冷物，伤肺气，致咳嗽胸膈不利，先服金液丹百粒，泄去一行，痛减三分，又服五膈散而安。但觉常发，后五年复大发，灸中府穴五百壮，方有极臭下气难闻，自后永不再发。世医不审病因，动云暑月热气伤肺，一派寒凉，致水气不消，变成大病。

噎病

肺喜暖而恶寒，若寒气入肺或生冷所伤，又为庸医下凉药冰脱肺气，成膈噎病。觉喉中如物塞，汤水不能下，急灸命关二百壮，自然肺气下降而愈。噎病之多死者，皆由咽中堵塞，饮食不进，医人畏用热药，多用寒凉润取其滋补，焉能得生，用先生灸法甚妙，奈人不能信用，何哉。

又有肺寒一证，令人头微痛，多清涕，声哑，恶寒，肩背拘挛，脉微浮紧，当服华盖散，重则姜附汤，忌冷物。此证不可误认作痨证治，故表而出之。肺寒之证，世医不识，不能用温散，但用桑皮、贝母、麦冬、玉竹等味壅住寒邪，做成弱证者多矣。

咳嗽

咳嗽多清涕者，肺感风寒也，华盖散主之。若外感风寒，内伤生冷，令人胸膈作痞，咳而呕吐，五膈散主之。咳嗽烦躁者，属肾，石膏丸主之。大凡咳嗽者，忌服凉药，犯之必变他证，忌房事，恐变虚劳。久咳而额上汗出，或四肢有时微冷，间发热困倦者，乃劳咳也。急灸关元三百壮，服金液丹、保命丹、姜附汤，须早治之，迟则难救。治咳嗽之法，若如先生因证制宜，焉有痨瘵不治之患，无如医者辄以芩、知、桑、杏为要药，致肺气冰伏，脾肾虚败，及至用补又不过以四君、六味和平之剂、和平之药与之，所谓养杀而已。

咳暇病

此证方书名为哮喘，因天寒饮冷，或过食盐物，伤其肺气，故喉常如风吼声，若作劳则气喘而满。须灸天突穴五十壮，重者灸中脘穴五十壮，服五膈散，或研蚯蚓二条，醋调服立愈。哮证遇冷则作，逢劳则甚，审治得当，愈亦不难，然少有除根者，先生此法甚妙，请尝试之。

失血

凡色欲过度，或食冷物太过，损伤脾肺之气，故令人咯血。食前服钟乳粉、金液丹，食后服阿胶散而愈。若老年多于酒色，损伤脾气则令人吐血，损伤肾气则令人泻血，不早治多死。当灸关元三百壮，服姜附汤、金液丹自愈。伤肺气则血从鼻出，名曰肺衄，乃上焦热气上攻也。服金液丹或口含冷水，以郁金末调涂项后，及鼻柱上。凡肺衄不过数杯，如出至升斗者，乃脑漏也。当作脑衄为是。由真气虚而血妄行，急针关元三寸，留二十呼立止，再灸关元二百壮，服金液丹、草神丹可保。失血之证，世人所畏，而医人亦多缩手，其畏者为殒命之速，而成痨瘵之易，缩手者，恐不识其原，而脱体之难。不知能究其原，察其因，更观其色，辨其脉，或起于形体之劳，或成于情志之过，由于外感者易治，出于内伤者难痊。络脉与经隧有异，经隧重而络脉轻；肝脾与肺肾不同，肺肾难而肝脾易。苟不讹其治法，虽重难亦可挽回，惟在辨别其阴阳，权衡其虚实，温清补泻，各得其宜。不可畏其炎焰，专尚寒凉，逐渐消伐其生气，而致不可解者比比矣。

治验

一人患脑衄，日夜有数升，诸药不效。余为针关元穴，入二寸留二十呼，问病患曰：针下觉热否？曰：热矣。乃令吸气出针，其血立止。

一法治鼻衄与脑衄神方，用赤金打一戒指，带左手无名指上，如发作时，用右手将戒指捏紧，箍住则衄止矣。

肾厥

凡人患头痛，百药不效者，乃肾厥。服石膏丸、黑锡丹则愈，此病多酒多色人则有之。经云：厥成为颠疾。又云：少阴不至者厥也。头痛之证，肾虚者多，若用他药，断难奏效，惟大温补为是，温补不效其丹艾乎。

治验

一人因大恼悲伤得病，昼则安静，夜则烦惋，不进饮食，左手无脉，右手沉细，世医以死证论之。余曰：此肾厥病也。因寒气客脾、肾二经，灸中脘五十壮，关元五百壮，每日服金液丹、四神丹。至七日左手脉生，少顷，大便下青白脓数升许，全安。此由真气大衰，非药能治，惟艾火灸之。此证非灸法不愈，非丹药不效，二者人多不能行，医人仅用泛常药以治，其何能生。

脾劳

人因饮食失节，或吐泻、服凉药致脾气受伤，令人面黄肌瘦，四肢困倦，不思饮食，久则肌肉瘦尽，骨立而死。急灸命关二百壮，服草神、金液，甚者必灸关元。先天之原肾是也，后天之本脾是也。人能于此二脏，谨摄调养，不使有乖，自然脏腑和平，经脉运行，荣卫贯通，气血流畅，又何劳病之有？病至于劳则已极矣，非重温补何由得生。虞苑溪强立五劳之证，所用皆系温平凉剂，以此灾梨祸枣，实是贻害后人。

肾劳

夫人以脾为母，以肾为根，若房事酒色太过则成肾劳，令人面黑耳焦，筋骨无力。灸关元三百壮，服金液丹可生，迟则不治。

头痛

风寒头痛则发热、恶寒、鼻塞、肢节痛，华盖、五膈、消风散皆可主。若患头风兼头晕者，刺风府穴，不得直下针，恐伤大筋，则昏闷。向左耳横纹针下，入三四分，留去来二十呼，觉头中热麻是效。若风入太阳则偏头风，或左或右，痛连两目及齿，灸脑空穴二十一壮，其穴在脑后入发际三寸五分，再灸目窗二穴，在两耳直上一寸五分，二十一壮，左痛灸左，右痛灸右。头风之病，证候多端，治得其法者殊少，致为终身痼疾。先生刺灸二法甚妙，无如医者不知，病者畏痛奈何。

眼病

肝经壅热上攻，致目生昏翳，先服洗肝散数剂，后服拨云散，其翳自去。若老年人肾水枯涸，不能上荣于目，致双目昏花，渐至昏暗，变为黄色，名曰内障，服还睛丹，半月目热上攻，勿惧。此乃肾气复生，上朝于目也。如觉热，以手掌揉一番，光明一番，一月间，光生复旧矣。眼科用药，不循纪律，只用一派发散寒凉，所谓眼垃圾是也。倘能尽如先生之法而行之，天下丧明者少矣。

治验

余家女婢，忽二目失明，视之又无晕翳，细思此女，年少精气未衰，何缘得此证，良由性急多怒，有伤肝脏，故经脉不调而致，遂与密蒙花散一料，如旧光明矣。病有万变，医止一心，线索在手，头绪逼清，何惧病体之多端，不愁治疗之无术。

梦泄

凡人梦交而不泄者，心肾气实也；梦而即泄者，心肾气虚也。此病生于心肾，非药可治。当用纸捻长八寸，每夜紧系阴囊，天明解之，自然不泄。若肾气虚脱，寒精自出者，灸关元六百壮而愈。若人一见女子精即泄者，乃心肾大虚也，服大丹五两，甚者灸巨门五十壮。仲景云：阴寒精自出，酸削不能行。可知精之不固，由于阳之不密。先生云：肾气虚脱，寒精自出，则温补下元为得法矣。世医苟明此理，以治遗精，必不专事寒凉，而治人夭枉矣。

奔豚

此由肾气不足，又兼湿气入客小肠，连脐发痛，或上或下，若豚之奔，或痛连外肾成疝气者，服塌气散、茱萸丸、金铃子丸或蟠葱散。奔豚与疝不同，混淆不得，从小腹而上，抵心者，奔豚也；从少腹而上逆脐，胃气与横弦，胃疝也；从阴囊而上冲心膈，痛欲死者，冲疝也；从少腹而下连肾区者，小肠与狐疝也。是有差别，不可不审。

肺膈痛

此证因肺虚，气不下降，寒气凝结，令人胸膈连背作痛，或呕吐冷酸水，当服五膈散自愈。此证治若失宜，久久必成膈证。

骨缩病

此由肾气虚惫，肾主骨，肾水既涸则诸骨皆枯，渐至短缩，治迟则死。须加灸艾，内服丹附之药，非寻常草木药所能治也。凡人年老，逐渐矬矮，其犹骨缩之病乎。

治验

一人身长五尺，因伤酒色，渐觉肌肉消瘦，余令灸关元三百壮，服保元丹一斤，自后大便滑，小便长，饮食渐加，肌肉渐生，半年如故。此自消瘦，与骨缩有间，不知何缘附此，中间疑有缺文。

手颤病

四肢为诸阳之本，阳气盛则四肢实，实则四体轻便。若手足颤摇不能持物者，乃真元虚损也。常服金液丹五两，姜附汤自愈。若灸关元三百壮则病根永去矣。手足颤摇，终身痼疾，若伤寒初起如是者，多难治。若过汗伤营而致者，宜以重剂扶阳，加以神气昏乱者，亦不治。

老人便滑

凡人年少，过食生冷硬物面食，致冷气积而不流，至晚年脾气一虚，则胁下如水声，有水气则大便随下而不禁，可服四神丹、姜附汤，甚者灸命关穴。此病须早治，迟则多有损人者。又脾肾两虚，则小便亦不禁，服草神丹五日即可见效。老人大便不禁，温固灸法为妥，若连及小便而用草神丹，中有朱砂、琥珀，恐非其宜。

老人口干气喘

老人脾虚则气逆冲上逼肺，令人动作便喘，切不可用削气苦寒之药，重伤其脾，致成单腹胀之证。可服草神丹、金液丹、姜附汤而愈，甚者灸关元穴。肾脉贯肺系舌本，主运行津液，上输于肺，若肾气一虚，则不上荣，故口常干燥，若不早治，死无日矣。当灸关元五百壮，服延寿丹半斤而愈。口干气喘，系根元虚而津液竭，庸医不思补救，犹用降削苦寒之品，不惭自己识力不真，而妄扫温补之非宜，及至暴脱，更卸过于前药之误。此辈重台下品，本不足论，但惜见者闻者，尚不知其谬妄，仍奉之如神明，重蹈覆辙者，不一而足，岂不哀哉！

耳聋

有为风寒所袭而聋者，有心气不足而聋者，当服一醉膏，滚酒下，汗出而愈。若多酒色人，肾虚而致聋蔽者，宜先服延寿丹半斤，后服一醉膏。若实聋则难治。

肾开窍于耳，又胃之宗气别走于耳，故耳聋一证属虚者多，今言心气不足，而用一醉膏，此理未解。又云实聋者难治，尚俟细参。

琦按：人于六十外，精神强健，不减少壮，而惟耳重听，乃肾气固藏之征，多主老寿不须医治。此书所谓若实聋则难治者，当是指此一种。

气瘿

若山居人，溪涧中，有姜理石，饮其水，令人生瘿瘤，服消风散。当是消瘿散。初者服姜附汤。若血瘿、血瘤则不可治，妄治害人。

三虫

三虫者，蛔虫、蛲虫、寸白虫也。幼时多食生冷硬物及腥厌之物，久之生虫。若多食牛肉，则生寸白。其蛔虫长五六寸，发则令人心痛，吐清水，贯心则死。寸白虫如葫芦子，子母相生，长二三寸，发则令人腹痛。蛲虫细如发，随气血周游遍身，出皮肤化为疯癞，住腹中，为蛲瘕，穿大肠为痔漏，俱宜服安虫散。若人谷道痒痛，当用轻粉少许服之，来日虫尽下，寸白虫亦能下。

治验

一妇人病腹胀诸药不效，余令解腹视之，其皮黄色光如镜面，乃蛲瘕也。先炙牛肉一斤，令食后用生麻油调轻粉五分服之，取下蛲虫一合，如线如须状，后服安虫散而愈。

蛊毒

闽广之人，以诸虫置一器内，令其互相啖食，候食尽而独存者即蛊也。中其毒则面目黄肿，心腹胀满疼痛，或吐涎血，久则死矣。初得时用皂角一挺，槌根二两，水煎浓汁二盏，临卧服之，次早取下毒物后，用以万岁藤根，湿纸裹煨熟，每日空心嚼五枚，生麻油送下，三日毒从大便出。凡人至川广每日饮食，宜用银箸，箸白即无妨，箸黑即有毒也。

痫证

有胎痫者，在母腹中，母受惊，惊气冲胎，故生子成疾，发则仆倒，口吐涎沫，可服延寿丹，久而自愈。有气痫者，因恼怒思想而成，须灸中脘穴而愈。胎痫出于母腹，俗所谓三搐成痫者也。气痫由于七情，故大病后及忧苦人，并纵性贪口腹人率多患此。医书虽有阴阳、五脏之分，然皆未得其要，而愈者盖寡。先生此法直中肯綮，予用之而获效者多矣。

治验

一人病痫三年余，灸中脘五十壮即愈。

一妇人病痫已十年，亦灸中脘五十壮愈。凡人有此疾，惟灸法取效最速，药不及也。

瘰疬

此证由忧思恼怒而成，盖少阳之脉，循胁绕颈环耳，此即少阳肝胆之气，郁结而成。亦有鼠涎堕食中，食之而生，是名鼠疬。治法俱当于疮头上灸十五壮，以生麻油调百花膏敷之，内服平肝顺气之剂，日久自消。切不可用斑蝥、石灰、砒霜之类。《内经》所谓陷脉为瘘，留连肉腠。此风邪外伤经脉，留滞于肉腠之间，而为瘰疬，乃外感之轻者也。《灵枢经》所谓肾脏受伤，水毒之气出于上，而为鼠瘘。失治多至殒命，乃内伤之重者也。

妇人

妇人除妊娠外，有病多与男子相同，但男子以元阳为主，女子以阴血为主，男子多肾虚为病，女子多冲任虚为病。盖冲为血海，任主胞胎，血信之行，皆由冲任而来，若一月一次为无病，愆期者为虚，不及期者为实，脉沉细而涩，月信不来者，虚寒也。血崩者，冲任虚脱也。崩者，倒也。白带者，任脉冷也。任为胞门子户，故有此也。发热减食，皆为气血脾胃之虚；不减食，止发热者，心脏虚也。此外疾病治法皆与男子同。妇人另立一科，原属无谓，业方脉者，不知男女之分，阴阳之异，冲任之原，月信之期，胎孕之病，产乳之疾者，则是走方小技之俦，乌得称大方哉？

子嗣

妇人血旺气衰则多子，气旺血衰则无子。若发黑，面色光润，肌肤滑泽，腋隐毛稀，乃气衰血旺也，主多子。若发黄，面无光彩，肌肉粗涩，腋隐毛多，乃气旺血衰也，主无子。若交合时，女精先至，男精后冲者，乃血开裹精也，主成男。若男精先至，女精后来者，乃精开裹血也，主成女。若男女精血前后不齐至者，则不成胎。为子嗣计者，重在择妇，妇人端庄则生子凝重。交合有节，则生子秀美。既生之后，又须选择乳母，儿吮其乳，习其教导，往往类之。先天性情虽禀于父母，而后天体局往往多肖乳母。

血崩

经云：女子二七而天癸至，任脉通，太冲脉盛，月事以时下，若因房事太过，或生育太多，或暴怒内损真气，致任脉崩损，故血大下，卒不可止，如山崩之骤也。治宜阿胶汤、补宫丸半斤而愈。切不可用止血药，恐变生他病，久之一崩不可为矣。若势来太多，其人作晕，急灸石门穴，其血立止。血崩之证，乃先后天冲任经隧周身之血，悉皆不能收持，一时暴下，有如山崩水溢，不可止遏，非重剂参附补救不能生也，间有属实者，当以形证求之。

带下

子宫虚寒，浊气凝结下焦，冲任脉即子宫也不得相荣，故腥物时下。以补宫丸、胶艾汤治之。甚者灸胞门、子户穴各三十壮，不独病愈而且多子。带下之证，十有九患，皆由根气虚而带脉不收引，然亦有脾虚陷下者，有湿浊不清者，有气虚不摄者。有阳虚不固者，先生单作子宫虚寒，诚为卓见。

乳痈

良田脏气虚衰，血脉凝滞，或为风寒所客着而成痈矣。若阳明蕴热，亦能成此。先觉憎寒壮热，服救生汤一剂，若迟三五日，宜多服取效。

胎逆病

妊娠后，多于房事，或食冷物不消，令人吐逆不止，下部出恶物，可服金液丹、霹雳散即好。胎逆即恶阻，俗所谓病儿是也。苟能慎起居，戒房事，节饮食，不但无病儿之患，而生子亦多易育，若谨摄已当，而仍病者，是系孕妇体弱，气血多虚故耳。

午后潮热

若饮食减少，四肢倦怠，午后热者，胃气虚也。若起居如常，但发烦热，乃胃实心气盛也。服茜草汤五日愈。

脐中及下部出脓水

此由真气虚脱，冲任之血不行，化为脓水，或从脐中，或从阴中，淋沥而下，不治即死。灸石门穴二百壮，服金液丹、姜附汤愈。脐为神阙穴，上脾下肾，不可有伤，若出脓水，先后天之气泄矣，焉得不死。

妇人卒厥

凡无故昏倒，乃胃气闭也，灸中脘即愈。贪食多欲之妇，多有此证。

产后虚劳

生产出血过多，或早于房事，或早作劳动，致损真气，乃成虚劳。脉弦而紧，咳嗽发热，四肢常冷，或咯血吐血，灸石门穴三百壮，服延寿丹、金液丹，或钟乳粉，十日减，一月安。凡虚劳而其脉弦紧者，病已剧矣，况在生产而出血过多者乎！急投温补，惟恐已迟，苟或昧此，尚欲滋阴，愈无日矣。

小儿

小儿纯阳，其脉行疾，一息六七至为率，迟冷数热与大人脉同。但小儿之病，为乳食所伤者，十居其半，发热用平胃散，吐泻用珍珠散，头痛发热，恐是外感，用荜澄茄散，谷食不化，用丁香丸，泄泻用金液丹。小儿之脉较之大人固是行疾，第略差半至一至为率，若六七至，非平脉也。平脉而六七至，则数脉将八至矣，脉至八至非脱而何？

惊风

风木太过，令人发搐，又积热蓄于胃脘，胃气瞀闭，亦令卒仆，不知人事。先服碧霞散吐痰，次进知母黄芩汤，或青饼子、朱砂丸皆可。若脾虚发搐，或吐泻后发搐乃慢惊风也，灸中脘三十壮，服姜附汤而愈。小儿之急惊、慢惊，犹大人中风之闭证、脱证，温清补泻，审病当而用药确，自无差讹。

斑疹即痘子

小儿斑疹，世皆根据钱氏法治之，此不必赘。但黑泡斑及缩陷等证，古今治之，未得其法，以为火而用凉药治者，十无一生。盖此乃污血逆于皮肤，凝滞不行，久则攻心而死。黄帝正法：用霹雳汤、姜附汤。凡多死之证，但用此法，常有得生者。盖毒血死于各经，决无复还之理。惟附子健壮，峻走十二经络，故用此攻之，十中常生八九。于脐下一寸，灸五十壮，则十分无事。若以凉药凝冰其血，致遍身青黑而死，此其过也。世俗凡遇热证，辄以凉药投之，热气未去，元气又离，此法最不良。余每遇热证，以知母五钱煎服，热即退，元气无损，此乃秘法。

钱氏之法，后世儿医咸遵守之，以五行五色而分五脏之证，以顺逆险而为难易不治之条，所用之药不过温平无奇，阳热之逆诚可救全，阴寒之逆，百无一愈。其后陈氏虽云得法，十中或救一二，不若先生之论，阐千古之秘奥，为救逆之神枢。儿医苟能奉行，自然夭枉者少矣。每见世俗一遇逆证，勿论阴阳，辄云火闭，石膏、黄连、大黄用之不厌，人皆信之，至死不悔。近时费氏《救偏琐言》一出，庸子辄又奉为典型。在证药相合者，虽偶活其一二，而阴寒之证，亦以其法治之，冤遭毒害者，不知凡几矣。

小儿午后潮热

小儿午后潮热，不属虚证，乃食伤阳明，必腹痛吐逆，宜用来复丹、荜澄茄散。

吐泻

小儿吐泻因伤食者，用珍珠散；因胃寒者，用姜附汤，吐泻脉沉细，手足冷者，灸脐下一百五十壮；慢惊吐泻，灸中脘五十壮。人家肯用姜附，小儿亦已幸矣，若灼艾至一百五十壮，以此法劝之，断乎不允，只索托之空言耳。

面目浮肿

此证由于冷物伤脾，脾虚不能化水谷，致寒饮停于中焦，轻者面目浮肿，重者连阴囊皆肿。服金液丹，轻者五日可愈，重者半月痊愈，当饮软粥半月，硬物忌之。金液丹洵是活命之神药，但世人不识。在大人尚有许多疑虑，小儿焉肯用哉？

咳嗽

小儿肺寒咳嗽，用华盖散；若服凉药，并止咳药更咳者，当服五膈散；若咳嗽面目浮肿者，服平胃散；咳而面赤者，上焦有热也，知母黄芩汤。咳而面赤、属上焦实热者，宜用知母、黄芩，若咳甚而面赤兼呕涎沫者，则当以温补气血为宜。

溏泄

冷气犯胃，故水谷不化，大便溏滑，甚则脱肛者，厚肠散、半硫丸主之。

腹胀

冷物伤脾则作胀，来复丹、全真丹皆可用。

痢疾

痢因积滞而成者，如圣饼化积而愈；暑热所伤，下赤而肿者，黄连丸；腹痛者，当归芍药汤；寒邪客于肠胃下白者，姜附汤、桃花丸。

水泻

火热作泻，珍珠散；食积作泻，如圣饼、感应丸。

胎寒腹痛

脏气虚则生寒，寒甚则腹痛，亦有胎中变寒而痛者。调硫黄粉五分，置乳头令儿吮之即愈。三四岁者，服来复丹。

下血

暑中于心，传于小肠，故大便下血，宜当归建中汤。

牙疳

胃脉络齿荣牙床，胃热则牙缝出血，犀角化毒丸主之。出《局方》。肾虚则牙齿动摇，胃虚则牙床溃烂，急服救生丹，若齿龈黑，急灸关元五十壮。牙齿动摇或有知其肾虚者，至牙床溃烂，谁不曰胃火上攻，敢服救主丸并灸关元者鲜矣。

蝼蛄疖

风寒凝于发际，或冷水沐头，小儿头上生疖，麻油调百花散涂之。如脑痈初起，亦服救生汤。

秃疮

寒热客于发腠，浸淫成疮，久之生虫，即于头上，灸五十壮自愈。看其初起者，即是头也。

水沫疮

小儿腿胻间有疮，若以冷水洗之，寒气浸淫遂成大片，甚至不能步履。先以葱椒姜洗挹干，又以百花散糁之，外以膏药贴之，出尽毒水，十日痊愈。

周身各穴

巨阙在脐上五寸五分

中脘在脐上四寸

神阙在脐中

阴交在脐下一寸

气海在脐下一寸五分

石门在脐下二寸三分，女人忌灸，即胞门子户

关元在脐下三寸

天柱在一椎下两旁齐肩

肺俞在三椎旁挟脊各相去一寸五分

心俞在五椎下挟脊各相去一寸五分

肝俞在九椎旁挟脊各相去一寸五分

脾俞在十一椎旁挟脊各相去一寸五分

肾俞在十四椎下两旁挟脊各相去一寸五分

腰俞在二十一椎下间

涌泉在足心陷中

承山在昆仑上一尺肉间陷中

三里四穴，二在曲池下一寸，即手腕下一寸；二在膝下三寸，胻骨外大筋内宛宛中

中府在乳上三肋骨中

食窦即命关，在中府下六寸

天突在结喉下四寸宛中

地仓一名胃维，挟口吻旁四分

上星在鼻上入发际一寸

前顶入发际四寸五分

目窗当目上入发际一寸五分

脑空在脑后入发际三寸五分

风府入发际一寸

神方

金液丹一名保元丹，一名壮阳丹

余幼得王氏《博济方》云：此丹治百种欲死大病，窃尝笑之，恐无是理。比得扁鹊方，以此冠首，乃敢遵用，试之于人，屡有奇效，始信圣人立法非不神也，乃不信者自误耳。此方古今盛行，莫有疑议，及孙真人著《千金方》，乃言硫黄许多利害，后人畏之，遂不敢用。亦是后人该堕夭折，故弃大药而求诸草木，何能起大病哉。余观今人之病皆以温平药，养死而不知悔，余以此丹起数十年大病于顷刻，何有发疽之说，孙真人之过也。凡我同志请试验之，自见奇效。

此丹治二十种阴疽，三十种风疾，一切虚劳，水肿，脾泄，注下，休息痢，消渴，肺胀，大小便闭，吐衄，尿血，霍乱，吐泻，目中内障，尸厥，气厥，骨蒸潮热，阴证，阴毒，心腹疼痛，心下作痞，小腹两胁急痛，胃寒，水谷不化，日久膀胱疝气膨膈，女人子宫虚寒，久无子息，赤白带下，脐腹作痛，小儿急慢惊风，一切疑难大病，治之无不效验。

舶上硫黄十斤，用铜锅熬化，麻布滤净，倾入水中，再熬再倾，如此七次，研细，入阳城罐内，盖顶铁丝扎定，外以盐泥封固八分厚阴干。先慢火煅红，次加烈火，煅一炷香，寒炉取出，埋地中三日，去火毒，再研如粉，煮蒸饼为丸，梧子大。每服五十丸或三十丸，小儿十五丸。气虚人宜常服之，益寿延年功力最大。一切牛、马、六畜吐食者，灌硫末立愈；一切鸡、鹅、鸭瘦而欲死者，饲以硫末，可以立愈且易肥。

作蒸饼法

清明前一日，将干面打成薄饼，内放干面，包裹阴干。

保命延寿丹

此丹治痈疽，虚劳，中风，水肿，臌胀，脾泄，久痢，久疟，尸厥，两胁连心痛，梦泄，遗精，女人血崩、白带，童子骨蒸劳热，一切虚羸，黄黑疸，急慢惊风百余种欲死大病，皆能治之。一粒胜金液丹十粒，久服延年益寿。

硫黄　明雄黄　辰砂　赤石脂　紫石英　阳起石火煅，醋淬三次

每味各二两，研作粗末，同入阳城罐，盖顶，铁丝扎定，盐泥封固厚一寸，阴干。掘地作坑，下埋一半，上露一半，烈火煅一日夜，寒炉取出。研细，醋丸梧子大。每服十粒，空心送下，童男女五粒，小儿二三粒，俱见成效。

大丹

此丹补肾气，驻颜色，活血脉，壮筋骨，轻步履，明耳目，延年益寿。治虚劳、发热、咳嗽、咯血、骨蒸盗汗、怔忡、惊悸、一切阴疽冷漏、小儿斑痘缩陷、水肿、臌胀、黄黑疸、一切虚羸大病，功同延寿丹，常服可寿百岁余。但富贵人方得合此，贫者难合，只服金液丹亦妙也。

大朱砂一斤要有墙壁者，为粗末，入阳城罐。先用蜜拌，安砂在底，次以瞿麦末、草乌末、菠棱末各五钱，以鸡子清五钱拌匀，盖在砂上。以罐盖盖住，铁丝扎好，盐泥封固阴干，掘地作坑，下埋五分，上露五分，烈火煅一日夜，寒炉取出。研细，醋打半夏糊丸芡实大，滑石为衣，以发光彩。银器收贮，每服五粒或三粒，空心面东热酒下。

凡用入药中，并为衣者，俱如此制，则无毒，可放心服。

中丹

此丹补肾气，壮筋骨，延年不老，治脾疟、黄黑疸、脾泄久痢、虚肿水肿、女人血崩白带、骨蒸劳热、小儿急慢惊风及暴注肠滑、洞泄、中风、诸般疮毒，皆效。

雄黄十两　赤石脂二两

其共为粗末，亦用前五味拌制，如大丹法，取研极细，醋糊丸芡实大。大人服十丸，小儿三五丸，空心热酒或米饮下。

三黄丹

此丹治中满、胸膈痞闷、中风、痰喘气急、大便虚秘，功与中丹同，但略峻耳。

雄黄　雌黄　硫黄

各五两为粗末，制法如大丹。研极细，醋糊丸芡实大。每服十丸，空心米饮下。

四神丹

此丹治病，功力与延寿丹同，治虚证更多，能止怔忡、惊悸诸般大病。

同前三黄丹，外加辰砂五钱。

制法、合法、丸法俱如前。每服四十丸，空心白汤下。

五福丹

此丹功力与延寿丹、中丹同，又能壮阳治阳痿，于肾虚之人功效更多。

雄黄　雌黄　硫黄　辰砂　阳起石各五两

制法、合法、丸法皆如前，每服三四十丸，空心米饮下。

紫金丹

此丹补脾肾虚损，活血壮筋骨，治下元虚惫、子宫寒冷、月信不调、脐腹连腰疼痛、面黄肌瘦、泄泻精滑、一切虚损之证。

代赭石烧红醋淬七次　赤石脂制法同　禹余粮制法同

各五两，共研细末。入阳城罐，盐泥封固一寸厚，阴干，大火煅三炷香，冷定。再研极细，醋糊丸芡实大。每服十丸，热酒送下。

全真丹

此丹补脾肾虚损，和胃，健下元，进饮食，行湿气。治心腹刺痛，胸满气逆，胁下痛，心腹胀痛，小便频数，四肢厥冷，时发潮热，吐逆泄泻，暑月食冷物不消，气逆痞闷，男女小儿面目浮肿，小便赤涩淋沥，一切虚寒之证。

高良姜炒，四两　干姜炒，四两　吴茱萸炒，三两　大附子制　陈皮　青

皮各一两

上为末，醋糊丸梧子大。每服五十丸，小儿三十丸，米饮下。无病及壮实人不宜多服。

来复丹

此丹治饮食伤脾，心腹作痛，胸膈饱闷，四肢厥冷；又治伤寒阴证，女人血气刺痛，或攻心腹，或儿枕作痛及诸郁结之气，真良方也。

陈皮去白　青皮　大川附制　五灵脂各六两　硝石　硫黄各三两

上为末，蒸饼丸梧子大。每服五十丸，白汤下。

草神丹

此丹大补脾肾，治阴毒伤寒，阴疽痔漏，水肿臌胀，中风半身不遂，脾泄暴注，久痢，黄黑疸，虚劳发热，咳嗽咯血，两胁连心痛，胸膈痞闷，胁中如流水声，童子骨蒸，小儿急慢惊风，痘疹变黑缩陷，气厥卒仆，双目内障，吞酸逆气，痞积血块，大小便不禁，奔豚疝气，附骨疽，两足少力，虚汗不止，男子遗精梦泄，沙石淋，溺血，妇人血崩血淋，暑月伤食，腹痛呕吐痰涎，一切疑难大病。此丹乃药中韩信也，取效最速，好生君子，广试验之，知不诬也。

川附子制，五两　吴茱萸泡，二两　肉桂二两　琥珀五钱，用柏子煮过另研　辰砂五钱，另研　麝香二钱，另研

先将前三味为细末，后入琥珀、辰砂、麝香三味，共研极匀，蒸饼丸梧子大。每服五十丸，米饮下，小儿十丸。

神方姜附丹

此丹补虚助阳消阴，治伤寒阴证，痈疽发背，心胸作痛，心腹痞闷，喉痹，颐项肿，汤水不下，及虚劳发热，咳嗽吐血，男妇骨蒸劳热，小儿急慢惊风，痘疹缩陷，黑泡水泡斑，脾劳面黄肌瘦，肾劳面白骨弱，两目昏翳内障，脾疟久痢，水泻米谷不化，又能解利两感伤寒，天行瘟疫，山岚瘴气及不时感冒等证。

生姜切片，五两　川附子炮切片、童便浸，再加姜汁炒干，五两

共为末。每服四钱，水一盏，煎七分和渣服。若治中风不语，半身不遂，去附子用川乌去黑皮，制法与附子同。

霹雳汤

治脾胃虚弱，因伤生冷成泄泻，米谷不化，或胀、或痛、或痞，胸胁连心痛，两胁作胀，单腹臌胀，霍乱吐泻，中风半身不遂，脾疟黄疸，阴疽入蚀骨髓，痘疹黑陷，急慢惊风，气厥发昏，又能解利阴阳伤寒，诸般冷病寒气。

川附泡去皮、脐，五两　桂心去皮尽，二两　当归二两　甘草一两

共为细末。每服五钱，水一大盏，生姜七片，煎至六分和渣通口服，小儿止一钱。

救生汤

治一切痈疽发背，三十六种疔，二十种肿毒。若初起憎寒壮热，一服即热退身凉，重者减半，轻者痊愈。女人乳痈、乳岩初起，姜葱发汗立愈。又治手足痰块红肿疼痛，一服即消。久年阴寒冷漏病，一切疮毒，服之神效。

芍药酒炒　当归酒洗　木香忌火　丁香各五钱　川附炮，二两

共为细末。每服五钱，加生姜十片，水二盏煎半，和渣服。随病上下，食前后服。

钟乳粉

治劳咳咯血，老人上气不得卧，或膈气腹胀，久咳不止，及喉风、喉肿，两目昏障，童男女骨蒸劳热，小儿惊风，胎前产后发昏不省人事，一切虚病，能先于脐下灸三百壮，后服此药，见效如神。盖虚劳乃肾气欲脱，不能上荣于肺，此药是润肺生水之剂，后因邪说盛行，以致此药隐闲。丹溪云：多服发渴淋。此言甚谬，余家大人服三十年，未尝有此疾，故敢附此。服此药须忌人参、白术二味。

石钟乳一斤煅成粉制法见李时珍《本草》内，再入石鼎煮三炷香，研极细。每服三钱，煎粟米汤下。但此药难得真者，多以滴乳石乱之，真者浮水，性松，煅易成粉。

荜澄茄散

治脾胃虚满、寒气上攻于心、心腹刺痛、两胁作胀、头昏、四肢困倦、吐逆发热、泄泻饱闷等证。

荜澄茄　高良姜　肉桂　丁香　厚朴姜汁炒　桔梗去芦　陈皮　三棱炮，醋炒　甘草各一两五钱　香附制，三两

为细末。每服四钱，姜三片，水一盏，煎七分，和渣服。

半硫丸

治胃虚心腹胀满，呕吐痰涎，头目旋晕，困倦不食，或大便滑泄，水谷不化，小儿面目浮肿，小便赤淋。

半夏姜矾牙皂煎水炒　倭硫　生姜各五两

同捣碎，水浸蒸饼糊丸，梧子大。每服五十丸，小儿二三十丸，白汤下。

渗湿汤

治脾胃虚寒，四肢困倦，骨节酸疼，头晕鼻塞，恶风，多虚汗，痰饮不清，胸满气促，心腹胀闷，两胁刺痛，霍乱吐泻。此药能暖脾胃，辟风寒，祛瘴疫，除风湿。

厚朴二两　丁香　甘草　附子各一两　砂仁　干姜　肉果面裹煨透　高良姜各八钱

锉碎，每用五钱，加姜三片，枣三枚，水一盏煎七分，去渣，空心服。

生姜半夏汤

治风痰上攻，头旋眼花，痰壅作嗽，面目浮肿。

生姜　半夏各三两

共捣饼阴干为末。每服四钱，加姜五片，水煎温服。

附子半夏汤

治胃虚、冷痰上攻、头目旋晕、眼昏呕吐等证。

川附　生姜各一两　半夏　陈皮去白，各二两

共为末，每服七钱，加姜七片，水煎服。

平胃汤

治老人气喘咳嗽。

葶苈炒，一两　官桂去粗皮，一两，另研　马兜铃去丝蒂，三两

共为末。每用三钱，水一盏煎七分，于食后细细呷之。

太白丹

疗咳嗽，化痰涎。

枯矾煨　寒水石煅　元精石煅，各四两　半夏制　天虫炒去丝　天南星制　白附子各二两

上为末。面糊丸面糊即蒸饼也，梧子大，每服三十丸，食后姜汤下。

鹿茸丸

温补下元，疏通血脉，明目轻身。

鹿茸一具，去毛酥炙　鹿角霜二两　川楝子炒取净肉　青皮　木香各一两

上为末。蒸饼丸梧子大，每服三十丸，空心盐汤下。

黄药子散

治缠喉风，颐颔肿及胸膈有痰，汤水不下者，用此吐之。

黄药子即斑根，一两

为细末，每服一钱，白汤下，吐出顽痰即愈。

八风汤

治中风半身不遂，言语謇塞，口眼㖞斜。先灸脐下三百壮，后服此药永不再发。若不加灸，三年后仍发也。

当归　防己　人参　秦艽　官桂　防风　钗斛　芍药　黄芪　甘草　川芎　紫菀　石膏　白鲜皮　川乌　川羌活　川独活　黄芩　麻黄去节　干姜　远志

各等份，锉为末。每服五钱，水酒各半，煎八分，食前服。

八风丹

治中风，半身不遂，手足顽麻，言语謇塞，口眼㖞斜。服八风汤，再服此丹，永不再发。

大川乌炮　荆芥穗各四两　当归二两　麝香另研，五钱

上为末。酒糊丸，梧子大，空心酒下，五十丸。中风者不可缺此。

换骨丹

治中风半身不遂、言语謇涩、失音中风者。先灸脐下三百壮，服金液丹一斤，再服此药。

当归　芍药　人参　铁脚威灵仙各二两　南星三两　乳香去油，二两　没药去油，二两　麻黄去节，三斤，另煎汁和上药

上各为末。先将前五味和匀，后入乳香、没药以麻黄膏和匀为丸，如弹子大。每以无灰酒下一丸，出汗，五日一服。仍常服延寿丹、金液丹。

三五七散

治贼风入耳、口眼㖞斜之证。

人参　麻黄去节　川芎　官桂　当归以上各一两　川乌　甘草各五钱

上为末。每服二钱，茶下，日三次。

蜜犀丸

治半身不遂，口眼㖞斜，语言不利，小儿惊风，发搐。

槐角炒，四两　当归　川乌　玄参炒，各二两　麻黄　茯苓乳拌　防风　薄荷　甘草各一两　猪牙皂角去皮弦子，炒，五钱　冰片五分，另研

先以前十味为末，后入冰片和匀，蜜丸樱桃大。每服一丸，小儿半丸，细嚼茶清下。

白龙丸

治风邪言语不遂等证，面如虫行，手足麻木，头旋眼晕及伤风、伤寒，头痛拘急，小儿急慢惊风，大人风搐失音，并皆治之。

天南星四两，以生姜四两同捣成饼　川乌　甘草　藁本　甘松　白芷　桂心各二两　海桐皮一两　石膏二两，煅研极细

以前八味共为末，糯米糊丸弹子大，石膏为衣，茶清下，大人一丸，小儿半丸。若治伤寒，姜葱汤下，出汗。

华盖散

治伤寒头痛发热，拘急，感冒，鼻多清涕，声音不清。大能解利四时伤寒、瘟疫瘴气等证。

麻黄四两，浸去沫　苍术八两，米泔浸　陈皮　官桂　杏仁去皮尖　甘草各二两

共为末。每服四钱，水盏半，煎八分，食前热服，取汗。

祛风散

治风寒头痛，遍身拘急，破伤风，洗头风，牙槽风，肩背痓直，口噤。

天南星二两，泡　生姜一两，同南星制　防风二两　甘草一两

共为末。每服四钱，姜七片水煎服，取汗，无汗再服。

当归柴胡汤

治伤寒头痛，发热恶寒，肢节痛，吐逆。

柴胡五钱　半夏二钱，以生姜一钱同捣　当归一钱　甘草五分

加姜、枣，以水二盏煎至八分，热服取汗，微微即止。

大通散

治伤寒胃中有热，或服热药太多，发狂言，弃衣而走，登高而歌，或腹痛下血，但实热者用之，虚人大忌。

大黄二钱　枳实麸炒，二钱　甘草一钱

水煎空心热服，不利再服，得利即止。

知母黄芩汤

治伤寒胃中有热，心觉懊憹，六脉洪数，或大便下血。

知母二钱　黄芩二钱　甘草一钱

水煎热服。

当归芍药汤

治中暑下血，血痢腹痛。

当归　芍药各二钱

水煎热服。

四顺散

治中暑冷热不调，大便下赤白脓。

川黄连酒炒　当归　芍药各二钱　御米壳去隔膜，醋炒，二钱

加生姜七片水煎，食前热服。

知母散

解一切烦热，口干作渴饮水，若系实热，皆以此解之，不损元气。若困倦减食者，乃胃虚发热也，不可服凉药，当以温中为主。

知母五钱，盐水炒，研末　姜三片

水一盏，煎六分，温服。

术附汤

治六七月中湿，头疼，发热恶寒，自汗，遍身疼痛。

附子炮，一两　白术土炒，二两　甘草炒，五钱

共为末。每服五钱，姜七片，水煎热服。

截疟丹

治一切疟疾，但疟不宜截，宜补。

硫黄一两　雌黄色红出阴山，一两　砒霜一钱

为末，入罐内，盐泥封固，阴干，打火三香，冷定取出，醋糊丸梧子大。每服五丸，空心米饮下。凡用砒要将萝卜切去盖，下段挖空入砒，以盖盖好，纸包火煨透存性取出。今此丹系打火炼过，不必萝卜制。为丸时须研和极匀，

若欠匀恐砒有多有少，多处，或致损伤人命。

良姜理中汤

治虚疟、久疟脾胃虚弱，若初起为冷物所伤，亦用此方。

高良姜　干姜炒　草果去壳炒，各二两

为末。每服四钱，水煎，空心服。

建中汤

治久发疟疾、脾胃虚弱、胸膈腹中饱闷、痞块两胁连心痛、四肢沉重、发热、泄泻、羸瘦等证。

附子炮　白术土炒，各二两　芍药酒炒，四两　甘草炒　干姜炒　草果去壳炒，各一两

为末。每服五钱，水煎热服。

二圣散

治脾胃虚寒，呕吐不食。

硫黄五两　水银五两

共研末同炒，再研细。每服三钱，米汤下，小儿一钱，姜汤亦可。炒成青砂头，亦治翻胃膈食，吐痰神效。

八仙丸

治脾胃久冷、大便泄泻、肠中疞痛、米谷不化、饮食不进等证。

附子炮　高良姜　荜茇　砂仁　肉豆蔻各一两　生姜三两　厚朴四两，姜汁制

为末。醋糊丸梧子大，米饮下，五十丸。

厚肠丸

治脾虚伤食、大便下赤白脓、肠鸣腹痛泄下、米谷不化、小儿脾虚滑泄、脱肛、疳瘦等证。

川乌炮　肉桂　硫黄另研　赤石脂煅，各一两　干姜炒，二两

为末。糯米糊丸，梧子大，每服五十丸，白汤下。

阿胶丸

治冷热不调，下痢赤白。

黄连　黄柏盐水炒　当归各一两　乌梅肉炒，一两　芍药二两　阿胶蛤粉炒，一两

为末。蒸饼丸梧子大，白汤下，五十丸。

桃花丸

治肠胃虚、下赤白脓、小儿脱肛，极效。

干姜炒，二两　赤石脂煅，二两

为末。米糊丸，梧子大，米饮下五十丸。

如圣饼

治大肠冷热不调，下赤白痢，及大人小儿一切积滞。

密陀僧五钱　诃子大者八个，火煨，去核　硫黄三钱　轻粉二钱　石燕一对，洗净烧红，酒淬

为末。面糊丸龙眼大，捏作饼。每用一饼，入灰中略煨热，茶清下。

珍珠散

治大人小儿霍乱吐泻。

硫黄　滑石各二两

共为细末。每服二钱，白汤下，不愈再服，小儿一钱。

少阳丹

能解利两感伤寒、瘟疫瘴气。

硝石　硫黄　五灵脂醋炒　青皮　陈皮　麻黄各二两

为末。先以硝石炒成珠和诸末，米糊丸绿豆大，白汤下五十丸，再以热汤催汗。

中和汤

治伤寒、瘟疫，头目昏痛，发热，鼻流清涕，服此不致传染。

苍术一斤，米泔浸　川乌炮　厚朴姜制　陈皮　甘草各四两　草果二两

共为末。每用四钱，生姜七片，水煎和渣服。

还睛丹

治脾肾虚衰，精血不生，致双目成内障。

磁石活者，火煅醋淬七次　硫黄　雄黄　雌黄各二两共为粗末，入罐，打三炷香，冷定取出，研细配后药　钟乳粉　附子　台椒炒出汗，各二两

共为末，醋糊丸梧子大。每服二十丸，空心米饮下，日二服。半月觉热攻眼，勿惧，乃肾气潮眼，阳光复生也。时用两手搓热揉之，揉一番，光明一番，六十日后复明。药尽再服一料。

密蒙花散

治风热攻眼，昏睛多眵，隐涩羞明，或痒，或痛，渐生翳膜，或患头风在先，牵引两眼，渐觉细小，及暴赤肿痛。

密蒙花　木贼去节　川羌活　甘菊花　白蒺藜炒，去刺　石决明煅，再用盐水煎

各等份为末。食后，茶清下三钱。

拨云散

治上焦壅热，眼目赤肿，疼痛或生翳障，先服洗肝散，后服此药。

荆芥穗　川芎　防风各二两　枳壳麸炒　蝉蜕去翅足　薄荷　龙胆草　甘草各五钱

共为末。每服二钱，食后服。

洗肝散

治脏火太过，壅热攻目，或翳障疼痛。

大黄二钱　黄芩三钱

水煎，食前服。

补肝丸

能补肝肾之气，服还睛丸后多服此药。

台椒炒　仙灵脾剪去边弦，蜜水炙　白蒺藜炒去刺

各等份为末，酒糊丸梧子大，空心米汤下，三十丸。

文蛤散

治目弦肿，大小眦成赤疮。

五倍子一两，研末

每服三钱，水一盏煎八分，先洗，后以箸头点之。

一醉膏

治耳聋。

麻黄一斤，以水五升，熬一升，去渣熬膏。每服一钱七分，临卧热酒下，有汗即效。

睡圣散

人难忍艾火灸痛，服此即昏睡，不知痛，亦不伤人。

山茄花八月收　火麻花八月收

按：八月中火麻花已过时，恐作七月为是。

收此二花时，必须端庄闭口，齐手足采之。若二人去，或笑，或言语，服后亦即笑，即言语矣。采后共为末，每服三钱，小儿只一钱，茶酒任下。一服后即昏睡，可灸五十壮，醒后再服再灸。

按：山茄子，今谓之风茄儿，其花亦谓之曼陀罗花，火麻即大麻。今圃地所植之黄麻乃是此种。《本草纲目》云：曼陀罗花，生北土，南人亦有栽者。春生夏长，独茎直上，高四五尺，生不旁引，绿茎碧叶，叶如茄叶。八月开白花，凡六瓣，状如牵牛花而大，攒花中折，骈叶外包，朝开夜合。结实圆而有丁拐，中有小子。八月采花，九月采实。花实气味俱辛温有毒，主治诸风及寒湿脚气、惊痫脱肛等证。相传此花，笑采浸酒饮，令人笑，舞采浸酒饮，令人舞，予尝试之。饮须半酣，更令一人或笑或舞，引之乃验，又云七月采火麻子花，八月采山茄子花，阴干

等份为末，热酒调服三钱。少顷，昏昏如醉，割疮、灸火不觉苦痛，盖古方也。今外科所用麻药即是此散，服之并无伤害。

薄荷散

治心肺壅热，头目不清，咽喉不利，精神昏浊，小儿膈热。

真薄荷二两　桔梗三两　防风二两　甘草一两

为末。每服四钱，灯心煎汤下。

碧云汤

治风痰上攻，头目昏眩，咽喉疼痛，涎涕稠黏。

荆芥穗二两　牛蒡子炒，一两　真薄荷一两

为末。食后，茶下三钱。

丁香丸

治宿食不消，时发头疼，腹痛。

丁香　乌梅肉　青皮　肉桂　三棱炮，各二两　巴豆去油，一两

为末，米糊丸黍米大，白汤下七丸，小儿三丸。

润肠散

治老人虚气、中风、产后大便不通。

枳实麸炒　青皮　陈皮各一两

共为末。每服四钱，水一盏，煎七分，空心服。

菟丝子丸

补肾气，壮阳道，助精神，轻腰脚。

菟丝子一斤，淘净酒煮，捣成饼，焙干　附子制，四两

共为末，酒糊丸梧子大，酒下五十丸，十日后强壮。

石膏丸

治肾厥头痛，及肾虚咳嗽，烦闷，遗尿。

石膏一两　硫黄一两　硝石一两，合硫黄同研　天南星一两，用生姜一两同捣

为末，面糊丸梧子大，食前米饮下五十丸，日二次。

宣风丸

治风湿脚气，走注上攻，两足拘急疼痛，或遍身作痛。

黑丑取头末，二两　青皮一两　胡椒二十一粒　全蝎二十四枚，去头足

共为末，蜜丸梧子大。食前，白汤下五十丸，或三十丸。

五膈散

治肺伤寒，误服凉药，冰消肺气，胸膈膨胀，呕吐酸水，口中如含冰雪，体倦减食，或成冷劳，胸中冷痰，服此皆效。

人参　黄芪炙　白术　麦冬　官桂　附子炮　干姜炒　远志去心　台椒　北细辛　百部去芦　杏仁各等份

共为末。水煎服四钱。

撮气散

治凉药伤肺，饮食不下，胸膈饱闷，吞酸气逆，久嗽不止。

白术　干姜各二两　黄芪蜜水拌炒　附子　川椒　杏仁各一两　甘草五钱

共为粗末，水煎服四钱。初服冷热相搏，觉烦闷欲吐，少顷撮定，肺气自然下降矣。

麦煎散

治幼年心络为暑所伤，每至暑时，即畏热、困倦、减食。

知母　乌梅肉　地骨皮　柴胡各二钱　大麦一撮

上锉片成一剂，水煎温服缓下。

剪红丸

治远年近月，肠澼下血。

吴茱萸去梗，二两　荆芥穗二两　川乌一两

上炒黄色，共为末，醋糊丸梧子大，每服五十丸，空心白汤下。

分气丸

治心腹痞闷疼痛，两胁气胀，痰涎上攻，咽嗌不利，能行气，化酒食。

黑丑半生半熟取头末，四两　青皮炒　陈皮炒　干姜炮　肉桂各一两

共为末，水法梧子大。每服三十丸，空心姜汤下。

镇心汤

治心气不足，为风邪鬼气所乘，狂言多悲，梦中惊跳。

人参　茯苓　石菖蒲桑叶水拌炒　远志　木香　丁香各一钱　甘草　干姜各五钱　大枣三枚

水煎，空心服。

远志丸

治心气不足，多悲，健忘，精神皆默，手颤脚搐，多睡。

远志　人参　石菖蒲　茯苓

为末，蜜丸梧子大。每服三十丸，酒枣汤任下。

定痛丸

治奔豚上攻，心腹、腰背皆痛，或疝气连睾丸痛。

木香　马蔺草醋炒　茴香　川楝子炒，各一两

共为末。每服四钱，滚酒下，连进二服，其痛即止。

阿胶散

治肺虚咳嗽咯血。

牙香三两，炒　阿胶一两，蛤粉炒成珠

为末。每服三钱，姜汤下，日三次。

定风散

治破伤风及洗头、牙槽等风，牙关紧急，项背强直，角弓反张。若一二日

者，服此可治，五七日者难治，须急灸脐下三百壮。

川乌炮，二两　防风二两　雄黄一两

共为末。每服四钱，水煎，和滓服，日三次，出汗愈。

安虫散

治虫攻心痛，吐清水。如蛲虫，发则腹胀，寸白虫则心痛，并治之。

干漆炒至烟尽，五钱　鹤虱炒净　雷丸切炒，各一两

共为末。每服二钱，小儿一钱，米汤下。

槟榔丸

治小便淋涩不通及血淋、石淋。

槟榔　芍药　苦楝子炒　马蔺花各一两

共为末。每服四钱，酒煎热服。

换骨散

治癞风，面上黑肿，肌肉顽麻，手足疼痛，遍身生疮。先灸五脏俞穴，后服此药。

乌蛇去头尾，酒煮取肉　白花蛇同上制法　石菖蒲　荆芥穗　蔓荆子　天麻酒炒　胡首乌小黑豆拌，蒸、晒　白杨树皮炒，各二两　甘草炒　地骨皮酒炒　枳壳麸炒　杜仲盐水炒　当归酒炒　川芎酒炒　牛膝盐水炒，各一两

共为末。每服二钱，酒下。

胡麻散

治疠风浑身顽麻，或如针刺遍身疼痛，手足瘫痪。

紫背浮萍七月半采，一斤　黑芝麻炒，四两　薄荷苏州者佳，二两　牛蒡子炒　甘草炒，各一两

共为末。每服三钱，茶酒任下，日三服。

消瘿散

治气瘿多服取效，血瘿不治。

全蝎三十枚，去头足　猪羊靥即膝眼骨，各三十枚，炙枯　枯矾五钱

共为末，蜜丸梧子大。每服五十丸，饴米糖拌吞或茶任下。

补宫丸

治女人子宫久冷，经事不调致小腹连腰痛，面黄肌瘦，四肢无力，减食发热，夜多盗汗，下赤白带，久服且能多子。

当归酒炒　熟地姜汁炒　肉苁蓉酒洗，去膜　菟丝子制法见前　牛膝酒洗，各二两　肉桂　沉香　荜茇去蒂炒　吴茱萸去梗　肉果各一两　真血竭　艾叶各五钱

共为末，醋糊丸梧子大。每服五十丸，或酒，或白汤任下。

胶艾汤

治妇人冲任虚损，月水不调，子宫久冷，腰腹疼痛，赤白带下，或恶露不止。此药能通经络，活死血，生新血。

阿胶蛤粉炒成珠　艾叶　当归　白芍　川芎　熟地各二两　甘草　干姜各五钱

共为末。每服四钱，水煎和渣热服，戒怒气一月。

地血散

治妇人心血间有热，饮食不减，起居如常，但发烦热。

茜草　当归　白芍　乌梅　柴胡　知母各一钱

每剂加姜三片，水煎温服。

大青膏

治小儿吐泻后成慢惊，脾虚发搐，或斑疹后发搐。

乌蛇去头尾，酒浸炙　全蝎十枚，去头足　蜈蚣五条，去头足，炙　钟乳粉要真者，火煅研极细末，水飞净，五钱　青黛　丁香　木香　川附子制，各五钱　白附子面包煨熟，一两

共为末，蜜丸龙眼大。每服一丸，滚水下，连进二服，立瘥。甚者，灸中脘五十壮。

碧霞散

治痰涎壅盛卒仆，或发惊搐，一切急证，服此吐痰。

猪牙皂角炙，去皮弦　铜青另研　大黄生用　金线重楼即金线钓虾蟆，制法见后，各五钱

上为末。每服一钱，小儿三五分，白汤灌下。牙关紧者，鼻中灌下，吐痰立愈。

万灵膏

治小儿疳瘦腹胀，水泻多消。

香附一两　青皮　川黄连　肉桂　巴豆去油　砂仁　肉果各五钱

上为末，醋糊丸黍米大。每用三五七丸温水下。

育婴丹

治小儿面黄肚大，青筋作泻及五疳诸积，健脾进食。

上好白蜡一两二钱，入铫顿化，倾入碗内七次　朱砂一钱，飞净，心疳用之　赤石脂一钱，火煅，脾疳用之　青黛一钱，肝疳用之　寒水石一钱，用泥罐上下盖定火煅，肺疳用之　牡蛎一钱，火煅，肾疳用之

先将白蜡研碎，后加各经引药，共研细末，分作十帖。每用鸡蛋一枚，开一小孔，去黄留清，入药一帖，搅匀，纸封口，或蒸，或用火煨，任意食之，酒饭无忌。

抑青饼

治小儿惊风，清膈化痰，降热火。

防风　薄荷　桔梗炒，各一两　甘草炙　青黛净，各五钱　冰片四分

共为末，蜜丸芡实大，或捏作饼姜汤下。

朱砂丸

治小儿膈热消痰。

半夏制　辰砂各五钱　杏仁三十粒，去皮

共为末，蒸饼丸梧子大。每服十丸，或五七丸，食后薄荷汤下。

醒脾丸

治久疟不瘥。

川乌五两，姜汁浸去黑皮，切片　大蒜三两，煨去皮

共为末，醋糊丸梧子大。每服二十丸，米饮下，小儿量减。

夺命丹

治中风左瘫右痪半身不遂，口眼㖞斜，言语謇涩。

川乌酒煮　苍术米泔浸，各四两

共为末，酒糊丸梧子大，空心服十五丸，忌见风，暖盖出汗。

脱衣散

治汗斑及紫白癜风。

附子　硫黄各五钱

共为末，姜汁调，以茄蒂蘸擦三四次痊愈。

百花散

治腿肚血风臁疮，小儿蝼蛄疖，或耳底出脓，瘰疬痔漏。

川乌五两，捣为末

凡一切疮毒，以麻油调涂，湿者干糁，耳中出水吹入，牛马六畜疮皆可治。人家合酱入此末五钱，不生虫蛆。

附：金线重楼治证

金线重楼，俗名金线钓虾蟆，采得去外黑粗皮，用石头打碎，勿见铁器。晒干为末，小罐收贮。凡一切要吐痰涎之证，用代瓜蒂最妙。

——治风痰结胸，用一钱，阴阳水和服，吐去痰即愈。

——治伤食成疟疾者，用一钱，临发，空心水和服，一吐即愈。

——治禁口痢疾，凉水和服一钱，吐痰即愈。

服金液丹各证引药

虚劳，白汤下，或姜汤下。

骨蒸潮热，地骨皮汤或炒胡黄连五分煎汤，或丹皮汤下。

吐血，茅根汤或藕节汤下。

消渴，乌梅汤或石膏汤下。

肺胀，真苏子汤下。

中满，陈皮汤或木香汤或芥菜汤下。

水肿，车前子汤或木通汤下。

休息痢，白者用臭椿根皮汤下，红者用鸡冠花汤下。

脾泄，车前子炒焦煎汤下。

注下，木通汤下。

大便闭，芒硝煎汤下。

小便闭，木通汤下。

尿血，山栀木通汤下，或灯心竹叶汤下。

霍乱，藿香汤下。

吐泻，生姜灯心汤下。

尸厥，姜汤下。

气厥，真苏子汤下。

阴证，附子汤下。

阴毒，黄芪汤或附子汤下。

目中内障，木贼菊花汤下。

心下作痞，枳实桔梗汤下。

心胃痛，延胡索汤或酒下。

胃寒米谷不化，干姜麦芽汤下。

两胁急痛，青皮汤下。

肚腹痛，甘草白芍汤下。

脐腹痛，麦芽汤下。

小腹痛，小茴香汤下。

膀胱疝气，小茴桔核汤下。

女人子宫虚冷，姜汤下。

赤带，地榆汤下。

白带，樗白皮汤或白果炒煅煎酒下。

小儿急惊风，金银花汤下。

慢惊风，人参汤下。

一切疑难之证，俱用姜汤下。

昔人称金液丹有起死回生之功，真是救危神剂，然亦有戒人服饵者。如苏颂之《本草图经》，寇宗奭之《本草衍义》，一言其为效虽捷，为患亦速；一言其人但知用之为福，而不知为祸。盖亦有所鉴而云，世人于此疑而不敢服者多矣。然余常见二人，年少时，皆荒耽于色，至五十外皆患虚损，服参附渺若不知，有劝饵硫黄者，二人皆服皆有效。一人不能节欲，阅五六年竟以气脱而殒；一人能止欲，至八十余始卒，此目所亲击者也。夫药以治疾，有是疾必得是药而后愈。许叔微所谓"形有寒邪，虽婴孩亦可服金液；脏有热毒，虽羸老亦可服大黄"，至哉！通变之说，理不妄也。但中病则已，久服或致偏胜之患。凡药皆如是，岂特金液丹哉！其或服之终身，反致寿考，此其禀受特异余人，非可概论。若夫元气未衰，阴精先耗，此药实非所宜。更或渔色之徒，朝餐夕饵，不以此为治疾之良剂，而以此为逞欲之单方，自戕其生，而不之惧，卒乃归咎于金液丹之不可饵。然则鉴人之伤食而并议稻、麻、菽、麦之不宜餐，鉴人之伤饮而并疑酒浆茗汁不可啜，岂理也哉？因忆书册中所载服硫黄而受益者采摘数条附录于后以示来者。

《夷坚志》云：唐与正知医，遇人有奇疾，多以意治之。从舅吴巡检病不得前溲，卧则微通，立则涓滴不下，医人遍用通利小肠诸药，穷技巧勿验。其任孙来问吴：常日服何药？曰：常服黑锡丹。问：何人结砂？曰：自为之。唐洒然悟曰：此繇结砂时，铅不死，硫黄飞去，铅砂入积膀胱，膀胱卧则偏重，故犹可溲，立则正塞水道，以故不能通。乃取金液丹三百粒分为十服，煎瞿麦汤下之，膀胱所积之铅得硫黄皆化成灰，自水道下，犹累累如细砂，病遂愈。

《类编》云：仁和县一吏早衰，病瘠齿落。从货药道人得一方：碾生硫黄为细末，入猪脏中，水煮脏烂，入蒸饼丸如梧子大，随意服之。两月后饮啖倍常，步履轻捷，年逾九十，略无老态，执役如初。因从邑宰入村，醉食牛血，遂洞下数十行，所泄如金水，顿觉尫悴，少日而死。李巨源得其事于临安入官医官管范，尝与王枢使言之。王曰：尝闻猪肪脂能制硫黄，兹用猪脏尤为得理。枢使亦合服之，久亦见效。

《本草通元》云：壬子秋余应试，北雍有孝廉张抱赤，久荒于色，腹满如斗，以参汤吞金匮丸，小便瘥利，满亦瘥减。阅旬日而满腹如故，肢体厥逆，仍投前药，竟无裨也。举家哀乱，惟治终事。抱赤泣告曰：若可救我，当终身父事之。余曰：能饵金液丹数十粒，虽不敢谓万全，或有生理。抱赤连服百粒，小便遄行，满消食进，更以补中、八味并用，遂获痊安。故夫药中肯綮，如鼓应桴。世之病是证而不得援者众矣。有如抱赤之倾信者几人哉！且硫非治满之剂，特以元阳将绝，参附无功，藉其纯阳之精，令阴寒之滞，见晛冰消尔。

神治诸般风气灵膏

红砒一斤入罐化汁，用金头蜈蚣、全蝎末投砒内，以砒不起烟为度。又以砒用槐角子一斗煮三昼夜，水干为度，上以土筑实，封固，火煅锅通红，死砒脆白化成汁。用砒一两，配前金液硫一两，共研为末，摊于膏药贴患处。

汗斑神效方

黑芝麻一撮　碱汁半杯

按：字书无“碱”字，系俗人所造，正写当作“鹼”字。

将芝麻研细入碱汁，煎数沸，搽之即愈。

跋

《扁鹊心书》三卷及《神方》一卷，宋绍兴中开州巡检窦材所集录，已尝锓板行世，而岁久湮没，人间少有见者。古月老人得之，诧为奇书秘册，宝藏不啻在琅函玉笈中。老人精医理，于古今方论，剖析疑似，指斥讹谬，皆合轩岐正义。遇危急之疾，他人缩手告难，老人治之往往奏效。年五十外又得此书，嗣后治人痼疾，益多奇验。殁后，其子道周继其业，尝手其书示余，曰：思欲重刊，以传于世。而家贫乏力，迟之十余年，竟不克刊，道周亦殁，历今又十余年。见其孙纪云语及是书，因出其祖手录副本见示，上有参论百余条，拾遗补阙，可谓窦氏功臣。第字句不无讹错，边方亦有蠹蚀。问前者所见原本，则归横塘一藏书家。余深以不得再见为歉，又恐此本久亦湮没不存。爰加校勘，即以参论诸条附注其下，以付剞劂。一以恩故人昔日见示斯编之意；一以使奇方要诀，流传世上，后人用之得以起沉疴而保天年，为益甚无穷也。回思数十年前与古月老人父子相晤语，宛然畴昔事，岁月如驰，两人墓木已拱，不获亲见是书重刊，为可叹也。老人名珏字念庵，因姓胡氏，故自号古月老人。

乾隆乙酉二月丁丑朔紫阳山民王琦书

窦氏材生于宋之中叶，而书中有河间丹溪遗讹后世之语，又钟乳粉方下，訾丹溪“多服发渴淋”之说为谬，又言制法见时珍《本草》，何缘举元明人之书而及之，其为后人增益无疑，兼知是编非窦氏原本矣。仲景《伤寒论》，古今奉为不刊之典，窦氏顾有指摘其未当者数条，盖由胶执其词，未尝融贯以参领其活泼之用，致意见有差池耳。再后人自当分别观之，能鉴其是，更能正其非，判然不惑，斯为善读古书者。

人禀阴阳二气。以成此身，身之内皆二气所充周也。互以相生，因以相济，而无过与不及之相陵，是以内外和平而无疾病。有疾病者反是。治之者，扶阳保阴，各视其攸宜，损之，益之，以期于至当而无偏焉。是书重在扶阳，或者疑其不免偏见，然余尝观天地间日月盈亏，寒暄递运，雨旸时若，草木盛衰，而信阳常有余，阴常不足，乃造化自然之枢机。若夫阳常有余，而芸生不厌其有余；阴常不足，而芸生不苦其不足。以此悟扶阳之理视保阴为尤要者，亦本造化当然之轨。则窦氏之书以灼艾为第一，饵丹药为第二，用附子为第三，传此三法以为保命真诀，洵千古不磨之法。何庸排訾其非哉？其议论张王以下六子也，非务为好辩以矫异也。序中已明言，学六子之书，以调治小疾百发而百中。特以数十种大病，垂危之证，非其书中所载诸方可能救疗，而别有救疗之方而言也。惟是药与人有宜不宜之殊，方与证有对不对之异，于古书能善读者，又贵能善用。苟仅能见其外之形似，而未能察其内之神机。惘惘然，执纸上陈言而尝试之，一有不当，人且乘其间而议是书扶阳之法为误而不可遵循矣。嗟！嗟！扶阳正理，何误之有？因用者之不当，而并咎昔人立言之误，吾恐斯人之学亦误于保阴之说，夭枉天下苍生更多而曾不自觉也，可胜叹哉！

二月十三日己丑琢崖又书

雕版未竣，或有阻余者曰：陶节庵录成《家秘》的本，戒其子勿以示人，恐浅陋者妄肆诋諆。子珍是编，世袭而藏之，择其人示焉可矣，胡事镌梨刻枣，以昭示于世，不虑浅学之徒是非蜂起，或加涂抹，而为是书疮痏与？余曰：人心各异，所见不同，于是书而非之，或涂抹之，如吾子所言固有矣。然岂无重之珍之，更欲重刊之，如古月老人父子者乎！昔华佗能剖割积聚，湔洗肠胃，其方书焚毁不传，后人以为恨，然使其书尚存，恐谓其诞妄不经者必多，孰敢有信而用者。今窦氏之书宁独异于华氏之书耶？余幸其得存于今也。亟重刊之，化一帙为千百帙，冀其长留天地间，而不至澌灭无传。后人得之，或有信而用者，此之起死扶衰，通闭解结，而反之于平。则是书实博施济众之良书，其为有功于苍赤岂少哉！彼执偏滞之见，平居则啧有烦言，于扶阳之理，肆为排击；临险证则袖手彷徨，莫之能救。其学之优劣可一览而知，其言之是非，曾何足为重轻乎！

二月二十六日壬寅琢崖又书

医理大概约说

清·刘止唐 著

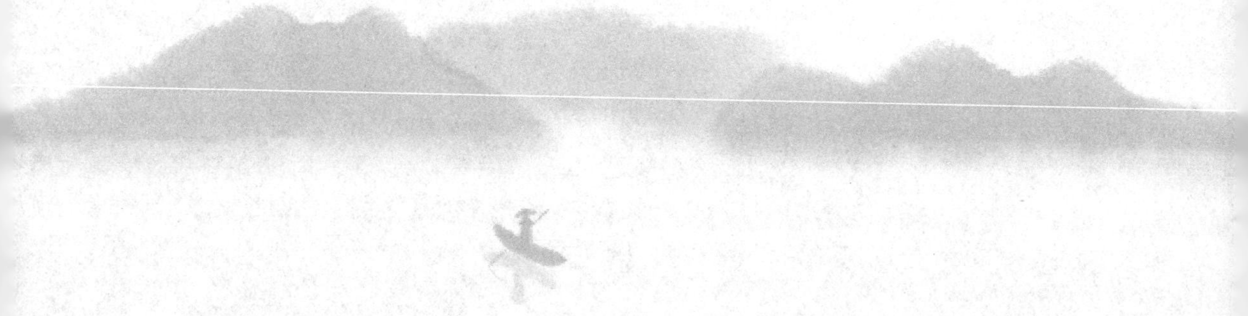

序

天生人物，一团生理，本无大患，侵犯斯人，而自古圣人留传医法，乃是上体天生生之德，以救斯人，其法良意美，何待后人之多为计耶？特人之有身戕贼，不免则多疾病，天地气化常而不变，因人心不善而变，为疾亦多其途，即古圣所不能防也。夫医本以意而必以理为本，医书多甚，按其实犹多不合圣人，吾何所知，敢言治病法耶？特承先人荫，得有暇读书，反复寻味，因己身多疾，乃求得将医理略明而获效既多，又以先人所留余论证之今书，觉与古所传似为相近，亦非遂谓能窥堂奥也。好我者，谓此事本不可离，如父师有疾，古人有先尝药之语，孝子岂能不求，工此术盍即先贤留遗以益后学。此公诸世亦理之所常有，从此使医有不误，岂非先人所快然乎？愚无以应思诸论议，非自己出表，先人一端之美以尽小子之心，所不敢辞。谨出家藏本付之手民世之大雅，其不以为无谓乎？如教我不逮，感甚幸甚！

光绪三十二年岁在丙午四月

男枧文谨识

目 录

望闻问切捷法

望而知之谓神。如面黄，是伤食；面青，是有邪、心术不端、色欲过度；面白，是不知保身，亦是色欲过度，太虚弱了；面黑，则色欲过度，肾家太亏，病甚重也；面赤，火甚，如头昏、眼花、眼胀、时时发热，此实火也；如面赤，而又白又青，便是弱证，此当滋阴降火。因人体以治，亦不可只作实火治。

闻而知之谓圣。声音洪亮，疾病无妨。声哑必死，或寒闭了，亦哑，无妨。声嘶，有痰。声短，元气不足。

问。凡病，问其起居饮食，便知病在何处。此非名医不能问，常医虽问无益，然亦要学习。

切。只要浮、沉、迟、数四大脉，认得真，知道所以然，便好。凡诊法，须以关脉为主，寸多不确，尺亦然。关者，人身将有病，此先不同。诊之者，己之关脉先通。熟察其外所现，以脉合之，莫妙于先能通。次要实，如浮沉便是中部，究在何处？以此关考之方是。脉者是神，此言有理，但犹不尽是。心神要妙，姑以脉知得一二分而已，而人之心不同，戕贼保养，神明所系，人不于此去求，只求诊脉用药，便非。须将此理细究，此可包括摄养之法。病者细心考究，医者求其少误。庶少太病，少夭折也。

心浮洪长，肺浮涩短，肝沉弦长，肾沉滑软，从容而和，脾中和缓，此无病之脉。知无病脉，则知有病脉。每经有偏有衰，即其病危。此亦以四时验之。

心主血脉在内，久审方知。以心有包络也，肺肝肾，惟肾养五脏，脾为中土，又为先天主，五脏非此无以养，脾无以生，故二部土，皆以和缓为贵。

临脉，先平己气。只将中部，即是关脉，细细审。现诊寸诊尺，又还原位多诊，上下皆关所分，只一神，不必拘拘多索。脏腑统于中气，世谓之宗，却不知其为中，中者受天之本，性命在兹，何况区区气化，不由此分？此业医者所以必知道。道，即不得于身，亦可少误事。凡脉浮沉迟数，分出无数。尚未将真处细指，真在神住，以我神定在此，以病者设身思，有不现是闭，不确是乱，不和是伤。三部中，忽而一样，忽而兼，忽而大变，其人气血大败，亦与世所谓鬼脉同，但加根柢坏耳。此等如何治？中有不现多，未大变大败者，可消补用药，否则不必服药，只劝作善，只以饮食调其胃，多为服米汁与粥，速作善事，使药有灵。即看先服何药？用药施之一二剂，再照脉凭问看者去治，大约效少要告以药误，如寒已宜升提，则不可温，看其脉，中部浮沉多少去定，又有身中现出，有欲现不现者，则再加提药，下面则温药。中属脾胃，后天所本，一一均要趋在此。中有隔阂，用一二味通之。中既有可为力，不患上下之戾，其寒冷重者，非必不可治。但在下焦如何行？寒之由在风，风之由在火，虽虚弱人，断未有无火者，不过微耳。因火生风，仍是外感，久之成内风。小儿之病此，亦是先天太虚，亦是服药不慎。有大罪者，即因此坏命，皆不知培本，散火敛火之故，大人则自戕，人到成童，多少戕贼，先天虽薄，而己气血成全体，夭者为天所罚，不论强弱，而所患常不离，乃是自造现在孽。“大学”之道不明，医法少真也。

昔在医书中，看有数条，今录出。先将病者详问。看色之法如何，如五脏各有本色，前人言亦是，不如就气问之、审之。然望色亦有难凭，气血不可以假。至于神，亦可就此求。但须细默己身，恐无以得真也，声可不必论。前贤能治病，多于能相人。今以前三者求之，无患病之遁。声自在内，再有脉症不合，此是重病。而又要下细，恐脉未看真。若有功夫能久静，脉方有凭。今但缓缓求，就浅者多仔细。为人代求神即妙。脏与气化为一，有本末，腑则亦脏所化，不必深求。如十二经络，均以脏分部，其妙在一贯，发之合之，非可易知。二者，人身如己则可治。若太坏，虽仙药亦不灵。此要劝以保养神气，调气亦一法，教人以此保养亦可。

门人问：人身具太极，而肾中间之穴为命门。一动一静，真阴真阳生焉。然诊脉以左尺为肾，属水为阴；右尺为命门，属火为阳。窃思人身左为阳，右为阴。且其后“妊娠脉歌”：“左疾为男，右疾为女。”盖谓阳受气于左，阴受气于右也。似当以左尺候肾之真阳，右尺候肾之真阴矣。未知是否？

七节之前有小心，谓内肾命门也。壬水为阳，癸水为阴，阴阳阖辟，而呼吸以生，气乃行血，精神出焉。诊脉分两尺，正以水有阴阳。相火阴中之阳，肾水阳中之阴。一体一用，互成造化。“阴阳”二字，变化无端。左右分阴阳，一隅之见耳，其实不尽然。如两目两耳，何分阴阳？左属气，右属血。人身肢体，又不可以阳左阴右分。此造化妙理，即以养气有得知之。

问：《脉诀》以心与小肠为表里，故得候左寸；以肺与大肠为表里，故得候右寸。滑伯仁云：脏腑虽有表里，而部位自有分别。不可以大小肠至下之部，诊在至高之位者。候小肠于左尺，候大肠于右尺。喻嘉言谓：小肠当候右尺，大肠当候左尺。未知孰是？

以寻常《脉诀》为伪者多，朱子亦云然，于是人皆宗之矣。然人身与天地同，一气如环。即五脏，亦非判然不相入，何为有至高至下之分乎？心热移于小肠，便淋闭癃；肺热移于大肠，大便燥结。此证之显然可证者。若膻中胸中，乃虚位，可以候乎？此理之似是而非者。

问：一呼一吸，为一息。脉来四五至为和平。少而二三至，多而六七至，皆为病脉。且云：呼出心与肺，吸出肝与肾。气在呼吸之内，故五至而得胃气，为平脉。窃思诊人之脉，一以审已呼吸，而得至数；一以审脉之有力无力，而察其病属何经。一心而分用之，恐诊脉为时甚暂，无由知其表里阴阳虚实也。

脉名甚多，其实不外浮、沉、迟、数四大脉。多为之名，反眩惑人，前人之谬也。人身呼吸，一日夜，一万三千五百息。失其平，违其度，而病生焉。凡诊脉，知呼吸之本者几人？能调自身之呼吸者有几？有“四诀”，非可第以脉定病。即以脉，亦未尝不可，而得至妙者亦稀。难矣哉！

问：《脉诀》：浮沉迟数，四大纲脉。又云：肥人脉沉，瘦人脉浮。然伤寒始自太阳经，脉必浮紧。设以肥人染病，诊其脉沉，安知其非伤寒伤风乎？以瘦人而病，诊其脉浮，安知其即伤寒伤风乎？请解。

十二经络，还相为宫。惟伤寒传经，必审之，乃免“阴阳”二证错认，肥瘦血肉耳。传经是伤寒大端，然亦不可太拘。譬如受在膀胱，此是阳分，而阴太亏者，则入阴分矣。又阴不藏，乃归阳不藏。要在敛阴，不得专在表阳。总之，阴阳不可太分。仲景岂能详言？须会到其理方是。

寒久为热，亦不尽然。试看疟疾，有阴多久而不愈者，仍是寒留在中。若热则属阳，易为散出矣。凡阴盛闭阳均如此。

人迎气口，强为分别。要不过三关之理，不必拘执。至内伤、外寒亦不在此分辨。如内伤、外感，皆头痛。时痛时止者，内伤也。长痛则外感，热从内泛者，内伤也，否则外感。寒见火加衣而减者，内伤也，否则外感。要以形色起居脉理证之。即脉名，亦甚多，不外“浮、沉、迟、数”四者。初学入手，记名人之方及药性，又“分阴阳、审虚实”为要。

人身内养不足，元气虚而疠气乘之。发于四时者不同，寒热偏胜之端不同也。春时有痟首疾，夏时有痒疥疾，秋时有疟寒疾，冬时有嗽上气疾。问而知其气，望而知其色，闻而知其声。诊视非一处，病情非一端。望闻问切，交尽其术，而察其生死，分而治之。盖古之医者，皆明于阴阳造化之理，达于人情物理之全，而后神明其术。今但以“四脉”言之，水火之所以济，与溺窍、精窍、食喉、气喉，前贤俱不敢明言，以其为人之妙，即天地之机也。何必拘拘以求，亦知其理通脏腑而已。

医论

医道虽多，不外乎气血。气，血之主；而神，又气之主也。故补血必补气，气行则血行，无补血法也。至神，则心之灵，尤非可以药补。但审其病从何起？如用心太过而神耗，则宜静养，用宁神之药。色欲太过，而水不济火，则宜用滋水之药。然皆必自加静摄，非可专恃药饵。故愚尝谓心为身主，人必养心，以为生神之本。病不可治，皆心未养而神离身也。疾之不可以药治者甚多。惟风寒暑热，药可以疗。七情内伤，则必调平性情。冤孽魔祟，则必修德祈禳。阴阳二宅冲犯，则必改造培修。医书专言方药，实多不效，要在神而明之，变而通之，不可拘一以求也。且精、气、神三者，有先天、后天之别。先天之强弱不同，后天之戕养各别。三者还相为宫，不可以强弱分。一强则俱强，一弱则俱弱。古人所以重摄生，不其以此欤！

至于伤寒，古有成书。然冬三月，方为正伤寒。穷苦人，无衣、无火、少食、少酒，又多劳苦，故多染此疾。治之者，审其强弱，询其起居，当培者培之，当清者清之，不可一概而施。但未有不先去其寒而可遽培补者。或火与寒太重，即弱者，亦必先汗吐下矣。此惟兼四诊之法，以参明之，乃不致误。今人偏于不补，岂知补泻兼施。伤寒亦不可废乎！

五行以水火为主。火乃人身生化之源。无火，则不能运化。火有阴阳。为病者，阴火也。欲靖阴火。必贵清源。然药太寒凉，则伤胃气，胃气伤，则饮食难，反伤大命。必谓火宜降泻，而不知培水以制火，保胃以生津，其害不浅。且水与火之阴阳，与阳中有阴，阴中有阳，此造化之妙理，岂浅人所知？功夫一事，以养自身神气，其实与医理通，果驯至乎洞达阴阳。庶可了然，难以遽明也。

天以阴阳生万物，而人为最灵，灵于心，实灵于其理。理，气之主也。心依于理，理宰乎气。而保养作善，祛病延年之法密焉。人不知保养作善，但求功于药物，又不明天理，不信明人，故医道难行也。夫医本大道，而以意可会其理。特理不难会，而意则不易能真耳。非静养元气不可。故能医者，必不可舍却根本也。

医者，理也；医者，意也。阴阳五行之理，烂熟于心，而又以意消息之，其庶几乎！即如诊脉，自来所重。然四诊已足，而亦不能偏废。而望以审其形状、精神、色泽，方可考其脏腑之患。以形气相参，得其强弱虚实之真。此尤为先，但不可刻舟求剑耳。五运六气，古书虽传。其实乃名人不得已，示下学以入手之法。天地气化，岂人所能测度？人身受病，亦岂尽属气运所为？当以活法参之，乃少有误会。况气化颇不易明，何得单执五运六气耶！一年之病，半由大寒大热而生。冬伤于寒，春夏发焉；夏伤于暑，秋冬发焉。其伤之甚者，则发之速。当细审其致病之由，并以天时人事参之，细心斟酌为佳。

心，火也，有虚有实。实火宜清，不宜太凉。虚火则滋阴补水，更不宜凉。

肝，木也。一身经络，或软或痛。面色或白或青，皆是肝家主事，而其源不同。脾，土也。脾是臁铁，胃是肚子。脾是阴土，喜燥；胃是阳土，喜湿。不喜吃饭，是胃虚；或停食，饮后忧闷饱胀，是脾虚。胃为要领，非是肺应接敷布。人亦不能熟知。天有咽喉，人亦然。真是喉乎？还有胃相关系，全身皆赖，而二处只一处。喉之闭，要求胃气，从下面脾之运极处来，而布去，全赖一点真土去运。已土即此，而戊即在下面极处。人以为已土在心，始有阴私。岂知阴不可无阳，阳中阴，又有阳为主，方可生，否则何能长年无病。此只离中妙，而实中间气化之要领。肺在上，亦如前人说心本顽质，其灵明，即是此理。肝主生发，不顺何以生，其源在木，仍是赖中以生。太过则伤中，亦由中先坏，不能御，而脾之生化，要肝气，又要肺气。即胃亦是要肝肺，而肺独可治，尚可及肝，肝伤脾太过，则肺将损，渐至肝亦不生，又将及肾，肾伤则不治。由于肾滋五脏，由上下损，急须大剂治肾。而四脏过伤，则治肾以及之，亦不应。此乃十分大证，而有养者亦患此。乃先后天气化罪孽，均为神明所制，专要大善，气化亦可渐转。就医论，肺之原在下，肺亦要肾。肾以为脏腑根本，仍赖一点阳。阳在运化主宰，虽阴不患其害。脏属阴，岂但有阴。腑属阳，又何无阴？今将主者分者详言之。分分合合，主如何得力，先后天可以略识：肾为先天，何敢言坎之真；离为后天，乃育有心之妙。只详上面，心肾专主则非。前人有以水火论医，但只一层，今故添论之。

肺，金也。凡咳病，皆肺主之。其源不同，是当辨别而治。

肾，水也。少年色欲过者，是肾大亏，有已成弱证，尚不能离色欲者，医士误以为肾气旺，不知乃命门相火妄动，肾水不足以制之。其本人不知保养，而医又不知添气滋阴，其死必矣。人身以气为主，血流行于周身，全凭气运行之，故治血者当治气。然神又气之主也，神劳则气散，气弱则血衰，而百病作矣。凡有劳伤过度而起，必须清心寡欲，戒房事，省忧劳，勿服凉药以伤胃气，然后徐徐可以复原。凡咳病，有胃气则生，无胃气则死。治咳而不顾脾胃，必倾其生。此再发明弱证之义。心肾，水火也。水火调，则百脉和。其要在于呼吸：一吸而火下就水，一呼而水上就火，始能相济。劳心太过，则火偏胜；好色过度，则水偏枯。心肾所以不调，百病所以业生也。肾者，水火之精，火中有水，水中有火。心之神妙，固宰乎一身，而心之精华，非水济之，则不光明。故学道者，必使神脏土腑，呼吸皆归于中黄。虚无之真神，乃为元神。元神静，则精气从之矣。医道所以通仙道也。阴阳不止血气之谓。静为阴，动为阳。阳中有阴，阴中有阳。互藏其宅，互为其根。故息心养气，乃使阴阳和平。相火者，少阳之火，本非火也，以其济君火以为用，故称曰相火。凡相火动者，非君火妄动，彼必不能动也。然则仍以君火为主耳。

心，火也；肾，水也。而名为少阴者，以皆夹后天之阴气也。肾气足，则心君宁。心，离也；肾，坎也。离中真阴，为后天之主，而心乃多妄。坎水为君火所煽，而相火妄行，皆阴识为之也。故三昧真火，乃先天至阳之气，实则水中有火，火中有水，不为强为剖分也。岂惟一脏，凡五脏六腑，旋相为宫，皆非判然各为一家也。

人身中皆火也，赖水以济之，而始不燥。燥者，火之甚。而见于形质也。火第言其邪而已。人身以元气为主，气足则邪火自息。故古人谓火气元气，不两立也。若外感暑热，及劳苦生火，则人之自耗其气，而身中之火，乃妄行矣。《易经》坎卦，冬月在水是阳在内也。冬日正伤寒，以其寒闭太甚，阳气不发舒，此病以舒畅阳气为主，故不及三阴。然积久不去，则三阴不能多存，而真阳日耗，后天无以养，则命倾矣。古人重摄生，本有成法，后来失传。然仙佛门中，多少可取。诚以保身至要，必留神气，而后少丧天理，而身心无病，不待言矣。失血之病，据医书亦有可以药治愈者，岂知会逢其适，其人必有可延之理，非药力乎。吾曾讲求养气之法，确知此病无他，在酒色过度者，亦须从养气用功。初起，即须将心放平，领受高明之教，寻访养神气之人，极意探讨，神从何来？气从何来？如何失却？如何又添？精、气、神三宝，如何是真？如何是假？理明白在心，一意惟恐损神气，而一切有节，即妙矣。古人治色欲，明医亦以“节”字括之，此从《易》卦来，能保真神气，即是“节”。一切用心，当为者必不可废。人以五谷养生，岂可不资真气以运之。知养真者，不妨有假。若将后天戕贼，除却先天如何补？而况禀赋太薄，岂能资药饵谷食以为生耶！黄帝、岐伯，不便明言养法，姑即气化言之。后来有存养法，实与此为一类。望明理者，细究保养，勿谓但用药方，可多治愈血证也。又阳气即元气，阴阳二气，统于元阳。元气暗滋于肾家，一病则无不病也。故医家斤斤辨三阴三阳，云某药入某脏，尚为太拘。

血流行于周身，恰足用而已。劳伤之，乃妄行。精不足以纳气，气不足以行血，于是任其妄行，而无可如何。此必息心静气，徐徐养其精魄，使神安意静，气亦归元，而血可仍归经络如其常道。魄属阴，阳神为魂，所以统阴魄者，阳魂要归阴魄，岂可偏乎？然失血者，大都损伤已久，而后成疾。若损伤太过，虽灵丹亦无益，以真元之气，非药饵所能裨也。更有先天造恶，将人身真阳丧失，死后转生，必然只有微末之阳。感受气化，皆是阴气，身禀大不如人，神亦无多，在能向善者，还有再添之阳，可以不致病深。不然，则日日所受后天水谷之气，亦将不能多为力也。

知柏苦寒之味，非不可用。但人以气为主，气盛则群邪自退。培其气，即所以生其血。不必知柏，而火自渐熄。若专恃二味，败其火邪。火由正气不足而生，不培其本，如抱薪止火耳。古今人禀受，未尝不同，平日所以保身者，太不讲也。

龟甲良药，然安得有败龟甲乎？龟纯阴之物，能服气，不饮食而生，又多寿。然龟甲要败者难得，不如不用。阴统于阳，安有独阴可以生者？地黄乃好药，生者尤良，熟者必九制。然血初吐，但用生者，少加独活几分，不必熟者，乃是通阳以生阴。此外，咳久将成弱证，即当用熟者，以滋化源。肾与胃相通，今用下焦药，必治其胃，用建曲几分，可强其胃，非去食也。凡中下焦药，断无不通，勿单用一处药。况化源甚要，岂不可培！人知肾之用药，不知中焦药之可到下焦。所以燥肾，则无功而有害；凉肾，则偶用亦生病。以不知此相通之故。凡先天，均要补，亦须视何经补之。如肾是先天，肝亦然，胃亦然，肺则不同。有系之者，此在脾上去寻。单用克肝不是，平肝者亦要有补肝药，安有纯用平者。五脏相还转，能知真气，则用药必合，五者均受，岂有偏走一经者。药性太多，亦每不确。以药和脏腑，岂必在多。有当重用，以其一二经偏胜也。即如血证，先损后天，岂知先天亦损，人不明先天，只好讲后天，知真理者不然也。望闻问切，均难得真，惟用药平和，差免误人耳。

天以五运六气，在中下生克原不可泥。然天道有常，地气无常。地载人，因人心太不如常，遂随人变。非天之在上者有变也。治病者，是在后天上，讲求先天。但后天理亦不少，天气和地气而论，即地中之气，在上可见，非可不究，遂治得疾病。今可将寒暑细求，每年四时，不过“寒暑”二字尽之。其渐盛为寒暑，方始亦是此。能知得人身升降，或可知地气之升降，而天时可见矣。故不知保气，即不能确知升降。虽欲知天气地气，亦只肤末。名医必于此用心思索，以成有功。所谓人生一切，皆本于此。不可不究也。

凡病皆以脾胃为主，即一切皆依傍之，即外邪，亦断无不顾根本者。如遇有大小病，先看气色，问所患，然后诊脉，固是。然还须以所患，细参诸色与声，虽不能听，亦不可少。

凡有为物欲所侵，自侵其内，病其生神，自当日渐削尽，即有仙药，亦不能灵，故保神为第一。再讲气失均不均，其脉大概是浮动。两关两尺，不为十分沉。只有气息从外出，而又不能为己调匀。外面风寒暑湿常侵，凡有物来扰，念即萦萦缠固，以自攻其本身。其元神，如电去逃避，乃任其离乱，以夺真气矣。治此，惟有生姜一味，为甚平稳，而兼以洋参、白术等类。脾与胃，肾与水，原要一一去细匀。即以一通气化为要着，而去疾者，乃有陈皮、香附、五味、三棱、木通、姜黄、生栀子、石膏等类。外感则是苏叶、薄荷、荆芥、防风等。治其已受之邪，不外扰治。辅之好剂，以为善后之先声。至于人身有二火，全要此生。而人不知，往往以克伐退火大伤元气，以致外边所蓄之火不能去。而本来真火，反易随药以坏其本。亦只有些微之血肉，以养其体。而久久渐及于无血，只有外面之火，以生者就死，至不可救其身，火之害。先治水，水之为害无真气，无真气以为之营，何以存？又何以能再用补治？以复其先始，此虚病所以不可救。前人已言之，至多端之疾，皆从此水火不匀，而始广生，故劝人必先保养。而临时，亦只须以去火为先事。风寒等类，以次而及之。又必须本源不亏，固之为要事。非可如外间之治，全不能固，任意去行。其大要，只在轻以去外感，重以去实火。即有虚火，亦当十分酌用药，以一二味做事，只须看症，明了即可行。

古之名医皆大儒，否则高僧高道，无俗人也。俗人一方一药亦能治病。要在博采兼收，而更得明师益友讲明之，乃可以工。

医家不明先后天太极之真体，亦不穷无形水火之妙用。此六味、八味用在人身虚弱者甚好。然亦须加生气之品，可细心酌用之。盖六味能壮水之主，八味能益火之源。二方皆能令水火得其养，而肾气复其先天，故凡于左尺脉虚弱而细数者，即左肾之真阴不足也，速与六味。于右尺脉迟软，或沉细数而欲绝者，即命门之相火不足也，速与八味丸。至于两尺微弱，则以右尺为主，但十全汤平治未妙。又凡治肾经虚冷，足寒膝软数者，即八味中加五味。治瞳仁散者，六味中加五味。此皆资其先天之化源，实予后世无穷之利也。凡治火上刑金之咳嗽，必先以六味壮水之主，使水升而火自降。随即以参、苓、芪、术健脾救肺，补肾之母，使肺经与水相生，而咳嗽斯易愈矣。

用药以保养是要，脏腑须均平，如肝病克则伤，平亦可。而不如生水，水以不上越为生，滋水添其血，一派生血皆是。水忌土壅，又须养脾温胃，使己土不温不燥水在下，只敛肝气，非果在肝去润之。肝生化，从水气来，而本脏有血，血以凝气，自然可益。所不调者，非肝盛，只心火为害。心真阳渐衰，阴火渐炽，肝虽愈损，心火亦助之。水少在肝，火以伤气，肝无真气，如何不任阴火做事。而心本有水上行，此时亦渐少，何也？肝无真气下生，火中自少水，水涸而肝败，乃遂肺脾受大害。肺本金，而为火所克，脾本土，而无水则燥，土亦不生。虚弱证，以此害命，姑举治法一二。用生水药，要固脾，而肝以克削占三分。土谷之气，必用三四味，如白术是矣，而尤要在怀药、桂圆、枸杞、金樱子、鹿胶、龟胶、生熟地等。此非尽肝脾药。脾为引到肾，肾要引到肺。常人以滋腻为忌，不知化机。脾与肾如何不通？然要如何方能通？上面下去要重，下面上来要轻，分两在神而明之。药多少味？要在分病之轻重用之。而总要妙于通气，使中间有主持。再要逍遥其神气，药不能做事，神以扶之。桂圆肉补脾，非补神，神无补法，而此药可畅脾神。又有汁，可以养燥土，非动火而伏火也，人多不知。人身以血气为本，单补则不是。虽血原从气，而岂可不从血上用药？生熟地、龟甲胶，亦不可废。何可以徇俗论？通则不痛，汁药可以治，气已到而血留之，自然有点要生，俗人专以汁少者用，岂能有应？又天之生化，第一是水，水岂非汁，如何以无汁少汁者去生血乎？所以前人，亦有必用此药之方。而谷气必赖水生，人身水火并要。如伊等言，将不必多饮水乎。阳以治阴，无形之气，无形统有形，岂有气化多阳而形为害者，皆不知道之贵也。

天人之理，本在一诚，一身气化，统在此字。此聚在身者，有天理以率其气，其脏腑须泄些。五行之理多，而后天区区身中，亦须识得先天。但天之五行，尚多明著。脏腑则不同，关节是大者。此五行，即每样有重轻、大小、迟速之不一端。学医者，只就后天先探讨，而后将此理看成浑浑沦沦，虽分现各病，仍可贯串，即用一番心去比合，直如作时文之发挥，然后将病状一一证之，则可得其三四。而有道者，则另有看题之法，脏腑在身，统者是谁，身有心，人知是身中主人，不知有两个，知道者又不止以心为主，而此脏腑，乃自然有一个主翁矣。今试以治法论，譬如心是神明，其所以灵是神，而神耗散则伤，神多欲则败，神即与心为一，而一伤均伤矣。人知补心补神，而火乃属阴，又益其焰，火即生土，此惟以土制，生之者，即为其所制，此乃天地妙理。不克则不生，又是一理，而此火为土制，必赖有水，后天克生仍不离，且水火相济，大道在此。医理从道中分来，如何不似一二分之气化。土本凡质，水、火、土为三昧火，即仙家所重。知此理，从此设法，思过半矣。即周身气化，莫不由此。而心之神明，后天先天，乃可明白得一二分。盖即医之要务也。其用药则厚其脾胃，酌虚实，知寒热，又参以天时，及其人性情，如此则少误。神无补法，果能养神有法，服补脾药，即可藏神。神本宜藏，人之后天年不永者，皆神少也。人以为气不足，那知气易为补，神不易补故夭乎！一切药味，如桂圆肉、枣仁，均要配以阴药，如生地凉胃，而劳心太过亦不妨。上桂甚热，而先阳太损则必需。心肾相通，寒热且有并用时，而心本君主，如此治法，则得所养，病可自退。匪特心治，即肾亦无不治。姑举此一端，学者可触类也。至于脾胃为后天母，生发不穷，如何害人，人自为脾所困，其不知所以生发也。有其地，有其法，区区饮食，不过添渣滓多，而添精气尚少。有道者，其脾乃容纳凡物无多，其所禀之气，原已炼过，即脾之中气亦在内，而渣滓非不多。还是无关系。精者，神气之聚耳。有大大不同他人，而气在即精在，神为之统，有何不实。脾既实矣，而有何病苦乎。此为后天养以先天，而万物母乃为真有可靠矣。医书说不到此，望习医者，留心察之。其二为肝。肝者，乃先天居其半，后天非肝不生，但如何生之，只知在水，岂知在脾。人身五官百骸，只是气运，所以主之者，在土发出之，只以为生在水。不以为水亦在土，则不识道妙在人身也。凡生发，均在春，亦在夏秋，四时均有生气，不过各令无多耳。四季有土，中央有土，共为功用，亦分著其功。所以然者，即为生理不可绝耳。阴阳二气，只一生气，故肝木在土出来，是为阳，其属厥阴，乃谓其所养之时与地，非纯属阴也。即如脾本土，属太阴，然其养处有阳，阳含在阴，阴是体，阳是用，与肝略同。而身中造化，除却心，则此二轻甚重矣。肺是肝所发舒，肾是心所归藏，而又为脾之归蓄处。孔圣下袭水土，其理亦可略识也。此药治，则可以平为补，又补要兼脾，而郁蕴结塞，赖脾制，尤在水养，而心肾相资，只须平便是，而脾亦犹此居多，必当细究，即以治肺者治肝，亦可。总之，五者相需，偏亦要合法，姑为此调剂，可再详查其理，为自身及病者，细细究之可也。神无补法，从气用药是已。然如桂圆，名为补神，实则滋润脾胃二经，非有所偏，只以此不寒不燥润之，即可生点凡气，气既生，即心可留，心本气之灵，留此亦是气来聚之故。然虚者方如此，非若重病外邪甚，人视此药为豺虎，不知欲泄先补，亦是古法。断无大病，单治外邪者，此非固邪药，何畏之有？况人以神生，虽有病，而神足者不即死。气旺而神虚，病仍不治。此后天以脾胃为本。但以其生气，并可生神也。凡神可生，亦医之要，何可不究生神之理？又如附子，人皆以治肾火，不知身中火在心，肾火乃分去者，心不能生，肾如何生？心肾之间为命门，此处非只有火，前人以为真窍，是不知先天，后天方有阴阳，两肾即阴阳，心火不生，可于两肾去设法，然必不可专用附子也。又如柴胡，今亦少用，以其升性，更有温病一证，大半凉药多用致效，遂并寻常病亦忌用之。不知温者，因天时之寒入身，人身本以阳生，虽寒亦有暖气，不过不能出，久而阴火为害，岂真无阳乎？用柴胡无甚效，凉剂中有紫苏，可以代之。即任伊热多，亦必再通阳。无凉剂，但用通剂，久久轻者亦愈。如有重者，可用通剂兼凉剂，勿重用大苦大寒药也。世有高明，希教之。

医道分内、外科，此大谬也。人之所以生者，血气调和，百病不生。凡疮疡，多由不知保身，亏了血气，一遇饮食不慎，受寒、受热、受火，天道不时，便发为疮疡。治此证者，必须劝其人，寡欲清心，保养身体，然后审其病之由来，或是酒色，或是饮食，知道其病根由，将血气培补，久久乃用药治病，或散寒，或散火。风火便是疮毒，散风火，便是解疮毒。世人不知此理，一遇疮毒，只是用药解毒敷贴，误了多人，更有不肖之徒，见人疮毒，用药使之破烂。伊得逞其私见，万一治好，便是功劳，若治不好，说是病本难治。人为所惑，说是疮本难治，可惜可叹！凡有患疮，毋论大小疮毒，起初有痕迹，便服补气解毒药，如人参败毒散、荆防败毒散之类，将其寒火去了，外面用生甘草、银花、黄连为末，调敷，便可解散。切不可用艾火烧，用针打，往往误事，伤人性命，戒之戒之！至于女流，血气行动之时，食生冷之物，或心性少平和，动辄生气着恼、气愤、忧愁悲哭，以致血气凝滞，结成包块，久必难治。其本原坏也，不可误用治疮法。所以凡保养人，必须自家贵重身体，十分信神，不作恶，二事均有。一遇此等病，即改悔心肠，再请明医去治。而凡事宽仁厚德，忍让耐烦和平，要想人命在天，天所佑者，修德善人。凡事守理，天自默佑，使其痊愈。医治时，一切保重谨慎，自不待言。此话须医者细细开导劝化，即是善事大功德也。

病何穷？只有随宜用药，譬如用兵，奇正相生，而其身前后左右，又有多少之不同？如遇疮证，即以人之受病在何经，细为用药。即如脾经，须有生白术、怀药。而所蓄带有火证，则必施以生大黄、黄连等。即其所受病之时，亦须参得几分，必有卓见。莫妙于多看书，细思其理，而书中所言经络，亦不尽合。经者，大大一条，最是紧要；络者，即经之所分。随经去做事，不须太分。如肝经肝之络在肺始，肺之络又在脾始。凡看疮，先以颜色为要，再审其夜间如何，须看其所得之病，夜来是如何象。

即如疔疮，本是难治，而已成疮，则必悔罪求天。即医治，亦不过调和脾胃，使胃强，不至害其脾土，而有发生。而肺为华盖，又与脾为相系属，非不相关。又必使肺不生火，而火有在肺则去之。风随火，火煽必以风，而火实阴火，即又自有风，不须多多治，只以去火为事，火平而风自息。即肺熄火而脾可以保，乃得中间不受病。此外均可不计。即以金银花为君，而生白术次之。外间只知去风，岂知邪自内生。要经络先通内科，甚是。至肝肾受病，则一时不可治好，以其源甚深也。两手有阴阳，而亦通肝，惟两脚必须往下治，如何可治顶上，疮在上，亦须治肝肾如此。

凡疮皆谓之疡，肿则其势将成，溃则其势已消，疮难外疾。亦血气不和，寒火逼壅而成。初肿宜散，既肿宜溃，既溃宜清毒而培补。金疡刀割，折伤跌损，或有邪祟，乘其衰而为灾，则祷祝之。又以药附之，或去其败肉，数者皆治疡之法。又审其五脏之气，何者受毒，当以其气所宜之物养之也。凡药以酸养骨，以辛养筋，以咸养脉，以苦养气，以甘养肉，以滑养窍。盖疡疾与内疾等，必审其宜，而后可免误治。愚故言医分内、外科大不可也。

凡遇产妇，前三四五个月，即须告以生育非奇。前生因果难料，神天一心救人，专望有心去求。自家夫妇，自想各有何事，不可对人，即不可对天，定去求天，赦罪保安。多多少少行善事，如有前冤，亦自家可蒙天恩解免，以保平安。勿得单恃方药，不求神，人多忽略此事，不去求神，最当戒之。

汪讱庵书亦可看，但当以神气为主。初学入门者，何不可言寻真气。用药关人生死，勿轻视“神气”二字。此书亦但言凡气，不可拘，粗粗涉猎，求《内经》之精，以为根本可也。黄坤载亦有可采，在言脾胃。然不知先天，岂有不明先天，但治后天，可以为法者？伊处处有胃，由此去悟。元气在胃，一个阳藏在脾阴，岂非元气下通肾，岂非由下而上之先天，如何专以胃逆为言，且天道用逆，人身则顺。性功以逆为贵，以合天道；医道亦以逆为贵，以象先天。此言培养之法，非是已受外邪。然上下相通，治法亦有治往下者，但非黄氏所谓耳。

至于《铜人图》，不必向此用功。吾曾言医不分内、外科，疮疡只是内发，所要者神气，药以托毒，攻其外，亦不过一半功效。岂有单用药在外之理。凡丹药亦要，而病到既深，尤不可不细审，内虚则不可骤用，必先培补。有冤则不同，果能善心善事多，且可解冤愈疮。何况不保养所致者乎？无以图求脏腑也。

附录

药王说

北方祀名医，尊扁鹊，南方尊孙知微，皆称之曰“药王”。而天下亦药王之，于是“药王”之名，不知何义。“药王”之义，莫考其由来矣。然名不正则言不顺，溷而弗察，将何以信今传后哉！圣人之学，经孔孟发明，其后遗裔相沿，虽遭秦楚之暴，汉高之不学，而草野中渊源授受，不乏名流。特上无人以荐引，下无人以推扬，遂多隐而不彰。学者莫测其由来，则名之曰仙。及魏晋而后，益以支离，言元言空，托于佛老。而其授受之真者，亦以异端视之。然其寓言假借，儒者不特不详其真，且多据为典故。如月中丹桂、炼石补天等语，伪以传伪，不知其为乌有，愚尝辨之矣。今且释药王之义，以明其概。两仪定位，天纯阳而上浮，地纯阴而下镇，乾坤若不交济，则天地亦为死物。阴阳者，阖辟之机也，一阖而乾下交于坤，一辟而坤上交于乾。爰生六子，各得大父大母之精，然震、巽得乾、坤之初爻，艮、兑得乾、坤之下爻，惟坎、离独得其正。日阳精而孕阴，月阴精而孕阳，阴阳互为共宅。六气以调，四时以序，乾坤气化以周。人心之灵，通乎造化，心秉离精者也，肾秉坎妙者也，未出母胎为先天，既出母胎为后天。先天纯乎阴阳，天赋气而地成形，性纯乎阳，固无不善。后天阴阳异位，气质因生七情，乾金入于坤府，是故人心为善难而为恶易，皆气质之累为之。而先天真阳，陷于北海，坎中一阳，是为先天乾性之主。然本乎天者亲上，坎阳亦欲上升。本乎地者亲下，阴识何难下注。圣人教人复性，以神驭气，聚于中黄，实以志帅气，止于其所耳。人身无不敝之时，而先天真性，则秉于乾元，理也，实只气也。心为气之灵，亦宰乎气，而道心始为天理，可以生浩然之气。人心即为气质，极易入邪僻之途。持其志，无暴其气，以虚无浑穆之神，养先天浑然之气，求放心而止于至善。天地之中，成性存存，道义之门，神凝而气聚，有诸己也。内外交修，动静交养，驯至乎大而化神。则先天之气，复乎乾元，是曰复性，形骸有尽，而乾元之真气无尽。故羽流以坎中一阳，为长生药，又曰药王。谓药可以延生，而此先天真气，则与天同寿，凡药不能及耳。自明师罕观，愚妄误解，遂增无限歧途。而取坎填离，存心养性，判然不相入。孟子以不得于心，勿求于气为非，而自言其不动心，则曰养浩然之气。心即神也，气之浩然，即乾元统天之气也。正义湮而邪说盛，以药王为人，犹其失之小者，小子其详究之。

此先君子旧作，其义即医之精理，谨附刊以质当世。

男枧文敬志

医法追源说

医道之兴，始于神农，此人所知也。今天下以此业，何尝不是好功德，而欲大大不易精通。小子不揣固陋，曾捡得先人遗说，敢就正于高明焉。三代以前，即有《内经》，其实未大发明，吾等承孔孟之说，用意读玩“六经”，一个“仁”字，乃为希圣之本。孰知即能养此身，改一切之非礼，致此血气之安平耶。前人只以讲理有五性，行事心术言语均宗之。此何待言？吾以“六经”未有“医”字，只“仁”字多，孔子云医亦未见。而《论语》虽小道亦可观，则其事亦甚须研究。况人心多思，造出多少非礼，是为不时感受阴阳沴气，亦不为异。只一点之不仁，悖于天地之正气，则受之矣。夫天地有正气，杂然赋流形。文文山先生，已曾咏之。此理确乎不易，以之解医阴阳之理，甚可发明。凡属人身之有阴阳，皆天地之阴阳。山川流峙，岂非有气，正与邪均互为藏，只在人去感召。故一念仁，则受正气，以其为天地正气，必有天理之正者以召之。五性之仁，本统义、礼、智、信，如何不可以为天理之大。而又医理之有阴阳，不可以相为感召耶！世上行此艺诸人，亦非不看不究医理之书。但尚未知此理，因之行持看脉等事。虽有可据，而多不获效大。试思愚陋之言，将“仁”字劝人存诸心，一切均必由之。如平时不由者，即为改辙。其二氏之经卷，亦有临病祷求之事。此亦与子路请祷同，似亦可并行之。窃谓天理在人，受诸天地，人身有疾，亦由天地降殃。故必以仁常常体诸身。又于祷神致其诚，源清而流不浊，即用药开方均可有大效焉。此为寻医法之本，非单讲法也。高明君子，有志救时，请以此言，告诸医士，或者无有多不救之疾，以慰上天好生之仁，功德不其无尽也乎！

学圣人局量

大慈悲心 慈悲仁也，仁人心也，天理良心也。凡人必有仁，然后念念事事，惟恐不知人好歹。一言一动，惟恐得罪于人。至于忠孝友悌，大伦所在，其不忍一念相欺，不敢一念怠肆，更无待言矣。仁也，而曰大慈悲者。由一念以及于念念，由一事以及于事事，俱是此不忍人之心。所谓昆虫草木不可伤，尽其性以尽人性物性。参赞化育，皆以此为根本。

大广大心 广大谓度量也。古人云：有大量者，始有大福。量小者，居心狭隘，见理不明，气质刚躁，止知有己，不知有人，止徒利己，不顾损人，自恃而不服善，自私而不谅人，自小而不容人。能有度量，必自平日反躬自责之人。一言一行，惟恐不合乎理，损伤于人，刻刻检点自己不是。虽外人怒我詈我，十分亏我，多不理他，止是自家反躬自问，问心无愧了，任他无理相加，都全然不理。至于君父大伦所在，以及弟兄朋友，犯而不校，更不待言矣。

大方便心 方便者何？敏于事也，勇于义也。人世相与同居同游，同往来晋接，无非五伦中人。五伦中人，有尊卑大小、贵贱亲疏、贤否远近之不同。如君父母，至尊至亲，竭诚竭力，敬慎服事。君亲而贤，能象其贤，君亲而不贤，匡救谕谏，能干其蛊，做得十分周到，至使其君亲为圣人。忠孝事业，做到无古无今。此臣子分内之事，不足为功。凡事君事亲，十分周到，不得言方便也。此外，弟兄朋友，其中亲疏厚薄，贤愚是非，断不能一同而视。事兄爱弟信友，先自家各尽其道。爱之敬之，不欺不苟，久久不变，不管他说我是非，我止尽其心，尽其道，求无愧于我心。若他有事，止要不悖义理，则真心代劳，尽心尽力，委曲成全好事。此便是方便之道也。但事有难易，境有丰啬，时势有常变，顺逆不同，虽当方便，也要斟酌义理情事，必不可一概冒昧而行。至于从井救人，危身辱亲尤非。所以古人云力量做得来的，尽其力量；力量做不来的，亦必用心周到。此所言者，谓事情大理所关也。若夫平日检身修德，一言一行，一步一趋，随身方便，其事难以枚举，其功亦简而易行，止要肯留心，不怠不肆，便可处处方便。如行路，见一木一石碍脚，恐妨人行，去之。饥寒困苦，一切不佳之事，惟恐人有，饱暖安全得意之事，惟恐人不周全。一日之内，斗室之间，无处不可方便。此两字实心奉行，“仁义”二字，都在其中矣。

大清静心　如何清静？见财不贪，见色不爱，一念一事，不纵情悖理皆是，止知安分守己。勤职业，修心术，念人生万事，终由天命。天之爱人者，止此天理良心。我念念不失天理良心，事事体贴而行。无论德行道义，择一合义理者为之。如耕读商贾，专心学习此艺，勤而不懈，俭而不奢，廉而不贪，专而不分。又念念检点，不肯一毫亏损天良。如此，无论何事，俱可以谋生度日，此即俗所谓靠天而行也。人心妄想无穷，不可任心行事，止要一生不受饥寒。仰事俯蓄，可以粗足，便是第一美境了。至于富贵荣华之人，彼有积累善德，上天方才赐之福禄。我无他积累，如何妄想与他一般。果然存心恬退，时时芟除妄想，则久久习为固然，无论贫贱困苦，都安心住下去了。此乃寻常人刻持私心，勉强学为清净之法。若夫读书明理之人，能存心养性，履仁蹈义，内而涵养有功，久久，鄙俗之见自消。外而动循礼义，久久，美恶之情浑忘，则必有静存动察，始终本末之功。圣人非道非义，一介不取予，万钟千驷弗视。由斯道也，此“清净”二字，上之，则希圣希贤，敝屣天下；中之，则有守有为，行藏不苟；下之，亦云水心情，无处不可自适。是在人自为之，而自勉之耳。

大柔和心　和者，恩谊浃洽之谓也。以其上而言，修于身者，喜怒哀乐皆中节，是天下之达道也。措诸世者，天下中国如一人，是覆载之宏深也。此和之至者，非圣人不能。以其次而言，五伦之内，各尽其道，各得其所，恩明谊美，情义不相乖离，此和之切要，不可无，亦人之所当尽者。再次，则不忍为不仁，不敢为不义，小心敬慎，平心静气，惟恐伤人，惟恐偾事，惟恐取祸，谦虚忍让，纵有大不平、大不堪之事，大可恨、大可诛之人，也置之不问。将自家好胜好强、刚躁之气，极力柔服下来，故曰柔和也。宽柔以教，不报无道，君子居之，此之谓也。不然，“柔”之一字，乃不好字面。善柔也，柔奸也，柔弱也，柔佞也，柔靡也。安得而为之？凡人不能忍辱谦让，俱是血气刚强、心情躁暴所致。故柔其气以从理，和其情以同物。然后伦谊可以浃洽，动履可以无灾。

上五言，本佛道书中语，而其义理，实与圣人之道无殊。圣人言行，不外乎此。即四子、六经，名贤议论，亦不外乎此。但世人忽而置之，迂而笑之，甚且以为异端而辟之。是以学圣学贤，无从入手。愚尝举以训门人。谓此五言，乃学圣之局量，必先有此五言心思，实行五言义理，然后可以希贤希圣而希天。惜乎遵行者罕。今老矣，不得已，书示儿曹以为一家之授受云尔。

先君子平生教人，言语甚富，无非性情心术，施于日用伦常。上五言，看是二氏之言，实吾儒真实学问。兹因刊布医说，特附于后。昔人云：治病当治未形。此五言之理，果能实体，又有何病？习医高明，受病苦人，请以此治未病焉。

男枧文谨志

槐轩约言

清·刘止唐 著

说道说

道，非徒论说而已，说之既不可胜说，而愈说愈多，愈说愈支离。尧、舜、禹、汤、文、武、周公、孔、孟，圣贤之极也。然此数圣贤者非有好名之心，非有必传之想。道得于己，不忍斯民自弃其身，而见于言行以觉天下尽其分，所当为与其时势事业之所能为。不同而同，知其所以不同，得其所以同，然后知圣人之事即吾身之事，圣人之言即吾心之理。天此道也，地此道也，天下古今皆此道也。此道不待远求，溯吾身与理之所自来，命在其中矣。知吾身与心之所以承天地，性在其中矣。性命统于一元，天地以此故能长久，圣人以此故能立极。

凡人皆有此理，故须臾不可离。但言之易，行之难，能行之矣，而所造一毫未与天地相似，则于吾身心犹有未明，即无以知天地之奥，圣人之真。惟圣人各造其极，故旷世不谋而合。大贤以下则各有瑕疵，精蕴不全，百家簧鼓，以四子为宗。然讲学授徒，非孔孟之初意也。道穷于下，所能为者止此。当时言之，固已罕能信之，岂惟不信且从而非笑之？道大莫容士憎兹多口。子曰：余欲无言。孟子曰：余岂好辩？夫孟子好辩之心，固即孔子欲无言之心也。贤智太过，愚不肖不及。人莫不饮食也，鲜能知味以自具之理。自当为之事，天地与人如此。其亲道如此，其不可离而人人昧焉。以为圣人非常人也，我不敢学也。且某某贤人如此，我不敢外也。噫！天地之理，一人有之乎？人人有之乎？圣人之言，徒以悦人视听乎？将欲人实体之乎？朱子曰：物物一太极，万物共一太极。惟其各一太极，故人人可以自尽，惟其共一太极，故尽其性者，可以位育参赞。

今天下言道者弥多矣，或偏或全，或精或粗，吾不得而知之。然圣人之言具在也。万物皆备于我，反身而诚，乐莫大焉。天地之道可一言而尽。故夫不诚于身而欲尽天地之道者，未之有也。四子、周易，譬诸法律，天下古今，譬诸案卷。律有定是，案无定情，以有定律无定，必本诸心性躬行，始能尽其曲折，而准如鉴衡。不然争诸语言，执其意见，规规圣贤之说，惟恐失之，而所失固已多多。夫天地圣人之理之在我者，至平至常，至神至妙，及之而后知，履之而后言，则独善兼善，幽冥始终皆达也。

自汉至今，当说而人不敢说者颇多，八卦、五行、天、地、人，万理之统汇，而以粗浅尽之。吾恐内无以正其性情而日用事，为皆浮而不实也，因与及门共商之，知其不必说，而说以四子之说，定天下古今之说，可以说，可以无说，一人之说，实乃人人之说，诸子静而体焉，渐而几焉，毋徒张吾说以重予罪也。

止唐刘沅自识

先生不欲吾等刊其说，故示此，然此说又先生之自序其说也，故特以此冠于篇首。

约言自记

嘉庆甲子，门人辑愚论说为《槐轩要语》。今四十九年矣，间一翻阅，大都四子、五经，《恒解》中所有特其词较简约耳，因渠等久藏书簏，不忍捐弃，仍之而节其繁，芜颜曰：《约言》与《拾余》四种，留以训儿辈焉。

止唐书时年八十有五

目 录

无极太极图解

无极太极图

太极，一而已，以其至无而实至有，曰太极；以其至有而实至无，曰无极。阴阳五气，浑然在中，不可测也。言其主宰曰神，运行曰气，凝聚曰精。天之精气神道流，谓之元，元始，人之精气神道流谓之水火土。二而一，一而二，皆含于先天而本于太极，故人可以与天参。失其先天而徒养后天之精气神，虽亦可以延龄祛病，而与太极之本不相似，故会三元而生太极，本太极而会一元，即尽人合天之学，穷理尽性之要也。

三元图解

	日	
先	神	后
天	火	天
乾	木	离
性	龙	命
乾	气	天
坤	土	地
之		之
门		中
	月	
先	精	后
天	水	天
坤	金	坎
命	虎	性

三元图

三元，一元之所分也，聚而为太极，分而为三元，天之精、气、神浑然耳。而命之于人，则各得之以成其太极，太极之理即性也，不可见；以精、气、神目之而可见也。二五之精，非男女交感之精；一元之气，非口鼻呼吸之气；不二之神，非气质思虑之神也。存心养性，克己复礼，无非全先天之精、气、神，以通于太极，故曰尽人合天。

八卦图解

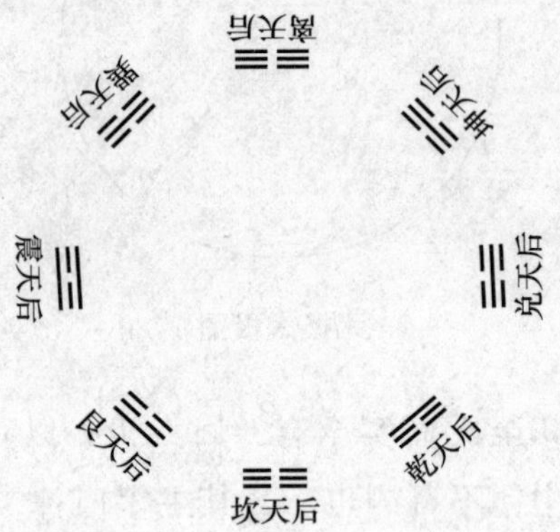

八卦图

八卦，一阴阳之变而已。先儒分先后天为一体一用，其实不然，乾老于南，坤老于北；日生于东，月生于西，已具天地运行之机，故山泽、雷风乃得，鼓其气，是先天之静中动也。火旺于南，水旺于北，木旺于东，金旺于西，是乃气化流行之体，而乾、坤、艮、巽，实阴藏其用，是后天之动中静也。要之天地以日月为功，水火以金木为神，此造化至神至确之机，即大道无始无终之妙，在天在人，其理一也。

性命图解

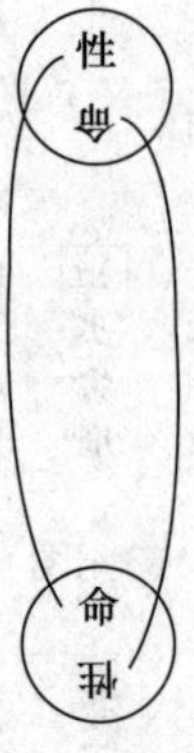

性命图

乾，性也；坤，命也。合而言之，道也。天包乎地，故天之命即天之性，即命其在于人先天之性即心，后天之心非性，先天之命即身，后天之身藏性。乾性交于地，坤命交于天，性命所以颠倒也，坤为主而孕乾，乾为宾而就坤，性命所以合一也。由后天之性命以返先天运，先天之性命以符造化，是曰至人。

五行图解

火

木　土　金

水

五行图

五行者，阴阳之用也。阴静阳动，阳静阴动，而五行布焉。分之各为其气，合之共为其气，一阴阳消长之枢而已。五行各有阴阳，五行互为生化，散而成形，偏具者多，合而成气，全具者多。先天水火合一，金木同神，土胎中气，天地自然之气化也。后天金水并域，木火同居，土斡中气，人身自然之消息也。生而化，化而又生，天地之五行无穷。生而化，化而不复生，凡人之五行易尽。惟圣人全五性、正五伦、合五音、慎五事、顺五气，而天地之性立矣，故曰全人。

四象图解

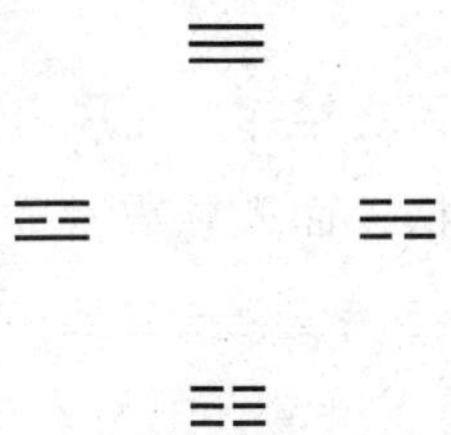

四象图

两仪判而四象分。邵子以为少阴、少阳、老阴、老阳是也。然阴生于午、老于子，阳生于子、老于午，是四象一乾坤消长之机而已。离以老阳而含少阴，坎以老阴而孕少阳，是四象一坎离生化之门而已。故青龙、白虎、朱雀、玄武，乃东、西、南、北之华，心、肾、肝、肺，特人身气质之末耳。兹取先天四象以定其说，其他诸说皆鳞爪也。

止唐刘沅曰：上图六章乃天地自然之理，而具于人身者也。先儒曾言其大概，而百家更助其波澜。惜其说多混而不明、偏而不备，今愚略为分疏之，以示及门，俾知圣人设象立说，尽泄天地之藏而示人以尽，人合天之学本有至中至正之理，毋容矫诬支蔓。学者先取周子《太极图说》、朱子《太极图说解》、邵子先后天大圆大方等图玩之，然后观此，则有以知天人合一之原，而愚说之简明矣。大雅君子幸其教之。

述 道

余颓废课蒙文字之暇闲，及于身心之学问者，难焉！因撰《述道》《原教》《引蒙》《图书诸说》，略陈圣贤传心之概，仰遵。

盛世中正之教，同学犹不甚晰，复授之解，自言自诂，殊乖体裁，然余聊以私语及门耳。敢公世乎哉！识者谅之。

无始之始，是为元始。元始，太极也，太极莫测其极，曰无极。太极、无极，一也，因恐人以太极为滞于实，故先图无极之像，其实太极本无极，以其至无而含至有，为万物之母，则曰“太”焉耳。“元始”二字，本于《易》。《易》曰：乾元资始，乾始能以美利，利天下即元始之义也。

太极为阴阳之蕴，阴阳有动静之机，五行万化，由兹出焉。阴阳动静，是生五行，五行消长，万物生成，五行该乎万物之理，有合有分，不可一言一端尽也。下文略一言之。

其丽于天，日月五星为周天之经纬，而风云雷雨鼓其几，五行自然之机括也，地孕于天，山河万汇储其精，而人独秉其秀灵，五行自然之胚胎也。日阳精而孕阴，月阴精而孕阳。阴阳合而变化生五星，则金木水火土之精也。周天星辰以五星为纲，阴阳开阖以风云雷雨鼓其妙，人为天地之主，天地之真精，人独全具，故曰自然之胚胎。

五行一阴阳之妙，阴阳即太极之体，故性者天地人共之。五行消息变化，不可穷诘，然只是阴阳屈伸往来之机，阴阳动静不离太极，人为天地之心，天地与人只是一气。

性在先天，不杂于气，性在后天，常囿于形，形气驳而天人远，复性者，非养气无以全真。先天未生以前，后天有生以后。性者，理也，而理寓乎气，气有清浊，气质拘物欲蔽，只是形气驳杂，非得天之正耳，复性之功，自养浩然之气始。

理气之主也，气理之用也。驭气者神，神心之妙也，心正而神清，神灵而气璞中和位育备矣。理宰乎气，离气则理又无着，璞，如玉之在璞，粹然无损也，心之灵妙处曰神，神灵气璞，则心即天地之心，气即天地之气。

惟圣人全理气之粹其下，则气常胜理穷，理者，必先尽心。理无精粗，气有清浊，为理之主宰者，心也，故尽心，然后可以复性。

静心，体也，动心，用也，动静交养，其要曰诚，其功曰敬。心本虚，灵静而不杂，则其体立，动而无失，则其用行，静存动察，所以正心，即所以葆性，诚真实无妄，敬存省常严。

圣人以万物为一体，合乎天之仁，裁成辅相而咸宜合乎天之义，仁义道之体用，而心之刚柔，故尽性者，必以天地之心为吾心，以万物之命为吾命。万物皆天之所生，而人为贵体，天地之德则万物皆着一毫隔碍，不得仁义，具于心而应于物体，用刚柔只是阴阳动静之意所分。

天地生万物，而不有其功；圣人忧万物，而必全其性。由周公而上，道行于君，相乘天位，而代天工者也；由周公而下，道存于师儒，本天德而阐天化者也。圣贤只是体天地之心，以曲成万物，所以为人中之至人。

礼节其中，乐导其和，所以体天地之撰，而全神明之德，本诸心，形诸外，视听言动协其宜，刑赏举措宏其治。中和只是天地阴阳之理，人能践之，则合乎天地，通乎神明，礼乐不必玉帛，钟鼓成己成人，得其序，得其和，即是。

性命与事功，分途则道裂矣。天子与庶人，异学则教庞矣。《为学》曰：为人为道，曰事天，天德曰五性，故道以五伦为纲，学以志于圣人为正。事功者，性命之所发皇，反是则非道，天子与庶人无二理，则无二学，学者学成，就一个人而已，能尽乎人之量，则可以事天。道之大者，在五伦，圣人人伦之至，故学者必求至于圣人而后已。

圣人一太极也，学之者，以恒、以慎、以不惑。圣人备天地之德，即是备太极之理，恒则不息，慎则不肆，不惑则造次，颠沛必于是。

变化气质而后理，可纯不徇世好而后功，可竟富贵贫贱微矣哉。气质不能变化，则形气驳，何以复性，徇于嗜好，则扰乎其中微矣哉者，言无所加损于我也。

原教

两仪奠而三才分，羲图辟而万化阐，大哉《易》乎！性命之全，即道源之粹也。三才并立非教，则道不明，伏羲观天察地，作八卦以阐造化之微，为古今教化之祖。

皇古以前，民利未兴，民气亦朴，递传而后风会开，而天性亦渐浇漓，龙马负图，天泄机缄，以启圣人之智。上古之世，一切宫室衣食之利未备，故民生嗜欲少，而风气淳。数代之后，则混濛凿而攻取多，龙马负图，天心特露大道机缄，以启伏羲也，而后人或以为妄，由不知道也。

乾坤者，天地之性情也，阳健阴顺，动静互为其枢，而生六子，三男三女，斡造化之纲维，而坎离独括其精，先天后天由此其判也。一阴一阳之谓道，乾健阴顺、动静开阖而生化万物，性命之理于斯，全具乾坤为先天，坎离为后天。

惟人备阴阳理气之全，而不能不囿于情质，圣人应运而兴，本伦立教，所以除其慝而使归于中和，乾坤为先天之父母。父母即后天之乾坤，万理莫不统于乾元，万事莫不根于心性，性寂而情易流，所以教化之方，乃不得不多其术矣。此节原教之所由来，而先言心性之理。盖性外无教也，乾坤父母是一是二，理气之妙，即性命之原。

六十四卦，一阴阳动静之所推，而万事万理咸具于此，体其道而修于身，则为天德，本其理而措诸世，则为王功，天人万变，一以贯之也。六十四卦由八卦而递推之，其象则该天地万物之象，其理亦该天地万物之全，修己治人之术，无不全备。

唐虞三代之兴，以天位为兢兢，而非以为身荣，盖其心即天地之心，而其道皆天地生成之道，是以德成于上，教成于下，抚五辰而叙九畴，天与人无形气之隔，而君相师儒无贵贱之分。唐虞三代之隆，作君师者，皆圣人，是以能体天心而裁成，辅相之天道人道，相为契合，气运昌明所由来也。

周之衰也，礼崩乐坏，事杂言，庞孔孟，因周公之遗法以教人，而折衷先王之道以贻后，其心至苦。于时太上老子隐于柱下，存先王之旧，阐造化之奇，其告夫子也，曰至阴肃肃，至阳赫赫，肃肃出乎天，赫赫本乎地。夫天地者，太极之孕含，而万理之统体，至阴则藏其用，至阳则显其仁，而本天本地，互为其机，一往一来，特微其用。是以赫赫者，未尝非天，而天自莫藏其妙。肃肃者，未尝非地，而地自特神其枢，一神两化之渊源，即性命精微之奥旨，吾子所以叹其犹龙也。周室虽衰，然其时，周公礼乐遗法犹有存者，特王政不行于天下，渐就散乱耳。孔孟因其礼法而修明之，传诸其徒，以诏将来，恐民心陷溺，犹是文武、周公之意也。太上老子，其来甚远，值周之衰，隐于柱下，而告孔子以至道，其他书亦无诡诞，未尝背人伦、乱风化也。而后世因方士技术，半多诞妄，遂诬及老子，殆由未知“至阴肃肃”四语及《道德五千言》耳。此略言其概，详见《问道对》及《攻乎异端》章解。

祖龙毒焰，文献无征，《易》以卜筮不废，孔以壁经而兴，然格致诚正之实罕传，修、齐、治、平之道难逮，儒术衰而精一危微之义隐，神仙之学乃为世所诟病。秦皇焚书坑儒，《易》以卜筮之书独存，孔子之教，赖诸儒缀辑，然《大学》之道不明于上，即有一二志古之流，未能窥全体大用之学，若神仙之说，尤讹以传讹，为世诟病者也。

夫道以“河图”“洛书”为宗，日用伦常为竟，伏羲因“图”以作《易》，大禹因“书”以演“畴”，天人体用之学，于斯大备。“河图”“洛书”，天地自然之秘妙，圣人观象以成文，其中天性人命之旨，大道体用之全，靡不咸具。

“图”以五行相生为序，而各居其方；“书”以五行相克为功，而分著其妙。是阴阳生化自然之机，即天人性命无穷之蕴。五行相生相克，如环无端，万化由是生成，天人以斯合德、穷理、尽性，此其要也。

五行播为五气，五气摄乎万物，以质而言，五方、五材、五脏、五官、五事、五音、五色、五味，其变莫可穷也；以理而言，五性、五常，其原可以一言尽也。此言五行之该乎万物，如此一言可尽，盖谓太极。

善乎！来知德之言曰主宰者，理流行者，气对待者，数数也者。天地万物所由终始，而其实则一气屈伸、消长、变化之妙而已，后儒以推测为数，知觉运动为性，是以其说愈纷，其旨愈晦。理、气、数三者，尽乎天地人物之道，然言理气已足该数。盖数者，只是气之屈伸、消长、变化者也，占验推测知觉运动不本于理，则为术，数支离之学。

不知三元统于太极，人性根于阴阳，日生于东，月生于西，乾坤之功用，万类之璇玑也。圣人体天地之撰，通神明之德，运吾身之日月，具仁智之全功，静极而见天地之心，触类而妙时中之应。世味莫得动其中利害，莫能撄其虑，是圣而不可知者也，是人而神仙者也，《易》不云乎范围，天地之化而不过，曲成万物而不遗。通乎昼夜之道而知，故神无方而易无体。日月在天为阴阳之精，在人为性命之理，圣人与天地合德，只是二气经纬，合于中和。全体大用符乎造化，故本末毕贯，幽明相通，此即神仙之说也。

今之学道者，曰长生，曰辟谷，曰服饵，而不知天地万物与吾身相关，则必废人纪而惑于小术旁门；学儒者曰文章，曰事业，曰荣利，而不知百行万善，本性功为推，则必逐纷华，而忘乎存诚主敬。故道者，本诸心而善，诸世全其人，以合乎天地也。教者，先成己而后成人，节民性以和民情也。道之真者，即儒之粹也，而后世歧而二之，或偏于寂，或务于华，其道均失。

秦皇汉武，贪生而妄；徽宗世宗，斋醮而愚。身承天命不务仁育义正，而求住世长年、久享荣禄，何惑乎贱己而殃民哉！世宗，明世宗也，天子代天理物，能以《大学》之道正己治人，即是真神仙、真儒术，乃妄求长生，害及黎庶，岂非大谬？

古有不得志于时之圣贤，而断无废伦纪之神仙，圣贤而隐于下，则为避世之神仙，神仙而用于时，则为治世之圣贤。其遭逢显晦、意量大小，虽不无稍殊，然忘名则一也。遁世不见，知而不悔，惟圣者能之，故凡圣贤神仙，皆无求名之心，而有饥溺斯民之志，舜禹有天下，而不与孔颜舍之，则藏者此也。

故学道者，匹夫而有天下之志，幽独而有帝，谓之通以养气为始基，以化神为究竟，戒惧无一息之或忘天理，无毫发之驳杂，知其道，而道行则以其身为天下先，而教养天下之赤子俾人。人悉归于圣贤，废其身而道否，则以其心为后世计，而维持天下之大经，俾人人不迷于趋向，是故君相师儒，主持风化之权，不可得而轻重也。匹夫以天下为志，民胞物与之量也，幽独与帝谓潜通，诚精神应之妙也，君相有行道之权，师儒有明道之责，为天下后世则一。

古礼古乐，不可强行于今，视听言动，要求必衷于道，心性之实功，非真儒不传，则求士者当于利名之外矣，忠孝之本原非慎独难践，则为学者当思人禽之分矣。因时以立法，观变而宜民，先贻之以生养之安，次定以中正之制，数传而民不冻馁，颠沛而士不违仁，郅隆也哉。圣贤修己治人，随时处中原，不拘于成法，但求可以长治久安而已，本诸心性，衷诸正中，为礼乐制度以化民，民不困于饥寒，士不慕于浮利，郅隆之治如此。

引蒙

性外无道，道外无教，而秦汉后，三教分门言理者，纯杂互见，则以未尝兼涉三家，实致其功，是以文字异同之迹不化，牛鬼蛇神之术弥多，而吾身中真义理，遂乱于外说矣。沅不佞幸沐浴圣朝之化，颇通其说，今为及门，括其要略如下：语不欲文期于众晓，并为小注发明之诚，循序而稽，毋欲速，毋怠妄，久将自得为学始终之功，盖不越乎此也。

道者，何一而已，太极也，性也，仁也，诚也。道只是一个一字，一者不二之名，以其居于万物之先，而无以尚曰太极，在人为性，如木果之有仁，曰仁，以其至真言之曰诚。

大哉乾元，一之始也；至哉坤元，一之终也。人受天地之中，以生太极，在我降而愈纷则性惑。乾元坤元，一阴一阳之真，实太极之体也，人为万物之灵，得真阴真阳之气而生，即得真阴真阳之理为性，天地之中，太极发生之地也。人受此中气以生，故人身有太极之理，即有太极之地，但自降生以后，则真阴真阳紊乱，性转为情，人心道心争胜，故曰惑。

先天心性之始也，后天心情之苗也，性情颠倒而生坎离，日月水火之气寄于心肾。心肾者，坎离之真位，非形质也。先天生初，后天生后。先天心属乾，纯阳也，是为人生而静之性；后天心属离，阳中阴也，是为流动忘返之情，乾破而为离，坤实而为坎，离中之阴是为情，坎中之阳是为性。坎，月也，水也，阳也；离，日也，火也，阴也。心属离，肾属坎，而又非思虑之心，肉团之心与夫外肾内肾也，乃人身先天坎离之虚位耳，此关最当辨之。

离抱阴而坎抱阳，火反上而水居下，伏羲以乾坤定子午，而文王以坎离代乾坤，天地之定理也。未生以前，心肾是乾坤；既生以后，心肾是离坎，火上水下，未济卦也。惟乾坤变为坎离，于是心中含阴，肾中含阳，阴者为情，阳者为性，故欲反性情之正者，当变易坎离之真，伏羲八卦之位，文王由此而分后天，乃自然之定理也。

乾坤日月，天地生化之门；水火金木，人物性情之正。羲文以此明变化而行鬼神。承上言，伏羲、文王，先后天八卦之故，乃性命理学之真源也。

六子皆乾坤所化，而坎离独得其真，坎离分则八卦分，坎离合则八卦合。长男长女、少男少女，皆得乾坤之偏体，惟坎离得乾坤之正体，故天以日月为纲，人以水火为命，坎离一易位，长少男女皆易位也。

五行，一阴阳也，金母木公，寄于水火而土握其枢，真意土也。二五之精妙合，而凝一念回虚，水火合璧而一元化生焉。五行，只是一阴一阳之所变化，坎离虽仅水火，而离中有木液，是为木公，坎中有金精，是为金母。金木者，水火之性情所本也。至于土胎中气，惟戊己为中央之土，坎纳戊土，离纳己土，坎离之变，必赖中土。中土者，何人身真意是也，一私不杂，返回虚静，即是戊己会合、坎离交媾，而三家既合一元之气，自生五者，土数也。

一元本无状也，上天之载寄于人身太极之所，名曰中黄，知止，止焉，沉潜定静保合太和，浩然之气，自胎诚敬而已矣。一元之气，一元之理，所寓天与人，未始异也，但其理甚微，本无形声迹象，故曰：上天之载，无声无臭至矣。承上言，一元之生，非有名象，只是得太极之所，而致功自然。一元太和之气，无中而有如受胎。然太极之所，儒曰中道，曰元牝，佛曰这个法王、城舍利国、空虚藏、如来藏、不动道场，其名甚多，只是人身暗窍不可得，而见存养者，先以心目疑住于外，丹田即是中黄，谓其居天地之中。黄，中央土色，沉潜，如沉水中而潜伏定不摇；静，不躁，皆谓真意，下注时时洗心，退藏于密耳，浩然之气即元气，诚则无私伪敬，则无懈肆，此用功之切要。

道者，天之所以立，而人载焉，可不慎乎？一念之亵，将殒其躯，几希之妄，不恒其德，明冥谴咎，上圣凛之，故曰苟不至德，至道不疑，君子修之吉，小人悖之凶也。上文已明告人以修道之实功，然此道者，自有天地以来，隐寓于流行之内，而无人明言，非不欲言也，不敢言也。天之为天，至尊至神，其道可以一言尽，人亦一天也，得此道而造其极，将与天同体，故自古圣人皆慎重罕言，诚恐人泛常视之，反遭罪戾也。修此道者，念念克己，存诚主敬，一稍不谨，明冥诛罚必及，故《中庸》及《周子》戒之至德，谓立心行事，无愧于天地鬼神者也。

塞兑垂帘，屏聪黜虑，所以一天乙之神，而生乾元之气；采取烹炼，沐浴温养，一存心养气之别名耳。主静以立基，存诚以厚德，敦善以不惑，三者废其一，则身病。兑，口也；帘，目也；聪，听也；虑，私欲之神也。闭目不言屏，妄听戢妄想，然后外无以扰，端坐调息，以意运津，下至丹田，凝注真神，混沌合一，先天一元之气，自无而有，天乙甲木生气，天之贵神，人身之主宰也。采取，采坎中之一阳，取而煅炼烹炼，以神火熏蒸丹田，锻炼坎中金也，沐浴洗心涤虑，时时守中也，温养则真气已生，而时以神光护照，如温鼎然也。静而后凝，谓用功时也，诚则不欺不肆，谓不用功时也，敦重善行不惑于世俗，乃有至德以凝至道，孟子所谓配义与道，无是馁也，身病言神气无以凝，而灾病将作，由其轻道悖德也。

天地之生物也，非物物而生化之气，聚而理凝斗，为之枢也，惟人亦然。故元关性命之府，而百神所聚会，得其道者，精化气，气化神，神返于虚，太极合一，回光返照，斯谓之活子时矣。天地以一元生化万物，而又非物物而生化之，惟真理、真气聚于斗台，故能分布周天，枢运星辰，人身之元牝，犹天地太极之所也。坎离会合而周身官窍自通，性命灵神自会精，即坎阳，气乃元气，神即虚无，清净不二，不杂之一念耳。回光返照，目光心光，常内视于丹田，如日光之返照，活子时，非子时，而实不啻子时，静极而见天心之候也。

金气既生，圣人守之以至德。月晦而日蒙，合朔之间，乾坤所贵。天一动，五神开。震来复，坎飞腾。天根月窟，通乎帝载。阴阳消长之机判矣。乾性为金，故一元之气曰金气。承上言，一元真气已生，则固有其基矣。从古圣人之下学也，知乾坤真气，难聚易散，故必戒慎恐惧，敦伦践礼。一念无欺，然后集义生气，其气易充。月晦之日，阴阳交媾，日月合璧。乾坤，精气由兹胎孕。前贤云：晦蒙否塞，月受日光。盖气化蛰藏之妙，此其最明者也。非是则天地气化，亦不能久。故曰：乾坤所贵。天一之水，即坎中一阳也。动，谓正子时动。五神，五行之精。开，开辟阴关。静极而生一阳，为地雷复，坎中真气飞腾，邵子以为天根。动极而生一阴，为天风垢，离中真气下降，邵子以为月窟。造化亦只此一阴一阳消长之理，而人身肖之，故为圣功。

天不能以无阴，阴聚而阳散。地不能以无阳，阳施而阴生。天地之阴阳以气，人身之阴阳以神。神者，气之主。欲粹其神，必懋其德。禁嗜欲、去声色、慎言行、凛帝天，君子所以养其心也。天，阳也，而有其阴，乃以成其阳。地，阴也，而有其阳，乃以善其阴。天地之阴阳，无迹可窥。可见者，气耳。人身则自我为主。以我之神，养我之气，而心乃藏神者也。不能养心，安能使神粹然无杂？故君子敬慎而凛畏帝天，乃所以自养其心也。

阴静而阳动。静中动，动中静；动极静，静极动。五府之邪，百骸之垢，以一神胜之，可不谓微乎？月亏而盈，日周而始。水、火二气运行，万魔靖焉。为之宰者，曰帝子之灵。阴静阳动，定理也。然静中又有动，动中又有静。静极而动，动极而静。只此动静交养之机，五府、百骸邪垢赖以消除。然所以为之动静者，神也。日月运行，盈亏出入，即动静之象，天帝实宰之，则人身功用所主可知矣。

天未尝不与人亲也，阴气间之。性生于命，而九转乃成纯阳。命胎于性，而七返乃还纯阴。乾坤之体用在吾，神明之合德可必。克已，则汰离阴而得元神。复礼，则定元性而循规矩。谓为取坎填离者，从其朔也。人得天之心以为性，是天本与人相通。特有生以后，善德不修，阴气驳杂，故去天日远。坎本先天坤命也，而元性出焉。养此命中之性，由一阳以至于九阳，是为纯阳。离本先天乾性也，而元命寓焉。取此性中之命，由一阴而返回六阴，是为纯阴。天地之所以能长久者，以其为纯阴、纯阳也。人能集义生气，俾吾身性命合于乾坤，则神明之德，即此而在矣。夫子告颜子克己复礼，即谓去尽心中阴神，得其先天元性。元性既得，诚中达外，又能践行礼乐，故曰仁也。老子不曰克己复礼，而曰取坎填离，从其理之所自出言之，惜乎！人多误解也。

天一地六为七，地二天七为九，而七乃少阳木气，九乃太阴金神。水火金木混合于乾坤，心纯乎阳，则天之性在我矣。是故古之圣人，其心即天地之心，其气即天地之气。承上七返九还而言，取坎填离之后，阴阳一统于乾坤，则此身已与造化通，理气，是圣人之所以尽性参天地也。

气不能以有阳而无阴，心不可以昧理而就欲。危微精一，尧、舜、禹以圣人之德，而戒其罔念之狂。譬诸天道神奇莫测，而晷度阴阳，一息未尝稍差，故曰健行而无息也。气在天地，不能有阳无阴，则物之混杂者有矣。人身取坎填离之后，苟无敬一功夫，惟圣罔念，又可作狂。故尧、舜、禹十六字心传乃德既成而犹惧不谨也，况其下者乎？譬诸天道神奇变化，何所不有？然阴阳消长，晷度差分，未尝一息有误，是即圣人之小心翼翼也。

至哉神乎！天地之所以与我，而万古不朽者乎！应之以时，合之以虚。动之以无方体，太极老人在焉。孔子曰：天生德于余，知我者其天，长生之身，身于万物之外，而未尝不与万物者游也。承上言，有神明合一之德，而又未尝不敬慎小心，则圣而不可知之谓神，此其是也。夫神者，至灵至妙之名。人身有神，而神不尽真，则德不足也。若圣人之德，神与天通。天之德在我，静则虚灵，动则不测。所谓先天不老元神，与天地同休者也。孔子言，知我其天，即是此意。自来言得道可以长生，只此真性不朽，即是长生真身，非住世千年之说。长生之身，既是真性，则此身固在万物之外矣。然神虽与天通，而小心敬谨之怀，正未尝离却日用一毫，有愧于心，有欺于人。故曰与万物者游也。

古今其一息乎？天地之与我者安在哉？浮而生，幻而死。父母之恩，天地之性，荡然无存，非孝也。古之圣人，视天下之人皆同气，盖深知天之所以与人者，而悯其立之不早。故在我则忧其不逮，而在人则哀其不能。毫发之私，不觉其悉化也。通古今而计之，如一息耳。所恃以与天地等者，惟性为真。若不尽其性，则反身不诚，如浮浪而生。一旦气数已尽，归于幻化，则父母生我之恩，天地与我之真无存，是大不孝也。古之圣人，知孝莫大于诚身，而天地即父母，父母一天地。故视天下人如一体，恐其立德不早，致失人性。责己则严，待人则宽。见人有过，哀矜恻怛，欲其归善。存心如此，天理纯全。一切世俗私情，何自而有也！

今之为道者，其诞怪乎？五性著于五伦，五伦本于一心。心不尽性则伦乖，伦不中正则性乖。为君臣、为父子、为兄弟夫妇朋友，圣人者，历乎常变生死，而优为此尽伦之事也。其生也功，其没也灵，岂与夫奇眩之说，尽乎天下之艺哉？诞怪，谓一切不合于理者。五伦本于五性，而五性具于一心。心不尽性，则伦不能尽。圣人号为无所不知不能，只是为五伦中之人，各尽其道而无毫发之差谬耳。岂有奇怪之事，与夫百工技艺，耳目闻见皆无遗哉？其生也功，谓有功德于世。其没也灵，为天地间不朽之灵。

圣人亦人耳。人皆有性，则人皆可以承天。虽愚必明，虽柔必强，谓养气存神，敦伦尽性，循序而几于成功，非词章博杂之学也。以圣为不可为，必以性为不可复。无性何以为人？非人何以上对君亲？百家传记，务远而难。学者诚不可不返其极也。申言人皆可为圣贤，不过以尽性为急务。忠孝皆自尽性中来。书籍甚多，其言大半，失于博杂，以其无本也。养气、存心、复性，人人可为，而又博之以学，斯得其极。极谓事理之至真而无二者，即上文所言是也。

河图洛书说

云汉昭回，中州毓瑞，真阴真阳之物，彩蔚为“图”“书”，圣人则天实，天启圣人也。河汉，一气，洛者，天地之中，行天莫如龙，行地莫如马，皆秉乾阳龟阴，精至静而灵者，天地自然之秀，所钟非是圣人，亦未敢遽泄天地之秘。

卦畴既立，术数繁兴，性命之根源或隐。伏羲因“图”画“卦”，大禹因“书”演“畴”，后世偏于象数者多，真义遂隐。

夫理在数先，神游象外，一元妙绪何穷，然其精蕴必有所统。理、数、象，不可偏废，而本末殊焉，神宰理之妙者也。一元之用，引伸不穷，然精蕴统于“图”“书”。

河图始终于中土而左旋相生，其相克即存于对待洛书，亦始终于中土而右旋相克，其相生乃寓于流行左旋者，天右转者，地对待者，数流行者，气而五握其枢，民受天地之中以生者，此也。此一节先儒所会言，但理存而气数行焉，受中之理，即在是非仅象数已矣。

由太极递推于无穷相生者，有时而尽，由万殊返始于太极相克者，乃成其真性，遂情流，理为欲灭，人与天日远矣。克己复礼，炼气归神，天与人何分焉？故曰易逆数也。天地之化不克，则不能生，去人见天，乃仍还其本，然而已易为逆数，真义如此。

天一地二，其数得三，三生万物，理已无余，倍二为四，加一为五，五六天地之中，合太极位焉，六七八九十，犹五也，九为老阳，天之动体，所以运行而不息，有五无十，以九而终，“书”之异于“图”者，乃天之统乎地也，由其递衍而推之则已末。数生于天地，其实天一地二，已尽天地之变，以一加一得二，以二加二得四，其为数六而曰天、数五地，数五者，隐其一于中，即天地所以交而先儒，所谓五六天地之中合者也，六七八九十，只是一三五七九之对待，然苟就其本而言上天之载，无声无臭，数于何有？盖依然只有一而已，惟天以一生成万物，故天可包地，地不可统天，此洛书之数所以流行者，有五无土，以九而终，递推之可以无穷，然其理为降本流末。

性，天心也；命，地胎也。先天属乾坤，后天寄坎离，以其赋异而言命，先儒之隐词也。性命总乎万物，在人之承天者，必法“图”“书”，伏羲、文王所以特启其妙用，而大禹遂演为治世之经。天之心，即人之性，地之精，即命之灵。乾，纯阳也；坤，纯阴也。阴阳颠倒而成坎离，人遂不如天地，先天父母胎育之初，后天此身既生之后，因天地现此“图”“书”，圣人乃立“卦”“畴”。

狉獉既远，道不明，则人一物，故羲因图以开圣学之源，平成既奏治具彰而术易纷，故禹象书以为皇极之准，二圣人者，因天地之自然，明人道之当然，不期然而然，气运所关，内圣外王之轨则也。人不知道，亦一物而已，粒食利兴治功将杂，天心悯人，故出“图”“书”以开万古，成已成物之理，伏羲神禹，何尝有一毫私意于其间，非时不出，故曰气运所关，内圣外王，指“卦”“畴”之理。

先天卦位法图，然北水、南火、东木、西金，已显具坎离震兑之象，而乾坤艮巽隐其机，此即文王所本矣，且也。天一水生于北，而坤六养之地，四金生于西，而乾九成之阳，老乃纯阴壮能育，文王演爻，特取九六，何莫非河图之妙用？伏羲卦为先天，文王为后天，天说者，以为一体一用，其实不可强分，盖天地自然之理象，一时具足，故羲图非无用，文图非无休，其象则河图已该。

“洛书”之纵横变化，甚于图，然一六二七三八四九，剖者未始不相连，得中土以为运用，则后天之性情不甚远于先天之理气，故克者可以复生也，天有九星以分纪，地有九州以辨物，人有九气以承天，分之合之，顺之逆之，而气候不齐，圣愚不一，象以演畴，特其一端，拘而求之者，失矣。书象流行，故纵横变化特甚，然水火木金生成之数，虽分仍相连而居，正如人自有生以后，乾坤已破为坎离，然性相近也，人皆有不忍人之心，故困勉之成功，则一理，只是一气数，参伍错综变化流行，便分出许多等级，所以星纪岁差及风土转移，因时有异，若不如此，天地便成死物，大禹象书演畴，不过谓建极叙伦，大概因洛水出书而起，若一一分配，则非，故朱子亦曰：畴原不因数起。以上二节分言“图”“书”。

占星验候，纳甲飞符，奇禽遁卜，精于数者，可以无所不窥，而君子弗贵焉，何哉？天地之不朽者，性命而已，穷理尽性以至于命，象数不得囿之，虽愚必明，虽柔必强，圣人故教人以日月伦常之极也。占星观天文，验候察地气，纳甲如消配干支之类，飞符如炼，驭六甲六壬六戊之类。奇，奇门；禽，禽星；遁，遁甲；卜，卜筮；皆数之属。精其艺者，可以神妙莫测，但无德行，性学易流于妄，故君子以理胜之，穷理尽性，以至于命，则得天地人神之奥，不外日用伦常，而气数自不能囿，圣贤中庸之道，广大精微以此。

中庸论

道者，天理而已，天之理而人得之，以为性。俗曰：良心得天理，以为良心，即得天命，以为性耳，心不尽良，良者为天理，以自然之知觉为性，以天命为命，今此大道所以不明，而康庄遂成荆棘。夫子曰：穷理尽性，以至于命，则命固在性之先，乾道变化各正性命，则命又即在性之内，不知其原，何能知人天所以合撰。夫性命者，乾坤之精，圣凡所同也，求诸于穆之表，固无臭而无声，验诸伦常之际，实有物而有，则圣人神明不测，只此乾性坤命，与天合德，而其理不外身而求其功，由卑迩而始造乎其极，则心与帝谓相通，身与民物为俦，至神至奇，即在至平至常之内，所以为中庸也。颜子善学孔子，亦步亦趋而不能至，故曰绝尘，而奔回瞠乎，其后高坚前后，所以叹其不测，而岂谓道如物怪精灵不可得而方物哉！鸢飞鱼跃言道，虽莫载莫破，而止在目前，各尽其道，各得其宜，即是。故结之曰造端，夫妇而顾以为示人微妙活泼泼地，则道入于虚无荒乎矣。天何言哉？谓天本无言，而时行物生，功用已彰，亦可以不言，以此勉子贡力行而谓夫子自拟于天，又悖理之甚矣。凡若此类议论，已入于禅宗而方且斤斤辟佛，岂知文佛体用之学，僧流本未能窥而窃其似，以乱其真儒者，袭其空空养心之法，又以为圣学在是，谬矣。夫中庸之道，即天之道，静则致中，动则致和，人人可以与知，亦人人可以与能，远求之而高视之，安得不阻人进步且增无许怪诞欤！

忠孝说

忠孝人人知之，而鲜能之者，何哉？天理良心养之者，无素行之者，不力而守之者，不坚也。《易》曰：穷理尽性，以至于命。命者，天理；性者，良心。故曰天命之谓性，而忠孝则其本根。盖非父母无以有此身，而非君尚无父母，又何有我？故爱敬君亲，本无二理，特七窍开而七情扰，天理牿亡，良心不固，遂忽视乎君亲矣。夫天地为万物之父母，以其覆载生成、恩无不周而君亲实同其德，故爱敬君亲者，不但竭诚尽慎、至死不渝，尤必尽性诚身。致君亲于圣贤。孔子曰：舜，其大孝也，与德为圣人。谓吾身即亲身，吾身性命即亲之性命，尽性立命，德与天通，干蛊与象贤同功，此舜禹所以为子道之全也。孟子曰：不以舜之所以事尧者，事君不敬其君，责难于君，谓之恭；陈善闭邪，谓之敬，移孝作忠，竭其良心，天理之忱，义固无二，岂徒阿顺也哉！为子臣者，果能明善诚身，自一念以暨于百为皆无忝矣。而后以之事亲事君，得则玉成，失则几谏，惟恐毫发之愆，不侔乎天地，斯为忠孝之大，至于尽职尽诚，左右无方，又不待言。舜，大圣人也，而亲不悦之者，何耶？为其欲谕亲于道，顽嚚之质，反以为非耳。然舜夔夔斋栗得亲顺亲，交尽其道，卒臻底豫之欢，故孟子以为大孝，而世俗或喜其子之从令，子亦以从命为恭，其误不亦甚乎！幸逢朝廷圣神明良交际，则为太和昌期，甚不易得，否则衮阙宜补、蠖屈宜伸，臣不苟于仕进，君不惮于旁求，始善，否则有德者，不枉道在位者，无贞良欲其念念不欺，存亡不二难矣。圣人之忧世忧民，讵不诚切，然膰肉不至即不脱冕而行，何决绝如是，既惑于色，必疏于贤道，不行而徒素餐，岂特道不能行，亦且祸不能免，从来圣贤之士成己，即思成人其忠君爱国之心，百倍于有位而上莫能知，徒以趋走承顺为贤，所以忠者不忠，而贤者不贤，献曝者无由达也。前明正士遭害，宵小盈廷庄烈，有心图治而卜相无人，及宗社既墟，草野殉难者，乃至数千有奇，则知天下未尝无才，而蔽贤害能者，遏抑之耳。故忠臣孝子，爱敬君亲而不阿顺有国者，慎毋以其守道，为自高几谏，为违命可也。

三纲说

道莫大于五伦，五伦本于三纲，三纲不正而五伦正者，未之有也。三纲于何而肇天尊地卑，乾坤定矣。君父与夫，其象显呈，而坤元则为臣道、子道、妻道，承天时行地，似逊于天矣。然而资始资生，同其功用，五行分布，各有生成，阴阳曷可偏废哉！为上者，自修身于上，不专责备于下，为下者，听命于下，则必率由其上。古圣人议道，自己若纲在纲，所以君君臣臣、父父子子、夫夫妇妇，各尽其道，各得其宜，而太和翔洽欤！后世尊卑太悬，不以道合而以位尊，乃任意而妄行。贤者为其所残，不肖者从而悖乱，以为不忠、不孝、不良也，而不知其本先失。夫天地者，人之父母，其爱蒸民有如子孙，世有立身非道，暴其妻子，而父母不呵责之者乎。孔子曰：妻也者，亲之主，子也者，亲之后。必善教其妻子，而后可以无忝所生，故不慈，即为不孝，况俨然人上司化导之权，而不尽其道，致家国倾危，能无内愧人君，兼亲师之任，其责尤重父与夫，则教其妻子而已，然夫妇人伦之本，父子作述之原，正其妻与子，而孝其亲，和其室，推暨于天下国家，圣德王功，岂复外是。夫子曰：其身正，不令而行，其身不正，虽令不从。孟子曰：身不行道，不行于妻子，使人不以道，不行于妻子。圣贤教人忠孝，而亦勉为上以自修，未有侈然自足，而可兴道致治者也。愚作《史存》，止于后汉，魏晋以下阙如，盖曹马得国已非，更无从而语三纲耳。若夫正内正外，天地之义如斯，宜室宜家，养教之恩尤要，则自天子至于庶人，皆同之夫子，不云乎。知为人子，然后可以为人父，知为人弟，后可以为人兄。知事人，然后能使人所以正纲常者，其可晓然也已。

孔颜乐处说

《论语》第一章即言：时习而悦，朋来更乐，人不知而不愠。时习之悦，理得而心安，成己事也。朋来之乐，所以成物。不知不愠，则忘名之至，遁世不见，知而不悔。夫子所以不怨不尤，知我其天。然则孔颜之乐，固有学业之可循，功效之可指，而岂寻之莫得其方，言之莫名其妙者乎？夫人之所以异于禽兽者，几希谓其独得天理。全则为人，失则禽兽。嗜欲深而天机浅，不亟求其放心，乃日远于孔颜。故乐与不乐，亦视乎人之立志耳。为人之乐，固大异乎禽兽，循天理而葆良心，内省不疚，无恶于志，乐即于斯而基。孟子曰：人皆有所不忍，达之于其所忍，仁也。人皆有所不为，达之于其所为，义也。不忍不为，即天理之良。问心难昧者，存此天良久久，神安气爽，孔颜亦不过由此而大醇。故夫孔颜之乐，人人可以为之。人情有所亲爱之人，而志同道合，则必快然于心，况吾身自具之理。尽天性自然之良，闲邪而存诚，一念自谦，一念乐焉，念念自谦，念念乐焉。仰不愧于天，俯不怍于人，充乎其量，即中天下而立，定四海之民，所性亦不存者。然则乐孔颜之乐，必当学孔颜之学矣。学之而说而乐，不愠。夫子乐以忘忧，老至不知，亦岂有他道哉？三代下，如东平宪王为善最乐，亦庶乎能知此意。盖善即天理，非循理之久洽浃于心，何能知为善之乐？故乐有浅深，其学之所得，要必念念不违天理，驯至于私欲销亡，乃为乐之至者。孔子之乐乐天，颜子之乐时习。一而视之，又惝恍而言之，类于拈花微笑，则大谬圣人，断不可也。

正讹

道，一而已，教胡以三？刘子曰：此世运升降之所趋，而末世沿习之歧解也。夫道蕴于天地，流为五行，五行之精，惟人最灵，是以其气即天地之正气，而其心可通造化之真心。三代以上为君相者，多圣人之才，有格致诚、正、修、齐、治、平之实功，无覆载生成不醇不备之遗憾，周之衰也，大德不获天位，而大学之道乃专属于布衣孔子。东周有志宪章，祖述仅以语乎其徒，已不可与礼乐垂裳同年而语，再传而后庞杂愈多，圣心愈晦。孟子好辨，无如杨墨，何则？世变之大端，有非人力所能与也，柱下李耳为阐道之圣人，而世或奇其降生一事。夫元鸟命契履武王周，从古圣神多钟灵异，老子何独不然，其与吾子相问答者，盖无毫发之不纯，而世顾以齿于异端。夫阴阳之精散，为万事而其源皆出于太极，太极之理，储于人身，乃至形神精气无一不与造化相依，此亦孰能窥之而孰能践之，老子之书，多半伪托，以其与吾子问答者信之，即《道德五千言》，亦无谬说，特解者多讹。孟子曰：万物皆备于我，诚知万物之何以皆备，则太极之全不外性命，性命之理著于伦常，老子既为周臣，其子亦为魏将，非废弃伦常之人矣。其言盛德，容貌若愚，及得时则驾逢虆而行，凡德盛礼恭，用舍行藏，岂外乎此。夫子称为犹龙，而后世以为异端，其弊自庄裂开之，秦汉末俗妄为之。然《礼经》所载，及子夏仲尼师老聃之言，具在求其妄而不得也，以后世之附会，诬信古之本怀恶乎？其可且后世之所谓神仙者，大抵皆隐士而已。浮邱伯河上翁，汉史明言其传，易传诗，而文士矜为奇。吕纯阳有言曰：维天之命，于穆不已，天之长生也，于乎不显，文王之德之纯，文之长生也，全而受者，全而归为天地之功臣，有不朽之灵爽，岂飞升变化鬼怪离奇之说哉！佛生西域，其地番塞穷荒，其民毡裘鲜食，其习狂悍贪淫，中华礼乐之教，不能遽及，彼苍笃生异人，以安戒俗，释迦如来者，净梵王之太子也，有妻有子，因俗化民，禁其淫杀，导以慈悲，不出圣人仁让之义。惜文佛之后，更无文佛，不能如中夏之神圣递兴、礼明乐备，然而异域群黎，沿其遗教，亦少兵争，内地之民睹儒修不古，厌其烦苛，喜于清净，遂多效之，佛固未尝欲惑民心而紊中夏也，且其书多梵语，译者未必得真，而历代高僧所言，性为般若，净为真如，大抵不外乎心性之恒言，僧尼道士所以处，鳏寡孤独无告之民，乃后世权宜之一法，盖自井田废而买卖由民，贫寡众而苍生失职，庵观寺宇，非国家之公田，即民间之义举，以此位置，流民俾有宁宇。谁曰非宜，至其因缘，羽衲托业全生，既非世守之基，复有明神之奉，则不容不父其师而绝其配者，势也，亦情也，然明智之士如慧远、如大颠，均未尝弃绝人伦，妄言奇诞流失之讹，亦何足为本初之诟也。我朝圣治，如天寰海，内外无一，夫不被其泽，圣裔既隆祀衍，而龙虎天师班禅佛子，亦因其教以辅神功，曷尝导人废心性彝常也哉。故知道之实，不外心性伦常，则尽性敦伦之外，并无学术，以中庸之道折衷百家，以圣人之书权衡杂术，可知教本无二理、道惟一中矣。

问道对

门人问曰：圣道衰而学术杂，一切幻妄皆云始自老子，吾子独以为隐士，孔子所师无乃滋之口实欤！刘子曰：善如尔之问也，善如尔之问也。混沌初分，乾坤始位，惟人最灵藐焉。中处当斯时也，民生未遂，神奸杂居，三皇以降，开天明教之圣人，大都洞达阴阳，呼吸造化，故能兴神物，以前民用，即如洚洞为灾、蛇龙并处、巢窟飘摇，山经所志，神禹所为，类有鬼神不测之机，幽明感通之实，非徒恃手足之勤劳，遂克穷乾坤之阻奥也。平成既奏六府，孔修则希有之奇，易以骇视听而启狂愚，夫子删书所以削而弗录，然其序五帝之德表，恭己之容，云日神天，穷于拟议，岂非以化神之妙用，即仙圣之功能乎？制作粗毕人性，亦漓《河图》《洛书》，天启缄机以明道，伏羲仰观俯察，通神明之德，类万物之情，于是三才阃奥悉具于斯。自秦焚六籍，道学罕传，《周易》仅为卜筮之用，史传别创儒林之名，于是黄老六经，判然两途，神仙圣贤，几如秦越，则以本原未彻而技艺多淆也。夫黄帝垂衣裳而天下治，子极称之老子与夫子问答，叹为犹龙，岂素隐行怪之流，蔑弃人伦之教，而世儒不察，徒见方士羽流，假名窃似贻误于时，遂并其最初而诟之，亦见其惑矣，曰黄帝尚矣！老子《道德经》语多不伦，先儒疵之不一，子曷以明其非伪欤！曰然诚有之。盖未通其词义，而沿俗说以相訾嗷也。老子曰：道可道，非常道，名可名，非常名。言道可以率循而不可以常言尽也，说者则谓其外别有道。老子曰：大道废有仁义。言大道将废，赖有仁义正之，而说者则以为废去仁义，若此之类，不可胜书。子试观纯阳吕子之注释，可以恍然矣。曰黄老皆圣人，而古今学黄老者，晋之清谈、唐之金丹、宋之斋醮，以及秦皇汉武，方技术数，百家之流，历历为蠹其说，安归曰？然余尝论之矣。天无二理，圣无二道，身心性命之理，日用人伦之道，人人有之，人人可以行之，外此无有天理，外此有何圣人，黄老而非人乎？则或外别有教，若犹是人也。又侧于尧、舜、孔子之列，而曰其道独殊，平心而论，其可通乎？其言必清必净，毋劳尔神，毋摇尔精，毋使尔思虑营营，以保尔长生，乃寡欲清心、却病延年之意。孔孟言诚身守身，会子战战兢兢，皆是此义，岂希贤希圣不必保养神气乎？虚无清净，乃静存之时，一念不生，浑然在抱，非废去伦常，一切皆同空幻，汉承秦弊，不得其真，淮南王安之流，惑于方士，悖礼伤伦，至武帝益务为荒怪，民穷财尽，继以严罚，史迁生逢其时，难于显刺，以申韩黄老同传，谓形名之家原于道德，遂为后世所藉口，自是而方，外而清谈、斋醮、芜杂益多。学者莫辨真伪，至以幻术杂技，遂为神仙，诵经礼佛，遂为好善，然僧道之正者，如远公、如希夷辈，固昭昭耳目之前，并无奇诡之术，况黄帝老子，恭己垂裳，犹龙叹慕，奈何以歧出之，非为圣贤咎乎！自汉至今，讹谬相沿，不特情事纷纭，亦且书籍淆乱，吾以“天理”二字定人性，以“中庸”二字概圣贤，实践心性伦常之人，谓之圣贤，可谓为仙佛无不可，否则异端，聊以匡末俗而明大道耳。曰先儒，言道至难能，圣由天授，故民可使由不可使知，而佛老以其教惑人，故当先辟佛老，后学礼法，物物而穷其理，念念不离乎敬，其说殊为切要，子何以不然欤！曰先儒，以佛老为废人伦，佛有妻有子，十八生儿，入檀特山，养静十二年，妻子完聚，寿八十二而终。老子子孙仕魏仕汉，史迁与交，是谓其无伦者诬矣。外域无礼法者甚多，不止西域，然西域自佛倡教民至甘心出家，终身不娶以求清修，淫俗以减，虽非中正之行，亦未尝不有高洁之士，故四裔废人伦，非佛倡之，其来旧矣。中华僧羽以养穷民，自不容令畜妻孥耗夺寺产，谓中夏人民因佛而废人伦，岂不冤诬。自汉以下，佞佛好道者，皆不得其实，而梁武道君，唐宋之时，上下若狂，妄想长生，并求奇怪。儒者，斥其非，而不知其去佛老霄壤。佛老有灵，且必殃之，夫天地者，万化之原，天无二理，人无二性，安有外天理良心尚得为人者乎？又岂外之而可为仙成佛？古今所传仙佛，皆隐德之士，德固得之于天，有德者与天合德，神化不测乃气固然，何足为黄老异哉？曰韩子有言，尧以是传之舜，舜传之禹、汤、文、武、周公，周公传之孔、孟，孟子后不得其传焉。所传者何？宋儒因而有道，统之名，以韩子为山斗，其谓老子坐井观天，且不以孔子犹龙之叹为是，今子忽有异言惑滋甚矣。曰道止“天理”“良心”四字，全之者圣，得半者人，无者禽兽，人人有此四字，则人人可为圣贤，而何有遥遥数千年乃相传授者哉！天理人人共由，曰道。何以古今止此数人，其统需人总领，此亦言之悖义而骇听者，孔子称以犹龙，而韩子小之，或韩子优于孔子，亦未可知，吾不敢定，孔子之学于老子也。既自言之子夏，亦言之“至阴肃肃”四语，阐十六字未传之秘，至阴者，真火也，至阳者，真水也，阳孕乎阴而藏金，性之始也，阴居于阳而含木，情之苗也。先天以乾坤定子午，为性命之真爻；后天以坎离代乾坤，乃金木之变化。乾，性也；坤，命也。性命合而太极生，人之所以父母天地也。离，情也；坎，性也，性情倒而七情扰，知觉之所以非初也。肃肃则返乎阴之常，赫赫亦还其阳之正，出乎天，本乎地，明乎先天后天之互为颠倒，而周子互为其宅之论所由来也。且其间尤有不可以言尽者，乾坤之功用在坎离，日月运行，五行万物之所为消长也。而乾坤未始无其功，坎离之橐钥，在乾坤上蟠下际，三界十方之所以无极也。而坎离又未始不藏其用，人秉天地而生，受气父母而育，父母非乾坤，而乾坤则早通于父母，天地为父母，而父母又若不伴于天地，至阴至阳之两化一神，尤有莫测其机者矣。孔子诚知老子之大，故叹为犹龙，而岂第以其典司礼籍，遂推为仅有哉。自唐虞以来，先王之典籍，尽在王府，老子隐于柱下，以待将来，夫子适周问之，其面为告语者，当非一事。心性之学，必有师传，吾闻诸老聃，吾从老聃，戴记所言，可见其概，若使老子异端，而夫子赞之，更何以为夫子。《周礼》曰：儒以道得民，道外无儒，儒不离道，天无二理，圣人无二心，前人已言之矣。天地古今只此一理，人人可由，故曰道。而必谓我独能之，则诬且陋，吾以圣人之道定百家，不以百家之谬溷圣贤，岂故比而同之哉！不知道止天理，则不知人皆可为尧舜，不知存几希之人皆圣人，则不知圣如何学，而谓圣人之外，别有仙佛。凡诸此类，本中庸而竟成荆棘。儿辈存《子问》一册其中，辨传讹诸说颇详，无已请试一参观之。

五行说

太极动静之气分，而阴阳生成之数始，五行所自来也。其序天水地火、天木地金，合于土，其用水沉火飞、木生金死，混于土。故土者，天地之气，太极之胚胎。五行，一阴阳也，分奠其位，互藏其机，合成其化，得其备者，惟人物则一端而已耳。鸟之凤，兽之麟，略全五行之气质而已，为世所宝贵。父母乾坤者，奈何自薄哉！然五行每滞于气、神于数、妙于理，故言者难焉！噫！非得天地之性，而践中和之功，其孰能与于斯。

五性说

性，一而已，天以之清，地以之宁，人以之正，其自静而之动，于是有五性之名。五者有全有偏，可分可合，得之于身而究极其微。然后百变而不渝，其则乾元一气，是生万物。性也，即仁也，其裁制之意为义，仁义可该乎？体用之全，专言其用，则仁乃一端，义无二理。礼也，智也，信也，节文以适中，烛照而如神，至诚而无妄，非中无以适变，非神无以妙用，非至诚而亦奚以立本哉！故溯五性之原无，亦不本于天命，所以为一元之运而太极之菁华也，后世昧于其原，或执或骛，牵义拘文，混淆訾驳，多留遗议。子曰：由知德者鲜。又曰：人莫不饮食也，鲜能知味也。其谓斯欤？

心性说

道生于太极，而人为天地之心，人心之灵，又性府也。形骸之所以存，知觉运动之所以主，心也。君子不谓性焉！书曰：人心惟危，道心惟微。夫危与微之界，剖分于一念，而暨于天下万物，非性胡为正之，乾元天命，本自无极，性之苗、心之本也，自神气拘而性真杂，金木易其位，水火分其华，阴阳二气，之精摄于物，诱而晦于人事，天之道微，情之扰多。故夫性者，不二之乾元，而心者，后天之灵舍，圣人与道为一，则性全心璞。贤者，体道未化而心正，气清其下，流浪于物，感强制其识神，皆未达乎天命之原者也。

性情说

世之所谓性情者，何哉？质之偏也，习之成也，嗜欲之溺也，而曰性情则然。呜呼！其亦惑之甚矣。夫人生而静，天之性动，而为情，则不能无，是非得失，先天乾金为性始，而后天木火乱离，神情缘逐物而生实，金木受形而杂也。水火者，天地之功用，金木者，乾坤之性情，四象同源而异用，心体至阳而含阴，故情之本于性者，恒微，而生于质者，恒多。孟子曰：乃若其情，则可以为善，以四端徵秉彝之德，以爱敬为知能之良，即情中之情，示人求端，省察之功而非谓气质之欲，纯乎阴者也，流俗则不然，饮食嗜好恣其意，男女声色纵其欢，以为情之所固有，然而水溃乃为之防火生，莫为之克情也，性何有焉！智者知而守之，制离中之木液，又无以返乾性之本元，非其守心之功不固，乃其炼情之道无有也。圣贤教人慎之于习，察之于微，而必采先天之真阳以化其滓，所以克己复礼，而致中和格致，博其理也，诚正清其源也，视听言动协其则也。圣人之性情与天为一者，岂有他哉？

性命说

太极剖而两仪分，阴阳合而万物阐。性也，命也。先天属于乾坤，而后天寓于坎离。其自天而之人，一神两化者，性命之所以各正；其自人而之天，万殊一本者，圣德之所以无疆。父母者，吾身所从出而性命寄焉。天亲，一本也。君者，生成之统驭，而天地赖焉，君亲同尊也。天之性命合人之性命，分性命合者与天通。

义命说

天地，一而已，乾元资始，万物变化而各正。性命，义理之原，命也，即性也，其流形于品物，则气数之命常多，而义理之命常少，跖之寿，孔颜之穷，与夫得丧丰啬，万有不齐之致。命也，数也，为之宰者，理也。《易》曰：日中则昃，月盈则亏。天地且有盈虚消息，而况于人乎？况于鬼神乎？圣人为天地立心，为万物立命，尽其性而参赞化育，行乎其所当然。忘乎其所不可知，遇有穷通，道有显晦，而性与天通，命由我立，人世推测趋避之术，不足言也。故曰：天地之性，人为贵。又曰：穷理尽性，以至于命。

数命说

无极太极之体，无数之可名，亦无象之可指，天一地二，天三地四，天五地六，天七地八，天九地十，阴阳阖辟之机媾，而八表星辰之序彰，无一物不统于数，即无一物不由于命也。虽然气化有盛衰，而天理无息绝，圣人立命事天，恃其不朽之性命，可以回气数而配德，乾坤星象占卜，一几之所动耳。数也，必衡以理，徇于私，远于义，而欣戚于成败，利害得失，则在我者，为无权，故夫数在天地，无心而成化者也。人固灵于万物，斯其心可如天地之心，而命可立万物之命，数奚足囿焉！

理气说

门人曰：吾子之言，性情命数详矣，抑未知气为之乎，理为之也。曰：然，理无形而气有迹，是不可以不辨也。《易》曰：大哉乾元，万物资始乃通天，夫气之统天而行者，二象五行，所自出而万物生化之枢机，即理之元也。若夫五行分布，赋物不能无偏，则气之中正者，惟人虽其生质所囿，纯驳常参，然由后天以还先天一元之理，其象非遥。孟子曰：我善养吾浩然之气，夫此浩然者，固人之乾元，所以独灵于物也，光明磊落之士，正直和平之儒，得其一端，全其大概，皆足与天地同休，而况体造化以为心法，乾坤以为用，真理真气备其粹，而极其神化者乎！后世所谓负气孤行、任意强立者，未必皆天地之正气，而黄冠导养之流，仅以全其身命和其肢体为安，亦未知真气之为道，至大也。

文章说

日月星辰，风霆云霞，丽于天；江山人物，动植飞潜，丽于地。其块奇万状，盖不可胜于穷，然得一言以决之者，一元之变化呈露而已，惟人备阴阳五行之粹，心通造化，气塞乾坤，保其性而无失其浩然，则天地古今阖辟于方寸之间，而蔚为道德之华。古圣贤维持名教，启牖斯民道，本诸心，言衷至善，无意为文而文皆不朽，四子六经，骚词汉篆，凡夫忠臣孝子之所传志，士仁人之所述，歌泣千秋，笙簧百代，岂徒美其文而已哉！性情之真，民彝斯在，诚为宇宙不可少也。百家传记，充栋汗牛，体物缘情，穷形写象。盖有妙于化，工之外者，然非浩气积于平生，伦彝根于性命，譬诸剪彩为花，终难并寿。韩昌黎有云：气盛则言之短长，声之高下皆宜，夫气之生也，或由天质，或自诗书，而欲得其全体。塞乎天地，则非存心养性、格物致知，其道无由，书契以来，庞杂甚矣。唐高洛浦诬及明神，艳史情诗，荡流后学，有志之士，返而求诸此心此理之当，然博文约礼，诣极中和，则吾心即圣贤之心，吾气即天地之气，于以折衷古人，导扬来世，文为至文，言皆实德，邪说谬谈，曷由而致哉！

风流说

天机活泼，道体流行，智水仁山，根极于心性，而推暨于日用，险夷愧怍，胥忘形神并适，岂非道德之华，而自然之天趣耶？有子曰：礼之用和为贵，知和而和，不以礼节之，亦不可行。夫性情之真，仁义之趣，非有拘苦，岂为颓唐，晋代王、何、稽、阮肇启，风流学士文人，递为推衍，当其兴酣，落笔酒罢，呼天驰骋，百家之奇，自命一时之英，花月趣浓，风云气溢，监史司仪，俱为赘设矣。子曰：回也不改其乐。孟子曰：居天下之广居，盖风浴咏归，鸢鱼飞跃，无得于心，而徒仿佛其似非诞，即狂矫其失者，矩步规行，类于桎梏中和之致，或乃无存甚矣，情易荡而难持道，至常而多昧也。若乃淫词冶语，动辄成书，挟妓妻优，竟为流荡，古恒有之，然其于人心风俗，祸盖烈矣。仁人君子，其忍而为此也哉。

乾坤坎离说

太极生两仪，两仪生四象，四象生八卦，八卦定万物。而言乎理气之粹，则乾坤坎离尽之者，何也？《易》曰：一阴一阳之谓道。乾，阳物也；坤，阴物也。乾坤无功，以坎离为功，日生于东，月生于西，而昼夜分晦明变，冬至日穷北陆，夏至日穷南陆，而寒暑异岁功成，日月之往来，乾坤所以变化，而各正性命也。性者，天之理，而人得之以为仁，命者，地之苗，而人秉之以为生，其生有穷，其仁无穷，天地非判，然二物而人实杂之大，《易》之垂象也。《上经》首乾坤而终坎离，肖天地自然之功用，《下经》始咸恒而终既未济，盖人物生化之由来，长少男女交之义，而既济未济之原已伏，故夫日月水火者，生成之，所以无疆而即性情之所以不齐也。雷风相薄，山泽通气，非坎离则四者不能成其化，而天地奚赖焉！夫天地之所以为生者，即其仁而人之所以承天者，两其命，心性安得不分，形神安得合一，圣人知其然，齐之以天地，运之以坎离，性与命合，人与天通，八卦五行归于太极，位育中和，何施而不可也。

先天后天说

太极浑然耳，一气变化而有五行，五行消长而生万物，人灵于物矣，而圣愚清浊厚薄之迥殊，人为之乎，抑天为之乎？天无心而赋性于人，人有心而自局于气，由是承天者少，而赋天者多，圣人发明天地之秘以示人，其原不离日用，日用之理具于心，而心不尽纯，非心之过，所以受气者过也，受气之理在天，亦未始不在乎人，人与天合而理气可通，天与人远而神明遂混。先后天之说不明，未有以见其为性本善也，越椒之生子，文以为大戚羊舌之灭狼，子决于其声。程朱大贤，固不得其说矣，而况其他乎。夫子曰：性相近也。谓夫性在后天者，杂于气而未尝遂远于天。孟子曰：性无有不善明，夫性在先天者，纯乎理而后乃见牿于人，圣贤之言固未有以殊也，然其义极于精微而其原通乎天命。幽明始终之，故未明，殆难以显言之。伏羲之画卦也，因河图而发之，天地之奥，不可无端而泄也，六十四卦，有名无义，数千年而文始承之，圣人之慎重固若是，其至乎？夫道之在天地者，固未尝古今或有不同，而圣人之阐道者，亦岂彼此不能无异解者，讹师者谬，天地之妙，以一人之私，紊之儒者，不得不任其过矣。夫子曰：一阴一阳之谓道，继之者善，成之者性。孟子曰：存其心，养其性，所以事天，圣人之于天，浑然契合也，而先天、后天何分焉？常人赋禀之初，先天之后天，后天之先天，是天地与父母，所以异也，而儒者或以气质之心为性，有生之后，后天之先天，后天之后天，是智愚清浊所以分也，而圣人方且教人以有觉之心存性。孟子曰：我善，养吾浩然之气，气非后天而黄冠导养者，讬之求其放心而已矣。心亦非后天，而禅宗寂灭者假之，故舍羲、文之《易》，无以定心性之说也。乾南坤北，离东坎西，先天性情定位之象，离南坎北，震东兑西，后天心性变化之原，知先天有善无恶之心，而孟子性善之说，以明知后天有善、有恶之情，而孔子相近之说以得且也。人性不同于物，物性大远于天理，气分合之源流，即先天后天之奥，致由后天以还先天，惟克己而后复礼，始终本末之功，岂不赖于师授哉？

天地说

太极，一而已，几动静而形于上下者，为天地。天地非判然也，轻清重浊浮凝之气各有其动静，亦共一其动静，备天地之粹者，惟人。孔子曰：立天地之道，曰阴与阳；立地之道，曰柔与刚；立人之道，曰仁与义。阴阳以气言，刚柔以质言，仁义以心言，其实岂有二哉？日月星辰、风云雷雨，天之质也，而刚柔即寓其中。山河水石，百物潜灵，地所生也，而阴阳实司其妙，惟人中处其间，性理既同，头圆象天，足方象地，三百六十骨节，应乎度，八万四千毛孔，符其里，以及星辰岳渎，脏腑形骸，手指观天，掌纹察地，肤发之微，无不与两大相似，故曰五行之秀而天地之心也。《易》曰：阖户谓之坤，辟户谓之乾，一阖一辟谓之变，往来不穷谓之通。见乃谓之象，形乃谓之器，制而用之谓之法，利用出入，民咸用之谓之神。夫阖辟者，固天地之所以生化而不穷也。然其阖也，孰为之闭，其辟也，孰为之开。人身之呼吸，犹阖辟也，受气以前，阖辟根于父母，而通于天地，成形以后，阖辟杂于尘器，而远于造化，口鼻呼吸之息，非乾元之真也。天地功用在日月，人身姓名在坎离。坎离阖辟，而性命真，乾坤阖辟，而一元泰，先天、后天之体用，非圣人莫能践，三代而下，精理数如邵尧，夫且析天地而二之，况其下者乎！夫天位乎上，而上者正未尝虚，地位乎下，而下者究未尝实，不实不虚之妙，天地何心？体天地者，其知之矣。吾愿与知天人者共证之。

鬼神说

鬼神之义隐矣。有在天之鬼神，有在地之鬼神，有在人之鬼神，而近世一之恶，容以勿辨哉！天之鬼神奈何？《易》曰：阴阳不测之谓神。神也者，妙万物而言者也。日月星辰、风云雷雨，一元之布濩而灵神位焉，不可以鬼名也。虽斗宫列宿，亦象乎鬼，然其藏魄于地，归魂于天，自人而神者，当之非以语乎。太极之英灵，若夫地之神，未尝不系于天，而其气之所局，则有不尽属于星辰者，故别之曰祇，太岁所职十二宫位，所专五岳，名山洞府、河源海岛之所栖，止其神而圣者，地之胆亦通于天之星，坛壝社庙，游爽之徒，则多人鬼而已。夫天地之精在人，而人之承天地者，非小。《书》曰：人心惟危，道心惟微。道心，理也，阳明也，神之苗也；人心，欲也，阴浊也，鬼之根也。保其微而慎其危，克治扩充至于义，精仁熟而天地之异，我者无不全，则性与命合，神与天通，其生也，为圣，其没也，为神，天道仙道，由此其选也。昧，昧者，流纵一己之欢，失人道之正情，灭其性气失其真，虽生之日，犹死之年，而数竭运穷，得全归于天地者，鲜矣。自浮屠氏兴，以轮回地狱恐人，儒者斥之，然罔念作狂而几希失焉！如轮之转，反复不离其苦，如狱之危身，命难保其安，是即鬼之说而已耳！夫子曰：其气发扬于上为昭明，焄蒿凄怆，此百物之精也。神志著也，固统乎天地人之神而言之。子产曰：物用精多则魂魄强，乃杂乎鬼而言之，神可该鬼，鬼不可以该神。噫！非通天人性命之故，其不为鬼神所惑者，几何哉！君子知其然，戒慎恐惧，以永其德，尽性立命，以事乎天，天星应而地秀钟，啸梁瞰室，百怪精灵，不得而乱之，恃其所以在我者，分定故也。

释老解

自韩文公攘斥佛老而后世之学者，不辟佛老，不可以为真儒。夫佛老之宜辟也，岂非以其僧尼道士哉！道莫大于五伦，不父其父。而父其师，不子其子。而子其徒，绝其妃偶兄弟而臣于老佛，若此者，于义奚取哉！虽然此非佛老之旧也。佛生西域，有君有父，有妻子，以其产于荒裔，而不囿于习俗，发清净慈悲之义，固结异域之民心，比于箕子，朝鲜泰伯治吴原，非以为中华之法。老子值周之衰，隐于柱下，与吾子问答，皆中正之言，曷尝务怪奇而违日用，后世礼乐不兴，愚民罔知法守，于是僧道之流，讬于佛老，以不经之说为神异之传，文公辟之是矣。然因其流而咎其源，于义实有所不可。伊古以来，胸藏百代，笔走风云，而考其志，行至于荡检逾闲、干名犯义者，不可胜计，彼独非儒流哉！其功过在孔孟何也？白乐天不云乎！《道德》五千言，不言药，不言仙，不言白日升晴天，陈希夷之告。周世宗也曰：治世莫若爱民修道，莫若养身。夫道不远人，人道莫非天道，万事万理，不外中庸，存其心，养其性，所以克己复礼，而致中和者，非有高远神渺之说也。第无人实致其功，则彷佛支离，遂百出其途而不可穷，诘朱子以希夷为隐士，而文公与大颠游，亦称其能外形骸，以理自胜，盖是者不可强非，亦犹非者，不可强是，道言金丹黍米珠，佛言舍利子、金刚身，种种异名，均谓乾元天性耳。由其语多隐寓，遂使人益生疑，然吾子上律下袭，江汉秋阳神明之罕，譬有非可以言宣者多矣，岂独佛老之书哉？文公之言曰；人其人，火其书，明先王之教以教之，鳏寡孤独者，皆有养也，其亦庶乎，其可矣。夫果明先王是教，使天下免冻馁，而为圣贤，则不必火其书，而书自无矣。然而岂易易哉！井田既不可以复兴，礼乐尤不能以皆喻，则流离困苦，藉二氏以养无告之民，未必非圣人曲成之一术也，佛之学其实罕传，今僧徒所肄，则《六祖坛经》守空空之心而已。道之流，其失尤多，今方外所言，老子并无其说，徒怪诞不法而已。故不自尽其性，而究极乎天德，人道之全，则虽日与之争，而无足以服其心，又何以祛其惑，故君子反经而已矣。夫反经岂徒议论而已哉！诚、正、修、齐、治、平，一以贯之，尧、舜、禹、汤、文、武，道悉同之，而后可也，君相持其纲，师儒正其教，此固学中人，所当自勖也。

地理说

乾坤生化万物，而性命之精互为其根，人也中处其间，受气成形，秉理成性，其生也，有自来，其死也，有所为。上圣之资，钟百代之灵，系名教之任，天星下鉴，地胆疑精，河岳英华，培诸于祖，功宗德者，至厚此非，可以概庸常也。中人一下，拘蔽恒多，而此心此理，未尝不禀于阴阳，三元五行，能葆其真，日用伦常，莫逾其矩，则生固入圣而超凡，死亦魂安而魄固，存顺没宁，义本如斯，唐虞三代之隆也。本道德以齐俗，而密礼制以宜民，俾斯人有以除其身心之慝，而不愧于生死之灵，故曰：朝闻道，夕死而可。于时虽堪舆之说未兴，而人神之道不杂，盖恃乐淑礼，陶足以正人心，而符造化也。秦汉以还，“大学”“中庸”之道，不能常在，君相而愚贱，辗转于生死变化之途，性命理微，天人道远，则幽明之不安者，众矣。方今圣人在上，百度修而庶绩凝既无一。夫不得其所，而地师一说，自王公以至氓隶，皆得藉以妥其祖亲，可谓人子之幸矣。然业是技者，半多挟富贵贫贱之说以诱人，而葬其亲者，亦仅为趋吉避凶而设，不已，大异于前贤立法之本衷乎！夫天理地理，性命而已。天窍圆，而藏性，坤道方，而藏命，性命之理，人得其精，此心之神明变化者，与天通，而一气之屈伸往来者，在性始。善，性也，阳明也，气之达于天者也；恶，欲也，阴浊也，气之入于地者也。孝子莫大乎？以善事亲，将为善思，贻父母，令名将，为不善思，贻羞辱，则所以战战兢兢，戒慎于危微之界者，不容缓矣。父母而存百计，以求其安，至诚以谕于道，父母而没神魂，亦见其形，仁义不懈于偶，故曰：孝子者，非终父母之身，终其身也，葬祭之礼，岂以为文而已哉！其哀痛迫切之诚，恨无以将，而必处处于衣衾棺椁俎豆之间，卜地者亦若是而已矣。天之星辰，地之河岳，气化之弥纶布濩者无不周，而有一穴焉。为太和所钟，何也？生者死者，其阴功德行，可以无愧于全归，然后形骸蜕而性命存，天开其室，地翕其灵，虽死之日，犹生之年，尘世之缘，以此终，神明之基，以此始。传说骑箕星，魏公惊枥马，古圣贤之不朽，由此其选也。今世风俗薄，待其先，谓人死一泥土而已，随处可以封棺，其忍心为已甚，而求地之流，又或不求诸心性德行，徒以富贵功名之故，历尽天涯，终无吉壤，是岂地之难求哉？其本原固不可问也，然则将奈何？曰圣贤以事其亲，道德以全其性，哀敬以契其神灵幽明，始终一以贯之矣。

附记

此先生偶语及者，其义皆见于《恒解》诸书，不忍弃也，附记于此。

圣王治世之法，自皇古至文武周公，而质文损益之概已全。儒者，修身之道，自伏羲至孔孟，门墙而成已，成人之学已备。孔子曰：述而不作。诚有无待于作者也。况今圣王在上，道一风同，将四子书，身体力行，不可一毫自恕，死而后已，则为圣贤不难，即得其大要，亦可寡过，但必贤父师为之授受耳。愚注：四子六经，非以求名立异，因圣人之事多被人错解，不得不明辨之，其义已随文解说，其大要尔等宜知，姑示一二如下：

生知安行之圣人，天所特钟，以开教化，唐虞以前多有之，后世罕矣，不得谓圣人必由天授。

天地之功用，全赖人为。故曰：人者，三才之主。尧、舜相继成功，文章已全后世，因时损益，固不必拘守成法，然要不能出其范围，故孔子删书断。自唐虞以上古开天制作之事，有后人所必不能为者，恐中人以下，沿其说而流于妄也。尧让天下于许由，由曰：日月出矣，而爝火不息，子治天下，天下已安矣。是其推尊尧舜之至，非不屑也，误解启天下孤高绝俗之流，如田子方所谓贫贱骄人者，大非。

老子曰：有物浑成，先天地生，吾不知其名，强名之曰道。人多议之，不知天地初肇，人物杂生，圣人窥天察地，利用前民，凡一切名象，孰非创为之号，至高远，如天地气化，日月星辰之属，至下者，如草本虫鱼胎卵湿化之类，俱为之名。然此有形有质，可以见见闻闻者也。若夫天地未分于何，而始天地既分于何，而治人何以独灵，理何以不朽，求诸无声无臭之表，而莫测其端，推诸莫载莫覆之微，而难名其故，则以其为天地人所共由，万汇亦不由斯出也，名之曰道。道者，路也，天地万物，固莫不共由，而曷有不由之者，则喻之为路，尚为强名，岂曰道乃恍惚渺冥之具哉？

邵子以元会运世测天地，而强配古今于易卦，人多信之，不知天地本无终极，人心圣狂一念，愚于《恒解》《賸言》已明之，不赘。

上古君上，如今部落酋长，故舜所居成邑聚成都，而尧亦茅茨土阶，及成功，文章巍乎焕乎！之后则不然矣。勿谓天子，必以茅土，为是。

孔子称尧则天，舜无为，禹无间，有天下而不与立言，各有所主，不能会通，则似无间，惟禹，而尧舜不然矣。孟子称愿学孔子、伯夷，惠隘与不恭，而又云圣人，百世之师，反复流连，及行一不义，得百里之地而君之云云，错解，遂谓夷惠去孔子天渊可乎。

汤武征诛，难于揖让，苟非圣人必不能一毫无私，孔子系革卦，曰应乎天，而顺乎人，与子游言尧授舜、汤放桀、武王伐纣，时也，未尝谓其逊于尧、舜。凡学至圣人，其德皆同，所谓及其成功，一也。性之反之，以其初用功时言，错解，则谓汤武不如尧、舜，而征诛一事所以应天顺人者，不明且未知汤武，非在廷北面之臣，于是乱臣贼子，皆藉口于征诛，而竟有谓不食马肝，未为不知味者矣。详已见四子诗书，不赘。

微子、箕子，圣贤也；伯夷、叔齐，贤人；而武王、周公，固圣人也。武周伐纣，夷齐叩马而谏箕子，陈畴微子，且受其封，谁是谁非，不得其解，圣人之心事，不且互相矛盾乎！愚已详于《恒解》，不赘。

文王受命，惟中身受命，受天眷顾也，大德必受命亦然，错解，谓文王受命为天子，书经十有三年，生出许多谬说，且谓大德者，必为天子，孔孟非受命乎，中庸书经已详之。

泰誓三篇伪书，不可为信，其余亦多错解，愚已于书详之，不赘。

孔孟未尝周游列国，求见诸侯，孔子少时即设教于闾里，闾即今之街也，故曰闾巷。孔子居阙里，故闾里一作阙里。周制有闾师二十一岁，丧母二十三年，适周问礼三年而后归，仍讲学为业，因家贫，为委吏，为乘田，宰中都。子路，冉子仕，季氏季孙，因得闻子之贤，使为师，寇摄相受女乐而行，因不辞君相，遂不敢归，乃适卫、陈各国。及桓子卒，遗言令康子召孔子，始归，而其年已老，遂删订卒业，始终一讲学之人耳。泗上安有十二诸侯，又何尝游七十二君之廷，其曰三月无君皇皇，孟子言其心耳，至孟子不见诸侯，自言之门人屡言之，因梁王礼聘齐王致稷下之士三千人，亦有礼聘之事，故至齐梁滕文公，则为世子时即求见孟子，邹，则父母之邦，宋薛亦道途所经，未尝如游说之士，此系圣贤大节，不可不辨，愚于《谕孟》已详。

孔子言仁，孟子言仁义，孔子言性相近，孟子言性善。孔子大管仲之功，孟子卑之；孔子尊周室，孟子导齐梁以王。此类不同之故，不明辨之，则疑孟非孟之说兴矣，愚亦详辨之于《恒解》，不赘。

孔子师老子，愚屡言之，因老子为异端所讬，且其告孔子曰，去而矜气骄态、泰色淫声，人谓孔子无是，益非议之，不知圣人不自以为圣，亦不以人之已圣，而忘箴规禹之告舜也。曰无若丹朱，傲，惟慢游是好，舜，岂慢游之人何？至下同丹朱大圣人，相与儆戒，其所见独深，非世俗所知，不然，孔子何以欲假年学《易》，始无大过，不为酒困，亦何有于我，且孔子曰博古知今，则吾师吾，从老聃助祭，吾闻诸老聃，孔子不自讳而后人讳之，以俗见度圣，其不可笑也乎。详见《杂问》。

孔孟未尝欲为万世师表，特告诫门人，使各修身明道，其曰天丧予，天丧予，然而无有乎，尔则无有乎尔。恐门人竟无有体已之道者，唐虞三代，成己成人之义，不明于世，倘后有圣王，作何由而得名，世辅之，其门人知孔孟之道，为不可少之道，存其书以存其人，使后世则而效之。迨后，狂秦暴楚，益以荒芜，汉兴求治，竟无有如孔孟者，起而相之，则孔孟之虑，果如所料矣。虽尊崇表章，赖有明人，而圣德王功，究鲜至善，一二有志之儒，知孔孟之学不可无，不知孔孟之心不自是，于是标榜之说兴，门户之见起，汉唐宋明，以此得罪小人流毒，搢绅其始，由一念自矜为起，君子可不慎思之欤！

圣人只是全得，为人之理，因已幸成为人，便思人人，皆有此理，何故不为？于是随其身之所值，职之所当，为无论穷达，谆谆诱掖。伊尹曰：予天民之先觉者也，予将以斯道觉斯民也。周公思兼三王以施四事，其有不合者，仰而思之。孔子曰：吾非斯人之徒，而谁与？孟子曰：王犹足用为善，王如用予，岂徒齐安，其不忍斯民之心同，故其有功于当时，不朽于后世，同今人止见得，此己身家之事，不知一念之动，而民物环之，必从克己复礼，而来不可不深思而笃造也。

圣贤之学，不外修身，然非圣师不授其功。夫次第不能悉著于文，故四子六经，人人诵之，人罕能之，至僧道之书，其出于佛老者无几，半皆后人妄造，即有真诠，语多比拟庸妄、剽窃附会，为害苍生，其谬说难以屈指，愚《拾余四种》已屡言之，不赘。

生知安行，世不知其为何？如人亦不知存心养性，果如何用功，于是高者，入于荒远，卑者陷于奇衺，三代下如关云长，非生安者乎？富贵不能淫，贫贱不能移，威武不能屈，正大光明，死生以之，读书数十年，能之者谁？故今奉为圣人，而其神灵显应，亦天心注之。若曰：此即圣人也，能如是其正大，如是其光明，不为嗜欲所诱，即是圣矣。然而知之者罕，又学孔子者，拘于古礼，流于拘牵，使人以圣人为不可能随俗，俯仰益增怪妄，是亦高视圣人者之过也。居今之世，为今之人，岂必外世俗，而别求圣贤，但使物理人情，精心体察，必以仁义中正权衡之，使归于至当，固不可是古而非今，亦不可徇俗而达道也。

读书所以明理，而曰第求科名，诗书无人不可读，无时不可读，而曰不求科名，不必读惑矣。

忠孝人人知之，而不欺其君与亲者，寥寥。故凡一念之起，必先勿欺，而后可以求诚。

诚者，天之道，诚之者，人之道，天人同此，诚止是不欺其心，仁与义而已，多言何为！

保身立命要言

清·刘止唐 著

天地以生生为心，爱人如同父母。故生此一人，无不欲其康强寿考者。乃世人不知自爱，立心行事及一切嗜欲，任意乱为，以致贫穷、短折、困苦，反说命运不济，不知其辜负天地父母之恩也。凡人十六七岁至二十六七岁，一生寿夭穷通就在此时定了。世人往往不知，实为可叹、可伤。男子十六，女子十四，情欲一开，便胡思乱想，犯了邪淫，见美色即慕之，闻邪言即喜之。又有邪书、邪友引诱之，不是身犯邪淫，便是心犯邪淫。痴心妄想，辗转不离，其损身丧德之事，不可枚举。精神血气，已是亏损多了，一旦受室，谓男女居室，人之大伦，便任心妄为。于是纵欲无度，损伤身体。不思夫妻相爱，必须节欲为善，方可白头到老。奈何图一时之欢乐，致夫妻之分离，男短命，女寡居。即幸而不死，神衰体弱，百事不可为，又何以言福泽？若未娶已犯邪淫，既娶又无节制，则断无不穷困短折者。此父母第一当防范禁戒，委曲善教者也。至于言行心术，教之以宽厚仁慈，谦让恭敬，力行《感应篇》《功过格》《蕉窗十则》《文武夫子戒文》，务必日日小心，日日改过迁善，静存动察，内外交修，乃爱子弟之正道。为父兄者，先正身心，善为引导，又选明师益友，朝夕相处，规劝熏陶，久久习惯自然，到了二十七八，便可少不肖矣！人生在世，一生不饥不寒，子孙克肖，便是第一件福泽。能保养神气，多存善心，多行善事，既可少病延年，又可不受困苦，都是从十六七岁至二十七八所定，奈何不自爱惜，勉而行之！爱子弟者，又安可不竭力教戒之！圣人之道所以寿世仁民，必须从此入手。圣经贤传，恐一时难以通晓，故须从《感应篇》《功过格》等书研究，辨别是非善恶。善则行，恶则改，便是明善诚身了，勿以为迂妄而置之。

目　录

本源也

木有本，水有源，祖宗父母，人之本源也。其先有阴德，其后斯有达人。阴德者，存之于心，不求人知，不望福报。孟僖子述孔子先世曰："圣人之后，必有达人。"固未有世无积累，而忽生圣贤者也。人以瞽瞍与鲧为疑，不知瞽瞍特惑于后妻耳。《左传》云："自幕至于瞽瞍无违命。"舜重之以明德，人因其有贤子而不知，名之曰瞽。其实瞍为有虞君长，未闻他有无道之事。鲧治水亦勤劳，但刚愎自用耳。尧言其方命圮族，命即君命，盖尧命亦不能遵，族则同姓及宗亲。禹为鲧子，可以平地成天而不用，其圮族可知。后人以鲧入四凶，妄传黄能等事，不足信也。禹平成之后，以鲧配天，《祭法》云："禹能修鲧之功。"使鲧果凶人，为天下指目，而禹私崇其父，以之配天，毋乃渎天，又何以为圣人至公至正之典礼乎？俗云："十年树木，百年树人。"先人培植，至少亦须百年，以凡人百年之内，主家政者，大约不过三四十年，夫子言周之人才，比美唐虞，而推原文王服事，以为周之至德。正谓其有如是之德，方能毓如是之才。不曰文德，而曰周德，即文以概其先世耳。误解而反谓夫子不足于周武王，其诬不小，吾《论语恒解》已详辨之，不赘。若祖宗父母，毫无培植，而欲有贤子孙，不綦难欤！或曰："醴泉无源，芝草无根。"亦不通天人者之言。夫二者，岂无源哉？山川之灵更非偶也。

胎教也

祖宗父母皆本源，而父母尤要。若周家后稷，粒食生民，功配彼天，其源深矣。然若非世有贤人，修德传家，安能圣德相承，久而光大？且人之生也，受气于天，成形于地，天地即父母，父母一天地，形气具而有身。所以宰神气者，理耳。理者何？在天曰太极，一元之气，浑然粹然，无一毫偏倚驳杂，是气即是理。理气之灵，其名曰神。心即神明也，但有先天、后天之分。先天未生以前，得于天者无不全，故人性皆善。既生以后，七情扰而知识纷，乃失其本来，故曰"性相近"。人之异于禽兽者，全恃此天理，以其独得于天，故曰德。先后能反身而诚，亦曰德。此理含于心，而通乎天地，着为万事万物。语其要，只"天理良心"四字尽之。性也、仁也、诚也、德也、道也、仁义也，皆此四字。愚夫妻可知可能，圣贤亦不外此。但不实心检点，实力奉行，则失其所以为人，又安能修身齐家？故为父母者，念念事事，能不昧良心，不悖天理，则必日日知非，日日改过，而德日以积，源远者流长，庆流子孙，固自然之理。此胎教之原，父母同一当行也。尤有至要者，则保养作善，二事详后。何为保养？人之生者，精气神。元精、元气、元神，得于天之理也。凡精、凡气、凡神，具于身之干也。

男女夫妇，阴阳之大义，而最易纵情灭理。凡男女十五六七，父母善教防闲，第一勿犯淫欲。非夫妇者，皆为邪淫。夫妇无节，亦为纵欲。戒淫寡欲，在家则夫妇分房，在外则非礼勿视。凡妇女视如吾母、吾姐妹、吾子女，而一念之起，即为禽兽，则悚然省悟矣。更有存养之功，久久习为固然。自然见如不见，闻如不闻。此一关看不破，守不定，则终身福泽，皆为空话，短命绝嗣，尤其易者。至于夫妇之谊，原是上承祖宗，下延子孙，男正位乎外，女正位乎内，乃人生所以上承天地，光前裕后根本，岂可纵欲戕生哉！夫妇相勉以正，相戒以有节，白头相保岂不可喜，而何图一夕之欢，短命乏嗣，上负父母，下贻后世之忧。至于作善，不可殚述，但能念念天理，事事天理，存心则不欺不苟，不怠不肆，言行则不忍不仁，不敢不义。如此自修，善教其妻，心术品行，可与我齐，而有身之后，更端庄正直，敬慎仁慈，则父母太和之气，积累熏蒸，起于床第之间，通乎六合之表。胎教立，而生子败类者寡矣。前人但以母仪为重，而略于父之胎教，故特详之。

谕教也

世人好言命，一切俱谓命已生成，不能解脱，此大惑也。气数不齐，生质各异，命何尝无之？但命定于有生之初，已然者不可知，全赖今生崇德修慝，变化气质，挽回造化，而父母则人子性命之本也。精气神者，人所以生，能善养则神气强固，多为善则天性来复。圣人尽其性而尽人物之性，参赞化育皆由乎此。区区却病延年，其小效耳。父母以此自修，即以此教子，虽愚必明，虽柔必强。明者，明理；强者，寿康。先儒不知学圣可以延年，颜子未全仁圣，而以其短命之故，谓学道止是修己。至于贫贱困苦，生而已然，无可如何。故人遂以圣人之道，竟不能挽气数，而夫子余庆余殃，禄位、名寿必得等言，皆为妄矣。愚幼羸善病，濒死者数，三十始知修身，毫无善状，不过不敢毁身，不敢为恶，而今幸至耄年，况圣人全体大用，与天合德者乎！

故确然信圣学可补造化，学道非徒虚名，凡一切困厄，皆可消除，不得以忠孝节义为短折，亦不得以不知行藏为不幸，力而行之，久亦无倦，平安寿吉，必有可期。然非父母师长，自幼即详示之，曷从致力哉！父母谕教有方，更得贤师导之，则入芝兰之室，久而不闻其香，与之化矣！第谕教之法，非可言尽，善养之而已。孟子曰："中也养不中，才也养不才。以善服人，不如以善养人。"父母师友皆贤，自幼善诱，长而习染，安有入于邪僻之忧？世人错解严父、严师，谓教子弟以严，其误天下不少。严非宽严之严也，父母师长正身作则，曰严正、端严、威严，在子弟则严惮之。若不修其身，不善其教，所谓"身不行道，不行于妻子，使人不以道，不能行于妻子"也，徒严何益？孔子曰："苟正其身矣，于正人乎？何有不能正其身，如正人？"何为人父止于慈？父子之间不责善，责善则离，安有父必严者。为师则循循善诱，诲人不倦，岂徒严厉。"师严，然后道尊"，谓师以道自修，端严严正，子弟爱而敬之，故道尊耳。然必先有贤父母，盖父母于子生之、养之、教之、终身依之，故谕教尤要。从古至今，未有父母不明，而能令其子亲贤取友者。上如颜、曾，下如程、朱，其父皆知道之士，可以例推矣。

友教也

友，该师在内，师无当于五服，五服弗得不亲。自古以配君亲，何其尊荣若是？盖父母未必皆圣贤，必有圣贤之师，乃可学为圣人。参赞造化，即克家亦必赖师。故曰：父母生我，师以成我。至事君亦必有德，乃能致君。是事君事亲，亦必由师而成，故重之也。但圣贤之师不易得，而纷纷俗学、曲学，皆俨然为师。孟子叹"人之患，在好为人师"，非谓师不可为，谓师之道不易耳，其可不择名师乎？至于朋友之道，孔孟言之已详。"泛爱众，而亲仁"，可以永守。如己德已成，则尊贤而容众，嘉善而矜不能，亦可要之。友以辅仁，不可不慎也。世俗邪僻之事，惑人者尤多，非自爱自重，又有贤父师善诱，不比匪人者，寡矣！

以上数条，皆子孙善恶根源，而古圣贤未尝明言者。以光前裕后，为象贤，为干蛊，全在自己返身修德，不可专恃先人栽培，尤不可稍归咎于前人。即祖宗父母有过，亦不但不出于口，且不可稍存于心。惟负罪引慝，刻刻迁善，思盖前人之罪愆。吾身固父母祖宗之身也，我为圣人，则父母祖宗亦皆圣人。孔子曰："善则称亲，过则称己。予克纣，非予武，惟朕文考无罪。纣克予，非朕文考有罪，惟予小子无良。"子思曰："先君子无所失道，道隆则从而隆，道污则从而污，伋则安能?"此为子孙之法，今为尔等愚稚，不得已，切勿误认，妄存菲薄先人之想，反遭天谴也。戒之！戒之！

医理真传

清·郑钦安 著

序

医学一途，不难于用药，而难于识症；亦不难于识症，而难于识阴阳。阴阳化生五行，其中消长盈虚，发为疾病，万变万化，岂易窥测？诊候之际，犹多似是而非之处，辨察不明，鲜有不误人者也。

余蜀南临邛人也，迁居于成都省城，学医于止唐刘太老夫子，指示《黄帝内经》《周易》太极、仲景立方立法之旨。余沉潜于斯二十余载，始知人身阴阳合一之道，仲景立方垂法之美。所览医书七十余种，每多各逞己见，亦未尝不讲仲景之法，然或言病而不道其病之所以然，或言方而不探其用方之所以妙，参差间出，使人入于其中而茫然。近阅闽省陈修园医书一十三种，酌古准今，论深注浅，颇得仲景之微，亦且明透；其中分阴分阳之实据，用药活泼之机关，间有略而未详者。余不揣鄙陋，以管窥之见，谨将乾坤化育，人身性命立极，与夫气机盈缩、内因外因、阳虚阴虚、病情实据、用方用法活泼圆通之妙，详言数十条，以明仲景立法垂方之苦心，亦足以补修园先生之未逮。因志在活人，遂不知其言之妄也，高明谅之。

同治己巳菊月蜀南临邛钦安郑寿全书

目 录

卷一

卷二

卷三

卷四

卷 一

乾坤大旨

☰乾为天，属金，纯阳也，称为老父、老阳、老子，又名曰龙。

☷坤为地，属土，纯阴也，称为老母、老阴。

乾坤交媾，化生六子。

乾之初爻，乘于坤之初爻，而生长男，震也。乾之二爻，乘于坤之二爻，而生中男，坎也。乾之三爻，乘于坤之三爻，而生少男，艮也。故曰：乾道成男初爻、二爻、三爻，喻乾金真精、真气发泄之次序也。

坤之初爻，乘于乾之初爻，而生长女，巽也。坤之二爻，乘于乾之二爻，而生中女，离也。坤之三爻，乘于乾之三爻，而生少女，兑也。故曰：坤道成女初爻、二爻、三爻，喻坤土真阴流露之度数也。

乾坤六子，长少皆得乾坤性情之偏，惟中男、中女，独得乾坤性情之正。人秉天地之正气而生，此坎离所以为人生立命之根也。

坎卦诗

☵天施地润水才通，一气含三造化工。

万物根基从此立，生生化化沐时中。

坎卦解

坎为水，属阴，血也，而真阳寓焉。中一爻，即天也。天一生水，在人身为肾，一点真阳含于二阴之中，居于至阴之地，乃人立命之根，真种子也，诸书称为真阳。真阳二字，各处讲解字眼不同，恐初学看书，一时领悟不到，以致认证不清，今将各处字眼搜出，以便参究。

真阳二字，一名相火，一名命门火，一名龙雷火，一名无根火，一名阴火，一名虚火。发而为病，一名元气不纳，一名元阳外越，一名真火沸腾，一名肾气不纳，一名气不归源，一名孤阳上浮，一名虚火上冲。种种名目，皆指坎中之一阳也。一阳本先天乾金所化，故有龙之名。一阳落于二阴之中，化而为水，立水之极是阳为阴根也，水性下流，此后天坎卦定位，不易之理也。须知此际之龙，乃初生之龙龙指坎中一阳也，不能飞腾而兴云布雨，惟潜于渊中，以水为家，以水为性，遂安其在下之位，而俯首于下也。若虚火上冲等证，明系水盛水即阴也，水盛一分，龙亦盛一分龙即火也，水高一尺，龙亦高一尺，是龙之因水盛而游，非龙之不潜而反其常。故经云"阴盛者，阳必衰"，即此可悟用药之必扶阳抑阴也。

乃市医一见虚火上冲等证，并不察其所以然之要，开口滋阴降火，自谓得其把握，独不思本原阴盛阴盛二字，指肾水旺阳虚阳虚二字，指君火弱，今不扶其阳，而更滋其阴，实不啻雪地加霜，非医中之庸手乎？余亦每见虚火上冲等证，病人多喜饮热汤，冷物全不受者，即此更足徵滋阴之误矣。又有称桂、附为引火归原者，皆未识其指归，不知桂、附、干姜纯是一团烈火，火旺则阴自消，如日烈而片云无。况桂、附二物，力能补坎离中之阳，其性刚烈至极，足以消尽僭上之阴气。阴气消尽，太空为之廓朗，自然上下奠安，无偏盛也，岂真引火归源哉！历代注家，俱未将一阳潜于水中底蕴搜出，以致后学懵然无据，滋阴降火，杀人无算，真千古流弊，医门大憾也。

离卦诗

☲地产天成号火王，阴阳互合隐维皇，
神明出入真无定，个里机关只伏藏。

离卦解

离为火，属阳，气也，而真阴寄焉。中二爻，即地也。地二生火，在人为心，一点真阴藏于二阳之中，居于正南之位，有人君之象，为十二官之尊，万神之宰，人身之主也。故曰："心藏神。"坎中真阳，肇自乾元，一也；离中真阴，肇自坤元，二也。一而二，二而一，彼此互为其根，有夫妇之义。故子时一阳发动，起真水上交于心，午时一阴初生，降心火下交于肾。一升一降，往来不穷，性命于是乎立。

气血两字作一卦解

凡天地之数，起于一。一属阳，气也。一生二，二属阴，血也。一合二而成☵，气无形而寓于血之中是也。二合一而成☲，血有形而藏于气之内是也经云“气能统血”，即此意也。气、血两字，作一坎卦解之也可，即作一离卦解之也可，即作坎、离二卦解之也亦可。余恒曰：以脏腑分阴阳，论其末也。以一坎卦解之，推其极也。又曰：人身一团血肉之躯，阴也，全赖一团真气运于其中而立命，亦可作一坎卦以解之。

君相二火解

按：君火，凡火也；相火，真火也。凡火即心，真火即肾中之阳。凡火居上以统乎阳，阳重而阴轻也，故居上为用离卦二阳爻是也；真火居下以统乎阴，阴重而阳轻也，故居下为体坎卦一阳爻是也。二火虽分，其实一气离卦二阳爻，坎卦一阳爻，合之而成乾。人活一口气，即此乾元之气也。因乾分一气落于坤宫，遂变出后天世界，此君、相二火之由来，诚阴阳之主宰也。如上之君火弱，即不能统上身之关窍精血，则清涕、口沫、目泪、漏睛、鼻齿出血，诸症作矣。如下之相火弱，即不能统下身之关窍精血，则遗尿、滑精、女子带下、二便不禁，诸症作矣。顾二火不可分，而二火亦不胜合，所以一往一来，化生中气二火皆能生土，上者生凡土，即胃；下者生真土，即脾。二火化生中土，先后互相赖焉，遂分二气为三气也故曰三元，又曰三焦。经云：无先天而后天不立，无后天而先天亦不生。此先后三元之实义也。如中宫不得二火之往来熏蒸，即不能腐熟谷水，则完谷不化、痰湿、痞满诸症作矣上、中、下三部，可见是一团火也。如上下二火俱不足，则在上者，有反下趋之症，如心病移于小肠，肺病移于大肠是也；在下者，有反上腾之病，如虚火牙疼、咳血喘促、面目浮肿、喉痹之类是也。

其中尤有至要者，有阴气上腾而真火不与之上腾者，有阴气上腾而真火即与之上腾者，此处便要留心。若上脱之机关已露，其脉浮空、气喘促，尚未见面赤、身热、汗出者，此阴气上腾，而真火尚未与之俱腾也；若见面赤、身热、汗出者，此阴气上腾，而真火亦与之俱腾矣。病至此际，真欲脱也。凡见阴气上腾诸症，不必延至脱时而始用回阳，务见机于早，即以回阳镇纳诸方投之，方不致酿成脱证之候矣。亦有阳气下趋而君火未与之下趋者，有阳气下趋而君火即与之下趋者，此际不可玩忽。若下脱之机关已具，其脉细微欲绝，二便血下如注，或下利清谷益甚，四肢虽冷，尚觉未寒，二便之门尚能禁者，此阳气下趋而君火尚未与之俱趋也。若四肢寒甚，二便利甚，不自禁者，此阳气下趋而君火亦与之俱趋也。病至此际，真欲脱也。凡见阳气下趋诸证，不必定要见以上病情而始用逆挽，务审机于先，即以逆挽益气之法救之，自可免脱证之祸矣。盖从下而竭于上者，为脱阳坎中之阳，天体也，故脱从上；从上而竭于下者，为脱阴离中之阴，地体也，故脱从下。阳欲脱者，补阴以留之，如独参汤是也；阴欲脱者，补阳以挽之，如回阳饮是也。亦有阳欲脱者，不必养阴，阴盛而阳即灭；阴欲脱者，不必补阳，阳旺而阴立消。此皆阴阳之变也。学者务要细心体会，便得一元分合之义矣。

真龙约言

夫真龙者，乾为天是也乾体属金，浑然一团，无一毫渣滓尘垢。古人以龙喻之，言其有变化莫测之妙。乾分一气落于坤宫，化而为水，阴阳互根，变出后天坎离二卦，人身赖焉。二气往来，化生中土，万物生焉，二气亦赖焉。如坎宫之龙坎中一爻，乾体所化，初生之龙也，养于坤土之中，故曰：见龙在田。虽无飞腾之志，而有化育之功。是水也，无土而不停蓄；龙也，无土而不潜藏。故土覆水上，水在地中，水中有龙，而水不至寒极；地得龙潜，而地即能冲和。水土合德，世界大成矣。

窃思天开于子子时一阳发动故也，而龙降焉。龙降于子，至巳而龙体浑全，飞腾已极故五六月雨水多，龙亦出，皆是龙体浑全，极则生一阴。一阴始于午，至亥而龙体化为纯阴已极，极则生一阳，故曰复一。一也者，真气也，天之体也。气虽在下，实无时而不发于上也。若离中真阴，地体也，虽居于上，实无时而不降于下也。故《易》曰："本乎天者亲上，本乎地者亲下。"此阴阳升降之要，万古不易之至理也。业医者果能细心研究，即从真龙上领悟阴阳，便得人身一付全龙也。

五行总括图

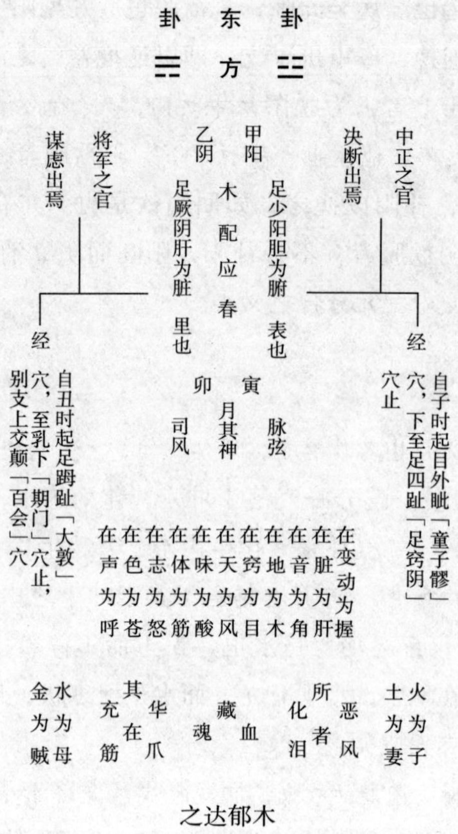

☳卦
东方
☴卦
中正之官，决断出焉
经
自子时起目外眦「童子髎」穴，下至足四趾「足窍阴」穴止
甲阳
足少阳胆为腑 表也
木配应春
乙阴
足厥阴肝为脏 里也
寅 卯 月
脉弦
其神
司风
将军之官，谋虑出焉
经
自丑时起足蹋趾「大敦」穴，至乳下「期门」穴止，别支上交颠「百会」穴
在变动为握
在脏为肝
在音为角
在地为木
在窍为目
在天为风
在味为酸
在体为筋
在志为怒
在色为苍
在声为呼
火为子
土为妻
所恶者风
所化者泪
藏血
藏魂
其华在爪
其充在筋
水为母
金为贼
木郁达之

西方

☱卦 ☰卦

传道之官，变化出焉

经穴，自卯时起手食指「商阳」穴，至鼻旁「迎香」穴止

手阳明大肠为腑，表也

庚阳 申

金配应秋

辛阴 酉

手太阴肺为脏，里也

脉毛

月其神

司燥

相傅之官，制节出焉

经穴，自寅时起腋旁「中府」穴，至手大指「少商」穴止

在变为咳
在色为白
在脏为肺
在体为皮
在地为金
在天为燥
在音为商
在声为哭
在窍为鼻
在味为辛
在志为忧

水为子
木为妻
藏魄
所恶者寒
化涕
饮冷伤肺
华毛
其充在皮
土为母
火为贼

金郁泄之

卦☲ 南方

受盛之官，化物出焉

经 自未时起手小指少泽穴，至耳中听宫穴止

手太阳小肠为腑 表也 脉洪

丙阳 巳月其神

火配应夏

丁阴 午

手少阴心为脏 里也 司火

君主之官，神明出焉

经 自午时起腑下「极泉」穴，至手小指「少冲」穴止

在变为忧
在色为赤
在体为脉
在脏为心
在地为火
在天为热
在音为徵
在窍为舌
在味为苦
在志为喜
在声为笑

土为子 金为妻

所恶者热 所藏者神 所化者汗

其华在面 其充在脉

木为母 水为贼

火郁发之

北方 卦☵

州都之官，津液藏焉，气化则能出焉

壬阳 足太阳膀胱为腑 表也 子 脉石

水配应冬 月其神

癸阴 足少阴肾为脏 里也 亥 司水

作强之官，伎巧出焉

经 自申时起目内眦「睛明」穴，至足小趾「至阴」穴止

经 自酉时起足心「涌泉」穴，至胸前「俞府」穴止

在音为羽
在色为黑
在脏为肾
在体为骨
在地为水
在天为寒
在声为呻
在窍为耳
在味为咸
在志为恐
在变为慄

木为子
火为妻
藏志
所恶燥
化者唾
久立伤骨
其华在发
其充在骨
金为母
土为贼

水郁折之

卦☷ 中央 卦☷

仓廪之官
五味出焉

足阳明胃为腑 表也
戊阳
土 配 应 四季
己阴
足太阴脾为脏 里也

辰 脉缓
戌 月其神
丑
未 司湿

谏议之官
知周出焉

经
自辰时起目下「承泣」穴，至足次趾「历兑」穴止

经
自巳时起足拇趾「隐白」穴，至腋下「大包」穴止

在变为哕
在色为黄
在体为肉
在脏为脾
在地为土
在天为湿
在音为宫
在窍为口
在味为甘
在志为思
在声为歌

金为子
水为妻
恶湿
所藏者意
化涎
华唇
其充在肉
火为母
木为贼

土郁夺之

手少阳三焦决渎之官，水道出焉经自亥时起，无名指关冲穴，至眉毛丝竹空穴止。

手厥阴包络使臣之官，喜乐出焉经自戌时起，乳后天池穴，至手中指中冲穴止。

二经分配共成十二经。包络，一名膻中细考即护心油。

三焦部位说

上焦统心肺之气，至膈膜；中焦统脾胃之气，自膈膜下起而至脐中；下焦统肝肾之气，自脐中起而至足。上焦，天也即上元；中焦，地也即中元；下焦，水也即下元。天气下降于地，由地而入水；水气上升于地，由地而至于天。故曰：地也者，调和阴阳之枢机也。三焦之气，分而为三，合而为一，乃人身最关要之府，一气不舒，则三气不畅，此气机自然之理。学者即在这三焦气上探取化机，药品性味探取化机，便得调和阴阳之道也。

五运所化

甲己化土如甲己之岁，以土运统之。余同推。

乙庚化金

丙辛化水

丁壬化木

戊癸化火

司天在泉图

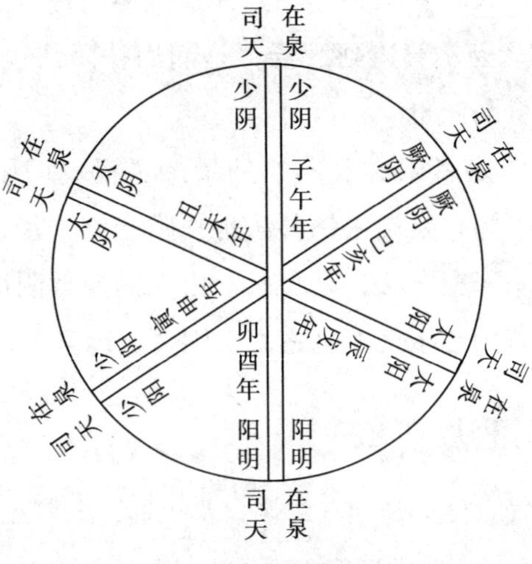

司天在泉图

五行本体受病、相传为病

天地化生五行，其中不无偏盛也。盖五行各秉一脏，各得一气，各主一方，各司一令，各有所生，各有所化，各有所制，各有所害。所以东方生风木，司春令，在人为肝，肝气不舒，则发而为病，病有盛衰。南方生热火，司夏令，在人为心，心气不舒，则发而为病，病有盛衰。长夏生湿土，主四季，在人为脾，脾气不舒，则发而为病，病有盛衰。西方生燥金，司秋令，在人为肺，肺气不舒，则发而为病，病有盛衰。北方生寒水，司冬令，在人为肾，肾气不舒，则发而为病，病有盛衰。此五行本体之为病也。

而更有母病及子者，如金病而移于肾是也；子病及母者，如肾病而移于肺是也。有妻病而乘于夫者，如土病而传于肝是也；有夫病而及于妻者，如肝病而传于土是也。有因相生而传为病者，如金病传水，水传木，木传火，火传土，土传金是也。有因相克而传为病者，如金病传木，木传土，土传水，水传火，火传金是也。学者能留心于此，而治病便不难矣。

论气血盛衰篇

人身虽云五脏六腑，总不外乎气血两字。学者即将气血两字，留心讨究，可无俟他求矣。

夫气有余便是火，火旺者阴必亏。如仲景人参白虎汤、三黄石膏汤，是灭火救阴法也；芍药甘草汤、黄连阿胶汤，是润燥扶阴法也；四苓滑石阿胶汤、六味地黄汤，是利水育阴法也。

气不足便是寒，寒盛者阳必衰。如仲景四逆汤、回阳饮，是温经救阳法也；理中汤、甘草干姜汤，是温中扶阳法也；附子细辛汤、真武汤，是温肾助阳法也。后贤改用滋阴降火之法，是套人参白虎润燥救阴诸法，而以之治气有余之症，法则可从；若用之于气不足之人，则失之远矣。

辨认一切阳虚证法

凡阳虚之人，阴气自然必盛阴气二字，指水旺，水即血也。血盛则气衰，此阳虚之所由来也。外虽现一切火证此火名虚火，与实火有别。实火本客气入阳经，抑郁所致。虚火即阴气上僭，阴指水，气即水中先天之阳，故曰虚火。水气以下流为顺，上行为逆，实由君火太弱，不能镇纳，以致上僭而为病，近似实火，俱当以此法辨之，万无一失。阳虚病，其人必面色、唇口青白，无神，目瞑倦卧，声低息短，少气懒言，身重畏寒，口吐清水，饮食无味，舌青滑，或黑润青白色、淡黄润滑色，满口津液，不思水饮，即饮亦喜热汤，二便自利，脉浮空，细微无力，自汗肢冷，爪甲青，腹痛囊缩，种种病形皆是阳虚的真面目。用药即当扶阳抑阴扶阳二字，包括上、中、下。如桂枝、参、芪，扶上之阳；姜、蔻、西砂，扶中之阳；天雄、附子、硫黄，扶下之阳。然又有近似实火处，又当指陈。阳虚证，有面赤如朱而似实火者元阳外越也，定有以上病情可凭，有脉极大，劲如石者元阳暴脱也，定有以上病情可凭，有身大热者此条有三：一者元阳外越，身必不痛不渴，无外感可凭；一者产妇血骤虚，阳无所附；一者吐血伤阴，元气无依，吐则气机发外，元气亦因而发外也，有满口齿缝流血者阳气虚不能统血，血盛故外越也，有气喘促、咳嗽痰涌者肺为清虚之脏，着不得一毫阴气，今心肺之阳不足，故不能制僭上之阴气也。阴气指肾水、肾火，此条言内伤，有大、小便不利者阳不足以化阴也，定有以上病情可凭。此处略具一二，再玩阳虚门问答便知。

辨认一切阴虚证法

凡阴虚之人，阳气自然必盛阳气二字，指火旺。火旺则水亏，此阴虚之所由来也。外虽现一切阴象，近似阳虚证，俱当以此法辨之，万无一失。阴虚病，其人必面目、唇口红色，精神不倦，张目不眠，声音响亮，口臭气粗，身轻恶热，二便不利，口渴饮冷，舌苔干黄或黑黄，全无津液，芒刺满口，烦躁谵语，或潮热盗汗，干咳无痰，饮水不休，六脉长大有力，种种病形皆是阴虚的真面目，用药即当益阴以破阳益阴二字，包括六阴在内，照上“气血盛衰篇”，论“气有余便是火”一段，存阴、救阴、化阴、育阴诸方俱备，仔细揣摩，便知阴虚之道也。然亦有近似阳虚者，历指数端。阴虚证，有脉伏不见，或细如丝，而若阳虚极者热极则脉伏也，定有以上病形可凭。有四肢冷如冰，而若阳绝者邪热内伏，而阳气不达于四末也，定有以上病情可凭。有忽然吐泻，大汗如阳脱者此热伏于中，逼出吐泻也，定有以上病形可凭。有欲言不能，而若气夺者热痰上升蔽壅也，定有以上病情可凭。此处不过具其一二，余于阴虚证作有问答数十条，反复推明，细玩便知。

按：阴虚证皆缘火旺火即气，火盛则伤血，此千古不易之理。后贤专以火立论，而阴虚证之真面目尽掩矣。仲景存阴、化阴、育阴、救阴之法俱废，无人识矣，今特证之。

外感说

夫病而曰外感者，病邪由外而入内也。外者何？风、寒、暑、湿、燥、火，六淫之气也。人若调养失宜，阴阳偶乖，六邪即得而干之。六气首重伤寒，因寒居正冬子令，冬至一阳生，一年之气机俱从子时始起，故仲景先师首重伤寒，提出六经大纲，病气挨次传递，始太阳而终厥阴。论伤寒，而暑、湿、燥、火、风俱括于内；论六日传经，而一年之节令已寓于中。真是仙眼仙心，窥透乾坤之秘；立方立法，实为万世之师。学者欲入精微，即在伤寒六经提纲病情、方法上探求，不必他书上追索。须知伤寒论阳明，而燥证之外感已寓其方；论太阴，而湿证之外感可推其药。他如言少阳、少阴、厥阴，而风、火之外感亦莫不具其法也。世之论外感者，务宜于仲景伤寒书上求之可也。

病之浅深轻重，固是不同，总不外乎六经。六经各有提纲病情，昭然如日月之经天，丝毫莫混。学者只要刻刻将提纲病情熟记胸中，再玩后之六经定法贯解，细心领会，便得步步规矩，头头是道之妙，方可以为世之良医也。

内伤说

内伤之论多矣，诸书统以七情赅之。喜盛伤心，怒盛伤肝，恐惧伤肾，忧思伤脾，悲哀伤肺，是就五脏之性情而论也。而余则统以一心括之。夫心者，神之主也。凡视听言动及五劳等情，莫不由心感召。人若心体泰然，喜怒不能役其神，忧思不能夺其柄，心阳不亏，何内伤之有乎？凡属内伤者，皆心气先夺，神无所主，不能镇定百官，诸症于是蜂起矣。此等症，往往发热咳嗽，少气懒言，身重喜卧，不思饮食，心中若有不胜其愁苦之境者，是皆心君之阳气弱，阳气弱一分，阴自盛一分，此一定之至理也。阳气过衰即不能制阴，阴气过盛势必上干，而阴中一线之元阳势必随阴气而上行，便有牙疼、腮肿、耳肿、喉痛之症。粗工不识，鲜不以为阴虚火旺也。不知病由君火之弱，不能消尽群阴，阴气上腾，故牙疼诸症作矣。再观于地气上腾而为黑云，遮蔽日光，雨水便降，即此可悟虚火之症，而知为阳虚阴盛无疑矣。古人有称“痨”字从

"火"者，即是内伤之主脑，惜乎言之未畅，而说之未当也。余故反复推明虚火之由，以为将来告。

望色

望色无他术，专在神气求。

实证多红艳，虚证白青浮。

部位须分定额心、颏肾、鼻脾、左腮肝、右腮肺，生克仔细筹。

吉凶都可料，阳浮记心头久病之人，未受外感，忽面现红光若无病者，乃元阳外越，旦夕死亡之征。

闻声

细听呼与吸呼出心肺，吸入肝肾，痰喘有无声。

呃逆分新久，微微言也厉声大也判盈缩。

抑郁多长气，腹痛定呻吟。

谵语虚实异，留神仔细评阳明实证谵语，乃热甚神昏，热极者，狂叫、喜笑不休。少阴虚寒证，言语错乱若谵语，其实非谵语也，乃气虚阳脱、神无所主也。

问症

探病须细问，疼痛何由生。

寒热分新久，痞满判重轻。

喜饮冷和热，二便黄与清。

妇女胎产异，经信最为凭。

切脉

脉分上中下，浮沉迟数衡。

有力与无力，虚实自然明。

大小兼长短，阴阳盛衰情。

二十八脉象，堪为学者绳脉之一途，千变万化，总在这"阴阳"两字上求之，其要不出浮沉、迟数、有力与无力耳。李士材之二十八脉，虽说繁冗，然逐步以言病，亦大费苦心，初学原不可少，此特明其要。

伤寒六经提纲病情

一日太阳，以“脉浮、头痛、项强、恶寒”八字为提纲，“恶寒”二字为病情。

二日阳明，以“胃家实”三字为提纲，“恶热”二字为病情。

三日少阳，以“口苦、咽干、目眩”六字为提纲，“喜呕”二字为病情。

四日太阴，以“腹满而吐，食不下，自利益甚，时腹自痛。若下之，必胸下结硬”二十三字为提纲，“食不下”三字为病情。

五日少阴，以“脉微细，但欲寐”六字为提纲，“但欲寐”三字为病情。

六日厥阴，以“消渴，气上冲心，心中疼热，饥而不欲食，食则吐蛔，下之利不止”二十四字为提纲，“不欲食”三字为病情。

六经定法贯解

凡病邪初入，必由太阳。太阳为寒水之区，居坎宫子位，人身之气机日日俱从子时发起。子为一阳，故曰太阳。太阳如天之日日从东海而出，海为储水之区，水性主寒，故曰太阳寒水，无微不照，阳光自内而发外，一身上下四旁，莫不毕照焉。所以主皮肤，统营卫，为一身之纲领。然太阳底面，即是少阴肾经相为表里也。若太阳病，过发汗则伤少阴肾中之真阳，故有亡阳之虞。所以近来医家、病家，畏桂、麻二汤发汗，等于砒毒，毫不敢用，由其不知桂、麻二汤非发汗之剂，乃协和营卫之方也。营卫协和，则向之伏于皮毛、肌肉间者，今皆随汗而尽越于外矣。邪出于外，则表气疏，里气畅，病所以立解矣。至若发汗而致亡阳者，岂真麻、桂之为害哉？不知由其人内本先虚，复感寒邪，今得桂、麻协和阴阳，鼓邪外出，大汗淋漓，而肾中一线之元阳，乘气机之鼓动，而与汗俱出，实气机势时之使然，非桂、麻之必使人亡阳也。观于气实之人发汗毫不为害，从可识矣。然则仲景又岂不知内虚之人不可发汗乎？观于食粥与不食粥、微发汗、更发汗、中病即止诸句，仲景已于内虚之人早为筹画矣。真是步步规矩，处处苦心，惜乎知之者寡耳。六经当以一贯解之，章旨太多，恐学者易倦，仍将六经分解，参以附解。须知分解还是贯解，附解不在分、贯之列，分、贯是六经大旨，附解是补六经未发之大意。

附解

按：六经以太阳为首，厥阴为终。经者，常道也。先天之真阳原寄于肾，肾与膀胱相表里肾为里，膀胱为表，真阳之气机发动，必先行于太阳经，而后行于诸经，昼夜循环，周而复始。然太阳四面皆水，寒气布护，故曰“太阳之上，寒气主之”。真阳之气，此刻初生，阳气甚微，若太阳经病过发汗，则伤肾中之真阳表阳被夺，里阳立消，故有亡阳之虞。须知太阳地界主寒，复感外寒之客气所犯，阻其真阳运行之机，故太阳之经证作。

二曰阳明，阳明地界主燥，客寒之气自太阳而走入燥地，寒邪便化为燥邪，燥邪入阳明经，而阻其真阳运行之机，则阳明之经证作。余仿此，学者务宜留心，六经各有表里，即有病经不病里处，详太阳附解。

太阳经证解

按：太阳一经，以寒为本太阳之上，寒气主之，故也。少阴为中气肾与膀胱为表里，太阳为标主外，是本经之标、本、中三气也。太阳一经为病，有经病本经自病，有伤风证经证中之兼证，有伤寒证经证中之兼症，有两感证经证中之兼证，有腑证太阳中之里证。腑证之中，又有蓄尿证、蓄热证、蓄血证、癃闭证腑证中恒有之病也。不可不知也。

经证者何？脉浮、头项强痛、恶寒发热是也经病情形。兼自汗而恶风者，则为伤风证，是太阳之卫分为风邪所伤也，主以桂枝汤，协和营卫，驱风邪外出，浅一层立法也。服此方而若解则病愈此刻节令之气寒，客风亦寒，故曰风寒。寒气即是风气，风气即是寒气。仲景以“风寒”冠首，一示厥阴循环之意，一示风轮主持大世界之意，“风”字宜活看。

经证而兼无汗者，则为伤寒证，是太阳之营分为寒邪所伤也，主以麻黄汤，大开腠理，俾营分之寒邪尽从汗出，深一层立法也。服此方而若解，则病愈此际若不知发汗，则病进从实；若过发汗，则证变从虚；若妄下，则证变从误。

经证而兼壮热、烦躁、脉浮紧者，则为两感证，是太阳之营卫，为风邪、寒邪所伤也。主以大青龙汤，营卫两解，风寒并驱，又深一层立法也。服此方而若解，则病愈两感证，又有一日太阳而与少阳同病，亦名两感证。三阳证与三阴证同见，亦名两感，用药即当解表温经，再看表里重轻。以上兼证三法，系本经恒有之候，非传经之谓也。传经法详附解。

设若不解，不传经则必传腑传经则现经证，传腑则现腑证。腑证者何？口渴而小便不利是也。是邪由太阳之经，而转入太阳之腑也，主以五苓散，化太阳之气。气化一行，小便亦利，邪亦可从此而出，病亦可从此解矣此处便是太阳首尾界限。

至于腑证之中，另有蓄尿一证病形小腹满、便短赤不利、口渴，盖膀胱乃储水之区，今为寒气所束，太阳之气微，不足以胜其寒邪之气，气机于是乎不运矣，气机一刻不运，则所储之水即不能出，势必上涌，而小腹作满，故名之曰蓄尿，主以五苓倍桂。桂本辛温，力能化太阳之寒气，气化一行，小便得出，病亦立解，此法中之法也。

另有蓄热一证病形小腹不满、口渴、溺赤，由寒邪入腑，从太阳之标阳而化为热。热甚则必涸其所注之水，故小腹不满而便不利，故名之曰蓄热，主以五苓去桂，加滑石以清利其热。热邪一去，腑自立安，亦法中之法也。

另有蓄血一证病形小腹硬满，缘由寒邪入腑，阻其太阳之气机，而循行本经之血液失其常度，不得归经，流入腑中，聚而不散，少腹硬满，故名之曰蓄血，主以五苓散中加桃仁、红花、当归、万年霜之类，从小便以逐其瘀，即可移危为安，皆不易之法也。

另有癃闭一证，与热结膀胱不同。热结者，尿常可出一二点，此则胀翻出窍，尿不得出，由三焦气机不运，水道壅塞太甚，法宜升提，俾壅者立开此下陷从上治法也，尿即得出，病亦可解，此皆不易之法也此太阳一经，经腑证形如是，至于传经，详附解。

附解

太阳经，有经证初见，不传本经之腑，而传阳明、少阳。三阳经证同见者，名三阳并病，即以三阳之法治之，如桂枝汤加葛根、柴胡是也。有经证初见，传阳明而不传少阳者，名二阳为病，即以二阳之法治之，如桂枝加葛根汤是也。又有三阳经证同见，而见太阴之腹满、自利，即于三阳表药中合理中之法治之。有经证初见，转瞬而见少阴之身重、欲寐者，肾与膀胱为表里，表病而及里也，当从少阴之法治之，如麻黄附子细辛汤是也。至于当汗而不汗、表里不通、壮热烦躁者，大青龙是也。经证误下遂利者，桂枝加葛根汤是也误下邪陷于内，故加葛根以举之。过汗而至汗不止者，桂枝加附子汤是也。下后而致脉促、胸满者，桂枝去芍药汤是也。仲景之法，总在活法圆通，并无死法，方方皆有妙义，轻重大有经权，学者先将六经提纲、病情熟记于心，方能见病知源。六经所主气机乃为本，客气所生乃为病，客气往往随主气而化为病，故一经一经，病形不同，虽云“伤寒”二字冠首，因寒在子，故也。

阳明经证解

按：阳明一经，以燥为本阳明之上，燥气主之，故也，太阴为中气脾与胃为表里，阳明为标主外，是本经之标、本、中三气也。有经证，有里证，有腑证，不可不知也。以下承接上太阳经太阳之寒邪未尽，势必传于阳明，则治阳明必兼治太阳。若全不见太阳之经证、腑证病情，独见阳明之经证、腑证，则专治阳明，方为合法。当知寒邪走入燥地，即从燥而化为燥邪，乃气机势时之使然也寒邪化燥，乃本经病机主脑。

经证者何？前额连眼眶胀痛，鼻筑气而流清，发热不恶寒。此际寒邪初入阳明之经，寒气尚有一线未化尽，故还见筑气、流清涕之寒形，渐渐发热，不恶寒“不恶寒”三字，便是寒邪俱化为热也。邪在经尚可解肌，故用葛根汤以解肌，俾邪从肌肉而出阳明主肌肉，故也，此本经浅一层立法也。服此方而邪若解，则病愈。设若不解，有传少阳之经而不传本经之腑；有传本经之腑，而不传少阳之经者出矣便是分途处。若本经经证合少阳之经证，名二阳合病，即以二阳之法治之，如葛根汤合柴胡汤是也。

若本经经证，而传入本经之里，则现口燥心烦，汗出恶热，渴欲饮冷这便是里证情形。此刻全无一点寒形，尽是一团燥热之邪气盘踞胃中，兼之胃乃多气多血之腑，邪热之气，又合胃中之气，二火交煽于中，则邪热炽矣。热甚则血亏，故口燥心烦，热蒸于外，故汗出，内热太甚，则乞救于外之水而欲为之扑灭，故大渴饮冷，仲景用白虎汤以救之，有不使邪热归腑之意，深一层立法也。服此方而若解，则病愈。

设若白虎力轻，未能扑灭其邪热，邪即入腑，便见张目不眠，声音响亮，口臭气粗，身轻恶热，大便闭塞等情，此际邪已归腑。邪至腑中，热已过盛，热盛必将肠胃中之血液灼尽，即肠胃中所存宿谷、糟粕中之津液，亦必灼尽。胃中枯槁，阴气不得上交，所以张目不眠。胃火旺极，故声音响亮，口臭气粗，身轻恶热。肠胃此际，无一毫血液运其糟粕，故大便闭塞。通身上下不啻一盆烈火，若不急为扑灭，顷刻将周身血液灼尽，脏腑有立坏之势也，主以大、小承气汤，苦寒陡进，推荡并行，火邪一灭，正气庶可复生。即有痞、满、实、燥、坚、谵语、狂走等情，皆缘热邪所致，俱当以此法为主，不可因循姑惜，酿成脱证之祸矣阳旺极，而阴必立消。

附解

病缘是伤寒为本，至于用大黄、芒硝、石膏之药，全不见伤寒面目，学者至此，每多茫然莫解，由其不知化机与六经所主耳。万病不出“阴阳”两字，阳极化阴，阴极化阳，自然之理。阴阳分布六经，六经各有所主之气，寒主太阳，燥主阳明，火主少阳，湿主太阴，热主少阴，风主厥阴。须知寒邪至燥也，寒气即化为燥邪，一定不易之理也譬如一团冷物放于热物之中，顷刻冷物亦化为热物；一团热物而放于冷物之中，顷刻热物亦化为冷物。知此化机，便得伤寒一贯之旨，庶可识仲景步步立法之苦心也。他经化机仿此。仲景以“伤寒”二字冠首者，寒居正冬子令，一阳初生，为一岁之首。一年分六气，六气配六经。一岁之气机，可以六日括之，六日之气机，又可以一日尽之。生生化化，循环不已，学者宜知。

少阳经证解

按：少阳一经，以火为本少阳之上，相火主之，故也，厥阴为中气肝与胆为表里，少阳为标主外，是本经之标、本、中三气也。有经证，有腑证，有半表半里证，不可不知也。以下承接阳明经如阳明之邪未罢，势必传于少阳，则治少阳，必兼治阳明。如全不见阳明之经证、腑证，而独见少阳之经、腑证者，则专治少阳，方为合法。

经证者何？头痛在侧，耳聋喜呕，不欲食，胸胁满，往来寒热是也。夫寒邪之客气，每至阳明燥地而化为燥邪，燥邪之客气未尽，遂传入少阳客寒至阳明，从燥而化为燥邪，燥邪入少阳，为病机主脑。盖少阳主枢，有枢转阴阳之道，今因燥邪之客气干之，阻其少阳条达之气机，正邪相击，故两侧头痛作矣耳前后、两侧俱属少阳，胆脉入耳，燥邪干之，清窍闭塞，耳遂骤聋。木原喜乎条达，呕则气动，木气稍泄，病故喜呕；木气不舒，上克脾土，土畏木克，故不欲食。胸胁者，肝胆所主之界限也，肝胆不舒，胀满并作即此便可悟客气之过也。客气详附解。少阳与太阴接壤，系阴阳交界之区，故曰半表半里。邪附于胆，出与阳争则热，入与阴争则寒阳指阳明，阴指太阴，故有寒热往来也。主以柴胡汤，专舒木气，木气得舒，枢机复运，邪自从枢转而出，此本经浅一层立法也。

用药未当，邪不即出，则必入腑，即现口苦、咽干、目眩六字乃本经腑证提纲，此际燥邪入腑，合本经标阳，燥与热合成一家，热甚则胆液泄，故口苦、咽干；肝开窍于目，与胆为表里，表病及里，里热太甚，必伤肝中所藏之血液，故目眩。主以黄芩汤，清其里热，里热一解，邪自灭亡，此本经深一层法也。

所谓半表半里证者何？即其所处之界，分而言之也。邪在三阳，俱以表称；邪在三阴，俱以里论。半表者从阳分少阳与阳明、太阳为一家也，半里者从阴分少阳与太阴接壤，太阴与少阴、厥阴为一家也，故诸书言疟病不离少阳，因其寒热之往来而决之于少阳也表邪之为病，寒热无定候；疟邪之为病，寒热有定候，以此别之。邪在少阳，不能从枢转而出，直趋阳明地界。阳明主燥，故病者发热即热疟也。邪苟不趋阳明，而专趋太阴。太阴主寒，故病者发寒即寒疟也。学者能于寒、热二字，探其轻重，则治疟不难也。

附解

有少阳经证初见，而合三阴为病者，即合三阴之法治之。须知伤寒有传经不传腑，传腑即不传经，更有直中太阴、少阴、厥阴。切切不可拘于“一日太阳，二日阳明”上搜寻。总在这六经提纲病情上体会，即误治变逆，亦可知也。即本经自受之风，自受之寒，自受之热，皆可以辨也。《伤寒》一书，通体就在这“邪正”二字。正气乃六经之本气也，寒为太阳之本气，燥为阳明之本气，火为少阳之本气，湿为太阴之本气，热为少阴之本气，风为厥阴之本气。六经之本气，乃一定不易之气也。六经只受得先天之真气，受不得外来之邪气。邪气即客气也。客气者何？风、寒、暑、湿、燥、火是也。此六客者，天地常有之客也。正气旺者，客气不得而干之；正气弱者，客气即得而入之。六客皆能损人之气血，戕人之性命，故仲景首以寒客立论，先提出六经本气，后指出寒邪之客气。或在三阳，或在三阴；或病于经，或病于腑；或病于卫，或病于营；或随燥化，或随热化，或随湿化，或从火化，或从风化；或邪在表，误下而入内；或邪在里，误汗而变逆。出入变化，往来盛衰，皆客气流行自然之道，实因人身五脏六腑之偏盛致之也。学者务要识得六经本气、病情、提纲，即能明客气之所在，而用药有据，则不惑也。仲景虽未将六客逐位立论，举伤寒一端，而六客俱在也。即外之尸气、瘴气、疫气、四时一切不正之气，亦皆可仿此而推也。

太阴经证解

按：太阴一经，以湿为本太阴之上，湿气主之，故也，阳明为中气胃与脾为表里，太阳为标主外，是本经之标、本、中三气也。有经证，有五饮证，有着痹、行痹证，有阳黄、阴黄证本经恒有之病，不可不知也。以下承接少阳经如少阳之邪未罢，势必传入太阴，则治太阴，必兼治少阳。若全不见少阳之经腑证，则专治太阴，方为合法。

经证者何？腹满而吐，食不下，时腹自痛，自利益甚，手足自温是也。夫太阴主湿而恶湿太阴为阴经，与阳经有别。寒邪由太阳、阳明、少阳，此际寒邪全化为热，并无寒邪之形，即有寒者，皆由太阳误下，而寒陷于内者有之。务要知得少阳火邪传至太阴，即从太阴湿而化为湿邪，为传经病机主脑，少阳之热邪入而附之，即从湿化，湿气太甚，阻滞中脘。邪乘于上，则腹满而吐；邪乘于下，则腹痛自利。四肢禀气于胃，邪犯脾未犯胃，故虽有吐利，而手足尚温也。主以理中汤，直守其中，上下自定，乃握要之道也。若桂枝倍芍药汤，是太阳经证误下，而寒邪陷入太阴之内也三阴证，原不在发汗之例，不应用桂枝。若此方而用桂枝者，仍是复还太阳之表也，须知。

至于五饮证者何？夫饮者，水之别名也，即以一“水”字括之，不必另分名目。名目愈多，旨归即晦，学者更无从下手，故仲景列于太阴。太阴主湿，湿即水也本经是水，复得外来之客水，水盛则土衰，土衰即不能制水，以致寒水泛溢，或流于左，或流于右，或犯心下，或直下趋，或化为痰，种种不一，故有五饮之说焉。经云：“脾无湿不生痰。”即此一语，便得治五饮之提纲也。治法总不外健脾、温中、除湿、行水、燥脾为主，因其势，随其机，而导之利之，即得步步立法之道也。

所谓着痹、行痹者何？夫痹者，不通之谓也。经云：“风、寒、湿三气，合而为痹。”风胜为行痹，寒胜为着痹行痹流走作痛，着痹痛在一处，风为阳而主动，风行而寒湿随之，故流走作痛；寒为阴而主静，寒停不行，风湿附之，故痛处有定。风、寒、湿三气，闭寒经络，往往从本经中气化为热邪，热盛则阴亏而火旺，湿热熏蒸，结于经隧，往往赤热肿痛，手不可近，法宜清热润燥。若忽突起，不赤不痛，则为溢饮所致，又当温中除湿，不可不知也。

所谓阳黄、阴黄者何？夫黄者，土之色也，今为湿热蒸动，土象外呈，故周身皮肤尽黄。阳者，邪从中化中者，胃也。少阳之热，不从太阴之湿化，而从中化，胃火与湿合，熏蒸而色黄；阴者，邪从湿化。阳主有余，阴主不足。阳者主以茵陈五苓散，阴者主以附子理中汤加茵陈。立法总在湿热、阴阳二字分途，外验看病人之有神无神、脉之有力无力、声之微厉，则二证之盛衰立决矣。

附解

夫人身立命，全赖这一团真气流行于六步耳真气乃人立命之根，先天种子也，如天日之流行，起于子宫。子为一，乃数之首也。六步即三阳经、三阴经也。以六步合而观之，即乾坤两卦也三阳即乾卦，三阴即坤卦。真气初生，行于太阳经；五日而一阳气足五日为一候，又为一元，真气行于阳明经；又五日而二阳气足此际真气渐甚，真气行于少阳经；又五日而三阳气足合之三五得十五日，阳气盈，月亦圆满。月本无光，借日之光以为光，三阳气足，故月亦圆也，此际真气旺极，极则生一阴，真气行于太阴经；五日而真气衰一分，阴气便旺一分也，真气行于少阴经；又五日而真气衰二分，阴气便旺二分也，真气行于厥阴经；又五日而真气衰极，阴气旺极也三阳十五日，三阴十五日，合之共三十日，为一月。一月为一小周天，一岁为一大周天。一日为一小候。古人积日成月，积月成岁，乃不易之至理。一岁之中，上半岁属三阳，下半岁属三阴；一月之内，上半月属三阳，下半月属三阴；一日之内，上半日属三阳，下半日属三阴。一年之气机，即在一月尽之；一月之气机，又可以一日括之。三五而盈，三五而缩，盛衰循环不已，人身气机亦然。阴极复生一阳，真气由盛而衰，由衰而复盛，乃人身一付全龙也人活一口气，即此真气也。

须知天地以日月往来为功用，人身以气血往来为功用气即火也，日也；血即水也，月也。人活天地之气，天道有恒，故不朽；人心无恒，损伤真气，故病故死。惟仲景一人明得阴阳这点真机，指出三阴三阳界限，提纲挈领，开创渡世法门，为群生司命之主。后代注家，专在病形上论三阴三阳，固是，究未领悟气机，指出所以然之故，以致后学无从下手，虽记得三阳三阴，而终莫明其妙也。余故不惮烦，特为指出。

少阴经证解

按：少阴一经，以热为本少阴之上，君火主之，故也，太阳为中气小肠与心为表里，少阴为标主外，是本经之标、本、中三气也。有经证，有协火证，有协水证，不可不知也本经上火下水：上火，即手少阴心；下水，即足少阴肾。以下承接太阴经太阴之客邪未罢，势必传于少阴，则治少阴，必兼治太阴；若全不见太阴证，而专见少阴证，则专治少阴，方为合法。

经证者何？脉微细、但欲寐是也。夫细微、欲寐，少阴之病情悉具，元阳之虚，不交于阴，阴气之弱，不交于阳，可知也。主以麻黄附子细辛汤，令阴阳交而水火合，非发汗之义也世多不识。服此方而病可立解，立法之奇，无过于此。

至于协火而动者何？病人真阳素旺，客邪入而附之，即从阳化而为热。热甚则血液必亏，故病见心烦不眠，肌肤燥熯，小便短而咽中干，法宜养阴以配阳，主以黄连阿胶汤，分解其热，润泽其枯。

若协水而动者何？病人真阳素弱阳弱阴必盛，客邪入于其中，即从阴化。阴气太盛，阳光欲绝，故病见目瞑倦卧、声低息短、少气懒言、身重恶寒、四肢逆冷，法宜回阳，阳旺阴自消，病庶几可愈矣。

附解

凡三阴证，以温补为要。是阴盛阳必衰，故救阳为急。三阳证，以解散清凉为主，是阳盛阴必亏，故救阴为先。然阳中有阴证，阴中有阳证，彼此互和，令人每多不解处，由其未将三阳三阴各有配偶认清，遂把病机辨察不确，六经不啻尘封也。

厥阴经证解

按：厥阴一经，以风为本厥阴之上，风气主之，故也，少阳为中气胆与肝为表里，厥阴为标主外，是本经之标、本、中三气也。有经证，有纯阳证，有纯阴证，有寒热错杂证，不可不知也。以下承接少阴经少阴之客邪未罢，势必传于厥阴，则治厥阴，必兼治少阴；若全不见少阴经证，而独见厥阴，则专治厥阴，方为合法。

经证者何？消渴、气上撞心、心中疼热、饥而不欲食、食则吐蛔、下之利不止是也。夫厥阴之木气，从下起而上合于手厥阴包络，包络主火，风火相合为病。风火相煽，故能消；火盛津枯，故见渴；包络为心之外垣，心包火动，故热气撞心而疼；木气太盛，上凌脾土，土畏木克，故饥而不欲食；蛔虫禀厥阴风木所化，故吐蛔；木既克土，土气大虚，若更下之，故利不止是促其生化之机也。主以当归四逆汤、乌梅丸两方当归四逆汤是经证之主方，乌梅丸是厥阴之总方。方中寒热并行，重在下降，立法大费苦心细玩《长沙歌括》方解，便易明白。

至于纯阳一证，乃客邪从本经之中气所化也少阳主君火，客邪从火化。故见热深厥深，上攻而为喉痹，下攻而便脓血外现张目不眠、口臭气粗之火象，有似阳明腑证形，在上则以黄连、二冬、阿胶、鸡子清，在下则以黄连、二冬、阿胶、鸡子黄治之，此润燥救阴之意也。

若纯阴证者何？原由客邪入厥阴，不从中化而从标化，标为至阴，客邪亦阴，故病见纯阴外现必目瞑倦卧、身重懒言、四肢逆冷、爪甲青黑、腹痛拘急等形，是也。法宜回阳，阳回则阴消，而病可瘳矣。

至若错杂者何？标阴与中同病也外现腹中急痛、吐利厥逆、心中烦热、频索冷饮、饮而即吐者是也，法宜大剂回阳，少加黄连汁同服，寒热互用，是因其错杂，而用药亦错杂也。

附解

六经各有标、本、中三气为主，客邪入于其中，便有从中化为病，有不从中化而从标化为病，有本气为病。故入一经，初见在标，转瞬在中。学者不能细心研究，便不知邪之出入也。余于六经定法，作为贯解，加以附解，不过明其大致，而细蕴处，犹未推明，得此一线之路，便解得三百九十七法之旨也。请细玩陈修园先生《伤寒浅注》，乃可造其精微也。

卷 二

医学一途，至微至精，古人立法立方，皆原探得阴阳盈虚消长、生机化机至理，始开渡世之法门，立不朽之功业，诚非易事也。全碌碌庸愚，何敢即谓知医，敢以管见臆说，为将来告。窃念一元肇始，人身性命乃立，所有五脏六腑、九窍百脉、周身躯壳俱是天地造成，自然之理。但有形之躯壳，皆是一团死机，全赖这一团真气运用于中，而死机遂转成生机。奈人事不济，不无损伤，真气虽存，却借后天水谷之精气而立。经云：无先天而后天不立，无后天而先天亦不生。故先天之本在肾即真阳之寄处，后天之本在脾即水谷之寄处，水谷之精气与先天之真气相依而行，周流上下四旁，真是无微不照者也。盖上下四旁，即三阴三阳六步，其中寓五行之义，各有界限。发病损伤，即有不同，总以阴、阳两字为主。阴盛则阳必衰，阳盛则阴必弱，不易之理也。然阴虚与阳虚，俱有相似处，学者每多不识，以致杀人。全不佞，采取阳虚、阴虚证各数十条作为问答，阴、阳二证判若眉列，以便学者参究，知得立解之意，则不为他证所惑，非有补于医门者哉？

阳虚证门问答

问曰：头面畏寒者，何故？

答曰：头为诸阳之首，阳气独盛，故能耐寒。今不耐寒，是阳虚也。法宜建中汤加附子，温补其阳自愈。

建中汤

桂枝九钱　白芍六钱　甘草六钱，炙　生姜九钱　大枣十二枚　饴糖五钱　附子三钱

[用药意解]

按：桂枝辛温，能扶心阳。生姜辛散，能散滞机。熟附子大辛大热，足壮先天元阳。合甘草、大枣之甘，辛甘能化阳也。阳气化行，阴邪即灭，气机自

然复盛，仍旧能耐寒也。但辛热太过，恐伤阴血，方中芍药苦平，饴糖味甘，合之苦甘能化阴也。此病重在阳不足一面，故辛热之品多，而兼化阴，亦是用药之妙也。此方乃仲景治阳虚之总方也，药味分两，当轻当重，当减当加，得其旨者，可即此一方，而治百十余种阳虚证候，无不立应。

问曰：畏寒与恶风有别否？

答曰：恶风者，见风始恶，非若畏寒者之不见风而亦畏寒也。恶风一症，兼发热、头项强痛、自汗者，仲景列于太阳风伤卫证，主桂枝汤。畏寒一症，兼发热、头项强痛、无汗者，仲景列于太阳寒伤营证，主麻黄汤。若久病之人，无身热、头痛等症，而恶风者，外体虚也卫外之阳不足也。而畏寒者，内气馁也元阳衰于内，而不能充塞也。恶风者可与黄芪建中汤，畏寒者可与附子甘草汤。新病与久病畏寒恶风，有天渊之别，学者务宜知之。

桂枝汤

桂枝九钱　白芍六钱　甘草六钱，炙　生姜九钱　大枣十二枚

麻黄汤

麻黄六钱　桂枝三钱　杏仁二钱　甘草二钱，炙

黄芪建中汤

同上，加黄芪一味

附子甘草汤

附子一两　甘草六钱，炙

[用药意解]

按：桂枝汤一方，乃协和营卫之剂也。桂枝辛温，能化太阳之气；生姜辛散，能宣一切滞机。桂枝与生姜同气相应，合甘草之甘，能调周身之阳气，故曰辛甘化阳。阳气既化，恐阴不与之俱化，而邪亦未必遽出也，又得芍药之苦平，大枣之甘平，苦与甘合，足以调周身之阴液，故曰苦甘化阴。阴阳合化，协于中和，二气流通，自然无滞机矣。故曰营卫协和，则病愈。仲景更加服粥以助之，一取水谷之精以为汗，一是壮正气而胜邪气也。

按：麻黄汤一方，乃发汗之峻剂也。因寒伤太阳营分，邪在肤表肌腠浅一层，肤表深一层，表气不通，较桂枝证更重，故以麻黄之轻清，大开皮毛为君，皮毛大开，邪有路出；恐不即出，故以杏仁利之，气机得利，邪自不敢久停，

复得甘草和中，以助其正；更佐桂枝，从肌腠以达肤表，寒邪得桂枝辛温，势不能不散，遂从肤表达肌腠而出也。仲景不用服粥，恐助麻黄而发汗太过也“发汗”二字，大有深义。汗本血液，固是养营之物，何可使之外出也？不知寒邪遏郁，气机血液不畅，则为病。此际之血液，不能养营，必使之外出，即是除旧布新之义也。病家切不可畏发汗，汗出即是邪出也。医家切不可不发汗，当知有是病即当用是药。总之，认证贵宜清耳。

按：黄芪建中汤一方，乃桂枝汤加饴糖、黄芪耳。夫桂枝汤乃协和营卫之祖方也，复得黄芪能固卫外之气。饴糖一味有补中之能。若久病恶风之人，皆原中气不足，卫外气疏，今得桂枝汤调和阴阳，黄芪、饴糖卫外守中，而病岂有不愈者乎？

按：附子甘草汤一方，乃先后并补之妙剂也。夫附子辛热，能补先天真阳；甘草味甘，能补后天脾土，土得火生而中气可复附子补先天之火，火旺自能生脾土，故曰“中气可复”。若久病畏寒之人，明系先天真阳不足，不能敌其阴寒之气，故畏寒。今得附子而先天真火复兴，得甘草而后天脾土立旺，何患畏寒之病不去乎？

附：伏火说

世多不识伏火之义，即不达古人用药之妙也。余试为之喻焉：如今之人将火煽红，而不覆之以灰，虽焰，不久即灭；覆之以灰，火得伏，即可久存。古人通造化之微，用一药、立一方，皆有深义。若附子、甘草二物，附子即火也，甘草即土也。古人云：“热不过附子，甜不过甘草。”推其极也，古人以药性之至极，即以补人身立命之至极，二物相需并用，亦寓回阳之义，亦寓先后并补之义，亦寓相生之义，亦寓伏火之义，不可不知。

问曰：头面忽浮肿，色青白，身重欲寐，一闭目觉身飘扬无依者，何故？

答曰：此少阴之真气发于上也。原由君火之弱，不能镇纳群阴，以致阴气上腾，蔽塞太空，而为浮肿，所以面现青黑，阴气太盛，逼出元阳，故闭目觉飘扬无依。此际一点真阳为群阴阻塞，不能归根；若欲归根，必须荡尽群阴，乾刚复振。况身重欲寐，少阴之真面目尽露，法宜潜阳，方用潜阳丹。

潜阳丹

西砂一两姜汁，炒　附子八钱　龟甲二钱　甘草五钱

[用药意解]

按：潜阳丹一方，乃纳气归肾之法也。夫西砂辛温，能宣中宫一切阴邪，又能纳气归肾。附子辛热，能补坎中真阳，真阳为君火之种，补真火即是壮君火也。况龟甲一物，坚硬，得水之精气而生，有通阴助阳之力，世人以利水滋阴目之，悖其功也。佐以甘草补中，有伏火互根之妙，故曰潜阳。

问曰：病将瘥，一切外邪悉退，通身面目浮肿者，何故？

答曰：此中气不足，元气散漫也。夫病人为外邪扰乱，气血大亏，中气未能骤复。今外邪虽去，而下焦之阴气乘中土之虚，而上下四窜，故通身浮肿。虽云君火弱不足以制阴，此证实由脾土虚不能制水，而水气汜溢，可名水肿。一者脾土太弱，不能伏火，火不潜藏，真阳之气外越，亦周身浮肿，可名气肿。总而言之，不必定分何者为气肿、水肿，要知气行一寸，水即行一寸，气行周身，水即行周身，是元气散漫，而阴水亦散漫也。治病者不必见肿治肿，明知其土之弱，不能制水，即大补其土以制水；明知其元阳外越，而土薄不能伏之，即大补其土以伏火。火得伏而气潜藏，气潜藏而水亦归其宅，何致有浮肿之病哉！经云“火无土不潜藏”，真知虚肿之秘诀也。而余更有喻焉：试即蒸笼上气，而以一纸当气之上，顷刻纸即湿也。以此而推，气行则水行，气伏则水伏，可以无疑矣。此证可用理中汤加砂、半、茯苓温补其土，自愈。

理中汤

人参四钱　白术一两　干姜一两　甘草三钱，炙　西砂四钱　半夏四钱　茯苓三钱

[用药意解]

按：理中汤一方，乃温中之剂也。以白术为君，大补中宫之土；干姜辛热，能暖中宫之气；半、茯淡燥，有行痰逐水之能；西砂辛温，有纳气归肾之妙。但辛燥太过，恐伤脾中之血，复得人参微寒，足以养液，刚柔相济，阴阳庶几不偏。然甘草与辛药同用，便可化周身之阳气。阳气化行，而阴邪即灭，中州大振，而浮肿立消，自然体健而身安矣。

问曰：眼中常见五彩光华，气喘促者，何故？

答曰：此五脏之精气发于外也。夫目窠乃五脏精华所聚之地，今病人常见五彩光华，则五气之外越可知，而兼气喘，明系阴邪上干清道，元阳将欲从目

而脱，诚危候也。法宜收纳阳光，仍返其宅，方用三才封髓丹。

封髓丹

黄柏一两　砂仁七钱　甘草三钱，炙

[用药意解]

按：封髓丹一方，乃纳气归肾之法，亦上、中、下并补之方也。夫黄柏味苦入心，禀天冬寒水之气而入肾，色黄而入脾，脾也者，调和水火之枢也，独此一味，三才之义已具。况西砂辛温，能纳五脏之气而归肾，甘草调和上下，又能伏火，真火伏藏，则人身之根蒂永固，故曰封髓。其中更有至妙者，黄柏之苦，合甘草之甘，苦甘能化阴。西砂之辛，合甘草之甘，辛甘能化阳。阴阳合化，交会中宫，则水火既济，而三才之道其在斯矣。此一方不可轻视，余常亲身阅历，能治一切虚火上冲，牙疼、咳嗽、喘促、面肿、喉痹、耳肿、目赤、鼻塞、遗尿、滑精诸症，屡获奇效，实有出人意外，令人不解者。余仔细揣摹，而始知其制方之意，重在调和水火也，至平至常，至神至妙，余经试之，愿诸公亦试之。

附：七绝一首

阴云四合日光微，转瞬真龙便欲飞真龙即真火，或上或下，皆能令人病。在上则有牙疼、喘促、耳、面肿诸症，在下则有遗尿、淋、浊、带诸症，学者苟能识得这一点真阳出没，以此方治之，真有百发百中之妙。

识得方名封髓意，何忧大地不春归。

问曰：两目忽肿如桃，头痛如裂，气喘促，面、唇青黑者，何故？

答曰：此先天真火缘肝木而上，暴发欲从目脱也。夫先天之火原寄于肾，病人阴盛已极，一线之元阳即随阴气而上升。水为木母，母病及子，故缘肝木而上，厥阴脉会顶颠，真气附脉络而上行，阳气暴发，故头痛如裂。肝开窍于目，故肿如桃。气喘促者，阴邪上干清道，上下有不相接之势也。面、唇青黑，皆系一团阴气。元阳上脱，已在几希之间。此际若视为阳证，而以清凉发解投之，旦夕即死也。法宜四逆汤以回阳祛阴，可愈。

四逆汤

附子一枚生　干姜一两五钱　甘草二两，炙

［用药意解］

按：四逆汤一方，乃回阳之主方也。世多畏惧，由其不知仲景立方之意也。夫此方既列于寒入少阴，病见爪甲青黑、腹痛下利、大汗淋漓、身重畏寒、脉微欲绝、四肢逆冷之候，全是一团阴气为病，此际若不以四逆回阳，一线之阳光，即有欲绝之势。仲景于此，专主回阳以祛阴，是的确不易之法。细思此方，既能回阳，则凡世之一切阳虚阴盛为病者皆可服也，何必定要见以上病情，而始放胆用之，未免不知几也。夫知几者，一见是阳虚症，而即以此方在分两轻重上斟酌，预为防之，万不致酿成纯阴无阳之候也。酿成纯阴无阳之候，吾恐立方之意固善，而追之不及，反为庸庸者所怪也。怪者何？怪医生之误用姜、附，而不知用姜、附之不早也。仲景虽未一一指陈，凡属阳虚之人，亦当以此法投之，未为不可。

所可奇者，姜、附、草三味，即能起死回生，实有令人难尽信者。余亦始怪之而终信之，信者何？信仲景之用姜、附而有深义也。考古人云："热不过附子。"可知附子是一团烈火也。凡人一身全赖一团真火，真火欲绝，故病见纯阴。仲景深通造化之微，知附子之力能补先天欲绝之火种，用之以为君。又虑群阴阻塞，不能直入根蒂，故佐以干姜之辛温而散，以为前驱。荡尽阴邪，迎阳归舍，火种复兴，而性命立复，故曰回阳。阳气既回，若无土覆之，光焰易熄，虽生不永，故继以甘草之甘，以缓其正气，缓者即伏之之意也。真火伏藏，命根永固，又得重生也。此方胡可忽视哉？

迩来世风日下，医者不求至理，病家专重人参。医生入门，一见此等纯阴无阳之候，开口以人参回阳，病家却亦深信，全不思仲景为立法之祖，既能回阳，何为不重用之，既不用之，可知非回阳之品也。查人参，性甘微寒，主补五脏，五脏为阴，是补阴之品，非回阳之品也，明甚。千古混淆，实为可慨。

问曰：病人两耳前后忽肿起，皮色微红，中含青色，微微疼，身大热，两颧鲜红，口不渴，舌上青白苔，两尺浮大而空者，何故？

答曰：此先天元阳外越，气机附少阳而上也。夫两耳前后，俱属少阳地界，今忽肿微痛，红色中含青色，兼之两颧色赤，口不渴，而唇舌青白，知非少阳之风火明矣。如系少阳之风火，则必口苦咽干，寒热往来，红肿痛甚，唇舌定不青白。今见青白苔，而阳虚阴盛无疑。身虽大热，无头疼、身痛之外感可据，元阳外越之候的矣。况两尺浮大而空，尺为水脏，水性以下流为顺，故脉以沉细而濡为平。今浮大而空，则知阴气太盛，一线之阳光，附阴气而上腾，有欲竭之势也。此际当以回阳祛阴、收纳真气为要。若不细心斟究，直以清凉解散投之，旦夕即亡。方宜白通汤主之，或潜阳丹亦可，解见上。

白通汤

附子一枚，生　干姜二两　葱白四茎

[用药意解]

按：白通汤一方，乃回阳之方，亦交水火之方也。夫生附子大热纯阳，补先天之火种；佐干姜以温中焦之土气，而调和上下；葱白一物，能引离中之阴，下交于肾，生附子又能启水中之阳，上交于心。阴阳交媾，而水火互根矣。仲景一生学问，就在这“阴阳”两字，不可偏盛。偏于阳者则阳旺，非辛热所宜；偏于阴者则阴旺，非苦寒所可。偏于阴者，外邪一入，即从阴化为病，阴邪盛则灭阳，故用药宜扶阳；邪从阳化为病，阳邪盛则灭阴，故用药宜扶阴。此论外感从阴从阳之道也，学者苟能于阴阳上探求至理，便可入仲景之门也。

问曰：病人素缘多病，两目忽陷下，昏迷不醒，起则欲绝，脉细微而空者，何故?

答曰：此五脏之真气欲绝，不能上充而下陷，欲从下脱也。夫人身全赖一团真气，真气足则能充满，真气衰则下陷，此气机自然之理。今见昏迷，起则欲绝，脉微，明是真气之衰，不能支持也。法宜峻补其阳，方宜四逆汤以回其阳，阳气复回，而精气自然上充也。方解见上。

问曰：病后忽鼻流清涕不止，忿嚏不休，服一切外感解散药不应而反甚者，何故?

答曰：此非外感之寒邪，乃先天真阳之气不足于上，而不能统摄在上之津液故也。此等病近似寒邪伤肺之证，世医不能分辨，故投解散药不愈而反甚。不知外感之清涕忿嚏，与真气不足之清涕、忿嚏不同。外感之清涕、忿嚏，则必现发烧、头疼、身痛、畏寒、鼻塞之情形。真气不足之清涕忿嚏，绝无丝毫外感之情状。况又服解散药不愈，更为明甚。法宜大补先天之阳，先天之阳足，则心肺之阳自足。心肺之阳足，则上焦之津液，必不致外越也。人身虽云三焦，其实一焦而已。方宜大剂四逆汤，或封髓丹亦可，方解见上。即姜桂汤亦可。

姜桂汤

生姜一两五钱　桂枝一两

[用药意解]

按：姜桂汤一方，乃扶上阳之方也。夫上焦之阳原属心肺所主，今因一元之气不足于上，而上焦之阴气即旺，阴气过盛，阳气力薄，即不能收束津液。今得生姜之辛温助肺，肺气得助，而肺气复宣，节令可行；兼有桂枝之辛热以扶心阳。心者，气之帅也，心阳得补，而肺气更旺肺居心上如盖，心属火，有火即生炎，炎即气也。肺如盖，当炎之上，炎冲盖底；不能上，即返于下，故曰："肺气下降"，即此理也。肺气既旺，清涕何由得出？要知扶心阳，即是补真火也二火原本一气。嚏本水寒所作肾络通于肺，肾寒，故嚏不休，方中桂枝不独扶心阳，又能化水中之寒气，寒气亦解，而嚏亦无由生。此方功用似专在上，其实亦在下也。学者不可视为寻常，实有至理存焉。

或又曰：扶心阳而肺气更旺，夫心火也，肺金也，补心火，而肺不愈受其克乎？

曰：子不知五行禀二气所生乎！五脏只受得先天之真气，原受不得外来之客气。今所扶者是先天之真气，非外感之客气，既云受克，则肺可以不必居心上也。况此中之旨微，有不可以尽泄者。

问曰：病人两耳心忽痒极欲死者，何故？

答曰：此肾中之阳暴浮也。夫两耳开窍于肾，肾中之火暴发于上，故痒极欲死。

或又曰：肝胆脉亦入耳，肝胆有火，亦可发痒，先生独重肾气，而不言肝胆之火，未免固执。

曰：子言肝胆有火，必不专在耳心，别处亦可看出，必不忽痒极欲死。今来者骤然，故直断之曰肾中之阳暴发也，法宜收纳真气为要。方用封髓丹，解见上。

问曰：病人两唇肿厚，色紫红，身大热，口渴喜热饮，午后畏寒，小便清长，大便溏泄，日二三次，脉无力者，何故？

答曰：此脾胃之阳竭于上也。夫两唇属脾胃，肿而色紫红，近似胃中实火，其实非实火也。实火之形，舌黄而必干燥，口渴必喜饮冷，小便必短，大便必坚，身大热，必不午后畏寒。此则身虽大热，却无外感可据。午后畏寒，明明阴盛阳衰，口渴而喜热饮，中寒之情形悉具。兼之二便自利，又日泄三五次，已知土气不实，况脉复无力，此际应当唇白之候，今不白而反紫红、肿厚，绝无阳证可凭，非阴盛逼出中宫之阳而何？法宜扶中宫之阳，以收纳阳气为主，方宜附子理中汤。

附子理中汤

附子一枚　白术五钱　干姜五钱　人参二钱，炙　甘草三钱，炙

[用药意解]

按：附子理中汤一方，乃先后并补之方也。仲景之意，原为中土太寒立法，故以姜、术温燥中宫之阳；又恐温燥过盛，而以人参之微寒继之，有刚柔相济之意；甘草调和上下，最能缓中。本方原无附子，后人增入附子而曰附子理中，觉偏重下焦，不可以“理中”名。余谓先后并补之方，因附子之功在先天，理中之功在后天也。此病既是真气欲竭在中宫之界，非附子不能挽欲绝之真阳，非姜、术不足以培中宫之土气，用于此病，实亦妥切。考古人既分三焦，亦有至理，用药亦不得混淆。上焦法天，以心肺立极；中焦法地，以脾胃立极；下焦法水，以肝肾立极。上阳、中阳、下阳，故曰三阳。其实下阳为上、中二阳之根，无下阳，即是无上、中二阳也。下阳本乎先天所生，中阳却又是先天所赖，中阳不运，上下即不相交。故曰：“中也者，天下之大本也。”后天既以中土立极，三焦亦各有专司，分之为上、中、下，合之实为一元也。用药者，须知立极之要，而调之可也。

问曰：满口齿缝流血不止，上下牙齿肿痛，口流清涎不止，下身畏寒，烤火亦不觉热者，何故？

答曰：此肾中之真阳欲绝，不能统肾经之血液也。夫齿乃骨之余，骨属肾，肾中含一阳，立阴之极，以统乎肾经之血液。肾阳苟足，齿缝何得流血不止？齿牙肿痛，明系阴气上攻，况口流涎不止，畏寒烤火亦不觉热，而真阳之火种，其欲绝也明甚。此证急宜大剂四逆汤，以救欲绝之真火，方可。若谓阴虚火旺，而以滋阴降火之品投之，是速其危也。四逆汤解见上。

问曰：病人口忽极臭，舌微黄而润滑，不思水饮，身重欲寐者，何故？

答曰：此先天真火之精气发泄也。夫臭乃火之气，极臭乃火之极甚也。火甚宜乎津枯，舌宜乎干燥而黄，应思水饮，身必不重，人必不欲寐。今则不然，口虽极臭，无胃火可凭；舌虽微黄，津液不竭，无实火可据。不思水饮，身重欲寐，明系阴盛逼出真火之精气，有脱之之意也。

或又曰：真阳上腾之证颇多，不见口臭，此独极臭，实有不解。

曰：子不观药中之硫黄乎？硫黄秉火之精气所生，气味极臭，药品中秉火气所生者亦多，而何不臭？可知极臭者，火之精气也。此等证乃绝证也，十有九死，法宜收纳真阳，苟能使口臭不作，方有生机。方用潜阳丹治之，解见上。

问曰：病人舌忽不能转动，肢忽不能升举，睡中口流涎不觉者，何故？

答曰：此阴盛而元阳不固不运也。夫人一身关节窍道，全赖真气布护运行。真气健旺，则矫捷自如，出纳有节，焉有舌不能转，肢不能举，睡中流涎不觉者乎？余故直决之曰：阴盛而元阳不固不运也。

或又曰：中风、中痰亦能使人舌不能转，肢不能举，先生独重阳虚阴盛，不能无疑。

曰：子不知中风、中痰之由乎？风由外入，痰因内成，总缘其人素禀阳虚，损伤已极，而外之风邪始得乘其虚隙而入之。阳衰在何处，风邪即中何处，故有中经、中腑、中脏之别。阳虚则中宫健运之力微，中宫之阴气即盛，阴气过盛，而转输失职，水谷之湿气，与内之阴气相聚，而为涎为痰，久久阳微，寒痰上涌，堵塞清道，遂卒倒昏迷，而曰中痰也。

此病可与附子理中汤加砂半，方解见上。中风者，按陈修园《医学三字经》法治之。中痰者，可与姜附茯半汤治之。

姜附茯半汤

生姜二两，取汁　附子一两　茯苓八钱　半夏七钱

[用药意解]

按：姜附茯半汤一方，乃回阳降逆、行水化痰之方也。夫生姜辛散，宣散壅滞之寒；附子性烈纯阳，可救先天之火种，真火复盛，阴寒之气立消；佐茯苓健脾行水，水者痰之本也，水去而痰自不作；况又得半夏之降逆化痰，痰涎

化尽，则向之压于舌本者解矣。清道无滞，则四肢之气机复运，而伸举自不难矣。

问曰：平人忽喉痛甚，上身大热，下身冰冷，人事昏沉者，何故？

答曰：此阴盛而真气上脱，已离乎根，危之甚者也。夫喉痛一症，其在各经邪火所作，必不上热下寒，即来亦不骤。今来则急如奔马，热上寒下，明明一线之阳光，为阴气所逼，已离乎根也。

或又曰：既言平人，何得即谓之阳欲脱乎？

曰：子不知人身所恃以立命者，其惟此阳气乎？阳气无伤，百病自然不作；阳气若伤，群阴即起。阴气过盛，即能逼出元阳，元阳上奔，即随人身之脏腑经络虚处便发。如经络之虚通于目者，元气即发于目；经络之虚通于耳者，元气即发于耳；经络之虚通于颠者，元气即发于颠，此元阳发泄之机。学者苟能识得一元旨归、六合妙义，则凡一切阳虚之证皆在掌握也。兹虽云平人，其损伤原无人知晓，或因房劳过度，而损肾阳；或因用心太过，而损心阳；或因饮食失节，而损脾阳。然亦有积久而后发者，元气之厚也；有一损而即发者，元气之薄也。余常见有平人日犹相见，而夜即亡者，毋乃元气之薄而元阳之脱乎？医亦尚不知，而况不知医者乎？

此一段已将阳虚和盘托出，学者务宜留心体之可也。方宜潜阳丹主之，解见上。

问曰：咳嗽喘促，自汗，心烦不安，大便欲出，小便不禁，畏寒者，何故？

答曰：此真阳将脱，阴气上干清道也。夫咳嗽喘促一症，原有外感、内伤之别。经云："咳不离肺。"肺主呼吸，为声音之总司，至清至虚之府，原着不得一毫客气。古人以钟喻之，外叩一鸣，内叩一鸣，此内外之分所由来也。外感者，由风、寒、暑、湿、燥、火六气袭肺，阻肺经外出之气机，气机壅塞，呼吸错乱，而咳嗽作，兼发热、头疼、身痛者居多，宜解散为主。解散之妙，看定六经，自然中肯。内伤者，因喜、怒、悲、哀、七情损伤真阳、真阴所作，亦有发热者，却不头疼、身痛，即热亦时作时止。损伤真阳之咳者，阴气必盛，阴盛必上干清道，务要看损于何脏何腑，即在此处求之，用药自有把握。若真阴损伤之咳者，阳气必盛，阳盛亦上干清道，亦看损于何脏何腑，即在所发之处求之，用药自有定见。要知真阳欲脱之咳嗽，满腹全是纯阴，阴气上腾，蔽塞太空，犹如地气之上腾而为云为雾，遂使天日无光，阴霾已极，龙乃飞腾。龙者，即坎中之一阳也。龙奔于上，而下部即寒，下部无阳，即不能统纳前后二阴，故有一咳而大便欲出、小便不禁者，是皆飞龙不潜致之也。世医每每见咳治咳，其亦闻斯语乎？法宜回阳降逆，温中降逆，或纳气归根。方用四逆汤、封髓丹、潜阳丹，解见上。

问曰：胸腹痛甚，面赤如朱，不思茶水，务要重物压定稍安，不则欲死者，何故？

答曰：此元气暴出而与阴争也。夫胸腹痛一症，原有九种，总不出虚、实两字。实证手不可近，虚证喜手揉按，此则欲重物压定而始安，更甚于喜手揉按，非阳气之暴出而何？

或又曰：重物压定而稍安，其理何也？

曰：子不观火之上冲乎，冲之势烈，压之以石，是阻其上冲之气机也。气机得阻，而上冲者不冲。今病人气机上涌，面色已赤如朱，阳与阴有割离之象，故痛甚。重物压之，亦如石之压火也。此病非纳气归根，回阳降逆不可，方用加味附子理中汤，或潜阳丹，解见上。

问曰：病吐清水不止，饮食减，服一切温中补火药不效者，何故？

答曰：此肾气不藏，而肾水氾溢也。夫吐清水一症，胃寒者亦多。今服一切温中补火之品不效，明明非胃寒所作，故知其肾水氾溢也。

或又曰：胃寒与肾水氾溢，有分别否？

曰：胃寒者，关脉必迟，唇口必淡白，食物必喜辛辣热物。肾水氾溢者，两尺必浮滑，唇口必黑红，不思一切食物，口间觉咸味者多。胃寒者，可与理中汤。肾水氾溢者，可与滋肾丸、桂苓术甘汤。

滋肾丸

黄柏一两，炒　知母八钱　安桂三钱

桂苓术甘汤

桂枝八钱　茯苓二两　白术一两　甘草五钱

[用药意解]

按：滋肾丸一方，乃补水之方，亦纳气归肾之方也。夫知母、黄柏二味，气味苦寒，苦能坚肾，寒能养阴；其至妙者，在于安桂一味，桂本辛温，配黄柏、知母二物，合成坎卦，一阳含于二阴之中，取天一生水之义，取阳为阴根之义，水中有阳，而水自归其宅，故曰滋肾。此病既非胃寒，而曰水汜，虽曰土不制水，亦因龙奔于上，而水气从之。今得安桂扶心之阳，以通坎中之阳，阳气潜藏，何致有吐水之患哉？

或又曰：水既汜溢，而又以知、柏资之，水不愈旺，吐水不愈不休乎？

曰：子不知龙者，水之主也，龙行则雨施，龙藏则雨止。若安桂者，即水中之龙也；知、柏者，即水也。水之放纵，原在龙主之。龙既下行，而水又安得不下行乎？此方非独治此病，凡一切阳不化阴，阴气发腾之症，无不立应。

按：桂苓术甘汤一方，乃化气行水之方也。夫桂枝辛温，能化膀胱之气；茯苓、白术，健脾除湿。化者从皮肤而运行于外，除者从内行以消灭于中，甘草补土，又能制水。此病既水汜于上，虽肾气之发腾，亦由太阳之气化不宣，中土之湿气亦盛。今培其土，土旺自能制水；又化其气，气行又分其水，水分而势孤，便为土所制矣。余故列于此证内。但此方不惟治此证，于一切脾虚水肿，与痰饮咳嗽，更为妥切。

问曰：病后两乳忽肿如盘，皮色如常，微痛，身重喜卧，不思一切饮食者，何故？

答曰：此阴盛而元气发于肝、胃也。夫病后之人，大抵阳气未足，必又重伤其阳，阳衰阴盛，一线之阳光附于肝胃之经络而发泄，故色如常而微痛。况身重喜卧，乃阳衰阴盛之征。乳头属肝，乳盘属胃，故决之在肝胃也。若乳头不肿，病专于胃；乳头独肿，病专于肝。虽两经有分司，而病源终一。知其一元之发泄，治法终不出回阳、纳气、封髓、潜阳诸方。苟以为风寒、气滞所作，定有寒热往来、头疼身痛、红肿痛甚、口渴种种病形，方可与行气、活血、解散诸方治之。此病当与附子理中汤加吴茱萸，方解见上。

问曰：两胁忽肿起一埂，色赤如朱，隐隐作痛，身重，爪甲青黑者，何故？

答曰：此厥阴阴寒太盛，逼出元阳所致也。夫两胁者，肝之部位也，今肿起一埂如朱，隐隐作痛，近似肝经风火抑郁所作，其实不然。若果系肝经风火，则必痛甚，身必不重，爪甲必不青黑。今纯见厥阴阴寒之象，故知其元阳为阴寒逼出也。粗工不识，一见肿起、色赤如朱，鲜不以为风火抑郁所作，而并不于身重、爪甲青黑、不痛处理会，直以清凉解散投之，祸不旋踵。法宜回阳祛阴，方用四逆汤，重加吴茱萸。解见上。

问曰：病人头面四肢瘦甚，少腹大如匏瓜，唇色青滑，不思食物，气短者，何故？

答曰：此阳虚为阴所蔽也。夫四肢禀气于胃，胃阳不足，而阴气蔽之，阳气不能达于四末，故头面肌肉瘦甚；阴气太盛，隔塞于中，而成腹胀，实不啻坚冰之在怀也。身中虽有微阳，亦将为坚冰所灭，安望能消化坚冰哉坚冰喻阴盛也！法宜峻补其阳，阳旺而阴自消，犹日烈而片云无。方用四逆汤，或附子理中汤加砂、半。方解见上。

或又曰：腹胀之病亦多，皆阳虚而阴蔽乎？

曰：子不知人之所以立命者，在活一口气乎？气者，阳也，阳行一寸，阴即行一寸；阳停一刻，阴即停一刻。可知阳者，阴之主也。阳气流通，阴气无滞，自然胀病不作。阳气不足，稍有阻滞，百病丛生，岂独胀病为然乎？他如诸书所称气胀、血胀、风胀、寒胀、湿胀、水胀、皮肤胀，是论其外因也；如脾胀、肾胀、肺胀、肝胀、心胀，是论其内因也。外因者何？或因风寒入里，阻其气机，或因暑湿入里，阻其升降，或因燥热入里，阻其往来，延绵日久，精血停滞。感之浅者，流于皮肤，感之深者，流于腹内，若在手足骨节各部，便成疮疡疔毒。阻在上焦，胸痹可决；阻在中焦，中满证属；阻在下焦，腹满证作。内因者何？或因脾虚日久，而脾气散漫；或因肾虚日久，而肾气涣散；或因肝虚日久，而肝气欲散；或因肺虚日久，而肺气不敛；或因心虚日久，而心气发泄。凡此之类，皆能令人作胀。大抵由外而入者，气机之阻；由内而出者，气机之散也。阻者宜开，调气行血，随机斡运为要；散者宜收，回阳纳气温补为先。然胀与肿有别，胀者从气，按之外实而内空；肿者从血，按之内实而外亦实。治胀者，宜养气、宜补气、宜收气，忌破气、忌耗气、忌行气，尤贵兼养血。治肿者，宜活血、宜行血、宜破血，忌凉血、忌止血、忌敛血，尤须兼行气。学者欲明治胀之要，就在这一“气”字上判虚实可也。

问曰：前后二便不利，三五日亦不觉胀，腹痛，舌青滑，不思饮食者，何故？

答曰：此下焦之阳虚，而不能化下焦之阴也。夫一阳居于二阴之中，为阴之主。二便开阖，全赖这点真阳之气机运转，方能不失其职。今因真气太微，而阴寒遂甚，寒甚则凝，二便所以不利也。况舌青、腹痛、不食，阴寒之实据已具。法宜温补下焦之阳，阳气运行，阴寒之气即消，而病自愈也。方用四逆汤加安桂，解见上。若热结而二便不利者，其人烦躁异常，定见黄白舌苔、喜饮冷水、口臭气粗可凭。学者若知此理，用药自不错误也。

问曰：病人每日交午初即寒战、腹痛欲死、不可名状，至半夜即愈者，何故？

答曰：此阳虚而阴盛，阻其气机也。夫人身一点元阳，从子时起渐渐而盛，至午则渐渐而衰，如日之运行不息。今病人每日交午初而即寒战、腹痛者，午时一阴初生，正阳气初衰之候，又阴气复旺之时。病者之阳不足，复遇阴盛，阴气盛而阻其阳气运行之机，阴阳相攻而腹痛大作，实阳衰太盛，不能敌其群阴，有以致之也。法宜扶阳抑阴，方用附子理中汤加砂、半，方解见上。

问曰：平人觉未有病，惟小便后有精如丝不断，甚则时滴不止者，何故？

答曰：此先天之阳衰，不能束精窍也。夫精窍与尿窍有别，尿窍易启，只要心气下降，即开而溺出。精窍封锁严密，藏于至阴之地，非阳极不开。今平人小便后有精不断者，其人必素禀阳虚，过于房劳，损伤真气，真气日衰，封锁不固，当心火下降，溺窍开而精窍亦与之俱开也。法宜大补元阳、交济心肾为主。方用白通汤，解见上。

问曰：病后两脚浮肿至膝，冷如冰者，何故？

答曰：此下焦之元阳未藏，而阴气未敛也。夫人身上、中、下三部，全是一团真气布护。今上、中俱平，而下部独病。下部属肾，肾通于两脚心涌泉穴，先天之真阳寄焉，故曰“阳者，阴之根也”。阳气充足，则阴气全消，百病不作；阳气散漫，则阴邪立起，浮肿如冰之症即生。古人以阳气喻龙，阴血喻水，水之汜滥与水之归壑，其权操之龙也。龙升则水升，龙降则水降，此二气互根之妙，亦盈虚消长之机关也。学者苟能识得元阳飞潜之道，何患治肿之无方哉？法宜峻补元阳，交通上下。上下相交，水火互根，而浮肿自退矣。方用白通汤主之，解见上。

问曰：少阴病吐利，手足逆冷，烦躁欲死者，以吴茱萸汤主之，其故何也？

答曰：吐则亡阳阳指胃阳，利则亡阴阴指脾阴，中宫之阴阳两亡，阳气不能达于四末，故逆冷。中宫为上下之枢机，上属手少阴君火离也，而戊土寄焉戊土属胃。下属足少阴肾水坎也，而己土寄焉己土属脾。二土居中，一运精液于上而交心，一运精液于下而交肾。今因吐利过盛，二土骤虚，不能运精液而交通上下，故烦躁欲死。盖烦出于心，躁出于肾，仲景所以列于少阴也。使吐利不至烦躁欲死，亦不得以少阴目之。主以吴茱萸汤，其旨微矣。

吴茱萸汤

吴萸一升　人参三两　生姜六两　大枣十二枚

[用药意解]

按：吴茱萸汤一方，乃温中、降逆、补肝之剂也。夫吴萸辛温，乃降逆补肝之品，逆气降而吐自不作，即能补中。肝得补而木气畅达，即不侮土，又与生姜之辛温同声相应，合大枣之甘，能调胃阳，复得人参甘寒，功专滋养脾阴。二土得补，皆具生机，转运复行，烦躁自然立止。此方重在补肝降逆以安中，中安而上下自定，握要之法，与理中汤意同而药不同也。理中汤浅一层，病人虽吐利，未至烦躁，故酌重在太阴；此方深一层，病人因吐利而至烦躁欲死，烦属心，躁属肾，故知其为少阴病。总由吐利太甚，中土失职，不能交通上下。其致吐之源，却由肝木凌土而成，故仲景主以吴茱萸汤，温肝降逆以安中，是的确不易之法，亦握要之法也。

问曰：病人牙齿肿痛二三日，忽皮肤大热而内却冷，甚欲厚被覆体，有时外热一退，即不畏寒者，何故？

答曰：此元气外越而不潜藏故也。夫病人牙齿肿痛二三日，并无阳证可凭，已知其阴盛而元气浮也。以后皮肤大热，而内冷甚，明明元气尽越于外，较牙痛更加十倍。有时外热一退即不畏寒者，是阳又潜于内故也。病人若恶寒不甚、发热身疼，即是太阳寒伤营卫之的症。畏寒太甚，而至厚被覆体，外热又甚，即不得以伤寒目之，当以元气外浮为主，用药切不可错误。此证又与上热下寒同，但上、下、内、外稍异耳。病形虽异，总归一元。法宜回阳、交通上下为主。方用白通汤、四逆汤，解见上。若兼头、项、腰、背痛、恶寒，于四逆汤内稍加麻、桂、细辛亦可。医于此地，不可猛浪，务要察透，方可主方，切切留意。

问曰：大病未愈，忽呃逆不止，昏沉者，何故？

答曰：此元气虚极，浊阴之气上干，脾肾欲绝之征也。夫病人大病已久，元气之不足可知。元气之根在肾，培根之本在脾。脾肾欲绝，其气涣散，上干清道，直犯胃口，上下气机有不相接之势，故呃逆不止。人事昏沉，由元气衰极，不能支持。此等病形，阴象全现，非若胃火之呃逆，而饮水亦可暂止。法宜回阳降逆为主，方用吴萸四逆汤，或理中汤加吴萸亦可，解见上。

问曰：病人腰痛，身重，转侧艰难，如有物击，天阴雨则更甚者，何故？

答曰：此肾中之阳不足，而肾中之阴气盛也。夫腰为肾之府，先天之元气寄焉。元气足则肾脏温和，腰痛之疾不作。元气一亏，肾脏之阴气即盛。阴主静，静则寒湿丛生，元气微而不运，气滞不行，故痛作。因房劳过度而损伤元气者，十居其八；因寒邪入腑，阻其流行之机者，十有二三。由房劳过度者，病人两尺必浮空，面色必黑暗枯槁；由感寒而成者，两尺必浮紧有根，兼发热、头痛、身痛者多。凡属“身重，转侧艰难，如有物击，天雨更甚”之人，多系肾阳不足所致，寒湿所致亦同，总在脉色上求之。若阴虚所致，必潮热口干、脉细微、内觉热，逢亢阳更甚。元气亏者，可与潜阳丹；湿气滞者，可与肾着汤；由感寒者，可与麻黄附子细辛汤；肾虚者，可与滋肾丸、封髓丹、潜阳丹。解见上。

肾着汤

白术一两　茯苓六钱　干姜六钱　炙草三钱

麻黄附子细辛汤

麻黄八钱　附子六钱　细辛三钱

［用药意解］

按：肾着汤一方，乃温中除湿之方也。此方似非治腰痛之方，其实治寒湿腰痛之妙剂也。夫此等腰痛，由于湿成，湿乃脾所主也。因脾湿太甚，流入腰之外府，阻其流行之气机，故痛作。方中用白术为君，不但燥脾去湿，又能利腰脐之气。佐以茯苓之甘淡渗湿，又能化气行水，导水湿之气从膀胱而出。更得干姜之辛温以暖土气，土气暖而湿立消。复得甘草之甘以缓之，而湿邪自化为乌有矣。方中全非治腰之品，专在湿上打算。腰痛之由湿而成者，故可治也。学者切不可见腰治腰，察病之因，寻病之情，此处领略方可。

按：麻黄附子细辛汤一方，乃交阴阳之方，亦温经散寒之方也。夫附子辛热，能助太阳之阳，而内交于少阴。麻黄苦温，细辛辛温，能启少阴之精而外交于太阳，仲景取微发汗以散邪，实以交阴阳也。阴阳相交，邪自立解。若执发汗以论此方，浅识此方也。又曰温经散寒。温经者，温太阳之经；散寒者，散太阳之寒。若此病腰痛，乃由寒邪入太阳之外府，阻其少阴出外之气机，故腰痛作。少阴与太阳为一表一里，表病及里，邪留于阴阳交气之中，故流连不已。今得附子壮太阳之阳，阳旺则寒邪立消。更得麻、细二物，从阴出阳，而寒邪亦与之俱出。阴阳两相鼓荡，故寒邪解而腰痛亦不作矣。

问曰：病人先二三日发吐未愈，遂渐畏寒，又二三日逢未刻即寒冷，冷后即发热、大汗出，至半夜乃已，日日如是，人渐不起，气促，诸医照疟证治之不效者，何故？

答曰：此由吐伤胃阳，胃阳欲亡也。夫病初起即发吐，病根已在于太阴。太阴与胃为表里，里病及表胃为表，主容受；脾为里，主消磨。脾气不运，非因食伤，即因气阻。阻太过甚，则上逆而吐，吐则胃伤，过伤则亡阳，故吐；吐则亡阳，故畏寒；复又大热出汗者，亡阳之征也。逢未而病起，至半夜而病止者，阳衰于午未，而生在子也。人事昏沉，气促渐不起，阳将亡而未亡也。诸医不察受病之根，专在寒热上分辨，故照疟法治之不愈。然疟证有外感、内伤之别，外感者，其人必发热、头痛、身痛；汗、吐、下后，而邪未尽，邪附于少阳，少阳居半表半里之间，邪出与阳争则热阳指阳明，邪入与阴争则寒阴指太阴。寒疟单寒无热、热疟单热无寒，即在此处攸分。亦有因饮食停滞中脘，气机遏郁不行，逢阳则热，逢阴则寒，其人必饱闷、吞酸、嗳腐为据，即食疟。若此病先由发呕吐呕吐有因厥阴之气上干者，有胃欲绝者，渐冷、渐发热、出汗、气促、人沉迷，明明吐伤胃阳，故断之曰胃阳欲亡也。法宜急降逆温中回阳为主。回阳者，非回先天坎中之阳，而专回胃阳者阳本一分而为三也。方用吴茱萸汤，或吴萸四逆汤，或理中汤加吴萸俱可，解见上。

问曰：病人前两月，上牙两边时时作疼，肝脉劲如石，脾脉亦有劲象，但不甚于肝部，后忽左边手足软弱，不能步履，麻木，冷汗出，伸缩尚利，言语、饮食如常者，何故？

答曰：此先天真气已衰，将脱而未脱之候也。近似中风，其实非中风也。夫病人上牙时时作疼，原系真气不藏，上冲所致；肝脾脉劲如石，先天之阳，欲附肝脾而出，暴脱之机关已具；后忽左边软弱，不能步履，麻木，冷汗出者，是先天真气已衰于左，不复充盈；右边伸缩尚利者，后天脾胃之阳尚充，故也。昧者若作风治，更发散以耗其中气，中气立衰，命即不永。此际急宜保护后天，后天健旺，先天尚可复充。法宜先后并补为主，方用附子甘草汤，或加姜、桂、砂、半，缓缓调服，月余可瘳。解见上。

以上数十条，专论阳虚，指出先天真气上浮，反复推明。真气，命根也，火种也，藏于肾中，立水之极，为阴之根，沉潜为顺，上浮为逆。病至真气上浮，五脏六腑之阳气已耗将尽，消灭削剥已至于根也。经云“凡五脏之病，穷必归肾”，即此说也。然真气上浮之病，往往多有与外感阳证同形，人多忽略，不知真气上浮之病大象虽具外感阳证之形，仔细推究，所现定系阴象，绝无阳证之实据可验，学者即在此处留心，不可孟浪。细将上卷辨认阳虚、阴虚秘诀熟记，君、相二火解体贴，则阳虚之病于在上、在中、在下，阴虚之病于在上、在中、在下，皆可按法治之也。阳虚篇内所备建中、理中、潜阳、回阳、封髓、姜桂诸方，皆从仲景四逆汤一方搜出。仲景云“三阳经病者，邪从阳化，阳盛则阴必亏，以存阴为要”，滋阴降火说所由来也；“三阴经病，邪入多从阴化，阴盛则阳必衰，以回阳为先”，益火之源以消阴翳所由起也。大凡阳虚之人，阴气自然必盛，阴气盛必上腾，即现牙疼、龈肿、口疮、舌烂、齿血、喉痛、大小便不利之病，不得妄以滋阴降火之法施之。若妄施之，是助阴以灭阳也，辨察不可不慎。总在这阴象上追求，如舌青、唇青、淡白无神之类是也。千古以来，混淆莫辨，含糊不清，聪明颖悟之人，亦仅得其半而遗其半，金针虽度，若未度也。故仲景一生心法，知之者寡。兹采取数十条，汇成一册，以便后学参究。其中一元妙义，消长机关，明明道破。至于仲景六经主方，乃有一定之至理，变方、加减方乃是随邪之变化而用也。三阳之方，以升散、清、凉、汗、吐、下为准；三阴之方，以温中、收纳、回阳、降逆、封固为要。阴阳界限，大有攸分。以三阳之方治三阳病，虽失不远；以三阳之方治三阴病，则失之远矣。世之业斯道者，书要多读，理要细玩，人命生死，在于反掌之间，此理不明，切切不可妄主方药，糊口事小，获罪事大。苟能细心研究，自问无愧，方可言医。

客疑篇

客有疑而问曰：先生论阳虚数十条，皆曰此本先天一阳所发为病也。夫人以心为主，心，火也、阳也。既曰阳虚，何不着重在上之君火，而专在以下之真火乎？

余曰：大哉斯问也！子不知人身立命，其有本末乎？本者何？就是这水中天。一句了了，奈世罕有窥其蕴者，不得不为之剖晰。尝谓水火相依而行水即血也，阴也；火即气也，阳也，虽是两物，却是一团，有分之不可分，合之不胜合者也。即以一杯沸水为喻沸，热气也，即水中无形之真火，气何常离乎水，水何常离乎气？水离乎气，便是纯阴；人离乎气，即是死鬼。二物合而为一，无一脏不行，无一腑不到，附和相依，周流不已。气无形而寓于血之中，气法乎上，故从阳；血有形而藏于气之内，血法乎下，故从阴。此阴阳、上下之分所由来也。其实何可分也？二气原是均平。二气均平，自然百病不生，人不能使之和平，故有盛衰之别，水盛则火衰，火旺则水弱，此阴证、阳证所由来也。二气大象若分，其实未分，不过彼重此轻，此重彼轻耳。千古以来，惟仲景一人识透一元至理，二气盈虚消息，故病见三阴经者，即投以辛热，是知其阳不足，而阴有余也，故着重在回阳；病见三阳经者，即投以清凉，是知其阴不足，而阳有余也，故着重在存阴。要知先有真火而后有君火，真火为体体，本也，如灶心中之火种子也，君火为用用，末也，即护锅底之火，以腐熟水谷者也，真火存则君火亦存，真火灭则君火亦灭。观仲景于三阴阴极之证，专以四逆汤之附子挽先天欲绝之真火，又以干姜之辛热助之，即能回生起死，何不曰“补木以生火，用药以补心”乎？于三阳阳极之证，专以大承气汤之大黄，以救先天欲亡之真阴，又以芒硝之寒咸助之，即能起死回生，何不曰“补金以生水，用药以滋阴”乎？仲景立法，只在这先天之元阴、元阳上探取盛衰，不专在后天之五行生克上追求。附子、大黄，诚阴阳二证之大柱脚也。

世风日下，稍解一二方，得一二法者，即好医生也。究竟仲景心法，一毫不识，开口即在这五行生克上论盛衰，是知其末而未知其本也。余为活人计，不得不直切言之。余再不言，仲景之道，不几几欲灭乎？

余更有解焉。人身原凭二气充塞上下四旁，真阳或不足于上，真阴之气即盛于上而成病，用药即当扶上之阳以协于和平；真阳或不足于中，真阴之气即盛于中而成病，用药即当扶中之阳以协于和平；真阳或不足于下，真阴之气即盛于下而成病，用药即当扶下之阳以协于和平。此三阳不足，为病之主脑也。阴气或不足于上，阳气即盛于上而成病，用药即当扶上之阴，而使之和平；阴气或不足于中，阳气即盛于中而成病，用药即当扶中之阴，而使之和平；阴气或不足于下，阳气即盛于下而成病，用药即当扶下之阴，而使之和平。此三阴不足，为病之主脑也。二气之不足，无论在于何部，外之风、寒、暑、湿、燥、火六气皆得乘其虚而入之以为病。凡外感之邪，必先犯皮肤。皮肤为外第一层，属太阳太阳为一身之纲领，主皮肤、统营卫故也。次肌肉肌肉属胃，次血脉血脉属心，次筋筋属肝，次骨骨属肾。乃人身之五脏，又分出五气、五行，皆本二气所生，二气贯通上中下，故三焦又为一经，而成六步也。外邪由浅而始深，内伤则不然，七情之扰，重在何处，即伤在何处，随其所伤而调之便了，此论外感、内伤之把握也。学者苟能体会得此篇在手，庶可工于活人，而亦可与言医也。

卷 三

阴虚证门问答

问曰：头脑独发热，心烦热，小便短赤，咽干者，何故？

答曰：此心热移于小肠，小肠热移于肾也。夫肾上通于脑，脑热由肾热也。肾为水脏，统摄前后二阴，前阴即小肠、膀胱，后阴即阳明大肠。肺与大肠为表里，心与小肠为表里。今因心热移于小肠，小肠受热，故便短；小肠血液为热所灼，势必乞救于肾水，热及于肾。肾水为邪火所扰，不能启真水上腾，故咽干；真水不能上交于颠，故脑热。法宜养阴、清热、降火为主，方用导赤散。

导赤散

生地一两　木通五钱　甘草三钱　淡竹叶二钱

[用药意解]

按：导赤散一方，乃养阴、清热、降火和平之方也。夫生地黄甘寒入肾，凉血而清热，肾热清而脑热自解；木通甘淡，能降心火下行，导热从小便而出，故曰导赤；竹叶甘寒，寒能胜热；甘草味甘，最能缓正，亦能清热。此方行气不伤气，凉血不伤血，中和之剂，服之无伤，功亦最宏，苟能活法圆通，发无不中也。

问曰：两上眼皮红肿痛甚，下眼皮如常，渐渐烦渴饮冷者，何故？

答曰：此元阴不足于胃之上络，胃中之火遂发于上而津液伤也。夫上眼皮属阳明胃，下眼皮属太阴脾。今病在胃而不在脾，故上肿而下不肿，胃火太盛，渐伤津液，故口渴饮冷。然未至饮冷，阴血尚未大伤；若已至饮冷，阳明之腑证悉具。苟谓风、寒之时气所作，必有风、寒之实据可验。此则无故而发，现于阳明地界，故知其元阴不足于胃之上络，胃中之火得以袭之也。法宜灭火救阴为主，方用人参白虎汤。

人参白虎汤

人参五钱，如无人参，即以洋参、沙参代之　石膏八钱　知母六钱　甘草二钱　粳米一撮

古方分两，石膏用至一斤，知母六两，人参三两，甘草二两，米六合。因阳明胃火燎原，盘踞中宫，周身精血，顷刻有灼尽之势，非杯水可救，故施猛剂，取其速灭也。若此病虽属胃火，不得照此例以施之，故改用分两，不失经旨，可也。

[用药意解]

按：人参白虎汤一方，乃灭火救阴之神剂也。夫病人所现病形，未见阳明之实据，不得妄施；若已现阳明之实据，即当急投。今病人上眼皮红肿痛甚，又见口渴饮冷，明明胃火已盛，津液已伤，此际若不急用人参以扶元阴，石膏以清胃热，知母以滋化源，甘草、粳米以培中气，势必灼尽津液，为害匪轻。此等目疾，不得不用此方。若视此方专为伤寒之阳明证立法，则为固执不通。不知仲景立法，方方皆是活法，凡属阳明之燥热为病者，皆可服也。妙处即在分两轻重上颠倒。今人过畏石膏不用，往往误事，实由斯道之不明，六经之不讲也。

问曰：两耳前后红肿痛甚、口苦者，何故？

答曰：此元阴不足于少阳之经，少阳经之阳气旺而为病也。夫两耳前后俱属少阳地界，今红、肿、痛甚，少阳之火旺可知。如系风、寒阻滞所作，必现头痛、身痛、寒热往来之候；如内有抑郁所作，必有忧思不解之情；审察内外无据，则元阴之不足无疑。元阴之不足，亦有由生。有因脾胃久伤，而生化太微；有因房劳过度，元阳不足，而转运力微，阴血渐虚，即不能滋荣于木，木燥而木病丛生，此红肿、疼痛、耳聋、口苦、胁痛、筋挛诸症作矣。兹揭出于两耳前后，不言胁痛、筋挛，举一隅也。其中更有至要者，人身上下四旁全凭元阴、元阳二气充塞，元阴不足，无论在于何部，元阳之气即旺于元阴不足之部而成病。元阳不足，亦无论在于何部，元阴之气即旺于元阳不足之部而成病。然二气寓于凡精、凡气之中，凡精气盛，元阴、元阳自盛，凡精气衰，元阴元阳自衰，此二气盈虚消息机关，发病主脑。论二气，论部位，六经自在其

中；验外感，察内伤，戕伐之机关自定。知得此理，仲景之心法可通；明澈无疵，调和水火之方有据。此病可与小柴胡汤倍人参、黄芩。

小柴胡汤

人参八钱　柴胡六钱　黄芩七钱　半夏四钱　甘草三钱　大枣四枚　生姜三钱

古方柴胡用至半斤，黄芩三两，人参三两，甘草二两，生姜三两，半夏半升，大枣十二枚，是因寒伤太阳之气，不能从胸出入，逆于胸胁之间，留于少阳地界，少阳居半表半里之间，从表则热，从里则寒，故少阳主寒热往来。今为太阳未解之邪所侵，中枢不运，仲景立小柴胡一法，实以伸少阳之木气，木气伸，而太阳未解之邪，亦可由中枢之转运而外出矣。

[用药意解]

按：小柴胡汤一方，乃表里两解之方，亦转枢调和之方也。夫此方本为少阳之经气不舒立法，实为太阳之气逆胸胁立法。仲景以治太阳，实以之治少阳，治少阳即以治太阳也，人多不识。余谓凡属少阳经病，皆可服此方，不必定要寒伤太阳之气逆于胸胁，不能外出者可服。若此病红肿，确实已在少阳，无外感，无抑郁，非元阴之不足而何？将古方改用分两，以人参之甘寒为君，扶元阴之不足；柴胡苦平为臣，舒肝木之滞机；佐黄芩之苦，以泻少阳之里热；佐半夏、生姜之辛散，以宣其胁聚之痰水；枣、甘为使，以培中气。然枣、甘之甘，合苦寒之品，可化周身之阴；合辛散之品，可调周身之阳。化阳足以配阴，化阴足以配阳，阴阳合配，邪自无容，故能两解也。然古方重柴胡，功在转其枢，此方倍参、芩，功在养阴以清其热。变化在人，方原无定，总在活活泼泼天机、阴阳轻重处颠倒，不越本经界限，可也。

问曰：鼻尖红肿，上牙龈肿痛，大便不利，烦躁谵语，口渴饮冷者，何故？

答曰：此元阴不足于胃，胃火旺盛，阴血又反伤也。夫元阴之气，若无一脏不足，必无红肿火证之虞，人只知为风邪、火邪所作，而不知元阴之早亏于内也。阴虚则火旺，故火证丛生。今病人所现证形，已具阳明之里证，此刻胃火旺极，阴血衰甚也。须知凡血之内寓元阴，凡气之内寓元阳，病人元阴先不足而火生，火生太烈，更足以伤其凡血。故曰：壮火食气。食气者，食尽元阴之气也。世医以桂、附为壮火，不知桂、附补元阳之衰，阳虚人之要药，非阳旺阴虚之所宜也。此病法宜泻火救阴为主，方用大承气汤主之。

大承气汤

芒硝六钱　大黄五钱　枳实三钱　厚朴八钱

古方厚朴用至半斤，大黄四两，枳实五枚，芒硝五合，是因太阳之邪流入燥地，已经化为热邪，大实、大满、大聚、大便不通、狂叫、腹痛、脉沉实。阳明至此，非清凉、升散可解，惟有下夺一法。仲景故立此方，以为阳明之将坏立法。然未至里实之盛者，亦可改分两以施之，不失本经里证宗旨，可也。

[用药意解]

按：大承气汤一方，乃起死回生之方，亦泻火救阴之方也。夫病人胃已经实，元阴将亡，已在瞬息之间，苟不急用大黄、芒硝苦寒之品以泻其亢盛之热，枳实、厚朴苦温之味以破其积滞之邪，顷刻元阴灼尽，而命即不生。仲景立法，就在这元阴、元阳上探盛衰，阳盛极者阴必亡，存阴不可不急，故药之分两不得不重。阴盛极者阳必亡，回阳不可不急，故四逆汤之分两亦不得不重。二方皆有起死回生之功，仲景一生学问，阴阳攸分，即在二方见之也。他如一切方法，皆从六气变化而出，六经主气为本，各有提纲界限；六气为客，各有节令不同，不得混视。至于此病，虽具阳明里证，尚未大实之甚，而即以此方改分两治之，不失本经里证治法，分两虽殊，时势亦异，学者苟能细心体会，变化自有定据也。

问曰：两目两眦，赤脉缕缕，痛甚，舌肿厚，小便不利者，何故?

答曰：此元阴不足而少阴火沸也。夫大小眼角属心与小肠，二经之元阴不足，元阳之气便盛而为病，即为客邪，不必定要风寒闭塞而作，才为客气。知得此理，便得二气盈虚消息主客之道。况目窠乃五脏精华所聚之地，原着不得一毫客气，着一毫客气，则目病丛生。客气二字，外指风、寒、暑、湿、燥、火时气，内指元阴、元阳偏盛所现，与风、寒、暑、湿、燥、火时气不同。从外感来者，必有发热、头痛、清涕、畏寒等情；从内二气发者，必无外形可征。元阴不足为病者，火必旺，即为实邪，多红、肿、痛甚；元阳不足为病者，阴必盛，即为虚邪，多不肿痛。即有肿痛甚者，乃元阳外脱之候，必现阴象以为据。若无阴象可验，便是实火，此认证之要也。目科虽云七十二种，总不出阴、阳、虚、实四字。目科以五脏所属，名为五轮。风轮主肝，黑珠也；血轮主心，两眦也；气轮主肺，白睛也；水轮主肾，瞳子也；肉轮主脾，上下皮也。又分八廓，八廓即乾、坎、艮、震、巽、离、坤、兑是也，其要原不在此，学者务要在二气偏盛上求之，六气上求之，可也。此病两眦与舌肿、小便不利者，心与小肠皆热也。法宜养阴清热为主，方用大剂导赤散，加洋参、黄连主之，解见上。

问曰：咽喉痛，干咳无痰，五心烦热，欲饮冷者，何故？

答曰：此元阴不足，而少阴火旺逼肺也。夫少阴之脉挟咽喉，喉之痛由于火旺，肺之咳由于火逼；无痰者，火盛而津枯；五心烦热者，元阴虚而为邪火灼；欲饮冷者，阴欲阴以救也。法宜清热润燥救阴为主。方用黄连阿胶汤主之。

黄连阿胶汤

黄连四钱　黄芩四钱　芍药二钱　阿胶二钱　鸡子黄二枚

[用药意解]

按：黄连阿胶汤一方，乃交阴阳之方，实养阴、清热之方也。夫此方本为少阴热化证而为心烦、不得卧者立法。盖心烦者，坎中之精不能上交于心；不得卧者，离中之阴不能下降于肾。方中芩、连、芍药之苦，直清其热，又得鸡子黄以补离中之气，阿胶以补坎中之精，坎离得补，阴阳之气自调，升降不乖，而水火互为其根矣。今病人所现证形，全系元阴亏损，元阳变为客邪所作，故取苦寒柔润之品，以滋其枯涸之区，俾火熄而阴可立复，病可立瘳也。古方分两，立意不同，故所用甚重，今病势稍异，故改用之。

问曰：产妇二三日，偶有小疾，服行瘀破滞之药不效，延至月余，酿成周身肿胀，又服消胀之药，更加乳肿不食，肛门逼胀，痛欲死者，何故？

答曰：此服药不当，酿成血脱之候也。夫产后之人，血暴下注，每多血虚，即有瘀滞、腹痛、乳肿、血晕之证，只宜温中、活血、行气之品，不可大施破血、破滞之味。昧者专以破瘀滞为主，不知气得温而瘀滞自行，血得活而瘀滞自散。此病因误服消导，酿成坏证，独不思产妇血既大虚，全赖扶阳气以生之，今不扶其阳而更耗其阳，阳气既耗，阴血何由得生？瘀滞何由得行？今成血脱，而元气无依，周身散漫，故肿胀丛生。此刻只宜收纳元阳，犹虑不及，尚服见肿消肿之药，更加乳肿、肛门逼胀欲死，其下脱之机已经暴露。法宜峻补其血，血得补而气有所依，气有依而肿胀自然不作。方用当归补血汤，加鹿茸、黑姜、麦芽、甘草、葱、酒。

当归补血汤

当归四钱　黄芪一两　鹿茸三钱　麦芽五钱　黑姜四钱　炙草二钱　甜酒半杯　葱头子四个

[用药意解]

按：补血汤一方，乃活血行气之方，实补气补血之方也。夫当归味苦入心能补心，心者，生血之源也；黄芪甘温补肺，肺者，正气之宗也。当归得黄芪而血有所附，黄芪得当归而气有所依，即名补血汤亦可，即名补气汤亦可。古人称为补血汤者，取阳生阴长之义。余谓气血双补，欲补气者，当倍当归而轻黄芪，从阴以引阳法也；欲补血者，当倍黄芪而轻当归，从阳以引阴法也。此方倍黄芪，故名补血汤。今产妇病四十余日，既酿成血虚欲脱而未脱之际，忽得补血之品，而血虚可复；又得补气之物，而血有统制；血既有统，而欲下者不下，则肛门逼胀之症可除。加鹿茸者，取纯阳之质，以助真阳之气；佐姜、草者，有温中之功，又有化阴之意；用葱头以降离阴而下交，用甜酒以鼓坎阳而上行，使麦芽从中以消散其壅滞之气血，不寒不燥，故治此病易也。况当归重用，有活血之能；黄芪重用，有行气之妙。前贤往往用于血虚发热之症颇效。余谓血虚气虚，皆可，不必固执。

问曰：病人口臭、色黄，饮冷，呃逆不休，水泻不止，步履如常者，何故？

答曰：此元阴不足，而胃火旺甚也。夫口臭有二：有先天精气发泄者，口虽极臭，而舌滑润微黄，人无神而阴象全现，决不饮冷；胃火旺者，口臭，舌必干黄，口渴饮冷。呃逆者，火之上冲；泻不止者，火之下降；步履如常者，火之助也。法宜下夺为主，方用大承气汤主之，解见上。此条上、中、下三部俱备，学者不必定要全见，而始用此方，活法圆通，人贵于知机耳。

问曰：平人干咳无痰者，何故？

答曰：此元阴不足，而肺燥也。夫肺为金，生水之源也。元阴不足，由于肺燥不能生水，肺燥实由于元阴不足而邪火生，火旺克金，故肺燥。肺气燥，斯干咳作矣。法宜苦甘化阴养血为主，方用甘草干姜汤合当归补血汤，加五味子治之。

甘草干姜汤

炙甘草二两　干姜五钱，炮

[用药意解]

按：甘草干姜汤一方，乃辛甘化阳之方，亦苦甘化阴之方也。夫干姜辛温，辛与甘合则从阳化，干姜炮黑，其味即苦，苦与甘合则从阴化。仲景以此方治误吐逆烦躁而厥者，取大甘以化热、守中而复阳也。又治吐血，治中寒，取辛甘以化阳。阳，气也，气能统血，阳能胜寒，阳能温中也。又用以治拘急，治筋挛，治肺痿，治肠燥，取苦甘以化阴。阴，血也，血能胜热，血能润燥，血能养筋也。今病人既现干咳无痰，肺气之燥明矣。即以化阴之法合当归补血汤，加五味子治之，俾燥热解而肺气清，肃令行而干咳自不作矣。

问曰：妇女病，忽喜忽笑，言语异常，似癫非癫，似狂非狂者，何故？

答曰：此真水不能上交于心，心热生而神无主也。夫人一身，全赖水、火两字，水、火相依而行，彼此互为其根，火下降则肾脏温，水上升则心脏凉，此阴、阳颠倒之妙也。今病人所现症形，明系真阴不足，不能上交于心，则心热生。心者，神之主也，热甚则神昏，故喜笑、言语异常，而人若癫也。诸书称为热入血室，尚未窥透此理，不知心者，生血之源也；血室者，冲脉之所居也。冲为血海，即有热入，未必即若癫狂也，当以热甚神昏为确。法宜养阴清热、交济阴阳为主，方用栀豉汤主之。

栀豉汤

栀子一两　豆豉二两

[用药意解]

按：栀豉汤一方，乃坎、离交济之方，非涌吐之方也。夫栀子色赤，味苦性寒，能泻心中邪热，又能导火热之气下交于肾而肾脏温。豆形象肾，制造为豉轻浮，能引水液之气上交于心而心脏凉。一升一降，往来不乖，则心肾交而此证可立瘳矣。仲景以此方治汗、吐、下后虚烦不得眠，心中懊憹者，是取其有既济之功。前贤以此方列于涌吐条，未免不当。独不思仲景既列于汗、吐、下后虚烦之症，犹有复吐之理哉？

问曰：每日早饭后即咳吐黄痰数口，五心潮热，心烦口渴，大热饮冷，六脉细数者，何故？

答曰：此元阴虚极，火旺而津液欲竭也。夫大热、口渴、饮冷，心烦、咳吐黄痰，症象白虎之形，然六脉细数，细为血虚，数为血热，明明血虚生内热，则又非白虎之的症也。医于此际，不可猛浪，务要审确。余细推究病情，伤寒阳明证之烦躁、口渴、饮冷、发热，是从外感得来，脉必长大，定有头疼、身痛、恶寒等情。血虚之大渴、饮冷、烦躁、发热，从内伤得来，或吐血，或久咳，或产后血暴虚，或抑郁损伤心脾，脉必细微，甚则细数，定少头疼、身痛、恶寒等情，切切不可轻用白虎。误用白虎，为害匪轻。法宜峻补真阴为主，方用独参汤，或当归补血汤亦可，解见上。

独参汤人参即以洋参代之

洋参二两

［用药意解］

按：独参汤一方，乃补阴之第一方也。今人用为补阳、回阳，大悖经旨，由其不知水火立极之妙，药性功用之专。余为活人计，不得不直切言之。夫人身所恃以立命者，惟此水火而已，水火即气血，即阴阳。然阳之根在乎坎，天一生水，一点元阳含于二阴之中是也；阴之根在乎离，地二生火，一点元阴藏于二阳之内是也。水、火互为其根，乾坤颠倒，各有妙用。故经云："善补阳者，于阴中求阳；善补阴者，于阳中求阴。"今人罕明此理，一见阳虚证，用药即着重心，而不知着重肾；一见阴虚证，用药即着重肾，而不知着重心。究其所用药品，阳虚重在人参，阴虚重在熟地。查熟地甘寒补阴，尚不为错；而人参甘寒，近来所出洋参味苦，苦寒之品，皆补阴之品，非补阳之品。故仲景不用参于回阳，而用参于大热亡阴之症以存阴，如人参白虎汤、小柴胡汤之类是也。大凡药品，性具苦、寒、酸、涩、咸味者，功专在阴；具甘、温、辛、淡、辣味者，功专在阳。今人着重在后天坎离之阴阳，而不知着重坎离中立极之阴阳，故用药多错误也。

仲景一生学问，即在这先天立极之元阴、元阳上探求盈虚消长，揭六经之提纲，判阴阳之界限。三阳本乾元一气所分，三阴本坤元一气所化，五脏六腑，皆是虚位；二气流行，方是真机。阴阳盈缩，审于何部，何气所干，何邪所犯。外感由三阳而入内，六客须知；内伤由三阴而发外，七情贵识。用药各用实据，如六经主方是也。然补坎阳之药，以附子为主；补离阴之药，以人参为先；调和上下，权司中土，用药又以甘草为归。此皆立极药品，奈人之不察何！

余细维世之用人参以补心，即为补阳也，不知心虽属阳，外阳而内阴，功用在阴，周身阴血俱从火化得来，故色赤。经云："心生血。"又曰，"火味苦。"以苦补心，即是补离中之阴也，而非补真阳也。千古以来，用参机关，惟仲景一人知之，而时珍《本草》云"能回元气于无何有之乡"，推斯意也，以为水火互为其根。经云："阳欲脱者，补阴以留之"，独参汤是也；"阴欲脱者，补阳以挽之"，回阳饮是也。至于阴盛逼阳于外者，用参实以速其阳亡也；阳盛灼阴将尽者，回阳实以速其阴亡也。凡用参以冀回阳，总非至当不易之理，学者宜知。若此证所现，乃阳旺阴虚之甚，正当用参以扶立极之元阴，元阴盛而周身之阴血自盛，血盛而虚者不虚，病者不病矣。

问曰：酒客病，身大热而喘，口渴饮冷，无头疼、身痛、畏寒者，何故？

答曰：此积湿生热，热盛而伤血也。夫嗜酒之人易生湿热证，因酒性刚烈发散，入腹顷刻，酒气便窜于周身皮肤，烈性一过，湿气便留中脘。中土旺者，湿气易去；中气弱者，湿气难消，久久中气更虚，湿气因而成疾，湿气流注四肢，便成痰火手脚。医生一见痰火手足，便照痰火治之，鲜有愈者。以余主治，法宜温中除湿、辛甘化阳之品。若此证由湿聚日久，因而生热，热气逼肺，则喘证生；热伤津液，则口渴作。法宜清热、燥湿、升解为主，方用葛根黄连黄芩汤。

葛根黄连黄芩汤

葛根一两　黄连五钱　黄芩五钱　甘草五钱

古方葛根用至半斤，芩、连、草各二两，因太阳桂枝证误下，邪陷于中土，下利不止，脉促、喘、汗者，内陷之邪，尚欲从肌腠而外出不能出，涌于脉道，则脉促；涌于华盖，则气喘。仲景故用葛根以升腾胃气，鼓邪仍从外出，佐以芩、连之苦，苦以坚之，坚毛窍以止汗，坚肠胃以止泻，又以甘草调中，邪去而正立复，病自不难解矣。今改用分两，借以治酒客之积湿生热，大热而喘者，亦更妙也。

[用药意解]

按：葛根黄连黄芩汤一方，乃表里两解之方，亦宣通经络、燥湿清热之方也。夫葛根气味甘辛，禀秋金之气，乃阳明胃经主药也。阳明主燥，肌肉属阳明胃，胃热甚故肌肉亦热，胃络上通心肺，热气上涌于肺，故喘，热伤脾中阴血，故渴。今得葛根之升腾，宣通经络之邪热，热因湿积者，热去而湿亦去矣。况得芩、连之苦，苦以清热，苦能燥湿，复得甘草和中以培正气，内外两解，湿热自化为乌有矣。此方功用尚多，学者不可执一。

问曰：老人大便艰涩不出者，何故？

答曰：此血虚甚而不能分润沟渠也。夫年老之人，每多气血两虚，气旺则血自旺，气衰则血自衰。然年老之人，禀赋原有厚薄，不得概谓气血两虚。亦有素禀阳旺者，精神不衰，出言声厉，饮食不减，此等多由火旺阴亏。亦有禀赋太薄，饮食不健，素多疾病，乃生机不旺，运化太微，阴血渐衰，不能泽润肠胃，肠胃枯槁，此真血虚之候。二条乃言老人之禀赋。亦有因外邪入阳经，变为热邪，伏于肠胃而闭结者；亦有阴盛阳微，下焦无阳，不能化阴而闭结者；亦有肺内伏热而闭结者，认证总宜清耳。若老人大便艰涩，无外证者，即是血枯居多，法宜苦甘化阴为主，方用当归补血汤加蜂蜜，或甘草干姜汤，解见上。或麻仁丸。

麻仁丸

麻仁二两　芍药八钱　枳实八钱　大黄一两六钱　厚朴二钱　杏仁一两　白蜜一两

[用药意解]

按：麻仁丸一方，乃润燥行滞之方，实苦甘化阴之方也。夫人身精血，俱从后天脾胃化生，脾与胃为表里，胃主生化，脾主转输，上下分布，脉络沟渠，咸赖滋焉。今胃为伏热所扰，生化之机不畅，伏热日炽，胃土干燥，渐渐伤及脾阴，脾阴虚甚，津液不行于大肠，肠胃火旺，积粪不行，故生穷约。穷约者，血枯而无润泽，积粪转若羊矢也。故仲景立润肠一法，使沟渠得润，穷约者，自不约也。药用麻仁、杏仁，取多脂之物，以柔润之；取大黄、芍药之苦，以下降之；取厚朴、枳实之苦温，以推荡之；使以白蜜之甘润，与苦合而化阴。阴得化而阳生，血得润而枯荣，肠胃水足，流通自如，推荡并行，其功迅速。此方宜用为丸，缓缓柔润，以治年老血枯，实为至当之法。今改用分两为汤，取其功之速，亦经权之道也。

问曰：男子阳物挺而不收者，何故？

答曰：此元阴将绝，阳孤无匹也。夫阳物之举，乃阳旺也。阳旺极宜生阴，阴生阳自痿，乃阴阳循环不易之理。今出乎至理之外，挺而不收，明明有阳无阴象也。此际法宜救阴，大补先天元阴为主，方用独参汤主之，解见上。或六味地黄汤亦可。

六味地黄汤

熟地一两　枣皮八钱　怀药五钱　茯苓五钱　丹皮六钱　泽泻三钱

[用药意解]

按：地黄汤一方，乃利水育阴之方也。夫地黄甘寒，滋肾水之不足；二皮酸寒，敛木火之焰光；山药、茯苓，健脾化气行水；泽泻甘寒，补养五脏，又能消湿。此病由水虚而火旺，又加木火助之，故不收。今得地黄补水，又能滋肝，肝主宗筋，乃阳物之根也。宗筋得润，而阳物立痿，佐二皮一敛一泻，火光即灭。又得山、苓、泽泻，健脾化气以行津液，庶几此病易瘳。古人云“补阳以配阴”，乃为阳痿不举注脚，为一切阳虚注脚。“补阴足以配阳”，乃为阳挺不收注脚，为一切阴虚注脚。此条应专以滋阴为是，不应利水，利之似反伤阴，不知用利药于地黄之内，正取其利，以行其润之之力也。学者不可执一，分两与古方不同，改用也。

问曰：病人每日半夜候，两足大热如火至膝，心烦，至午即愈者，何故？

答曰：此血虚阳旺也。夫人身以阴阳两字为主，阳生于子至巳时，属三阳用事，正阳长阴消之时，阴虚不能配阳，阳旺故发热。至午即愈，乃阴长阳消，阳不胜阴，故热退。世人以为午后发热为阴虚，是未识阴阳消长之道也。余治一易姓妇，每日午初，即面赤发热，口渴喜热汤，至半夜即愈。诸医概以补阴不效，余以白通汤一服而愈。此病法宜补阴以配阳为主，方用补血汤，或地黄汤，解见上。

问曰：秋月人忽然腹痛水泻，日数十次，完谷不化，精神不倦者，何故？

答曰：此肺中之元阴不足，肺气燥甚也。夫大便水泻至完谷不化，谁不以为脾胃之败也？不知肺气燥极，亦有此证。肺与大肠为表里，大肠主传送，饮食入胃，不待消化，随燥热之气下降，而直趋大肠，故日泻数十次，腹痛、饮冷、不倦。若果脾败完谷不化，精神之倦极可知，决然病久非暴也。至于水泻一证，有泻出色黄极者，胃火旺也；泻出色白者，下元无火也；泻出色青者，厥阴之寒化也；泻出色如酱汁者，太阴之湿化也；泻出如溏骛者，脏有寒也；亦有泻出色白如涎者，肺有热也；有泻出淡赤色者，阳不统阴也。以上数证，临证时再察虚实、新久，脉息有神、无神，用药自有据也。此证法宜清燥为主，方用甘桔汤，加二冬、地骨、桑皮、黄芩、杏仁、白蜜治之。

甘桔汤

甘草一两　桔梗八钱　天冬四钱　麦冬四钱　地骨三钱　桑皮三钱　黄芩二钱　杏仁二十粒　白蜜五钱

[用药意解]

按：甘桔汤一方，乃苦甘化阴之方也。此方仲景用以治少阴之咽痛症，因少阴之火上浮于咽，少阴之络挟咽故也。得甘桔之合化，而少阴得养，故愈。今用以治太阴，取桔梗之苦以开提肺气，而伏热立消；取甘草之甘，大甘足以化热，苦与甘合，又能化阴，化阴足以润肺；又加以二冬、二皮、黄芩、杏仁、白蜜，一派甘寒、苦降之品以助之，而肺燥立止，水泻自不作矣。

问曰：病人干咳，周身皮肤痒者，何故？

答曰：此元阴虚不能润肺，肺燥而不能行津液于皮肤也。夫病人干咳，乃血虚肺燥之验。肺主皮毛，肺气清，则节令行而不乖，脏腑咸赖；肺气燥，则节令失，而津液不行，百病丛生。津液不行于内，则肺痿、脏结、肠燥、痿躄、筋挛、骨蒸等症即起；津液不行于外，则皮毛、肌肤、爪甲枯槁、燥痒之症立作。此条言血虚肺燥，有如是等症，法宜清燥养营为主，方用补血汤合甘草干姜汤，加五味、白蜜治之，解见上。

业斯道者，须知人身气血运用机关，气血之根皆在下，培养在中，发用在上。根即此○也，培养即此◎也，发用即此⊙也。肺主气，即发用之外圈；心主血，即发用之内圈。外圈本乾体所化，内圈本坤体所生，天包乎地，地成乎天，混然一物。地气上腾，指坎中一阳由下而中而上，一呼即起；天气下降，指离中真阴由上而中而下，一吸即入。故曰“呼吸者，阴阳之橐籥也”，呼则气行而血随，吸则血行而气附。呼吸虽判乎阴阳，其实升则二气同升，降则二气同降，升降循环不已，故即上下以判阴阳也。先圣恐人不明，故画卦以明阴阳，乾坤则称为先天，六子乃为后天，今人专在后天论阴阳生克固是，而不在先天论阴阳盛衰，是知其末，而未知其本也。苟有知得阴阳升降之道者，庶可与共学适道矣！

问曰：筋缩不伸者，何故？

答曰：此血虚不能养筋，筋燥故也。夫筋之燥也有由生，虽云水能生木，其实水火之功用在心肺，肺主气，心主血，肺气行于五脏，血亦行于五脏，肺气行于六腑，血亦行于六腑。肺气燥极，则运用衰，津液不润于筋，则筋燥作。筋燥甚，故缩而不伸也。法宜清燥养血为主，方用芍药甘草汤主之，或加二冬、白蜜亦可。

芍药甘草汤

芍药二两　甘草二两，炙

[用药意解]

按：芍药甘草汤一方，乃苦甘化阴之方也。夫芍药苦平入肝，肝者，阴也；甘草味甘入脾，脾者，土也。苦与甘合，足以调周身之血，周身之血既调，则周身之筋骨得养，筋得血养而燥气平，燥气平则筋舒而自伸矣。然亦不必拘定此方，凡属苦甘、酸甘之品，皆可以化阴。活法圆通之妙，即在此处也，学者须知。

问曰：年老之人多健忘，言语重复者，何故？

答曰：此元阴虚极，而神无主也。夫心生血，神藏于血之中。神者，火也，气也，即坎中一阳，而寓于血之中，气与血相依，故别其名曰心藏神，即此可知鬼神之用也。书曰：“鬼神者，二气之良能也。”“良能”二字，即真阴、真阳之本性也。神禀阳之灵，天体也，位尊，故曰神；鬼禀阴之灵，地体也，位卑，故曰鬼。人之为善，则性从阳，光明气象；人之为恶，则性从阴，黑暗气象。人死而为神，为鬼，即在平日修持上判也。将死之际，善气重者，元神从天门而出，定为神道；恶气重者，元神从地户而入，定为鬼道。若老人气血已衰，精神自然不足，不足故神昏也。然又非热甚神昏之谓也，法宜养血为主，气血双补亦可。方用补血汤、独参汤，或参枣汤亦可。补血、独参二汤，解见上。

参枣汤

洋参一两　枣仁一两　甘草五钱　猪心一个

以上三味为细末，同猪心炖服，或同猪心捣为丸，俱可。

[用药意解]

按：参枣汤一方，乃苦甘化阴、酸甘敛阴之方也。因元阴虚极，不能养神，神无所主，故时明时昧，犹若残灯将灭，而火光不明，苟能更添其膏，火光自然复明也。今以洋参之甘苦、枣仁之酸敛，以扶其元阴。元阴敛而真气即敛，故曰藏神。又得猪心同气相求，庶几心神明而不昧。复取甘草从中合化，而真血有源源不竭之妙也。此方不独治老年健忘，凡属思虑损伤阴血者，皆可服也。

问曰：大肠脱出数寸，肛门如火，气粗而喘，欲饮冷者，何故？

答曰：此元阴不足于肺，肺火旺而大肠之火亦旺也。夫脱肛一证，原有阳虚、阴虚之别。阳虚之脱肛者，由元气衰极，不能约束也。其人必困倦无神，渴必饮热，阴象全见，法宜温中。阴虚之脱肛者，由于下焦火旺，逼出也。其人精神不衰，渴喜饮冷，热象全见。然此二证多起大泻大痢之后，治者务要认定阴、阳实据，自然获效。此证即阴虚火旺也，火上逼肺，故喘；火下逼肠，故肛出。法宜滋阴泻火，方用大黄黄连泻心汤，或葛根黄连黄芩汤亦可，解见上。

大黄黄连泻心汤

大黄一两　黄连五钱

[用药意解]

按：大黄黄连泻心汤一方，乃泻火之方也。仲景以此方治“心下痞满，按之濡者”。是因无形之热邪伏于心下，而以此方泻之也。今借以治此证，似亦未切，不知大黄、黄连苦寒，能泻三焦邪热，此病既因热上攻肺而喘证生，热下攻肠，而脱肛作，得大黄、黄连之苦寒泻火。火邪一去，上下自安，亦握要之法也。

问曰：小便便时痛甚，口渴饮冷，其淋证乎？非淋证乎？

答曰：此膀胱之元阴不足，为邪火所灼，乃太阳腑证之甚者也。因邪犯太阳，从太阳之标阳而化为热邪，伏于膀胱，故口渴饮冷而便痛，法宜化气行水，方用五苓散主之。其实近似淋证，淋证亦皆膀胱之证也。前贤有血淋、气淋、沙淋、石淋、劳淋五淋之别，总而言之，不出阴阳两字。有阳衰不能化停滞之精而作者，十有七八。推其源，多起于梦中遗精，忽觉而提其气以留之，不能复位，发泄不畅，当心气下降而便溺，败精欲出而不能出，故小便痛甚，此受病之根也。此病法宜大助元阳，鼓之化之，俾气化行而精气畅。世人一见便痛为火，不敢轻投桂、附，是未识透此中消息也。亦有精停日久，阻滞气机，郁而为热，灼尽膀胱阴血，败精为邪火所熬，故有砂、石之名，总缘火由精停起见。阳虚之人，得此者多，方宜白通汤、三才、潜阳诸方；阴虚之人，火旺太甚，宜滋肾丸、六味丸、五苓散之类，解见上。或附子泻心汤亦可。

五苓散

白术一两　茯苓八钱　猪苓五钱　泽泻五钱　桂枝六钱

附子泻心汤

附子一枚　黄芩五钱　黄连五钱　大黄一两

[用药意解]

按：五苓散一方，乃化气行水之方也。因寒伤太阳之腑，气化不宣，水道不利而生邪热。热伤津液，不能上升，故渴；气化不行，尿欲出而不即出，故痛。今得二苓、术、泽，专行其水以培中，最妙在桂枝一味，化膀胱气机，气机化行，自然郁热解而寒邪亦解。此方重在化气，不重在去热一面，可知气化行，即是去热也，世多不识。

按：附子泻心汤一方，乃寒热并用之方也。仲景以此方治心下痞，而复恶寒、汗出者，是少阴无形之热，伏于心下而作痞，复见太阳之寒，又见汗出，有亡阳之虑，故用芩、连、大黄以泻少阴无形之伏热，又用附子以固根蒂而追元阳，寒热互用，真立方之妙也。今借以治停精而生热为淋者，用附子以鼓先天之阳，佐芩、连、大黄以泻伏热，是不固之固、不利之利也。方书多用利水清热之品，是治热结一法，而遗化精一法。余意方中再加安桂二三钱，以助附子之力，而又能化气，气化精通，热解邪出，何病淋之患哉？如三才封髓丹加安桂，滋肾丸倍安桂，皆可酌用，切勿专以分利为主也。

问曰：五更后常梦遗精，或一月三五次，甚则七八次者，何故？

答曰：此元阳虚而神不为主也。夫遗精一证，与遗尿有些微之别。尿窍易开，精窍不易启。然二窍之开阖，总属心气下降，轻重、浅深不同耳。然而梦遗之证，诸书所论纷纷，未有实据，以余细揆其理，人身以神为主，神居二气之中，昼则寄于心，夜则寄于肾。遗精之证，戌亥以前者，病在于肾，子时以后者，病在于心，此人神从阴、从阳之道也。人身上下关窍，总在一“神”字统之。神即火也，气也，坎中之真阳也。真阳配真阴，神始有主；真阴配真阳，神始有依。梦遗之病，务审究在上半夜，或下半夜，以定神之所在。病于上半夜者，主阴盛阳衰，阳虚不能统摄精窍，而又兼邪念之心火动之，故作，法宜扶阳为主，如潜阳丹、白通汤、桂枝龙骨牡蛎汤之类是也；病在下半夜者，主阳盛阴衰，阴虚不能配阳，阳气既旺，而又有邪念之心火助之，神昏无主，而不能镇静，故作，法宜扶阴以抑阳，如封髓丹倍黄柏、参枣汤加黄连、补血汤、将军蛋、洋参蛋之类是也。其中受病之根，由于素多淫念，或目之所见而心思，耳之所闻而慕切，念头辗转不断，一片淫情不觉已固结于神之中也。一经熟睡，元神游于梦幻之乡，或有见，或有闻，或有交，邪念一动，心火下流，兼以相火助之，直冲精窍，窍开而精自泄也。此病而云血虚神无主者，是遗泄在五更后，正阳长阴消之时，故知其血虚也，法宜补阴以配阳，方用参枣汤，解见上。

问曰：平人精神不衰，饮食健旺，常口渴而欲饮冷，小便亦常觉不快，夜夜遗尿者，何故？

答曰：此元阴不足，而下焦有伏热也。世多以遗尿属下元无火，其实不尽然。有真下元无火者，乃阳虚不能统束关窍，其人必精神困倦，饮食减少，有阳虚之实据可凭，法宜收纳元阳，补火为要。此则精神不衰，饮食如常，定是膀胱素有伏热，亦有心移热于小肠，肝移热于脬而遗者，是热动于中，关门不禁也。即在心、肝两部脉息上求之便了。若果心移热而作者，导赤散可用；肝移热于脬而作者，小柴胡倍黄芩亦可医。再审其上半夜与下半夜，以探阴阳消长机关，而按法治之，必不失也。此证直决为膀胱伏热，是因其人精神饮食有余，渴常饮冷，便常不快，是以知之也。法宜滋肾、泻火为主，方用六味地黄汤，加知、柏，解见上。

问曰：两足冷如冰，不能步履，服桂、附、除湿药不效，而更甚者，何故？

答曰：此非阳衰湿侵于下，实血虚肺燥，不能行津液于至下也。夫人身上下全赖二气布护，真阳不足，亦有冷者，服桂、附以助之即愈。脾虚不能转运水湿而作者，服健脾除湿药必效。此则不然，知非阳虚湿盛，乃由血虚肺燥也。肺乃百脉之宗，出治节者也。肺气行，则津液流通贯注，百脉增荣；肺气燥，则津液不行，百脉失养。今两足冷如冰，乃水衰火极之象，人身水居其一，火居其二，火甚则津枯而骨髓失养，其实由肺之燥而津液不充，津液不充，邪火立起。火未甚时，犹觉内热；火既极时，却又作冷。古人云："阳极生阴，阴极生阳。"病机之颠倒如是，浅见者何能一一周知。此病法宜苦甘化阴润燥为主，方用芍药甘草汤，或六味地黄汤，加二冬、白蜜，或黄连阿胶汤俱可，解见上。

问曰：四肢肌肉皮肤干粗瘦削，奄奄欲绝，常思冷饮，人俱以为疳病也，不知是否？

答曰：此胃有伏热，而食尽脾阴之血液也。夫周身肌肉，统于脾胃，脾气充则肉盈，脾阴足则肉活，周身肌肉红活充盈，乃后天健旺之征。脾与胃为表里，彼此皆不可偏，偏则病作。今病人四肢干枯、饮冷，干枯乃火之象，亦不足之象，饮冷是病之情，亦阴枯乞救之情。以此推求，知其胃有伏热未解，食尽脾阴所致。此等病症，小儿居多，由饮食损伤脾胃，久久元气日落，或食生冷鲜物，停滞于内，邪热丛生，服药未当，渐渐而成者，十居其八。妇女忧郁，损伤肝脾，渐渐而成者亦多。世医一见枯槁，便以疳证目之，而立五疳之名，总非至当。此证法宜甘润养阴为主，方用甘草黑姜汤，加五味，解见上。如因内有积热者，审轻重治之。

问曰：病赤白痢日数十次，腹痛拘急者，何故？

答曰：此元阴不足以致肺燥，复感客燥而移燥于大肠也。诸书俱称赤白为湿热病，以白属湿，以赤属热，照方施治，应效者少。余细维此理，人身以坎离立极，运用机关全在心肺，心属火，化血而居肺下；肺属金，化气而居心上。肺位最尊，气机运转，外充皮肤肌肉，内充筋骨脏腑，有天包乎地之义。肺气一行，心血随之，下而复上，上而复下，循环不已，二气调和，百节无伤。肺气、血气偶乖，诸症蜂起，岂独痢疾为然。查痢疾多生于秋，乃燥金主气之时，复感外来之燥邪，客于肺金，闭塞清道，转输失职，津液不行于大肠，大肠亦生燥热，故曰肺移燥于大肠也。肺气壅则大肠之气壅，而血亦与之俱壅，故痢证作。白者重在气之滞，赤者重在血之涩，赤白相兼，心肺俱受燥也。治痢者当在心、肺二处求之，切勿惑于"夏伤于暑，秋必成痢"。推是说也，以为夏日炎天，暑湿大行，交秋之际，暑湿未尽，胶固大肠，欲出不出而成痢。余谓人之肠胃糟粕，有一二日换一次者，有三五日换一次者，岂尽湿热之胶固大肠耶？以白为湿，湿甚宜泻；以赤为热，热甚宜闭。今则不泻、不闭，而欲出不出，其为肺气之滞，心血之涩也明甚，何得即以湿热蕴酿加之？此说亦近理，但湿热合病亦多，何不成痢？独于秋月乃痢，明明燥邪客于肺。要知白者，气也，火也，亦大肠之精也；赤者，血也，水也，亦大肠之液也。赤色虽似火象，其实周身血液，俱从火化得来，故曰血为阴，又曰血虽阴类，运从阳，指肺气行而血随之也。余谓治痢当着重肺燥为主，虽赤白有浅深之分，其源总归于"燥"之一字，但治其燥，则二脏之气即舒，不治痢而痢自止，不治赤白而赤白自消，握要之法也。舒驰远以痢为四纲，其说亦可从，但未将受病根处明明指出，概谓"白属湿成，赤属血因"，纷纷聚讼，愈出愈奇，总非确论，惟有调气行血一语，略可遵从。法宜清燥救肺为主，方用杏冬二皮白蜜甘桔汤主之。至于似痢非痢，亦不可不辨。痢之为病，腹痛拘急，逼胀异常，欲出不出，出亦无多，日数十次。似痢非痢者，腹虽痛而不甚，便虽逼胀而所出尚多，日三五次，甚七八次，一痛即泻，四时皆有，多得于大病久病之后，乃由中气大衰，大肠失职，肠胃稍有存积，气虚不能载之，故似痢而实非痢也。法宜大健中土，中土气足，自能载之，而不失节也。方用附子理中汤，加吴茱萸、安桂最妙。治痢诸书，皆云调气、行血，余亦立一方，亦可酌用，名大黄木香汤。

杏冬二皮甘桔白蜜汤

杏仁五钱　天冬四钱　麦冬四钱　地骨皮三钱　桑皮五钱　桔梗四钱　甘草三钱　白蜂蜜半杯

大黄木香汤

大黄六钱　木香六钱　当归五钱　苏叶三钱　甘草三钱　白蜜半杯

[用药意解]

按：杏冬二皮汤一方，乃清燥润肺之方也。因燥邪客肺，肺气壅塞，津液不行于大肠，以致气机滞涩，故取杏仁之苦以降之利之，又佐二冬、二皮、甘、桔、白蜜以开之、润之，俾燥邪去而肺气清，肃令行而气机畅，何痢之有哉？

按：大黄木香汤一方，乃调气行血之方也。大黄同当归、甘草，能泻血分之燥热而化阴，木香、苏叶、白蜜，能调气分之滞而化阳。气血两化，阴阳不偏，自然痢疾不作矣。

问曰：病人每日早饭后心烦，两手、足心痛痒异常，至午初即愈者，何故？

答曰：此元阴不足，心阳气有余也。夫人身上下四旁，莫非二气充塞，二气皆不可偏，偏于阳则阴虚，偏于阴则阳弱。今病人两手心痒、两足心痒，阴虚、阳虚皆有此候，不得概谓血虚。此病而断为阴虚者，见其病之在上半日也。人身就是这一团真气，出阴入阳，出阳入阴。一日之内，上半日属三阳，阳有余，阴即不足，故《易》曰“君子道长，小人道消”；下半日属三阴，阴有余，阳即不足，故《易》曰“小人道长，君子道消”。君子、小人，即阴、阳之谓也。其实推其至极，还是这一团真气，由盛而衰，由衰而盛也，故圣人云“老子其犹龙乎”！反之吾身，不亦有犹龙之老子乎！此病法宜补阴以配阳，方用黄连鸡子阿胶汤，或补血汤，解见上。查阴虚发痒，外形手、足心肉必干枯，起粗白皮；阳虚发痒者，手、足心肉柔润不枯，无白皮干粗色，但痒极而欲重按重压，以此定之，再参看各部气色便了。阳虚宜收纳回阳为主，方用潜阳丹、四逆汤、封髓丹之类，解见阳虚门。

问曰：吐血后，头眩晕不止者，何故？

答曰：此血虚而不能荣于上也。夫头晕一证，有上实下虚者，有上虚下实者，有清阳不升者，有浊阴上干者，有挟虚风者，有挟虚火者，有脏腑偏盛而致者，种种不一，括其旨归，总不出阴阳两字。凡治此病，察其人面白无神，饮食减少，二便自利，困倦欲卧，喜热畏冷，或气短而心悸不宁，或饱闷而腹痛泄泻，或遗尿不禁而自汗频添，脉浮无力而空，诸如此类，都属阳虚，清气不充所作，法宜辛甘扶阳之品，按定上、中、下病情消息以斟酌之便了。察其人精神不衰，舌黄，喜冷，饮食易消，二便短少，或心烦热而咳吐黄痰，或饱食而即刻昏晕，或晕数刻而依旧如常，脉实有力而长，诸如此类，都属阴虚火旺，上干所作，法宜苦甘化阴之品，按定上、中、下病情消息以酌量之便了。此病既由吐血而后眩晕，明明阴血暴虚，不能上荣于颠，血虚亦能风生，故作眩，法宜养血为主。方用补血汤主之，加味随机而施。如外感六淫之气，只作痛，不作眩，学者须知。

问曰：女病血崩后，忽顶颠痛甚者，何故？

答曰：此血虚甚而阳无所附，暴浮于上也。夫气血两字，彼此互为其根，不可稍有缺陷，阳气暴虚，阴血即无所主；阴血暴虚，阳气即无所托。今病人血骤下奔，海底枯涸，龙无水养，飞腾于上，故顶颠痛甚。此际若不细察受病之因，而见痛治痛，则既竭于上之阳，倾刻即灭也。法宜峻补其水，海中有水，龙即能返于渊，此真阴、真阳互根之妙用也。方用补血汤主之，解见上。或补水汤可。

补水汤贫者以沙参易洋参

洋参二两　黄柏一两　白蜜一两

[用药意解]

按：补水汤一方，乃苦甘化阴之方也。夫洋参色白味苦，苦能补心，心者，生血之源也；黄柏味苦，苦能坚肾，肾者，注水之区也；又得白蜜之甘，能润肺而生金，金者，水之母也。况苦与甘合，足以化阴，阴得化生，而源不竭，龙虽属阳而性喜水，既有其水，则龙潜于渊，太空廓朗，而上下咸安矣，何顶痛之有哉？

以上数十条，专论阴虚，指出“元阴不足”一句，反复推明。要知元阴即血也、水也，真火寓于其中，则为太极，则为气血相依，又为水火互根，又为心藏神。凡血虚之症，所现纯是一派枯槁、憔悴、燥熯，干粗之火形，何也？血中寓火，火旺自然阴亏，阴虚自然火旺，以此推求，便得阴虚之主脑也。三阴与三阳，病形各殊，三阳不足之症，所现纯是阴色，为其阳不足，而阴有余也；三阴不足之症，所现全是阳色，为其阴不足，而阳有余也，此辨认阴虚、阳虚之切法也。

历代以来，著作者数十余家，皆含糊不清，并未将阴阳底蕴明明指出，一味在后天五行生克上论，铺张满纸，究竟人身立极、一元妙义、二气消长机关，全未说透，宗旨不明，源头不澈，故知斯道之精者寡矣。可惜仲景一生心法，无一人道破，定六经之旨归，罕能了了。甚至有著瘟疫，著痢证，自诩专家，欲与仲景并驾，不知立法之祖，定六经早已判乾坤之界限，明六气业已括万病之攸归。六气即是六经之体，外感六气，便是六经之客。三百九十七法，法法神奇；一百一十三方，方方绝妙。全是活活泼泼天机，绝无一毫碍法。

知其妙者，以四逆汤、白通汤、理中、建中诸方，治一切阳虚证候，决不有差；以黄连鸡子阿胶、导赤散、补血、独参诸方，治一切阴虚证候，定不能误。虽然阴虚所备诸方，尤贵圆通，有当柔润以扶阴者，独参、黄连、当归补血之类是也；有当清凉以扶阴者，导赤、人参白虎之类是也；有当苦寒以扶阴者，大小承气、三黄石膏之类是也。此皆救阴、补阴之要诀也。补阳亦然，有当轻清以扶阳者，大、小建中之类是也；有当温养以扶阳者，甘草干姜汤、理中汤之类是也；有当辛温、辛热以扶阳者，四逆、白通之类是也。此皆治阳虚之要诀也。

他如外感六气，按节令，挈提纲，随邪变化，细详六经贯解。须知仲景伤寒之六经，并非专为伤寒说法，而六步之法已经说明。即以太阴一经而论，太阴主湿而恶湿，主湿是本经之气，恶湿即外之客气，湿土旺于长夏，故六月末土旺而湿令大行，人之本气弱者，感外来之湿邪，每多腹痛、吐泻。仲景故立理中汤一法，后贤改用香砂、四君、六君，以调脾土一切诸证，皆是套理中汤一方出来也，又何常不可用哉？千百年来，名贤迭出，立方亦多，而仲景之法，遂晦而不明，不得不宣扬之也。

卷四

杂问

问曰：吐血一证，其阳虚乎？其阴虚乎？

答曰：吐血一证，其要有三：有阳虚者，有阴虚者，有因外邪阻滞者，不可不知，亦不可不辨也。夫人身不外气血两字，气为阳，天也，夫也；血为阴，地也，妻也。男正位乎外，女正位乎内，阴阳自然之定理，气血相依而行，气法乎上，血法乎下，流通无滞，均平不偏，何吐血之有乎？至于吐血，乃气机之逆也。阳虚之逆血者，缘由阳气衰弱，不能统血，阴气太旺，势必上僭，渐干清道，以致外越，如今之懦弱丈夫，不能约束其妻也。阴虚之逆血者，由于阳气独旺，阳气过旺，势必上冲，冲之过节，血亦因而外越，如今人之丈夫酷烈，而妻不敢安其室也。外邪阻滞之逆血者，或因风寒之邪，阻其升降之气机，而循行经络之血液失其常度，或留胸膈，或停胃口，一触即发，血故外越。如沟渠之水，流行自如，忽从中闸定，上流欲下之水，势必逆行上涌，亦气机自然之理也。

又曰：吐血三要，已得闻矣，敢问三要之证，如何辨认？如何施治？

曰：凡阳虚吐血之人，言语无神，脉息无神，面色无神，气衰力竭，困倦喜卧，不思饮食，咳多清痰，又须审察上、中、下三部，何处病情独见，便可按法治之也。法宜辛甘化阳之品，调其中土，扶其元阳，如甘草干姜汤、理中、建中之类。阴虚吐血之人，言语有神，面色有神，脉息有神，吐虽多不觉其病，咳多胶黏之痰，又贵察其上、中、下三部，何处病形独现，便可识其脏腑之偏，而用药自有据也。法宜苦甘化阴之品，如泻心汤、导赤散、鸡子汤校者注：即《伤寒论》黄连阿胶汤之类。风寒阻滞而吐者，必现发热、头疼、身痛，脉浮或紧，看定提纲，按法治之。法宜升散清凉为主，如桂枝汤、麻黄汤、葛根汤之类。桂、麻、建中、理中、甘草诸方，见阳虚门；泻心、导赤、鸡子诸方，见阴虚门。

葛根汤

葛根四钱　麻黄三钱　甘草二钱　芍药一钱　桂枝二钱　生姜三钱　大枣三枚

古方分两太重，取其直达太阳膀胱之经输，而祛邪早出也。若用以治吐血，务要果真有太阳病，项背几几、无汗恶风，与阳明合病，下利方可，不然未可轻试也。今改用分两，从俗之意，亦当察病轻重，再为酌量。

[用药意解]

按：葛根汤一方，乃肌表两解之方，亦太阳、阳明合解之方也。夫风寒之邪，一从肌腠而入，则为桂枝汤证，一从肤表而入，则为麻黄汤证，今以桂枝汤加麻黄、葛根，是从肌腠以达肤表，俾邪直出。太阳与阳明接壤，太阳之邪已在经输，逼近阳明，此刻阳明不病亦病也。去太阳之邪，即所以救阳明也。师取葛根，乃三路进剿之法，葛根为阳明之主药，用之以截阳明之路，而邪不敢入，又能鼓胃气上腾，足以助桂、麻发散祛邪之力，是以攻无不胜，战无不克也。吐血门中罕用此方，此方原不治此病，设有因风寒闭塞，以致吐血，兼见项背几几、自汗恶寒者，此方亦未始不可用也。

问曰：大便下血如注，其有要乎？

答曰：下血之证，论因则多，论要则二。二者何？即阴阳两字也，阴阳即气血。夫血固以下行为顺，是顺行其经络之谓，非妄行之谓也。阳虚之人，下血如注，是下焦之阳不足，而不能统摄也；阴虚之人，下血如注，是下焦之阴不足，阴虚则火旺，火旺遂逼血外溢也。阳虚阴虚，察脉察色，与上辨吐血法同。阳虚之下血，宜培中下之阳，方用四逆汤、理中汤，见阳虚门；阴虚之下血，宜培中下之阴，方用泻心汤、六味、补血汤（校者注：即六味地黄汤、当归补血汤），见阴虚门。

或又曰：粪前血、粪后血，何谓也？

曰：粪前血者，循行大肠之血失度也；粪后血者，脾胃之阴失度也。亦不必细分，总在这粪之硬溏，以判肠胃之虚实，又要察其人平日起居，外形之有神无神，而虚实自判也。先血而粪硬者，胃火旺而致也，人参白虎、麻仁丸可用；先血而粪溏者，脾不摄血也，理中、建中可用；粪硬而血后来者，心火旺也，导赤散可用；粪溏而血后来者，心血之虚也，补血汤、参枣汤可医。仲景以先便后血为远血，主以黄土汤；先血后便为近血，主以赤小豆当归散。

黄土汤

地黄八钱　白术一两　附片一两　阿胶八钱　黄芩五钱　甘草八钱　黄土二两

赤小豆当归散

赤小豆三升，即小红豆，非太极豆　当归十两

[用药意解]

按：黄土汤一方，乃先后并补之方也。夫先便后血，是脾阳之衰，补脾必先助火，故用附子以壮元阳而补脾阳，又以白术、甘草、黄土，专助脾中之气，最妙在地黄、阿胶、黄芩，甘寒苦寒，以滋脾中之阴，水土合德，火土生成，不寒不燥，乃温和之妙方，可使脾阴立复，而无漏血之虞，何忧此病之不除哉！

按：赤小豆当归散一方，乃解毒清热之方也。病人既先血后便，是湿热蕴酿已在大肠，而不在脾胃，大肠血液为热所伤，失其常度。当大便欲出，气机下行，而肠中之血不啻若沟渠之水，得一团土草以赶之，而流行不已也。此方重在赤小豆，以清肠中之湿热，又佐以当归活血行气之品，自然病可立瘳。仲景又立此方于狐惑门，详《金匮要略》。

问曰：小便下血者，何故？

答曰：小便下血，其要有二，有痛、不痛之分。痛则为血淋，照上治淋法治之；不痛则为尿血，多由脾中之阳不能摄脾中之阴血，流注阑门泌清别浊之处，与水谷之湿气，同渗入膀胱，而与尿俱出，故曰尿血。饮食定然减少，人困无神，法宜理中汤加桂圆，或甘草干姜汤加五味，以复脾中阴阳，自然尿血不作。若渴喜饮冷、善消食者，则为胃中风火妄动，逼血下行，法宜清胃，如人参白虎汤之类；亦有心移热于小肠，而致血下行者，法宜清心，如导赤散之类；亦有冲任有伏热，逼血而致者，法宜清热，如赤小豆当归散，小柴胡加芩、连之类是也。学者即在上下四旁搜求病情，便可识也。

问曰：反胃之病，起于何因？

答曰：反胃者，胃中之气逆而不下也。有因胃火上冲，阻其下行之机者，法宜下夺，如大、小承气等汤之类是也。有因胃阳不足，中寒顿起，蔽其下行之机者，法宜温中降逆，如理中汤加吴萸、半夏之类是也。有冲任气逆，挟肝气而致食上逆者，法宜疏肝降逆，如大半夏汤、小柴胡汤加吴萸、半夏之类是也。有朝食而暮吐者，下元无火不能熏蒸脾胃也，法宜补火，如吴茱萸汤、吴萸四逆汤之类是也。有食而即吐者，胃气不降，因火上冲也，法宜清胃降逆，如人参白虎重加半夏之类是也。有为胃槁而作，贲门不展者，法宜柔润，如启膈饮之类是也。总而言之，反胃是一个“逆”字，虽十二经皆能致逆，不出阴阳两法，用药之妙，在人变通。

问曰：自汗、盗汗，其由何也？

答曰：自汗、盗汗者，阴阳两虚之候也。其说有二，诸书称“自汗为阳虚，盗汗为阴虚”，总未畅言其旨，余特为解之。夫阳虚自汗者，是卫外之阳不足，而不能统卫外之血液也，大象从☲；盗汗为阴虚，是阴不足，而阴中之火浮于外，血亦随之外出，大象从☵。人身立命，就是这二物。凡人昼起目张，从☲，则真气行于阳分，阴在内而阳在外，阳不足则不能统内之阴，故自汗出；夜卧目瞑，从☵，则真气行于阴分，阴在外而阳在内，阴不足，则真气上浮，而液随之，故盗汗作，此二汗之实据也。自汗者，法宜补阳，如建中加附子汤、芪附汤之类是也；盗汗者，法宜补阴，如参枣汤、补血汤之类是也。亦有阳盛而逼阴于外者，如阳明之白虎证是也；亦有阴盛逼阳于外者，如厥阴之四逆、回阳是也。汗证虽多，不出此列。

问曰：三消证起于何因？

答曰：消证生于厥阴，风木主气，盖以厥阴下木而上火，风火相煽，故生消渴诸症。消者，化之速，如风前之烛，易于化烬。诸书称渴而多饮者为上消，为心包之火挟肝风而上刑于肺，肺金受克，不能资其化源，海枯水涸，不能上升，欲乞外水为援，故渴而多饮，古人用人参白虎汤以救之；心包之火挟肝风而刑于胃，胃中风火相煽，食入犹如转轮，食而易饥，故为中消，以调胃承气汤治之；心包之火挟肝风而搅动海水，肾气不能收摄，遂饮一溲二而为下消，以大剂麦味地黄汤治之。此皆对证之方，法可遵从。更有先天真火浮游于上而成上消，浮游于中而成中消，浮游于下而成下消，即以辨阳虚诀辨之，法宜导龙归海，如潜阳、封髓二丹，或四逆、白通，皆可酌用。查此病缘因风火为木，厥阴风木在下，厥阴心包在上，风借火势，火借风威，彻上彻下，而消证从此生矣。但治其火，火熄而风亦息；治其风，风散而火亦亡。推其至极，风即是气，气即是火，以一“火”字统之便了，即以一“风”字括之亦可。“风”字宜活看，一年六气，即是六风，佛家以风轮主持大世界，人之一呼一吸便是风，离风人即死。人活风犹鱼之活水，鱼离水顷刻即死，学者须知。

问曰：吐蛔之症，起于何因？

答曰：吐蛔之症，生于湿热，化于厥阴。盖以厥阴者，生生化化之首也。胎、卵、湿、化四生，形体固属不同，推其旨归，俱从一片春风鼓荡，万物赖以化生。仲景列蛔虫于厥阴，虽道一个“虫”字，隐隐将天地化生万物机关，露其圭角也。要知人即百虫之长，天地包罗万物，人身一小天地，却含天地之至理。故孟子云“万物皆备于我”，岂特化生一虫而已哉！故病有千端，漫云易为窥测，苟能识得阴阳两字，而万变万化之机亦可由此而推也。仲景剖析三阴三阳，配六经以明乾坤之功用，各部发病不同。此证小儿居多，由于过食生冷，损伤脾胃，脾胃受伤，不能传运水谷之湿气，积湿生热，得肝风鼓舞，而蛔虫、食虫遂生矣。故曰蛔虫禀风木之气所化也。仲景立乌梅丸一方以主之。

乌梅丸

乌梅三百枚　细辛六两　干姜十两　黄连一斤　川椒四两　当归四两　桂枝六两　附子六两　人参六两　黄柏六两

[用药意解]

按：乌梅丸一方，乃寒热互用、补肝燥湿杀虫之方也。夫手厥阴居上主心包，足厥阴居下主肝木，其为病消渴，气上冲心，心中疼热，饥而不欲食，食则吐蛔，下之利不止，此本经手足全体为病提纲。至于虫证，论其一端也。推其生虫之源，由于风木所化，仲景立乌梅丸一方，并非专为虫设，凡属厥阴之为病，皆可服也。然虫多因内有湿热，挟肝木之气而化生，木曰曲直，曲直作酸，酸乃木之味，木性喜酸，木为至阴之脏，一阳在下，其卦象为☳。木气不舒，一阳之气上浮，而与湿热混合，上撞则心疼，侮土则不食，吐蛔尚轻，下利为重。仲景着重乌梅，取大酸之气，以顺木之性；佐以桂、附、辛、姜、川椒，一派辛热之品，导一阳之气下降，又能温中杀虫；复得连、柏泻心包无形之热，更兼燥湿，苦寒药品，惟此二味，能清能燥；继以参、归，滋养脾阴，庶几虫去而中土立复，厥阴之气畅达而无滞机矣。

问曰：癫痫起于何因？

答曰：癫痫二证，缘由先天真阳不运，寒痰阻塞也。夫癫者，神之乱也；痫者，痰之阻也。二证大同小异，癫者言语重复不止，痫者不言不语若痴。按人身立命，无非活一口真气，真气一足，万窍流通，一切阴邪，无从发起，真气一衰，寒湿痰邪顿生，阳虚为痰所扰，则神志不清，顽痰流入心宫，则痫呆并起。古人立“五痫”之名，因其有作羊、犬、猪、牛、马声之情形，以决痫之由来也。以余所论，真气衰为二病之本，痰阻是二病之因，治二证贵宜峻补元阳，元阳鼓动，阴邪痰湿立消，何癫痫之有乎？

问曰：病有关有格，何也？

答曰：关格者，气之有升无降也。前贤云：“上不得入为格，下不得出为关，为中枢不运所致。”又云：“食不得入，是有火也；下不得出，是有寒也。”喻嘉言先生之进退黄连汤，即可用于此病。余谓上不得入，胸有逆也；下不得出，火不降也。人身以气血两字为主，气机运转，百脉流通，关窍开阖有节。今病人气机有升无降，全是一个“逆”字为主。食不得入，未必尽皆是火；下不得出，未必尽皆是寒，务要审察的确。若唇口红活，舌黄喜冷，脉息有神，精神不倦，则是阳旺火逆，以致气之有升无降也，但去其火之逆，则气机自然下降，气机降而下窍自开也。若病人唇、口、面、舌青白无神，则为阴气上干为逆，阴盛则阳衰，即不能化下焦之阴，故下窍闭而不开也。火逆而致者，法宜泻火，以大承气汤主之；阴寒上逆而致者，法宜温中降逆，以吴萸四逆汤主之。

问曰：怔忡起于何因？

答曰：此心阳不足，为阴邪所干也。夫心者，神之主也，心君气足，则百魅潜踪；心君气衰，则群阴并起。今病人心内怔忡，怔忡者，不安之象也。阳虚之人，心阳日亏，易为阴邪所侮，上侮故心不安，觉有忡之者，忡乃自下而上之谓，明明阴邪自下而上为殃，非大补心阳不可，方用桂枝龙骨牡蛎汤，再重加附子。亦有水停心下而作悸者，悸亦心动不安之貌，与怔忡相同，怔忡重在心阳不足，悸则重在水停心下，必有水声为据。水停甚者，心下痛峻，仲景主以十枣汤；悸而不痛，苓桂术甘汤；悸而兼喘咳者，小青龙汤。苓桂术甘汤见阳虚门。

桂枝龙骨牡蛎汤

桂枝一两　白芍六钱　龙骨四钱　牡蛎四钱　甘草二钱　生姜五钱　大枣六枚　附子四钱

十枣汤

芫花二钱　甘遂一钱　大戟一钱　大枣十枚

小青龙汤

麻黄六钱　白芍六钱　细辛六钱　干姜六钱　甘草六钱　桂枝六钱　半夏半升　五味半升

[用药意解]

按：桂枝龙骨牡蛎汤一方，乃调和阴阳、交通上下之方也。夫此方乃桂枝汤加龙骨、牡蛎耳。桂枝本方，乃调和阴阳之第一方。凡气血不调之人，外感易生，内伤亦易生，仲景立此方内外通治，不专重在发汗一节也。果有外邪伤及太阳营卫，闭其气血外出之机，遏郁而为热为疼，取此方协和阴阳，鼓动运行之机，俾外入者，仍从外出，故一汗而病可立解。若无外邪而用桂枝汤，必不出汗，何也？气机原未闭塞，血液畅流，何汗之有？此方本意，非专为太阳而设，实为阴阳不调而设。要知阴阳调和之人，六邪不侵，七情不损。阳不调之人，必有阳不调之实据，以辨阳虚法辨之；阴不调之人，必有阴不调之实据，以辨阴虚法辨之。阳不调之人，用此方，桂、甘、姜、枣宜重，稍加白芍以敛阴；阴不调之人，芍药、甘、枣宜重以调阴，少加桂以宣阳；阴阳两不足之人，分两平用，彼此不偏。此立法之苦心，亦变通之道，如大、小建中与此方，皆桂枝汤之变局也。识得阴阳至理者，始信余非妄说也。今加龙、牡二物，又加附子，以治怔忡，取龙、牡有情之物，龙禀阳之灵，牡禀阴之灵，二物合而为一，取阴阳互根之意，加附子者，取其助真火以壮君火也。君火壮而阴邪立消，怔忡自然不作矣。此方功用最多，治遗精更妙，世人谓龙、牡涩精，失二物之性，并失立方之意也。

按：十枣汤一方，乃决堤行水第一方也。本方原因风寒伤及太阳之气，太阳主寒水，气机闭塞，水道不利，逆行于上，聚于心下，水火相搏，故作疼，非五苓散可治。盖五苓之功独重在下，此刻非直决其水，为害匪轻，故取芫花、大戟、甘遂三味苦寒辛散之品，功专泻水行痰。又虑行之太烈而伤中。欲用甘草以守中，甘草与甘遂相反，用之恐为害。仲景故不用甘草，而择取与甘草相同而不与甘遂相反者，莫如大枣。大枣味甘，力能补中，用于此方，行水而不伤中，逐水而不损正，立法苦心，真是丝丝入彀之方也。

按：小青龙一方，乃发汗行水之方也。因太阳表邪未解，以致水气不行，聚于心下，为咳，为喘，为悸，是皆水气上逆之咎也。今得麻、桂、细辛，发太阳之表，行少阴之水；干姜、半夏、五味，降上逆之水下行；甘草补土，白芍敛阴，最为妥切。此方重在解表，表解而水自不聚。以“龙”名汤，是取麻黄轻清发汗行水，如龙之得雨水而飞腾变化莫测也，岂果若龙哉？

问曰：妇女另列一科何也？

答曰：男子禀乾之体，女子禀坤之质，乾主施化，坤主生成，以其有胎前、产后、经期之殊耳。余病皆同，惟此三者，动关生死，不可不知，不可不亟讲也。

先以经期言之。经期者何？经者，常也；期者，信也。女子二七而天癸至，经脉始通，经血一月下行一次，以象月之盈而缺，缺而复盈，循环不已。但人之禀赋不齐，盛衰损伤不一，故有先期而血即下行者，气之有余也，气有余便是火，法宜清热。有后期而血始下行者，气之不足也，气不足便是寒，法宜温中。中也者，生化精血之所也，言调经之大主脑也。他如经水来而色淡者，火化不足也，法宜补火；经水来而黑紫块者，火化太过也，法宜清热；经来过多而心烦者，血骤虚也，法宜养血；经来少而腹痛者，气之滞也，法宜调气；经行愆期，淋漓不断者，气衰脾弱，不能统约也，法宜甘温扶阳；经过后而腹空痛者，气血之骤虚也，法宜调和气血。当期过月而不行者，有妊有不妊也。妊者不必治，不妊者经之闭也。闭者宜开，因气而闭者，法宜行气；因寒而闭者，法宜散寒；因热而闭者，法宜清热；因血枯而闭者，法宜补血。病原不一，审其因而治之。

至于带下、崩漏，妇女之大证也，十有八九。带分五色，不出阴阳，照阴阳辨法治之。凡带证之脉，余阅之甚多，往往两寸浮大无力。两关、两尺细微甚者，是阳竭于上，而下元无火也，以温中回阳法治之多效。有两寸大实有力，两关滑而两尺细者，心肺移热于下，脾湿下注也，以除湿、清热法治之甚效。崩证与漏证有别，漏者病之浅也，亦将崩之兆也；崩者势大而来如决堤，漏则势小而淋漓不止。二证俱当照阳虚、阴虚辨法治之，便得有余、不足之机关也。

至于逆经而吐血者，照上吐血条法辨之，治法自在其中矣。

胎前者何？以其夫妇交媾，精血凝聚，二五合一，具生生化化之道，人之性命有始基矣，故曰胎。俗语云："胎前不宜热。"此语举世信之，而不知非确论也。夫坤厚载物，全赖二气维持，一动一静，阴阳互相化育。元阴化生五脏，合包络则为六也；元阳化生六腑，合之则为十二官也，故曰阳六六，阴六六。阳六六，即乾，为天卦；阴六六，即坤，为地卦。乾坤化生五行，五行不出二气之中，二气不出五行之内，故曰天数五，地数五。婴儿在母腹中，母呼亦呼，母吸亦吸，十月功圆，性与命立，打破一元，坎离立极。未生以前，寒热各别。胎寒不温，胎亦易损；胎热不清，胎亦易堕。以此为准，经旨方畅。前贤有逐月养胎之说，其实在可从、不可从之间。以余细维，阴阳合一，养于坤宫，此刻十二经经血，无时无刻不在，真不啻北辰居所而众星拱之也。其中有恶阻者，胎初凝结，养于坤宫，土气卒然不舒，故生呕吐等情，法宜温中而行脾气。有子喑者，胎气之上逼也，法宜平气。有子满者，气之壅也，法宜破滞行气。有子喑者，胞胎压少阴连舌本之脉络也，法宜升举胎气，如不应，生娩自能言。有子鸣者，因卒伸手取物，母之呼吸，骤不与婴儿接也，法宜掬身片刻以就之。有腹痛、小便点滴不出者，胞胎下压膀胱之腑也，法宜升举。有胎尚漏下血者，审是火逼而下行者，法宜清火；审是元阳不足而不能收束者，法宜补阳。有子肿者，水停而不行也，法宜化气行水。有子嗽者，肺气为胎火所逼也，法宜清胎热。有胎不长者，母之气血不足也，法宜大补气血。有挟食而吞酸者，法宜消食。有因外邪闭塞而大热身痛者，照外感六经法治之。有吐泻交作而胎不安者，法宜温中。有大渴饮冷、谵语、大热、汗出、便闭者，法宜攻下。有身冷汗出，人事昏沉，精神困倦，喜极热汤者，法宜回阳。胎前诸证，略举数端，学者宜留心讨究。

产后者何？以其婴儿下地，周身百脉开张，努力送出，十二经护胎之血，一齐下注，此刻气血两虚，与常不同，用药不可错误。婴儿下地，即有昏晕而人事不省者，血瘀之不下行而反上也，法宜行瘀。有腹硬而痛剧者，血瘀滞而无阳以运化也，法宜温中行滞。有空疼而腹不硬者，气血之骤虚也，法宜大补气血。有冷汗出而昏晕甚者，阳欲脱也，法宜回阳。有大热、大渴而思冷饮者，血虚阳无所附而外越也，法宜峻补其血。有顶颠痛、头如火焚者，血骤虚，阳无所依而暴浮于上也，法宜大补其血。有气喘息高、寒战汗出、身冷者，阴阳不交，阳欲脱也，法宜回阳。有胎未全而即产者，俗名小产，较正产更甚。正产乃瓜熟自落，得阴阳之正，调养贵乎得宜。小产如生果摘下，损伤太甚，一切诸证，治法与正产同，而调养更宜周密。愚夫愚妇，视为寻常，不知保养，而致死亡者，不胜慨叹也。亦有胎儿死腹中而不下者，必有所伤也，法宜下之。病症亦多，何能尽述？举其大纲，不越规矩，学者再为广览。至于方药，《济阴纲目》甚详，亦可参看。

问曰：小儿另列一科，何也？

答曰：小儿初生下地，不能言语，食则母之精血，即有病症，医家全是猜想，并无几个一见便知。未食五谷者，外感尚多，内伤即少；食五谷者，外感、内伤俱有。更有痘、麻，动关生死，所以小儿科之外，又有痘科也。俗云哑科，真是不谬。最可怪者，小儿初生下地，世俗皆用大黄、银花、钩藤、甘草之类，以下胎毒、血粪，余深为不然。凡人皆禀二气所生，有自然之理，小儿初生，犹若瓜果初出土之萌芽，以冷水灌之不可，以热汤灌之亦不可，生机原是自然，换肚换肠亦是自然，何待大黄、银花之类，以摧之毒之？只要小儿不偏于寒、热两字，即不可妄施药品，以种病根。苟有胎中受热者，小儿必面赤、唇红、气粗、口热，以苦甘一二味投之便了。有胎中受寒者，小儿必面青，唇、口淡白，气微，口冷，以辛甘一二味投之便了。

至于外感一切，务察时令，小儿虽不能言，而发热之有汗、无汗，口热、不热，二便之利、不利，只此数端，亦可以知其病矣。其至要者，太阳主皮肤，统营卫，为第一层，六客中人，必先犯此，学者须知。切勿惑于“小儿稚阳之体，原无伤寒”之说，不知小儿气轻力薄，正易伤寒也。“伤寒”二字，四时皆有，盖所谓伤寒者，伤及太阳地界也。太阳本气主寒，六气从太阳而入内，故皆可以名伤寒也。

其中有称为惊风者，有称为慢脾风者，是皆不经之论也。余为活人计，不得不直切言之。所谓惊风者，因小儿发热、抽掣、角弓反张、项强、摇头、吐舌，有时卒然掣动若惊之状，前人不按经旨，见其惊状，即以惊风名之，而不知是外邪客于太阳之经络也。太阳之经络为外邪蔽束，气机不畅，抑郁为热，热甚则风生，而抽掣、角弓等情所以有也。此际正当用桂、麻二汤，或麻杏石膏等汤，以解太阳之邪，邪气解而风热即不生，何抽掣等症之有乎？市医遵守惊风一语，更立无数名目，以讹传讹，妄拟一派镇惊祛风逐痰之方，小儿屈死于此者，不知几百亿兆矣。况人身皮肤第一层，属太阳主事，岂有外邪入内，而不伤及者乎？业斯道者，何不于此经三致意也！

至于慢脾风者，因小儿素病，调养失宜，饮食不健，自汗、盗汗不觉，呕、吐、泻、利不觉，积之久久，元气日薄，酿成虚极之候，元气虚极，则神无主，不能支持上下四旁，故有战动、发热、汗出不止，似惊之状，其实非惊风也。外验人必无神、面青唇白、困倦目瞑，此刻正当大补元阳，元阳气足，则神安而体泰，何动摇之有乎？若以惊风治之，是速其亡也。前人称曰慢脾，因其来之非骤也。论惊多在三阳，乃有余之疴；论慢脾属三阴，乃不足之候。惊风从外感得来，六气须知，气即风也，“风”字宜活看。慢脾由内伤所积，吐泻汗出，停滞食少，酿久生端。分阴分阳，察之辨之，不可不密，用方用药，补之泻之宜清。此乃活人之业，性命生死攸关之际，学者毋忽视之。

更有痘、麻，动关生死，《幼幼集成》《活幼心法》二书讲说最详，宜阅。以余拙见，和平、有余、不足，三法尽之矣。但痘出于脏，麻出于腑；痘喜温和，麻喜清解。痘本胎毒，藏于命根，初起由太阳真机鼓动，运毒外出，法宜用桂枝汤调和阴阳，以助太阳外出之气机，使无一毫毒邪之滞于内；次归阳明，血水化为脓浆。未出透时，法宜用升麻葛根汤以解肌，而使毒气发透；已出透时，法宜用理中汤以培中气，中气健旺，易于化血为脓，熟透结疤；欲结疤时，法宜用回阳、封髓等方，使这一点真气复还于内。此四法者，乃顺其阴阳气机出入之道，为治痘用药不易之法也。至于和平之痘，二便、饮食如常，微烧而精神不倦，疮根红活，顶润充盈，颗颗分明，粒粒精光，乃和平第一等痘，勿药有喜。最可忧者，有余、不足两证，有偏余于气而不足于血者，如气至而血不至之白泡无红根是也；有偏余于血而不足于气者，如血至而气不至之红泡无脓是也。偏于气而不足于血者，法宜养阴以配阳；偏于血而不足于气者，法宜补阳以配阴。盖有余者气之盈，如暴出、一齐涌出、紫红、顶干、焦枯、便闭、烦躁、饮冷、谵语之类，法宜清火养阴，甚极者宜下。不足者气之缩，如慢出、下陷平塌、色嫩、二便自利、饮热、目瞑、困倦已极之类，法宜补火。火即气，补火一字，人多忽略，一味在后天肺气上用药，而不知在人身立命之火种上用药。故近来痘科，一见下陷不足之症，用药总在这参、芪、鹿茸、归、芍，以为大补气血，究竟致死者多，深为可慨也，由其未得仲景之心法耳。观于仲景之用四逆汤，姜、附、草三味，起死回生，易如反掌，非专补立极之火种，何能如斯之速乎？世医不求至理，以为四逆汤乃伤寒之方，非痘科之方，不知此方正平塌下陷痘证之方，实补火种之第一方也。今人亦有知得此方者，信之不真，认之不定，即用四逆，而又加以参、归、熟地，羁绊附子回阳之力，亦不见效，病家待毙，医生束手，自以为用药无差，不知用药之未当甚矣。麻疹一条，较痘证稍异，麻疹往往兼时气传染而成，为病发热、咳嗽、目如醉人、鼻流清涕，乃将出之候也。太过色紫红，不及则色淡，始终治法，只宜升解清凉发透为主，所有一切变证，总以阴、阳、虚、实四字括之。《幼幼集成》说最妥，兹不赘。

附：不解说

俗传出痘一事，余甚不解，沿古及今，俱称“痘为胎毒，人人俱要出痘，方可无忧，未出痘者，务要借出痘之苗，以引之外出，取其知是出痘，按痘法治之有准，以免用药错误”。此说一开，而婴儿之夭亡者，不啻恒河沙数矣。余深谓不然，人俱要出痘，何以有不放而终身不出者？有放而亦不出者？又何得遽谓人人俱要出痘？即要出痘，亦当听其自然，何必定要用痘以引之哉？窃念人禀二气以立命，风寒、饮食，一切俱要谨慎，惟恐疏虞，以致外邪深入，有戕生命，独于此痘，何不避之，而偏要使之从鼻窍以入内，明明叫出痘，何尝是痘一定要出哉？人之一身，如一穴空地，种麻即麻，种豆即豆，此理之常，但种疮痘一法，仲景尚且不具，而独于六气立法，盖六气即是六经，主一年之事，循环不已，人身二气不调，六邪始能入内为病，故法可立而病可穷，方可定也。今之痘、麻又列一科，以其知得痘、麻之始终，如人之种瓜果，而知其结实时也，法虽可从，而陋习不可不急正也。嗟乎！俗染成风，牢不可破，犹人之愚而甘于愚也。余目见邻里小儿康健嬉嬉，以痘疮之毒苗种之，十数日而即死者，不胜屈指矣。想来不种痘苗，未必即死，虽曰天命，又岂非人事哉！

问曰：外科工专金、疮诸证，其故何也？

答曰：凡一切疮证，皆起于二气不调，气血偏盛，壅滞流行不畅之过，病原从内出外，以其有金疮折骨、化腐生肌一事，稍不同耳。然疮形已具，即当分辨阴阳，不可忽略。阳证，疮色红肿痛甚，高凸发热，口渴心烦，小便短赤，大便闭结，喜冷，用药重在活血行气，养阴清火为主；阴证，疮色不红活，皮色如常，慢起不痛，或微痛，二便自利，精神短少，用药大补元阳为主。大凡疮证，《内经》云“皆属于火”。人身立命，就是这一个“火”字，火即气，气有余便是火，气不足便是寒。气有余之疮，即阳证，必由阻滞而成，用药故要清火养阴、活血行气，方用桂枝汤倍白芍，加麦芽、香附、栀子主之；气不足之疮，即阴证，必由阳不化阴而成，法当大补元阳，方用桂枝汤倍桂，加麦芽、附子、香附主之。此乃调和气血之妙法，原不在芩、连、银花、山甲、大黄之类，专以清火。要知气血壅滞，方得成疮，调气即是行气，调血即是行血。桂枝重在调阳，白芍重在调阴。气有余则阴易亏，故倍芍药加栀子；气不足则阴更盛，而阳愈弱，故倍桂而加附子。学者切勿以此方为伤寒之方，非疮科之方。仲景以此方冠一百一十三方之首，而曰调和阴阳，试问人身阴阳调和，尚可得生病也否？尚可得生疮也否？若刀伤、折骨、跌打、闪挫，另有治法，又有手法，不与内因同治，故曰外科。

问曰：目病皆原内起，何以另列一科也？

答曰：医门一十三科，皆内科之恒事，不独眼科为然也。目病一切，皆从五脏六腑发出，岂有能治内证而不能治眼证者？然目之为病，亦千变万化，有工于此者，取其专于此，而辨证清，用药有据。无奈今之眼科主，有眼科之名，无眼科之实者多矣。目证有云七十二症，有云三百六十种，名目愈多，旨归即晦。今为之总其大纲，括以阴阳两字为主，余不足录。阳证，两目红肿、羞明、眵翳障雾、赤脉贯睛、目泪、痛甚、小便短、大便结、喜冷饮者是也。阴证，两目微红而不羞明，即红丝缕缕、翳雾障生，而不觉痛甚，二便如常，喜饮热汤者是也。务看先从何部发起，即在此处求之便了。部位亦不可不知，上眼皮属胃，下眼皮属脾，白睛属肺，黑睛属肝，瞳子属肾，两眦属心。再审系外感时气传染者，照外感发散、升解、清凉法治之，亦必有发热、头疼、身痛可凭；审是内伤，以致清气不升，浊阴不降而作者，看何部之病情独现，即在此求之，或宜甘温，或宜辛温，或宜收纳，或宜降逆，如法施之，便可尽目之事矣。

切脉约言

切脉一事，前贤无非借寸口动脉，以决人身气血之盛衰耳。盛者气之盈，脉动有力，如洪、大、长、实、浮、紧、数之类，皆为太过，为有余，为火旺，火旺则阴必亏，用药即当平其有余之气，以协于和平。衰者气之缩，如迟、微、沉、细、濡、弱、短、小之类，皆为不及，为不足，为火虚，火虚则水必盛，用药即当助其不足之气，以协于和平。只此两法，为切脉、用药至简至便至当不易之总口诀也。后人未解得“人活一口气”之至理，未明得千万病形，都是这一个“气”字之盛衰为之，一味在后天五行生克上讲究，二十八脉上揣摹，究竟源头这一点气机盈、缩的宗旨，渐为诸脉所掩矣。

三指说

前人于寸口之动脉，以三指按之，分出上、中、下，是将一气分为三气，三气即天、地、水，分而为三，合而为一。又于三部，而分出浮、中、沉，合三三如九之数，亦有至理，法亦可从，不得为错。其意欲借此以穷人身在上、在中、在下之脏腑、经络，以决人之疾病，可按法而治之，实属大费苦心。但理愈多，而旨愈晦，且纷纷聚讼。有云“左，心、小肠、肝、胆、肾；右，肺、大肠、脾、胃、命”；有云“左，心、膻中、肝、胆、肾；右，肺、胸中、脾、胃、命”；有谓“小肠当候于左尺，大肠当候于右尺”；有云“左尺候肾之元阴，右尺候肾之元阳”。互相矛盾，教后人果何遵从？余更不能无疑也。疑者何？疑分配之未当也。后天以子午立极，左寸候心火，左关候肝木，左尺候肾水，是子午对针，不为错，肝布于左，居左关，合法，肺布于右，何不居右关而居右寸？是子午对针，而卯酉不对针也。又可疑者，左尺候肾之元阴，右尺候肾之元阳，查人身二气合一，充塞上下四旁，阴阳打成一片，何尝定要分左右之阴阳乎？既分左为阳，元阳应在左尺候之；右为阴，元阴应在右尺候之。何左右候之不相符也？总而言之，阴阳气机出入之道不明也，千古混淆，不得不急正之。

拙见解

夫人身立命，本乾元一气，落于坤宫，二气合一，化生六子，分布上、中、下，虽有定位，却是死机，全凭这一团真气运行，周流不已。天开于子，人身这一团真气，即从子时发动，自下而中而上，上极复返于下，由上而中而下，循环出入，人之性命赖焉。切脉一事，无非定这一点气盛衰耳。查后贤分配脏腑脉图，与一元真气、出入之机不符，余意当以仲景六经次序排之，方与一元真气出入之机相符。然仲景虽未论脉，而六经流行之气机，即脉也。今人不识一元之义，以两手寸口动脉，将阴阳分作两道看，不知左右固有阴阳之分，其实二气浑为一气，何尝分为二道也？不过真气运行，先从左而后及于右，从右而复及于左。左手属三阳，三阳用事，阳在外，而阴在内，当以立极之☲卦形之；右手属三阴，三阴用事，以阴在上而阳在下，当以立极之☵卦喻之。脉体左手当以浮分取三阳，沉分取三阴；右手当以浮分取三阴，沉分取三阳，庶与气机出阴入阳，出阳入阴之理相合，亦不致将一元分作二道看也。是否有当，高明斧正之。附气机循环图于下。

气机循环图

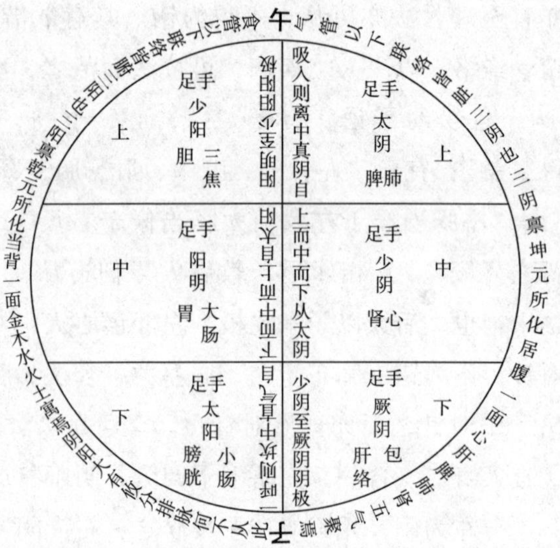

气机循环图

再解古脉说

古来圣圣相传，原不专在切脉一事，其要在望而知之，闻而知之，称为圣、神，为上一等说法也。问而知之，切而知之，称为工、巧，为下一等说法也。然考分配脉图，却不与六经气机相合。若与六经气机相合，则医家治伤寒方有实据，余甚不解何以不如斯也。再三追索，以为心肺居膈膜上，法天，故配之于寸，以为上者上也，胸喉中事也；脾胃居膈膜下，至脐，法地，故配之于中，中也者，上下之枢机也；肝肾居脐下，法水，故配之于下，以为下者下也，少腹、腰、股、膝、胫、足中事也。此是就后天生成之定位言之，理实的确可从，即以仲景六经排之，差错不远。

余按：后天生成定位，乃是死机，全凭这二五合一，这一团真气，呼吸运用，方是真机。五行充塞二气之中，二气即在五行之内。二气盛，则五行之气即盛；二气衰，则五行之气即衰；二气亡，则五行之气即亡。溯治病之要，望色以有神无神，定气之盛衰；闻声以微厉，判气之盈缩；问病以饮热饮冷，知气之偏盛；切脉以有力无力，知气之虚实。以此推求，万病都是一个“气”字，以盛、衰两字判之便了，即以一气分为三气，以定上、中、下之盛衰，亦可。诸脉纷纷摹揣，试问天下医生，几人将二十八脉明晰？以余拙见，有力、无力尽之矣，不必多求。论分配脏腑，《内经》不差；论气机出入，一定法则，仲景六经为最。从《内经》也可，从仲景也可，余不敢以己见臆说为即是，姑存之，以与来者共商。

五行说

天地化生五行，故有青、黄、赤、白、黑之说焉。肝青，象木，主东方春令；肺白，象金，主西方秋令；心赤，象火，主南方夏令；肾黑，象水，主北方冬令；脾黄，象土，主中央湿令。五行各司一气，各主一经，各有生克制化。《内经》云：“肝布于左，肺布于右，心布于表，肾布于里，脾为四方之使。”历代注家，俱在方位上论，而不在一气上论，五行之实义，渐不明矣，余特直解之。夫人身与天地无异，天地以五行之气塞满乾坤，人身以五脏之气塞满周身，何也？骨本属肾，而周身无处非骨；筋本属肝，而周身无处非筋；血本属心，而周身无处非血；肌肉本属脾，而周身无处非肌肉；皮毛本属肺，而周身无处非皮毛。以此推之，五行原是一块，并非专以左肝、右肺、心表、肾里、脾中为主。盖以左肝、右肺、心表、肾里、脾中者，是就五行立极之处言之也。若执五方以求五行，而五行之义便失；以五行作一块论五行，而五行之义即彰。五行不出二气之中，二气即在五行之内，二气乃人身立极主宰，既生五行，又以五行为归。

然五行之要在中土：火无土不潜藏，木无土不植立，金无土不化生，水无土不停蓄，故曰：“土为万物之母，后天之四象咸赖焉。”不独后天之四象赖之，而先天立极之二气，实赖之也，故经云“无先天而后天不立，无后天而先天亦不生”。后天专重脾胃，人日饮食水谷入脾胃，化生精血，长养神气，以助先天之二气。二气旺，脾胃运行之机即旺；二气衰，脾胃运行之机即衰。然脾胃旺，二气始能旺；脾胃衰，二气亦立衰。先后互赖，有分之无可分，合之不胜合者也。至于用药机关，即在这后天脾土上，仲景故立建中、理中二法。因外邪闭其营卫，伤及中气者，建中汤为最；因内寒湿气，伤及中气者，理中汤如神。内、外两法，真千古治病金针、医家准则，惜人之不解耳。况一切甘温、苦寒之品，下喉一刻，即入中宫，甘温从阳者，赖之以行，苦寒从阴者，赖之以运，故曰：“中也者，上下之枢机也。”后贤李东垣立补中汤，以治劳役伤脾，是套建中汤之法也，亦可遵从。俗语云：“百病从口入”，是伤中之意也。余谓凡治一切阴虚、阳虚，务在中宫上用力。以上三法，皆可变通，但阴虚、阳虚，辨认不可不澈，上卷辨认法，切切熟记。

问曰：《内经》言“冬伤于寒，春必病温”，可另有说乎？

答曰：冬月既伤于寒，岂有延至春月始发之理？然亦有说焉。以为天地闭塞，阳气潜藏，人身之气机亦潜藏，感之轻者，随气机而潜藏，不即为病，至春日春风和畅，气机发泄于外，这点寒邪种子亦向外，故病作。如春日布种，而夏日收割；夏日布种，而秋日收割。病温之说，其意如斯也。推之“春伤于风，夏生飧泄；夏伤于暑，秋必痎疟；秋伤于湿，冬必咳嗽”，理无二义也。

余亦有说焉。夫冬月寒令，天地之气寒，人身之气亦寒，潜藏是天地自然之机，人身同然，此正气也。客寒乃外之贼邪，邪正原不两立，无论一丝一毫客邪，着于人身，未有不即病者。感之即轻，不能闭塞气机，遇经气旺时，邪亦可以默化；感之若重，邪气即能蔽束气机，未有不即病者。况冬月伤寒而死者亦多，以此推之，此说殊不尽然。余再三追索，疑是内伤于生冷之寒湿，不能闭其卫外气机，故不即病，伏于其中，感天地闭塞，潜藏之气机裹束，不能发泄，延至春月，寒气化为热邪，随气机发泄而外出，春月温和，故名之曰温病。如此推求，方得“冬伤于寒，春必病温”实据。诸书纷纷言温，而曰风温、寒温、温热、湿温、温燥，更立大头、杨梅、捻颈、软脚诸瘟，难以尽举。各家之说，以春为风温，夏为温热，长夏为湿温，俱在六气节候上论之。余意春月温和节令，而加以温之名方妥，外此候而名温，即属不当。所谓寒温者，指发病之来脉说也；所谓风温者，指发病之时令言之也；所谓温热者，指寒变为热言之也；所谓湿温者，指挟内湿言之也；所谓温燥者，指邪入阳明燥地，伏而不出言之也。如此言温，而温之名始不错，舍此而在六气节候上言温，而温之名即诬。六气各有发病，试问又当何名？

再按：温病初起，先憎寒而后发热，以后但热而不恶寒，明明是春月温和节中不正之气则为温邪，“温”字即“热”字看，先犯太阳，太阳为寒水之区，热不胜寒，故直趋阳明，伏于膈间，阳明主燥，燥亦热也，此刻温燥混为一家，故但热不憎寒，乃为阳明的确不易之症。仲景立麻杏石膏甘草汤，早已为此等证候具法也。

按：麻黄开腠理，杏仁利气机，石膏清阳明之肌热，甘草和中，俾邪之从太阳而入者，仍从太阳而出，真丝丝入彀之方也。后人立升降散一法，解表清里，而曰此为风温设也，不知此刻气机，气即是温，温即是气，气即是风也，何必多方立名？后人不得其旨归，即以此方为风温设，而不知与麻杏石甘汤同一法也。他如白虎汤、人参白虎汤、苍术白虎汤，因其所兼而用之也。温病总是一热病，是二阳之正病也。他书纷纷讲解，愈出愈奇，不可为法，学者须知。

认病捷要总诀

发热类

发热而身疼者，外感也自汗桂枝汤，无汗麻黄汤。发热而身不疼，饱闷吞酸者，内伤于食也平胃散加消食行气之药。发热身疼，不恶寒，舌黄而饮冷者，热伤于里也白虎汤加桂枝、干葛。发热身疼，恶寒，口不渴者，邪入少阴也麻黄附子细辛汤。素禀不足，无故身大热，舌青，欲饮极热者，元阳外越也，亦有口不渴者，皆同吴萸四逆汤。小儿发热，气粗口热者，表里俱病，内有热也人参败毒散加芩、连、栀子。发热，出气微温，而口不热，小便清长，大便不实，素有疾者，元气不固也理中汤、六君子汤之类。

疟疾

寒热往来而有定候者，真疟也。一日一发而在上半日者，邪在三阳为病也宜小柴胡加桂、葛。一日一发而在下半日者，邪在三阴为病也宜理中汤加柴、桂。二日一发者，病深一层也按寒热轻重治之。单热无寒、渴、饮冷不休者，病在阳明也宜白虎汤。单寒无热，欲饮热者，病在太阴也宜理中汤。饱闷不舒，而发寒热者，食疟也平胃散加楂曲、柴胡。先吐清水，而后发寒热，欲饮极热汤者，脾阳外越，似疟而实非疟也宜吴萸四逆汤。

鼓胀

单腹胀而四肢不胀，舌青，欲饮热者，阴邪伏于中而闭塞清道也宜理中汤、或吴萸四逆汤。单四肢胀，而腹不胀者，脾阳不固，发散于四末也宜理中汤加西砂。有周身鼓胀，不渴不欲食者，元气涣散也宜收纳，切忌消肿，如理中、回阳之类。有胀而皮色如血者，阴乘于上而作也宜补阳以消阴，如阳旦汤、潜阳丹。有胀而皮色如水晶，内无他病者，水气散于皮肤也宜五皮饮。胀病亦多，握定阴阳辨诀治之，决然不错。

积聚

腹中有块，无拘左右，痛而始有形，不痛而即无形者，瘕证也宜活血行气，如当归补血汤，加桂、麦芽。不痛而亦有形，按之不移者，癥病也宜三物厚朴七气汤。有嗳腐，大便极臭，而腹中有块者，宿食积聚也平胃散加大黄、莪术。有痰涎不止，腹中累累觉痛，作水声者，痰湿积聚也宜桂苓术甘汤、理中汤加砂、半。有小腹硬满、小便不利者，血积聚于下焦也宜五苓加桃仁、红花。总之，喜揉按者，阴之积聚，由于阳不化阴也宜温解。手不可近者，阳之积聚。由于气不活而血壅甚也宜攻破。治积聚亦不出阴、阳两法。

痰饮

痰饮者，水湿之别名也。脾无湿不生痰，水道清则饮不作。痰清而不胶者，胃阳不足以行水也宜温中、理中汤。痰黄而胶，喜生冷者，火旺而津枯也宜鸡子黄连汤。痰白、痰青、痰咸，皆由于阳不足宜温、宜补。痰臭、痰吐如丝不断、痰结如砂石者，皆由于阴亏火旺宜五味子汤、养血汤。《金匮》列五饮之名，亦当熟看。

咳嗽

咳而兼发热身疼者，外感也小青龙、麻黄汤之类。咳而不发热身痛，饱闷嗳腐臭者，饮食为病也，亦间有发热者宜平胃散加麦、曲。咳而身大热，喜极热汤，唇舌青白者，元阳外越，阴气上干清道也宜吴萸四逆汤。咳而身如瓮中，欲饮热者，肺为寒痰闭塞也宜苓桂术甘汤加细辛、干姜、五味子。咳而口干、喜冷饮，二便不利者，肺为火逼也宜泻白散中加苏叶、栀子。干咳而无痰者，肺燥血虚也宜补血汤合黑姜甘草汤，加五味子。咳而痰水如泉涌者，脾阳不运也宜理中加砂、半、吴萸、茯苓。咳证虽多，总以阴、阳两法辨之即可。

喘

喘而发热、身疼者，寒邪闭塞肺窍也宜麻黄汤倍麻。喘而不发热、身疼、舌青、二便自利者，元气上腾也宜潜阳丹。喘而身大热，面赤如朱，口不渴，唇舌青白者，元阳外越也宜吴萸四逆汤。

呕吐

呕吐水谷，尚欲饮冷者，热隔于中也宜黄连生姜汤。呕吐而欲饮极热者，寒隔于中也宜理中加吴萸。呕吐，身热头痛者，挟外感也宜桂枝汤倍生姜，加吴萸。呕吐，身大热而无外感，尚欲饮热者，脾阳外越也宜附子理中加吴萸。凡吐证发热者多，因吐气机向外，故身亦发热，以身不痛为据。

霍乱

腹痛，吐泻交加，而欲饮水者，热隔于中，阻其阴阳交通之机也宜五苓加炒栀。吐泻交加而欲饮热者，寒隔于中，阻其阴阳交通之机也宜理中汤。

呃逆

呃逆来饮水即止者，胃火上冲也宜大承气汤主之。呃逆来而欲极热饮者，阴邪上干清道也宜吴萸四逆汤。

痢证

痢证不拘赤白，舌黄、脉有神者，燥热为病也宜大黄木香汤。痢证红白，脉无神而口不渴者，下焦阳衰，不能化下焦之精血也宜附子理中加小茴、安桂。痢证红白，身大热而渴饮极热，或不渴而舌青滑者，元阳外越，而内无阳以化肠胃中之精血也宜吴萸四逆汤。若大热、舌黄、饮冷不休，日数十次者，胃热极也宜白虎汤加柴、葛。痢疾初起，发热、身疼、脉浮者，外感也宜人参败毒散。

头痛

头痛如裂，身无他苦，舌青、不渴，或身大热，或脉劲者，此皆元阳外越，暴脱之候，切忌发散，法宜收纳宜四逆汤，或潜阳丹。头痛身热、颈背强痛者，风寒袭于太阳也宜桂枝汤。六经各有头痛，须按法治之，此不过明其危险者。

耳、目、口、鼻、唇、齿、喉各部肿痛

各部肿痛，或发热，或不发热，脉息有神，舌黄饮冷，二便短赤，精神、饮食一切不衰者，气有余之症也宜清凉、升解、攻下，如小柴胡、甘桔、白虎、凉膈、导赤之类。各部肿痛，或发热，或不发热，脉息无神，脉浮大而空，或坚劲如石，唇、口、舌青白，津液满口，喜极热汤，二便自利，间有小便赤者，此皆为气不足之症，虽现肿痛火形，皆为阴盛逼阳之的候。市医往往称为阴虚火旺，而用滋阴降火之药者极多。试问有阴虚火旺，而反见津液满口、唇舌青滑、脉息无神、二便自利者乎？吾愿天下医生，切切不可见头治头，见肿治肿，凡遇一症，务将阴阳、虚实辨清，用药方不错误。

心痛

心中气痛，面青、肢冷、舌滑不渴者，寒邪直犯于心君，由君火衰极也宜四逆汤。心中气痛，面赤舌黄、欲饮冷者，热邪犯于心包也宜栀子大黄汤。

胸、腹、胁、背、腰、肘、胯、膝痛肿

各部肿与痛，而不喜手按者，或发热，或不发热，恶寒喜热，舌黄便赤，脉息有神，乃为气血壅滞，皆有余之候宜活血、行气、清凉之品。各部或肿或痛，而喜手按者，或发热，或不发热，舌青、喜热饮、二便清长、脉息无神、人困极者，乃阳衰不能运行，皆为不足之候宜温中、行气之品。

二便病

二便不利，腹胀、烦躁、舌黄、饮冷、脉息有神者，乃阳邪闭结也宜清凉分利、攻下之品。二便不利，腹不满，人安静，口不渴，喜卧，脉息无神，舌青滑者，阴邪闭于下，由阳不足，不能化阴也宜温补、回阳之品。

辨认脉法

气有余，所现浮、洪、长、大、实、数、紧之类倘病现阴色，不合脉，舍脉从病。

气不足，所现沉、迟、细、微、虚、短、涩之类倘病现阳色，不合脉，舍

脉从病。

辨认诸症法

气有余，所现脉息、声音、面色、饮食、起居，一切有神。

气不足，所现脉息、声音、面色、饮食、起居，一切无神。

辨认疮法

气有余，所现红肿、高凸、痛甚，烦躁，人有神者，痈也。

气不足，所现皮色如常、漫肿、不痛，人无神者，疽也。

辨认痘法

气有余，所现痘色紫红，或夹斑疹，顶焦，唇红，便闭之类。

气不足，所现痘疮灰陷、平塌，寒战、唇口青白、便利之类。

辨认目疾法

气有余，所现红肿、痛胀、眵翳、障雾、赤脉、泪多、烦躁之类。

气不足，所现痛胀不甚，翳雾障膜虽多，不觉大苦之类。

辨色法

气有余，所现色紫红，口唇如朱，烦躁不宁。色不合病，舍色从病。

气不足，所现色滞暗，青白无神，唇口黑青。病不合色，卒闭须知。

辨舌法

气有余，所现舌黄、干白、紫红、黑黄、纯干黑，烦躁，饮冷。

气不足，所现舌青滑、润黄、黑润、干黑色，或青中带黄，或黄中带白，黑而润，津液满口，其人安静，而喜热饮之类。

辨口气

气有余，所现气粗，气出蒸手，出言厉壮之类。

气不足，所现气微、气短、气冷，出言微细之类。

辨口流涎水

气有余，所现流涎不止，口热，思水饮者，胃火也。

气不足，所现流涎不止，口冷，思热汤者，胃寒也。

辨二便

气有余，所现尿短赤、黄、红，粪硬、羊矢、极臭、极黄之类。

气不足，所现尿清长，间有黄者，粪溏，色白、色青之类。

辨皮毛肌肤

气有余，所现皮干枯、皮粗、毛干枯、肌肤燥痒之类。

气不足，所现皮肉光润、毛泽，肌肤虽瘦，无燥痒之形。

辨饮食

气有余，所现食多易消，善饥，喜饮汤水。

气不足，所现食少难消，反饱，喜硬食物。

辨起居性情

气有余，所现身轻，喜动游，怒骂、喜笑、狂叫之类。

气不足，所现身重嗜卧，不言不语，愁闷忧思之类。

钦安用药金针

余考究多年，用药有一点真机与众不同。无论一切上、中、下部诸病，不问男妇、老幼，但见舌青，满口津液，脉息无神，其人安静，唇口淡白，口不渴，即渴而喜热饮，二便自利者，即外现大热、身疼、头痛、目肿、口疮一切诸症，一概不究，用药专在这先天立极真种子上治之，百发百中。若见舌苔干黄，津液枯槁，口渴饮冷，脉息有神，其人烦躁，即身冷如冰，一概不究，专在这先天立极之元阴上求之，百发百中。后列二图，学者细心参究。

寒邪外入图

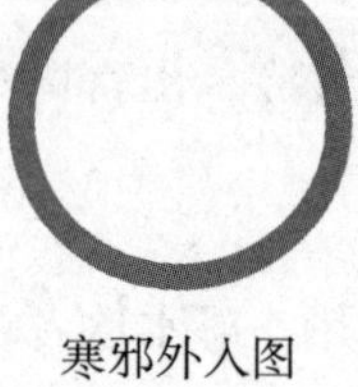

寒邪外入图

寒邪外入图说

今以一圈白色，喻人身一团正气，黑色喻外入之寒邪。邪犯皮肤第一层，乃太阳所主，病现头项、腰背疼痛，发热恶寒，邪既入于皮肤，如盗贼之入墙垣也。看其何处空虚有隙，便得而乘之，故不必拘定一日、二日之说，或入于手足之阳明，或入于手足之少阳，或入于手足之太阴，或入于手足之少阴，或入于手足之厥阴。仲景以太阳一经，包括三百九十七法、一百一十三方，论传经，是六步流行之定理；论圆通，是六步之化机。仲景恐人不知贼之去向，故标出六经提纲病情，与夫误汗、误吐、误下、当汗不汗、当下不下、当吐不吐、用药失宜、变逆匡救之道，俱在一百一十三方之中，学者务宜留心，不必执定伤寒邪入如是，须知六客亦如是也。更要明得外邪入内，闭束皮毛气机，遏郁而为身热疼痛，故发汗散邪，为治外邪初入第一要着。苟外邪从阳经而入内，寒邪亦化为热邪，热甚则伤阴，轻浅者，仲景有人参白虎、小柴胡之类以存阴；最重者，仲景有大小承气之类以救阴。苟外邪从阴经而入内，阴寒混为一家，阴盛则阳衰，轻浅者，仲景有大、小建中、理中之类以扶阳；最重者，仲景有四逆、白通之类以回阳。余谓此即仲景治外邪入内之子午针也。

寒邪内生图

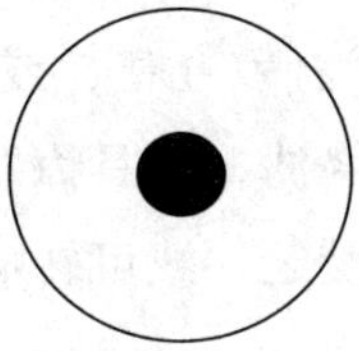

寒邪内生图

寒邪内生图说

今以一圈白色，喻人身一团正气。正气旺者，外寒不入，内寒不生。夫内寒之生，由于内之正气不足，正气不足一分，身内之阴寒便生一分，故经云："气不足便是寒。"究不足之原，因房劳过度者，则损肾阳；因饮食不节者，则损脾阳；因用心过度者，则损心阳。阳者，气也，阳气损于何处，阴寒便生于何处，积阴日久，元阳便为阴所灭也。在上者，仲景用桂枝以扶心阳；在中者，仲景用建中、理中以扶脾阳；在下者，仲景用四逆、白通以救肾阳。阳虚日久，不能化生真阴，阴液日亏，积之久久，血枯而虚阳又炽，反为客邪，此真可谓阴虚也，法宜甘寒养阴，切切不可妄用苦寒，故仲景有炙甘草汤、桂枝龙骨牡蛎汤、甘草黑姜汤之法，从阳以引阴，滋阴化阴。余谓此即仲景治内伤之子午针也。

诸书称“痨”字从“火”，皆是从“损阳”一语悟出也，惜乎解理未畅，后学无从下手，遂使由痨证而毙者多多矣。学者务要明得损阳而阴象症形足征者，照上卷阳虚门法治之。损阳不能化阴，阴液枯竭，肌肤枯槁，神气短少，吐痰胶黏，有火形可验者，照仲景炙甘草、龙骨黑姜汤之法治之，阴虚门方，亦可择取。又要识得外邪从阳经入内，以致热伤血者，亦可谓阴虚，若此而论者，是谓之真阴虚。从外而致者，苦寒、清凉、升解俱可治之，若此论者，只宜甘温微寒，从阳养阴以调之，内外之法，至此详矣。

余于上卷将阳虚、阴虚症形实据列出，乃辨症认症之子午针也；辛甘化阳，苦甘化阴，乃用药之子午针也；气有余便是火，气不足便是寒，乃犹是一元中之子午针也。学者务宜潜心默会，期于明白了然，幸甚幸甚。

附：禳久病不愈，一切怪症奇疮善法，小神作祟亦同

凡人家中，最难免者，疾病。感之轻浅，医药可愈。设或感之太重，三年两载，医药无功，此等疾病，非前世罪孽冤缠，即今生不知检束，积罪累愆之所致也。为人父，为人子，为人弟，为人兄，为人夫者，急宜反身修德，多行善功，或终身戒食牛犬，或全家斋敬九皇，或买鱼物而放生，或施棺木而修路，方便时行，阴功广积，斋诚涤滤，虔具悔罪祈恩，解厄消灾疏文，先申中宫，次申城隍，次申东岳，当空焚之，或可转危为安。余常以此法教人，应验屡屡，亦可以补医药之不逮处。

医法圆通

清·郑钦安 著

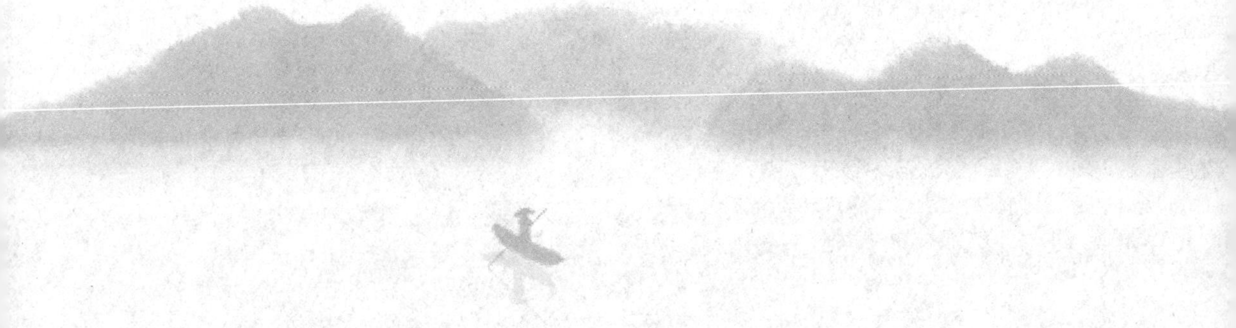

敬序

余向就刑幕，历膺牛廉访、王爵令、杨明府之聘，恐久而造孽，退乐性余，酷嗜医，然不欲行。人知，邀必赴。依仲景六经，平脉辨证，处方辄去，不知其贫富，亦无贵贱。迁徙恒无定雅，不作门市想。闲居，读《灵》《素》《难经》，心知其意，必解出，多不成帙，任其零星，亦无意收束。秋得临邛钦安郑子《医理真传》一书，点读再过，知有所得于性理而涵养者深，藉医为发明耳。发于医，则救医也切。救医切，则济世也宏。殆乐善而自好者，与神交久之。冬乃晤，一见如故，称快事焉。适《医法圆通》又成，及门议复锓，钦安谦谦君子，出草索摘疵。噫！无瑕矣。何虚心若是耶！特以医关人性命，书留传久远，不得不慎，抑又仁慈之心也。余粗知医，故知钦安之医高，高必传，传仲景，非传钦安。钦安传仲景六经之法，仲景之六经显，而钦安亦与之俱传，是钦安因传仲景之六经而传，而钦安之所学，先于仲景之六经而有所得者，亦赖仲景而共传。由是推之，书之传与不传，恒视其人之学为何如耳。余爱钦安之书，实爱钦安之学。钦安之学，渐臻圆通之境，故名其书曰《圆通》。因识其圆通，慕其圆通，爱乐为《圆通》之评。夫著《医法圆通》者，钦安也；而评圆通医法者，为麻城知非敬氏。

时在清之同治十三年甲戌中秋序于锦城庐山仙馆

沈序

闻之医者，意也。谓以我之意，消息病人之气机，审其盈缩，相其阴阳，定其中外，各守其乡，以施攻补。证有千变，药亦千变，而其收效则如一。《素问·八正神明论》曰："合人形于阴阳四时，虚实之应，冥冥之期。视之无形，尝之无味，故谓冥冥，若神仿佛。"又曰："观于冥冥者，言形气荣卫之不形于外。而工不知之，以日之寒温，月之虚盛，四时气之浮沉，参伍相合而调之，工常先见之，然而不形于外，故曰观于冥冥焉。通于无穷者，可以传于后世也。是故工之所异也，故俱不能见也。"夫不能见而工常先见之，若神仿佛，上合昭昭，下合冥冥，通于无穷，传于后世，此之谓圆通。至圆者，莫如珠。医之意，珠是也。惟其能圆，是以能通。所通维何？通神明也，通造化也。夫神明造化，乾坤定位，主宰者理，流行者气，对待者数。理、气、数三者，浑为太极，判为两仪、四相，成乎八卦。三才立而五运分，六气变而四时行，百物生而八风动，于是乎，苛疾起而莫能逃，此之谓法。法天效地，法阴则阳，知升知降，知潜知浮，知迎知拒，皆通以意而成为法。法，即意珠也，即智囊也，皆性花也。然之言也，必医者先得弄丸心法，从《河图》《洛书》，一顺一逆，先后八卦，能颠能倒，默而识之，学而不厌。有诸己而后能验诸人。以圆通之心法，著图通之医法，岂易易哉？余于医道，究心有年，求其识此意者或寡矣。不意友人郑钦安者，有《医法圆通》之书焉。余回环读诵，见其篇中，如论乾神，论坎离，论五行，论六步，论气血，论水火，论外感，论内因，论阳虚，论阴虚，总其要曰：阴阳而已。又曰：有余不足尽之矣。又曰：人活一口气。皆根柢之谈，不同泛常之论，又非杜撰，悉推本于《灵》《素》《难经》及仲景《伤寒》《金匮》之义。所载各方，尽是经方，所引时方，出不得已，非其本怀。作之谓圣，述之谓贤，钦安之书，吾无间然矣。非洞明乎一身之气机，圆乎三才之理数，而先得医之意者，其能之乎？其言又皆数十年来临证效验，及与二三及门，互相质疑辨难，所汇而集者，精核不移，万举万当，诚度世之金针、医学之标准也。余既珍而宝之，复怂恿授梓，以公诸世。钦安之造福，奚有量耶！吾知其克昌厥后矣，不揣固陋，因以颂为序。

时清之同治十三年蒲节月郫筒沈古斋化三敬题

自序

尝阅各家著作，皆有精义，独嫌者，大海茫茫，无从问津。余亦粗知医，每闲暇必细检阅，随地随时，穷究天地，生人生物，盈虚消长。这个道理，思之日久，偶悟得天地一阴阳耳。分之为亿万阴阳，合之为一阴阳。于是以病参究，一病有一病之虚实，一病有一病之阴阳。知此，始明仲景之六经还是一经，人身之五气还是一气，三焦还是一焦，万病总是在阴阳之中。仲景分配六经，亦不过将一气分布上下、左右、四旁之意，探客邪之伏匿耳。舍阴阳外，岂另有法哉！

余不揣鄙陋，采取杂症数十条，辨明内外，判以阴阳，经方、时方皆纳于内。俾学者易于进步，有户可入，虽非万举万当，亦可为医林之一助云尔。

同治甲戌季夏月蜀南临邛郑寿全钦安撰

目录

卷一

卷二

卷三

卷四

卷 一

用药弊端说

用药一道，关系生死。原不可以执方，亦不可以执药，贵在认证之有实据耳。**眉批：**医不执方药，在平日求至理而探玄奥。一得上中下阴阳实据，用药即不误人。病家知此理法，延医入门，以此审其高下，决其从违，《万病回春》立说之功不浅。此先医医，而后医病家，具见良工心苦。实据者何？阴阳、虚实而已。阴阳二字，万变万化。在上有在上之阴阳实据，在中有在中之阴阳实据，在下有在下之阴阳实据。无奈仲景而后，自唐、宋、元、明以逮本朝，识此者固有，不识此者最多。其在不识者，徒记几个汤头、几味药品，不求至理，不探玄奥，自谓知医。一遇危证，大海茫茫，阴阳莫晓，虚实莫辨，吉凶莫分。一味见头治头，见脚治脚。幸而获效，自夸高手。若不获效，延绵岁月。平日见识用尽，方法使完，则又借口曰：病入膏肓，药所难疗。殊不知其艺之有未精也。

更有一等病家，略看过几本医书，记得几个汤歌药性，家人稍有疾病，又不敢自己主张，请医入门，开方去后，又或自逞才能，谓某味不宜，某味太散，某味太凉，某味太热，某味或不知性，忙将《本草备要》翻阅，看此药能治此病否。如治与病合则不言，不与病合则极言不是，从中添减分两。偶然获效，自矜其功，设或增病，咎归医士。此等不求至理，自作聪明，每每酿成脱绝危候。虽卢缓当前，亦莫能治，良可悲也。

更有一等富贵之家，过于把细些小一病，药才入口，稍有变动，添病减病，不自知也，又忙换一医，甚至月延六七位，每每误事。不知药与病有相攻者，病与药有相拒者，**眉批：**学养兼到之医，方能识此火候，太非易易。岂即谓药不对证乎？何不多延数时，以尽药力之长哉！余观古人称用药如用兵。有君臣，有佐使，有向导；有缓攻，有急攻，有偷关；有上取，有下取，有旁取；有寒因寒用、热因热用、塞因塞用、通因通用诸法。岂非知得药与病有相拒、相斗者乎？余愿富贵之家不可性急，要知病系外感，服一三道发散药，有立见松减些者。气滞、食滞、腹痛、卒闭之症，服行气、消导、开窍之品，有片刻见效者。若系内伤空虚损日久，误服宣散、清凉、破气、滋阴等药，酿成咳嗽白痰、子午潮热、盗汗骨蒸、腹胀、面肿、气喘等症，又非三五剂可见大功。所以古人治病，有七日来复之说，或三十剂、五十剂，甚至七八十剂，始收全功者矣。

最可怪者，近之病家好贵恶贱，以高丽参、枸杞、龟、鹿、虎胶、阿胶、久制地黄、鹿茸等品奉为至宝；以桂、麻、姜、附、细辛、大黄、芒硝、石膏等味畏若砒毒。由其不知阴阳虚实至理，病之当服与不当服耳。**眉批：**扪虱而谈，其言侃侃，有旁若无人之概。病之当服，附子、大黄、砒霜，皆是至宝；病之不当服，参、芪、鹿茸、枸杞，都是砒霜。无奈今人之不讲理何，故谚云：参、芪、归、地，治死人无过；桂、附、大黄，治好人无功。溯本穷源，实由于不读仲景书，徒记几个幸中方子，略记得些各品药性，悬壶于市，外着几件好衣服，轿马往来，目空一世，并不虚心求理，自谓金针在握。仔细追究，书且点不过两篇，字且画不清几个，试问尚能知得阴阳之至理乎？东家被他桂、附治死，西家被他硝、黄送命。相沿日久，酿成此风。所以病家甘死于参、芪、归、地之流，怕亡于姜、附、硝、黄之辈。此皆医门之不幸，亦当世之通弊也。**眉批：**淋漓尽致。

余愿业斯道者，务将《内经》《难经》、仲景《伤寒》《金匮》、孙真人的《千金》《翼》诸书，与唐、宋、金、元，朱、张、刘、李并各后贤医书，彼此较量，孰是孰非。更将余所著《医理真传》，并此《医法圆通》，留心讨究。阴阳务求实据，不可一味见头治头，见咳治咳，总要探求阴阳盈缩机关，**眉批：**医学骨髓，尽此一语，学者潜心。与夫用药之从阴从阳变化法窍，而能明白了然，经方、时方，俱无拘执。久之，法活圆通，理精艺熟，头头是道，随拈二三味，皆是妙法奇方。观陈修园先生《三字经》，列病数十条，俱言先以时方治之，不效，再求之《金匮》，明是知道近日医生之胸中也。然时方如四君、六君、四物、八珍、十全、归脾、补中、六味、九味、阴八、阳八、左归、右归、参苏、五积、平胃、柴苓、逍遥、败毒等方，从中随证加减，亦多获效。大抵利于轻浅之疾，而病之深重者，万难获效。修园所以刻《三字经》与《从众录》之意，不遽揭其非，待其先将此等方法用尽，束手无策，而后明示曰，再求《金匮》，是教人由浅而深，探求至理之意也。窃以《金匮》文理幽深，词句奥古，阅之未必即解其至理，诚不若将各证外感、内伤、阴阳实据与市习用药认证杂乱处搜出，以便参究。余岂好辩哉？余实推诚相与，愿与后世医生同入仲景之门，共用仲景之法，**眉批：**一片婆心。普济生灵，同登寿域，是所切望也。

各症辨认阴阳用药法眼

心病不安俗云：心跳、心慌

按：心病不安一证，有心血不足为病者，有心气不足为病者。心血不足为病者血不足则火必旺，其人多烦，小便短赤而咽中干，肌肤枯槁憔悴，而神不大衰，甚则狂妄、喜笑，脉必细数，或洪大，喜食甘凉、清淡、油润之品者是也。心气不足为病者气，阳也，气衰则血必旺，其人少神，喜卧懒言，小便清长，或多言、多劳力、多用心一刻，心中便潮热而自汗出。言者，心之声也。汗者，血之液也。多言、劳力及用心太过，则心气耗，气耗则不能统血，故自汗出。**眉批：**心气即心阳，所谓神也。神伤则精散，精散则不能统血，气液脱而为潮热、自汗，此是阳不能统阴，阴无所制，阴证蜂起。正本澄源，立法亲切，于治此病乎何有？甚至发呕欲吐心阳一衰，阴气上僭，故发呕，脉必细微，抑或浮空，喜食辛辣、煎炒、极热之品者是也。

目下市习，不辨阴阳，听说心不安宁，一味重在必血不足一边，故治之有效，有不效。其所用药品，无非人参、酸枣、茯神、远志、琥珀、龙骨、朱砂、地黄、当归、元肉之类，与夫天王补心、定志、宁神诸方。然此等方药，全在养血，果系心血不足则甚宜，若系心阳衰败则不当。此属当世混淆莫察之弊，不忍坐视不言，姑酌一治心阳虚方，以补市习之漏。

补坎益离丹

附子八钱　桂心八钱　蛤粉五钱　炙甘草四钱　生姜五片

[用药意解]

夫曰：补坎益离者，补先天之火，以壮君火也。真火与君火本同一气，真火旺则君火始能旺，真火衰则君火亦即衰。真火藏于水中，二气浑为一团，故曰一元。**眉批：**造化机械，阴阳根柢，露于腕下，作一幅活太极图观之，便得医之真实际也。真火上腾真火，天体也。其性发，用故在上，必载真水上升，以交于心，故曰离中含阴。又曰：气行血随，水既上升，又必复降下水，地体也。随气而至离宫，则水气旺极，极则复降下也，水下降，君火即与之下降，故曰阴中含阳。又曰：血行气附，主宰神明，即寓于浑然一气之中，昼则出而听政以从阳。阳在上也，曰离。夜则入而休息以从阴，阴在下也，曰坎。此人身立命指归，医家宜亟讲也。

今病人心不安宁，既服养血之品而不愈者，明是心阳不足也。心阳不足，固宜直补其心阳。而又曰补坎者，盖以火之根在下也。余意心血不足与心阳不足，皆宜专在下求之，何也？水火互为其根，其实皆在坎也。真火旺则君火自旺，心阳不足自可愈；真气升则真水亦升，心血不足亦能疗。其所以服参、枣等味而不愈者，是未知得火衰而水不上升也。

方用附、桂之大辛大热为君，以补坎中之真阳。细查坎阳，乃先天乾金真气所化，故曰金生水。后人见不及此，一味补土生金，补金生水，着重在后天脾肺，不知坎无真气上腾，五脏六腑皆是死物。前贤叫人补脾者，先天赖后天以辅也。先天为体，后天为用。故经云：无先天而后天不立，无后天而先天亦不生。教人补金，是教人补先天真金所化之真气也。道家称取坎填离，即是盗取坎中一点金气也。余恒曰"人活一口气"，即此。考桂、附大辛大热，辛即金之味，热即纯阳之性也。仲景深通造化，知桂、附能回阳，故立白通、四逆回阳诸方，起死回生，其功迅速，实非浅见可测。**眉批：**乾分一气，落于坤中而成坎，乾即金也，坎即水也。坤中得阳即是火，火曰炎上，故能启示上升而交于心。心属火为离，离中得水，水曰润下，又燮火而下降，全是一金为之斡旋。桂、附辛归金而热归火，大能升水降火，交接心肾。先生独得仲景之秘，不惜金针暗度。知非再表而彰之，俾医门悉知仲景之微理，大胆用附、桂以起死回生，病家放心服桂、附以疗生而救死，孰谓病风不可挽？复取蛤粉之咸以补肾，肾得补而阳有所依，自然合一矣。附、桂补坎中之阳。阳，气也。蛤粉补坎中之阴。阴，血也。气行血随，血行气附，阴阳合一，升降不乖，何心病之能治乎？此方功用最多，凡一切阳虚诸症，皆能奏功，不独此耳。况又加姜、草调中，最能交通上下。故曰：中也者，调和上下之枢机也。此方药品虽少，而三气同调，学者务在药之性味与人身之气机，何品从阳，何品从阴从阴、从阳，旨归不一，有从元阴、元阳者，坎离之说也。有从太阳、太阴、少阳、少阴、阳明、厥阴者，六步之谓也。其中之浅浅深深，药性各有专主，须要明白；如何为顺，如何为逆顺者，是顺其气机之流行。逆者，逆其气机之欲往。**眉批：**从阴从阳、顺往逆来，是用药调气机之手眼，亦医门讲理法治病之权衡。夫人自出母腹，元阴元阳变为坎离，其根落在坤中，由是气传子母，应天度而化生，六经上下往来，表里雌雄相输应，二六不停。水火者，气液也，随呼吸而升降，布五行而有部分，医能明此，号曰上工。钦安酌此一方，名曰补坎益离丹，以治心阳虚证，深得太阳与少阴为表里之机关，窥见岐黄根柢，从桂枝汤变化而出，直透仲景之心法，且不惮烦劳，于辨证用药中，剖明阴阳大旨。学者入理深谈，已有把握。知非更拈出仲景治少阴、太阴两大法门，真武何以用附子而不用干姜，理中何以用干姜而不用附子，其四逆附子、干姜并用，何以又独称为救里而治无专经。此间阴阳奥妙，进退出入，包含气机不少，如何用药认证，以合气机。此皆六步之中，亦有从阴从阳之浅深，药性亦各有专主，均可变化推衍，增减随宜。知非不能明辨，愿以俟学者之深参而有得焉。把这病之阴阳实据，与夫药性之阴阳实据，握之在手，随拈一二味，皆能获效。匪夷所思，余阅之久矣。

奈世人沉溺莫挽，深为可慨，兹特再即此方之理推之，与仲景之白通汤同法也，桂枝龙骨牡蛎汤同法也，大、小建中汤同法也，即与后贤之参附汤、封髓丹、阳八味皆同法也。古人立方，皆是握定上、中、下三部之阴阳，而知药性之浅深功用，故随手辄效，得以名方。今人只徒口诵心记，而不识至理攸关，无怪乎为方药所囿矣。更可鄙者，甘草仅用数分，全不知古人立法立方，其方皆有升降，皆用甘草，诚以阴阳之妙，交会中宫，调燮之机，专推国老。何今之不察，而此风之莫转也。

肺病咳嗽

按：咳嗽一证，有从外而入者，有从内而出者。

从外而入者，风、寒、暑、燥、火之邪干之也六客各有节令不同，须知。客邪自外而入，**眉批：**客邪者，每年六步客气之邪也。闭其太阳外出之气机，气机不畅，逆于胸膈。胸中乃肺地面，气欲出而不出，咳嗽斯作矣。定有发热、头疼、身痛一段。风邪干者，兼自汗、恶风；寒邪干者，兼无汗、恶寒；暑邪干者，兼口渴饮冷、人困无力；湿邪干者，兼四肢沉重、周身觉冷而酸疼，不甚发热；燥邪干者，兼吐痰胶黏、喜饮清凉；火邪干者，心烦、脉洪、小便短赤、饮冷。

从内而出者，皆是阳虚阴盛之候。阴虚也有，十中仅见一二。因阳虚者，定见困倦懒言、四肢无力，人与脉息无神，唇舌青淡白色，而喜热饮、食少、心烦，身无发热痛苦。即有烧热，多在午后，非若外感之终日发热无已时也。**眉批：**辨证的。因心肺之阳不宣，不能化其本经之阴邪，逆于胸而作者，其人无外感可征。

凡事不能用心劳力，稍用心力一分，心便潮热，自汗出，咳嗽更甚，多吐白泡清痰近市医家，每称为陈寒入肺，其实不知心肺阳衰，而内寒自生也。**眉批：**小注辨理确。因脾胃之阳不足，不能转输津液水谷而作者，其人饮食减少，腹满时痛，多吐清冷痰涎，喜食辛辣、椒姜、热物。因肝胆之阳不足，不能收束其水，挟龙雷指阴气也，而水泛于上，直干清道而作者，其人腰胁胀痛，足膝时冷，两颧时赤，夜间痰水更甚，咽干不渴若渴饮冷，便是阴虚火旺。**眉批：**小注辨得清。

凡此内外两法，不得紊乱。审是从外而入之风邪干者，去其风而咳嗽自已，如桂枝汤、祛风散是也。寒邪干者，散其寒而咳嗽自已，如麻黄汤、小青龙汤是也。暑邪干者，清其暑而咳嗽自已，如益元散、清暑汤是也。湿邪干者，渗其湿而咳嗽自已，如二陈汤、桂苓术甘汤是也。燥邪干者，润其燥而咳嗽自已，如甘桔汤、麦冬饮之类是也。火邪干者，散其火，清其火，而咳嗽自已，如导赤散、葛根芩连汤之类是也。审是从内之心肺阳衰者，扶其阳而咳嗽自止，如姜桂茯半汤、温肺饮之类是也。审是脾胃阳衰者，舒其脾胃而咳嗽自止，如半夏生姜汤、香砂六君汤、甘草干姜汤之类是也。审是肝肾阳衰，水邪泛上者，温其肾而咳嗽自已，如真武汤、滋肾丸、潜阳丹加吴萸之类是也。果见阴虚而致者，其人水少火多，饮食易消，精神、言语、声音必壮，心性多躁暴，肌肤多干粗，吐痰胶黏，喜清凉，脉必细数，恶辛辣热物，方是的候，如鸡子黄连汤、六味地黄之类皆可服也。尚有一等，久病无神，皮肉如火炙而无润泽，喜热恶冷，此尤属真气衰极，不能熏腾津液而灌溉肌肤，十有九死。更有一等，阳虚阴盛已极，元阳将脱之咳嗽，气喘痰鸣，六脉浮空，或劲如石，唇青、爪甲黑，周身大热，自汗，乃脱绝危候，急宜大剂回阳饮治之，十中可救二三。余曾经验多人，但逢此候，务先在药单上拟明，以免庸俗借姜、附为口舌。

余又得一奇法。**眉批：**非法之奇，乃人之愚者多也，故又借一“奇”字，以醒人眼目。一人病患咳嗽，发呕欲吐，头眩腹胀，小便不利。余意膀胱气机不降而返上，以五苓散倍桂，一剂便通，而诸证立失。由是观之，医贵明理，不可固执，真不谬矣。

查目下市习，于咳嗽一证，每每见痰化痰，见咳止咳，所用药品，无非杏仁、贝母、冬花、紫菀、百合、桑皮、化红、苏子、白芥、南星、薄荷、半夏，与夫参苏饮、苏陈九宝、滋阴六味，一味杂投，以为止咳化痰，每每酿成劳证，此岂药之咎哉？由其不知内外各有攸分，阴阳各有实据，药性各有专主，何其相沿不察，贻害无穷也。余故辨而正之。

肺痿、肺痈

按：痈、痿二证痿证，咳吐浊沫或脓血，口臭不渴，小便利。痈证，咳吐脓血，胸中隐隐作痛，将成时，坐卧不安，名异而源同同者，同在肺也。痿虚由肺阳不足，而津液失运而痈实由肺阴不足而燥邪日生，蕴酿日久。痿宜温肺，《金匮》之甘草干姜汤是也姜性辛温，能宣肺中之寒，甘草能缓姜性之散，又能温中补中，又足生气，故见功实速，余曾经验多人；痈宜开壅，《金匮》之皂荚丸是也皂荚功专开壅去垢，又得蜜、枣以安中，邪去而正气无伤，妙法也。**眉批：**辛甘化阳，甘咸养阴，学者功力深到，便识得此义玄妙，医中之能事毕矣。余细维《金匮》治痿证，首列甘草干姜汤，明是辛甘化阳之法，必是肺冷无疑。再以“痿”字义考之，委者，谢也。**眉批：**委，谢；痈，壅。晰义精确，一虚一实，判若列眉。如花木之叶萎，败而无润泽，其源定属坎中真气不上熏蒸。若坎中既有真气上腾，肺何由而得萎也？而治痈以皂荚丸皂荚辛咸，枣、蜜味甘，明是甘咸养阴之法，必是肺热无疑。更以“痈”字义考之，痈者，壅也。壅则聚而不通，热伏不溃之象，其源定属水衰火旺。然痈之将成未成，其中尚有许多治法。果系胸中隐痛，脉数滑，口中辟辟燥，唾脓血，卧难安。此际乃痈的候，否则照常治嗽法投之。余意当以“肺阳不足而痿证生，肺阴不足而痈证起”，以定此二案。**眉批：**阴阳案定，人有遵循。后学始有把握，庶不致错乱无据也。

胃病不食

按：不食一症，有因外邪伏而不宣，逆于胃口者；有因饮食生冷，停滞胃口者；有因七情过度，损伤胃气者；有因阳虚者，有因阴虚者。

因外邪所致而不食者，定有发热、头痛、身痛，与夫恶寒、恶风、恶热、口苦、便赤、四肢酸痛等情。按定六气节令、六经提纲病情治之，外邪去而食自进矣。因饮食生冷而致不食者，定见饱闷吞酸、胸膈胀痛等情，照温中、行气、消导之法治之，生冷去而食其进矣。因七情过度而致不食者，审其所感，或忧思、或悲哀、或恐惧、或用心劳力、或抑郁、或房劳，按其所感所伤而调之，则饮食自进矣。因阳虚者，阳衰则阴盛阳虚二字，包括七情在内，论阳虚，是总其名也，阴主闭藏，故不食此等病人，必无外感，饮食病情为准。法宜扶阳扶阳二字，须按定上、中、下部位，阳旺阴消，而食自进矣。因阴虚者，阴虚则火旺阴虚二字，有外感客邪，随阳经而化为热邪伤血，按其所感经络治之。若系真阴虚极，则又非苦寒可用，火伏于中，其人烦热、口渴饮冷，甚有呃逆不休、咳嗽不已、反胃而食不下诸症。轻则人参白虎，重则大、小承气之类是泻其亢盛之火邪，以复阴血。若由真阳虚极，不能化生真阴，阴液已枯，其人定然少神气短，肌肤全无润泽。若火炙然，亦常思油润凉物。病至此际，十少一生。苟欲挽回，只宜大甘大温以复阳，阳回则津液自生。即苦甘化阴，甘淡养阴，皆其次也。昧者不知此中消息，妄以苦寒大凉治之，鲜不速毙。果能投治无差，则阴长阳生，而食自进矣。**眉批：**饮食为人之大源，其所以能饮食之故，尤重在精气。不食一症，所因最为繁多，无论内外各病，皆能致之。此按扼定病机病情，指出治法，大具手眼，至活至妙。学者苟知精气为饮食之本，从精气上消息不食之故，便合钦安之法，而得不食之源，于治胃病乎何难？

以上内外诸法俱备，学者务要下细理会，不可因其不食，而即以消食、行气、破滞之品杂乱投之，病人莫不阴受其害。查近日市习，一见不食，便以平胃散加丑牛、槟榔、山楂、麦芽、香附、三棱、莪术之类投之。内外莫分，阴阳莫辨，**眉批：**八字要紧。诚可慨也。今特略陈大意，至于变化圆通，存乎其人。又安可执一说而谓尽括无遗？

脾病呕吐、泄泻

按：呕吐、泄泻一证，**眉批：**此证钦安合三证而并论，吐本从阳，泻本从阴，一时吐泻并作，中宫失运，此三证也。吐从阳，宜温降；泻从阴，宜温升。吐泻并作，必兼头痛、发热、身疼，热多，欲饮水者，五苓散主之；寒多，不饮水者，理中丸主之。其证小便不利者多，若小便复利而大汗出、脉微者，四逆汤主之。此外，如内因外因，阳虚阴虚，钦安论法大备，学者留心参究，临证自有把握。有只呕吐而不泄泻者，有只泄泻而不呕吐者，有呕吐、泄泻并行者。

呕吐而不泄泻者，邪乘于上也上，指胃；泄泻而不呕吐者，邪乘于下也下，指脾；呕吐与泄泻并行者，邪隔于中，上下俱病也中，指脾胃交会处也。**眉批：**知非氏曰：定吐泻为脾病，大有妙义。再细论其理，脾与胃为夫妻，同处中州，一脏一腑，合为一家，一阴一阳，共司转运之权，日奉君火之令而行，自能燮理阴阳，分清别浊，何得灾害并至？今令肠中溏泻，以干易湿，明明脾不行水，水不归经，并入肠中，水主润下，焉能久停，故大泻作。又令人吐，亦明明是水不运行，脾阴把持君火之令，火性炎上，令不行之水冒出食管，故大吐作。皆由妻失运化，致令其夫不能正位，又安望其输精皮毛，润溉骨髓，柔及筋膜，将子女臣妾悉受其害，加以日久浸淫，变证蜂起。若扰及君主，恐更祸生不测者，噫！可畏也。昔贤云“吐泻病，求太阴”，允推卓见。但其中至理不为发明，学者焉能了了，直捣中坚？抑或旁取、逆取，以出奇而制胜。钦安无奈何，又不能直吐心肺，只得多方指陈，旁引曲证，广立法门，亦犹王良之诡遇以期，嬖奚幸而获禽，其心实良苦矣。知非从旁不忿，直抒胸臆，为钦安畅言之。试问吐泻之证，本属脾胃，孰敢定为脾病乎？此有功医林之按，学者不宜轻视。论外因，则有风、寒、暑、湿、燥、火，与夫痘、麻、癍、疹发泄漏之异；论内因，则有饮食停滞、阳虚、阴虚之别。

余推究太阴一经，在三阳之底面，外邪初入，必不能致呕吐、泄泻。即有吐泻，定是失于表散。邪壅于阳明，则有干呕之条；邪伏于少阳，则有喜呕之列，不得即直入于内而至吐泻也。其所以致吐泻者，由其表邪未解，妄行攻下，引邪入内，邪陷于中，方能致此。治法仍宜升举其所陷之邪，如桂枝汤加葛根之法是也。亦有外邪未解，传经而至太阴者。邪至此地，不问何邪传至，但以本经为主，即在本经之标、本、中三气上求之。湿为太阴之本气，湿为阴邪，一切外邪至此，即从本气而化为病者俱多，亦有不从本气而从中化为病者亦多中指胃，胃与脾为表里也。亦有不从本、中所化，而从标化为病。标，即太阴经也。太阴为阴经，邪从经为病，亦阴也。盖从本化者为湿邪，泄泻居多；从中化者为热邪，皮黄、便赤、呕吐者众；从标化者为阴邪，腹痛、不食屡生。如此而求，便得邪之所从、所化也。故前贤云“吐泻病，求太阴”，是叫人在太阴经之标、本、中三气上求之也。治之之法，湿、热、阴三字定之矣。从阴湿者，其人吐泻甚而肢冷、唇青，仲景之理中、吴茱萸汤之类是也；从热化者，其人即吐泻而思水饮，如仲景之五苓、四苓，或黄连、吴萸汤之类是也。

更有吐泻甚而兼腹痛剧者，前贤称为霍乱，称为发痧。学者不必多求，即在本经之标、本、中三法求之。亦间有卒闭而即四肢冷者，腹痛、吐泻甚者，由其内本先虚，外邪卒入，闭其清道，邪正相攻，腹痛、吐泻并作，法宜宣之、散之、开之、刺之、刮之等例，亦不可不知。至于饮食停滞而致吐泻者，盖以饮食伤中也，其人多饱闷、吞酸、嗳臭，治以温中消食便了。

至于痘、麻，毒初出时，吐者居多，泄泻者少。诚以痘出于脏，从太阳而发泄于外。外者，皮肤、肌肉之属也。肌肉属阳明，毒邪将出未出之候，从太阳鼓舞，尽壅于阳明，故呕吐者多要吐则毒气方能发泄得透。医者当迎其机而导之。考古方首用桂枝汤，初发热时也；次用升麻葛根汤，初现点时也；皆是顺其气机以发透为妙也。麻出于腑，感天行者多，当将出未出之际，治法初与痘同。但痘出透时，以养浆结疤、收回阳气为重。麻证出透时，以清解毒尽为先。至于斑疹之邪，由外感不正之时气，伏于肌肉之间，不能深入。当经气旺时，邪不能久藏，随气机而发泄于外若用苦寒，遏郁其外泄之气机，其害最速，亦多发吐。学者于此数证，先告以服药后，吐亦无妨，切不可妄行温中、降逆、止呕之法，务要果真胃寒发吐，方可温中。

更有阳虚之人，俨若平常好人，却不能劳心、用力、多言。但劳神一刻，即有发呕、发吐者，稍食猪肉即大泻者，法只宜温中，或补命门相火。亦有阴虚之人，血液枯极，贲门不展，有干呕吐而食不得下者，更有朝食暮吐、食而即吐，种种情形，治法不必细分。总之，呕吐与反胃、咳嗽、呃逆、吐血诸证，皆是一个“逆”字，拿定阴阳实据治之，发无不中。要知各经受寒闭塞，皆能致逆，逆则呕吐、泄泻必作；各以受热传变，皆能致逆，逆则呕吐、泄泻亦作，不可不知。

近阅市习，一见呕吐、泄泻，多用藿香正气散、胃苓汤、柴苓、四神、肉蔻散等方，治非不善，总不若辨明阴阳之为当也。

肝病筋挛

按：筋挛一证，**眉批：**经曰：脏真散于肝，筋膜之气也。识得真元之气散于筋膜者，为肝气，则知凡人病筋挛者，皆失真元所养而致。钦安指出四因，逐层阐发阴阳之理，指点驱用仲景之方皆调燮真元之法，无有不效，可谓神乎技矣。学者细心体会，洞澈源流，治筋挛自有把握。有因霍乱吐泻而致者，有因误汗而致者，有因阳虚失血而致者，有阴虚者。

因霍乱吐泻而致者，由其吐泻太甚，伤及中宫，中宫之阴阳两亡，转输失职，不能运津液而交通上下，筋骨失养，故筋挛作。法宜安中，如仲景之吴茱萸汤、理中汤，皆可与也。

因误汗而致者，由其发汗太过，血液骤伤，火动于中，筋脉失养，故筋挛。法宜扶阴，如仲景之芍药甘草汤是也。

因阳虚失血而致者，由阳气衰弱，不能统血，血亡于外，气衰于内，熏蒸失宜，枯槁渐臻，筋脉失养，故筋挛。法宜大辛大甘以扶阳，如仲景之附子甘草汤、甘草干姜汤，皆可服也。

阴虚而致者，由外邪入内，合阳经气化，成为火邪，火甚血伤，筋脉失养，故筋挛世云火证，便是阴虚的大眼目，无论何经、何脏、何腑有火，俱要养阴，但非真阴虚也。若真阴虚者，其人元气虚极，不能化生阴液，多系久病，方能致此，十中罕有一生。余故曰：真阴虚者少。法宜养阴清火，如仲景之鸡子黄连汤，与后贤之六味地黄汤、生地四物汤，皆可与也。

亦有忿怒抑郁生热，热盛伤血，亦致筋挛。须按病情治之，必效。切勿惑于市习通套之用，如木瓜、秦艽、伸筋草、舒筋、灵仙、松节、地黄、乌药、羌活一派。不按阴阳病情，往往误事，不可不知也。

肾病腰痛

按：腰痛一证，有阳虚者，有阴虚者，有外邪闭束者，有湿气闭滞者。**眉批：**知非氏曰：医有恒言，阴虚火旺多伤于房劳，或损及脾胃，法当滋阴泻火。夫阴者何物？火者何物？损之、伤之者又何物？治之必用一派滋阴补水之药，将滋之、补之者又系何物？人往往不能言。知非因之喟然叹矣！不禁覃然思，穆然望曰：人得天地之至精，日以熔炼谷味，取汁变化而生气血，其灵贯于百骸，为五脏六腑之本、十二经脉之源，统治群阴不敢作祟，俾人得安舒无恙者，此一物也。爰仿佛而拟其形容，观其会通，曰“阴者，鬼之灵也；火者，神之灵也”。知鬼神为水火，则知“阴虚火旺，滋阳补水”之说为不通，其法必不效，安能疗水火之疾病？钦安此按，发明阳衰阴盛，后又指出“亏者，亏肾中之阳，肾虚是肾中之阳虚，阳即火而阴即鬼”，藉腰痛一证以传神，补出内、外两法，剖明两腰致痛之由，良以太阳寒水、厥阴风木、少阴君相二火皆关于肾，知之真，故不觉言之亲切有味。六经之法通治百病，顾可不亟讲乎？学者其玩索而有得焉可。

因阳虚而致者，或由其用心过度，亏损心阳；或由饮食伤中，损及脾阳；或由房劳过度，亏损肾阳。阳衰阴盛，百病丛生，不独腰疾。但腰之痛属在下部，究竟总是一个阳虚。然下焦之阳虚，下焦之阴寒自盛，阳微而运转力衰，腰痛立作。其人定见身重畏寒、精神困倦。法宜峻补坎阳，阳旺阴消，腰痛自已，如阳旦汤、术附、羌活、附子汤之类。

阴虚而致者，由肾阳素旺也。旺甚即为客邪，火盛血伤，元阴日竭，则真阳无依，腰痛立作。其人必小便赤而咽干，多暴躁，阳物易挺，喜清凉。法宜养阴，阴长阳消，肾气自摄，腰痛自已。如滋肾丸、地黄汤、封髓丹倍黄柏加全皮之类。

因寒而致者，由外感寒邪，从太阳而入少阴太阳与少阴为表里。少阴为阴脏，外寒亦阴，入而附之，阴主收束，闭其肾中真阳运行之气机，故腰痛作。其人定见发热畏寒，或兼身痛、咽干不渴、时时欲寐。法宜温经散寒，寒散而腰痛自已，如麻黄附子细辛汤、附羌汤之类。

因湿滞而致者，由其人素禀劳苦，久居湿地、深坑，中气每多不足，易感外来之客邪。太阴与肾相连，湿邪不消，流入肾界，阻其运行之机，故腰痛。定见四肢沉重，常觉内冷，天阴雨更甚，腰重如有所系。法宜温经除湿，湿去而腰痛自已，如肾着汤、桂苓术甘汤加附子、细辛之类。

近来市习，一见腰痛，不究阴阳，不探虚实，便谓“房劳过度，伤及肾阴”，故所用药品多以熟地、枣皮、杜仲、枸杞、巴戟、首乌、苁蓉、补骨脂、菟丝、龟胶一派，功专滋阴补水，人人所共信。殊不知肾为至阴之府，先天之真阳寄焉。阴居其二，阳居其一，夫妇交媾，生男育女。《易》云：乾道成男禀父之阳精也，坤道成女禀母之阴精也。由此观之，男子所亏者，肾中之阳，而非肾中之阴也。所谓阴虚者，指肾为阴脏而说，非专指肾中之水虚，实指肾中之阳虚也。若不辨明这点机关，但称阴虚，但知滋水，势必阴愈盛而阳愈微，湿愈增而寒愈闭，腰痛终无时已。治人实以害人，救世实以害世。此皆通套之弊，岂忍附和不言，实不得已耳。惟愿同道抛去此项药品，按定阴阳虚实、外感内伤治之，庶不致遗害焉耳。更有可怪者，今之医家，专以首乌、熟地一派甘寒之品为补水必用之药，何不将“天一生水”这句道理细心推究？试问：天一生水，专赖此一派甘寒之品乎？总之，宗旨不明，源头莫澈，**眉批：**能辨宗旨源头，方可谓曰知医。仲景而下，罕有了了。

头痛

按：头痛一证，有从外而入者，有从内而出者。

从外而入者，风、寒、暑、湿、燥、火，六客之邪干之也。干于三阳，俱以表称；干于三阴，俱以里论此指六客由外入内之谓，非指七情损伤，由内出外之谓。**眉批：**此论六经头痛。

三阳者何？一曰太阳头痛，脉浮、项强、发热、恶寒、恶风是也。自汗恶风，主以桂枝汤；恶寒无汗，主以麻黄汤，是顺其本经之气机也。二曰阳明头痛，额前、眉棱、眼眶胀甚，脉长，恶热，主以葛根汤，是顺其本经之气机也。三曰少阳头痛，而两侧独甚，寒热往来，目眩口苦，主以小柴胡汤，是顺其本经之气机也。三阳之气机顺，邪不至入于内，而三阴即不病矣。

若三阳之外邪不解，**眉批：**三阳三阴为病，有界限，有次第，有传、不传，传者病也，著眼。则必传于三阴，三阴者何？**眉批：**《素问》云：三阳为父，指太阳；二阳为卫，指阳明；一阳为纪，指少阳；三阴为母，指太阴，二阴为雌，指少阴，一阴为使，指厥阴。此篇所论，是从六步流行之气机言之也。四曰太阴。外邪传至太阴，太阴主湿，邪从湿化，湿气上蒸，头痛而重，四肢酸疼而觉冷，腹满、呕吐、不食，主以理中汤，是温中除湿之意也。五曰少阴少阴乃水火交会之区。邪入少阴，若协火而化为热邪，热气上蒸，头痛而咽干、便赤、少气懒言、肌肤燥熯。法宜养阴，主以鸡子黄连汤，是润燥救阴之意也。邪若协水而化为阴邪，头痛而脉微欲绝，身重而欲寐懒言，咽干而口不渴，主以麻黄附子细辛汤，是温经散寒，扶阳抑阴之意也。六曰厥阴。邪入厥阴，厥阴主风木，邪从风化为病，风主轻清，头痛而颠顶更甚诸阴之脉至颈而还，惟厥阴脉会顶颠，厥阴又属至阴之所，邪入此，从阴化者亦多。顶痛多兼干呕吐涎，爪甲、唇口青色，肢冷腹痛。主以吴萸四逆汤，是回阳、降逆、祛阴之意也。邪在三阳，法宜升解，不使入内为要；邪在三阴，法宜温固，由内而释，不使伤表为先。**眉批：**总结六经。

若内伤日久，七情过度，阳虚阴虚，**眉批：**推论头痛有阳虚、阴虚危候。亦能作头病，但病形无外感可征，头眩、昏晕十居其八，头痛十仅二三。因阳虚日久，不能镇纳浊阴，阴气上腾，有头痛如裂如劈，如泰山压定，有欲绳索紧捆者，其人定见气喘、唇舌青黑、渴饮滚汤，此属阳脱于上，乃系危候。法宜回阳收纳为要，如大剂白通、四逆之类，缓则不救。若误用发散，旦夕即亡。因阴虚而头痛者，乃火邪上冲，其人虽无外感可征，多心烦、咽干、便赤、饮冷，有觉火从脚底而上，火从两腰而上，火从脐下而上，上即头痛，无有定时，非若外感之终日无已时也。法宜扶阴，如六味、八味之类。此条尚有区分，**眉批：**析阴阳于微芒。病人自觉火自下而上时，其人安静、不喜冷饮、咽不干、便不赤、心不烦、唇舌若青，则又是阴气上腾。法宜大辛大甘以守之复之，切不可妄用滋阴降火。一滋阴降火，则阴愈胜而阳愈消，脱证立作矣。

内外两法，**眉批：**提顿开下，搜采无遗。各有攸归。前贤虽称“头为诸阳之首，清气所居，高颠惟风可到，治之专以祛风为主”，此语近是。余谓凡病头痛之人，每由内之正气不足，**眉批：**名论不刊，医家上乘。不能充周，外之一切风邪六客即是六风，“风”字宜活看，内之一切阳虚、阴虚，俱能上逆而为病。外邪则按定六经提纲病情为准，内伤则按定喜怒哀忧思恐惧、阳虚阴虚为要。他如诸书所载，有名雷头风者，头响者，头摇者，头重者，偏左、偏右者，大头毒者，宿食头痛者，种种名目，亦不可不知。雷头与响者，气挟肝火而聚于上也火即是风，言其盛也。雷头，主以清震汤；头响者，主以小柴胡加丹、栀；头摇者，风淫于内也，主以养血汤；头重者，湿气蒸于上也，主以祛风散湿汤；偏于左者，血虚风动也，主以四物加风药；偏于右者，气虚而风袭之也，主以四君加风药左右二证，余常以封髓丹加吴萸、安桂，屡治屡效。大头毒者，外感时行疠气壅于三阳也，主以普济消毒饮；宿食痛者，饥则安而饱则甚，由胃中浊气上蒸也，主以平胃散加消导药。以上等法，皆前贤所制，亦可择取，姑存之，以便参考。

查近市习，一见头痛，不按阴阳，专主祛风，所用无非川芎、白芷、荆芥、防风、蔓荆、藁本、羌活、天麻、辛夷、苍耳。夫此等药品皆轻清之品，用以祛三阳表分之风，则效如桴鼓，用以治三阴上逆、外越之征则为害最烈，不可不知也。

目病

按：目病一条，眼科有七十二种之别，名目愈多，学者无从下手。余为之括其要，统以外感、内伤两法判之，易于明白了然。

从外感者，多由染天行时气而作时气二字，指六气也。看是何邪干于何部。**眉批：**分配精确，如探骊得珠，已扼治目之要，何必他求。干于肺者，白睛受病；干于心者，两眦受病；干于肝者，黑珠受病；干于肾者，瞳子受病；干于脾者，上下眼皮受病。无论何邪由外入内，初起定见恶风畏寒、恶热头痛、红肿胀痛、羞明流泪、赤脉缕缕等情。或失于宣散，过于寒凉，久久不愈，便生翳障赤白等雾，皆是从外而生者也。治之之法，按定时令、部位，不外祛风、清热、升散等方而已。余欲按定六客逐部以论病论方，未免太繁。外形已经说明，学者思之而亦即得之矣。

从内伤而得者，则有七情之别。七情者，喜怒悲哀恐惧而已。七情之扰，总属伤神。**眉批：**一语抵人千百。经云：得一之精，以知死生。夫神、火、阳气，一而已矣。神者，火也，阳也，气也。过于喜者，损心阳，则心中之阴邪自盛，即为客邪，上乘而生赤翳障雾；过于怒者，损肝阳，肝中之阴自盛，即为客邪，上乘而青翳障雾；过于忧思者，损脾阳，脾中之阴自盛，即为客邪，上乘而生黄翳障雾；过于恐惧者，损肾阳，肾中之阴自盛，即为客邪，上乘而生黑翳障雾；过于悲哀者，损肺阳，肺中之阴自盛，即为客邪，上乘而为白翳障雾。此数目疾，定无羞明、红肿痛甚，恶热喜冷。其人少气懒言，身重嗜卧，面色青白，脉或虚细、浮大中空，种种情形，皆是内伤虚损而生者也。亦有一发而即痛胀欲裂，目赤如榴者，由先天真气附肝而上，欲从目脱也。定见唇口黧黑，或气喘促，喜极热汤水，六脉或暴出如绳，或脉劲如石，或浮大而空，或釜沸者是也，法宜回阳收纳为要。伤于心者，可与补坎益离丹、桂枝龙牡汤；伤于肝者，可与乌梅丸；伤于脾者，可与建中、理中汤；伤于肾者，可与潜阳、真武、封髓等方；伤于肺者，可与姜桂汤、桂苓姜半汤；先天真气暴出者，可与回阳、白通汤。备载数方，略陈大意，添减分两，在人变通。**眉批：**法润机圆。设或果有血虚阳亢为殃者，其人定有火邪可征，如六味地黄汤、丹栀四物汤，皆可选用。

近来市习，一见目痛，并不察究外内、虚实，多用虫蜕、木贼、红花、菊花、决明、归尾、赤芍、荆芥、防风、薄荷、生地、夜明砂、夏枯草、冬桑叶、谷精草，与夫壮水明目丸、杞菊地黄丸、滋肾养肝丸。如此等方药，治外感风热、血虚，每多立效。若七情损伤，由内出外之目疾，鲜能获效。学者当细心体会，内外两法，切勿混淆，方可售世。

耳病肿痛

按：耳病肿痛一证，有因肝胆风火而致者，有忿怒抑郁而致者，有肾阳虚而阴气上攻者，有肾水衰而火邪上攻者。**眉批：**耳之部，左右皆属少阳。一见耳病肿痛，用少阳方小柴胡汤治之，似无不效。钦安复指出多般耳证，治法各不相同，辨认均有凭据。如按中或言肝胆风火，或言忿怒抑郁，或言阳虚阴上，或言水虚火上。岂出六经之外而别具手眼乎？非也。耳本少阳之部，一定不移，而少阳之气机升降，则随所感而变见于耳部，其病情决不相类。良以少阳之气根于至阴。识得至阴之气发为少阳之气，随所感而变见，又必有阴阳变证之凭据可察。故治法虽多，或进而从阳，外因外治也；或退而从阴，外因内治也，总是治少阳耳病之一法。盖得六经之根底，从仲景不言之奥，充类至尽，神明变化而出，可谓善读古书者矣。学者读其书，通其意，临证审察，就其所已言，而更穷其变，将必愈有通于其所未言者，而生出治法，以活人病，快何如之！故钦安小注补出“不独耳病当如是治”云云，是又在学者之善读钦安者耳。

因肝胆风火而致者，由肝胆挟外受之风热，聚而不散，其人两耳红肿痛甚，时见寒热往来，口苦咽干者是也。法宜和解，小柴胡汤倍柴、芩，加麦芽、香附治之。

因忿怒仰郁而致者，由忿怒伤肝，抑郁之气结而不散，其人两耳红肿，必见两胁胀痛，时多太息。法宜疏肝理气为主，如生地四物汤倍加柴胡、青皮、麦芽、香附之类。

因肾阳虚而致者，由肾阳日衰，不能镇纳僭上之阴气，其人两耳虽肿，皮色如常，即痛亦微，唇舌必淡，人必少神。法宜扶阳祛阴，如封髓丹倍砂仁加安桂、吴萸；或潜阳丹加吴萸；或阳旦汤加香附、麦芽之类。

因肾水虚而邪火上攻者，其人两耳肿痛，腰必胀，口多渴，心多烦，阳物易挺。法宜滋阴降火，如六味地黄汤加龟甲、五味、白芍；或滋肾丸倍知、柏之类。

更有一等，内伤日久，元阳久虚，而五脏六腑之元气已耗将尽，满身纯阴，先天一点真火种子暴浮于上，欲从两耳脱出，有现红肿、痛极欲死者，有耳心痒极欲死者，有兼身痒欲死者。其人定见两尺洪大而空，或六脉大如绳而弦劲，唇舌或青、或黑、或黄、或白、或芒刺满口、或舌苔燥极，总不思茶水，口必不渴，即渴喜极滚热饮，二便如常，甚者爪甲青黑，气喘促，或兼腹痛。此等病情，法宜大剂回阳，不可迟缓，缓则不救。大凡现以上病情，不独耳疾当如是治，即周身关窍、百节地面。或疮或痛，皆宜如是治法。如白通、四逆、回阳等方，急宜进服，以尽人事，勿谓之小疾耳。

近来市习，一见耳肿，不问虚实，不辨外内，即以人参败毒散，加大力、连翘、银花、蒲公英，外敷三黄散与蓝靛脚之类。果系外感风热闭塞而成，立见奇功；若系内伤阴阳大虚，元气外越之候，则为害最烈。

更有耳鸣、耳聋，辨认不外阴阳两法。但耳聋一证，老人居多，由肾阳久亏，真气不充于上故也，定不易治。若由外感时气，卒然闭塞清道者，进邪一去，渐渐能聪，不药可愈。亦有痰火上升为鸣为聋，定有痰火情形可征，按痰火法治之必效。理本无穷，举其大纲，苟能细心研究，自然一见便识也。

鼻流清涕

按：鼻流清涕一证，**眉批：**知非氏曰：夫涕，本脏腑所生，皆阴类也。《经》曰“水宗也，积水也。积水者，至阴也。至阴者，肾之精也”，指涕泣而言；又曰“宗精之水所以不出者，是精持之也，辅之裹之，故水不行也”，指平人不流始涕而言；又曰“涕泣者，脑也；脑者，阴也；髓者，骨之充也，故脑渗为涕。志者，骨之主也，是以水流而涕从之者，其行类也”，此指人之所以有涕而言。以外感论，客邪中其经，闭其清道，则阳气并于上而下降，阴气并于下而不升。阳并于上则火独亢也，阴并于下则脚寒，脚寒则胀也。夫一水不胜五火，故鼻流清涕，盖气并于鼻，冲风涕下而不止。以内伤论，夫水之精为志，火之精为神，七情所感，神志纷弛，水火不济，阴精失守，久而津液无所统摄，故清涕亦出。此神之伤，志之夺也。钦安论治，洞达本原，明晰旁流，推及渊、浊二证，甚则流红，皆此物此志也。学者入理深造，譬之射矢诸正鹄，医之正宗在此。有从外感而致者，有从内伤而致者。

从外感而致者，感受外来之客邪，客于肺经，闭其清道，肺气不得下降，清涕是出。其人定现发热、恶风、恶寒、头疼、身痛等情。法宜宣散，如桂枝汤、麻黄汤、葛根汤之类。

从内伤而得者，由心肺之阳不足，不能统摄津液，而清涕出市人称为肺寒，称为陈寒，由其不知阳衰而阴寒即生也。肾络通于肺，肾阳衰而阴寒内生，不能收束津液，而清涕亦出。其人定无外感足征，多困倦无神，或忿嚏不休，或畏寒，或两脚冷。法宜扶阳，如麻黄附子细辛汤、姜桂汤、阳旦汤之类。若久病之人忽然清涕不止，又见壮热、汗出、气喘唇青、脉劲浮空，乃亡阳欲脱之候，争宜回阳，缓则不救，然亦十中仅救一二。

查近来市习，一见鼻流清涕，不分内外，一味发散，多以参苏饮、人参败毒、九味羌活、辛夷散等方，外感则可，内伤则殆。

其中尚有鼻渊、鼻浊二证，俗云“髓之液”也。不知髓乃人身立命之物，岂可流出乎？然二证虽有渊渊者，流清涕，经年累月不止、浊浊者，其色如米泔，或如黄豆汁，经年累月不止之分，缘由素禀阳虚心肺之阳衰，而不收束津液故也，不能统摄津液，治之又一味宣散，正气愈耗而涕愈不休。清者，肺寒之征肺阳不足也；浊者，肺热之验但肺热者，必有热形可征，如无肺热可征，则是上焦化变之机失职，中宫之土气上升于肺，肺气大衰，而化变失权，故黄涕作，治之须有分别。余治此二证，每以西砂一两，黄柏五钱，炙草四钱，安桂、吴萸各三钱治之，一二剂即止。甚者，加姜、附二三钱，屡屡获效。即甘草干姜汤，加桂尖、茯苓亦可。

又尚有鼻血一证，有由火旺而逼出，定有火形可征，如口渴饮冷、大小便不利之类。法宜清火攻下，如大小承气、犀角地黄汤、导赤散之类。有元阳久虚，不能镇纳僭上阴邪，阴血外越，亦鼻血不止不仅鼻血一端，如吐血、齿缝血、耳血、毛孔血、便血等。其人定无火形可征，二便自利，唇舌淡白，人困无神。法宜扶阳收纳，如潜阳、封髓、甘草干姜，或加安桂、吴萸之类。学者切切不可一味见病治病，务要将内外病形、阴阳实据熟悉胸中，方不致误人性命也。**眉批：**医之本领，人之性命，端在于此，故于学者三致意焉。

鼻孔煽动

按：鼻孔煽动一证，**眉批：**鼻孔而致煽动，其势亦云亟矣。虽因外感，用药深省，留神。有因外感风寒闭塞而致者，有因胃中积热而致者，有元气将绝而致者。

因外邪闭塞而致者，由外感风寒之邪闭其肺经外出之气机，气机欲出而不得出，壅于肺窍，呼吸错乱，而鼻孔煽动，其人定见发热、身疼。法宜宣散，如荆防败毒散、麻黄汤、定喘汤，皆可选用。

因积热上攻而致者，或由饮食停滞中脘，或由过食煎炒、椒姜，胸中素有蓄热，热攻于肺，气机错乱，而鼻孔煽动。法宜清热，如大小承气、三物备急丸之类。

因元气欲绝而致者，由其人元气久虚，或又大吐大泻，大热汗出，面白无神，奄奄欲绝，而见鼻孔煽动。法在不治，欲救之，急宜回阳收纳，温固脾肾元气，十可救一二。惟此条证候，小儿居多，大人却少，医者切切不可一味宣散，总要细细区分，辨明为准。**眉批：**分阴、分阳，医之要者，故致叮咛。

唇口红肿

按：唇口红肿一证，**眉批：**知非氏曰："唇"字从"辰"从"口"，其气机从寸地而发至于辰，辰为春三月，于卦为夬，阳气上胜之象，唇口即其部位也。知其部属阳，其气喜升，不受阴寒凝滞，故见红肿之疾，甚则糜烂而痛，决非实证。钦安示人审兼证，通其变也。知非从而切其源，谓其独也。通其变，识其独，知其生，决其死，医之法亦基之矣。有胃火旺极者，有元阳浮者。

因胃火旺而致者，其人定见烦渴饮冷、恶热，或二便不利，或由积滞太重，抑郁生热；或过食醇醴、辛辣，不尽属外邪而成。若兼外感，必有外感可征。挟外感者，可与麻杏石甘汤、升麻葛根汤；无外感者，可与人参白虎、凉膈散、大小承气之类；积滞者，可与平胃加莪术、丑牛、大黄之类。

若久病之人，元阳外越，气机上浮，其人定见满身纯阴实据。其中唇色有红而含青、含黑、惨红、老红、嫩红等形。亦有兼见面如桃花，面色光泽夺目，人困无神，皆是脱绝危候，法在不治之例。若欲救之，急宜收纳为主，如潜阳、回阳、白通、《金匮》肾气等方，服一二剂，如红光彩收回，可许重生，否则旦夕之间耳。切宜早推，勿治为上。

近来粗工，一见唇口红肿，不辨虚实，即以大黄、石膏等治之，实证立生，虚证立毙，不可不知也。其中尚有兼见流口水不止者，即在口气冷热处与病形求之，便得阴阳之实据也。

齿牙肿痛

按：齿牙肿痛一证，**眉批：**齿牙肿痛，本属小证，然有经年累月而不愈者，平时若不究明阴阳虚实，治之未能就痊，未免贻笑大方，学者勿因其小而失之。诸书有十二经之分，其实在可从不可从之例。总之以有余、不足为主。然有因风火抑郁而致者，有因胃中积热而致者，有真阳虚而阴气上攻者，有元阴虚而元阳为害者。

因风火抑郁而致者，先有发热、身痛可征。法宜宣散，如升阳散火汤、消风散、清胃散、麻杏汤之类。

因积热上攻而致者，定多饱闷吞酸、口渴饮冷、面赤唇红、气粗蒸手。法宜去其积滞为主，如平胃散加大黄、石膏、丑牛、槟榔之类。

因真阳虚而阴气上攻者，其人齿牙虽痛，面色必青白无神，舌多青滑、黑润、黄润、白黄而润，津液满口，不思茶水，口中上下肉色多滞青色而不红活，或白、惨黄而无红色。以上等情，不仅此症，一切阳虚病多见此情。法宜扶阳抑阴，如白通汤、姜桂饮、阳八味、潜阳丹之类。

因阴虚而火邪为病者，其人定多心烦饮冷，便赤等情。法宜养阴，如六味地黄汤、鸡子黄连汤、导赤散之类。

近来市习，一见牙肿齿疼，便以生地、细辛、防风、荆芥、石斛、知母、石膏、玄参、丹皮、狗地牙等治之。风火则可，阳虚则殆。

口臭附口苦、口酸、口辛、口甘、口淡、口糜

按：口臭一证，**眉批：**知非氏曰：气之香薰者，清阳之气也；气之臭恶者，浊阴之气也。口臭缘浊阴极盛，阳气之用不宣，多有涎垢浊腻，譬如暑天阴雨过甚，天阳被郁，凡物发霉起涎，其气臭恶，若得数日炎热，臭气顿失。人身遍体纯阴，所以真阳厥脱之候，往往现此证象。医识此理，便能治此证。钦安窥见其微，故按中反复征引言之，学者不可忽略看过。有胃火旺极而致者，有阴盛而真精之气发泄者。

因胃火旺而致者，其人必烦躁恶热，饮冷不休，或舌苔芒刺，干黄、干黑、干白等色，气粗汗出，声音响亮，二便不利。法宜专清胃火，如人参白虎、大小承气、三黄石膏汤之类。

因精气发泄而致者，由其人五脏六腑元阳已耗将尽，满身纯阴，逼出先天立命一点精气，势已离根欲脱，法在不救。口虽极臭，无一毫火象可凭，舌色

虽黄，定多滑润，间有干黄、干黑，无一分津液于上，而人并不思茶水，困倦无神，二便自利，其人安静，间有渴者，只是喜饮极热沸汤。以上等形，俱属纯阴。若凭口臭一端，而即谓之火，鲜不为害。余曾治过数人，虽见口臭，而却纯阴毕露，即以大剂白通、四逆、回阳等方治之。一二剂后，口臭全无，精神渐增，便可其可愈；若二三剂后，并不见减，十中仅求得一二，仍宜此法重用多服，此是病重药轻，不胜其任也。昧者只图速效，服一二剂未见大效，便即更医，如此之情，举世皆然，岂真医药之不良哉？

查近市习，一见口臭，并不辨明阴阳，便以生地、二冬、知母、花粉、石膏、大黄之品投之，阳盛则生，阳盛则毙，不可不知也。其中尚有口苦者，心胆有热也。心热者，可与导赤散、黄连汤；胆热者，可与小柴胡汤倍黄芩，或泻肝汤。口酸者，肝有热也，可与当归芦荟散、龙胆泻肝汤；口辛者，肺有热也，可与泻白散、清肺饮；口甘者，脾气发泄也，可与理中汤、六君子汤；口淡者，脾气不足也，可与归脾汤、参苓白术散。口糜者，满口生白疮，系胃火旺也，可与甘露饮、凉膈散。以上数证，皆宜知之。总在考究阴阳实据为要。余尝治阳虚阴盛之人，投以辛甘化阳二三剂，即有现口苦、口酸、口淡、口辛、口甘等味，又服二三剂，而此等病形即无。**眉批：**真阳变动，露出真面，辛甘助化，易危为安，药之为力不浅，然此等至理，少有见到者。余仔细推究，皆缘真阳失职，运转力乖，兼之服药停积未去，令得辛甘化阳之品，运转复行，积滞即去，故口中一切气味出矣。昧者不识此理，见酸即治酸，见苦即治苦，鲜不增病，医理之微，不诚难哉？

舌肿、舌痛、重舌、舌强、舌麻、舌木、舌缩

按：舌证虽有数端，**眉批：**知非氏曰：舌之所以能言者，气机之贯注也。何必执定“舌乃心之苗”一语以治舌证？钦安不言之隐，知非饶舌点出，学者当亦豁然矣。不外阴阳两法。

如肿痛与重者，气之有余也。气有余便是火，必有火形可征。如缩与强，麻木者，气之不足也。气不足便是寒，定有阴寒情形可验。治肿痛与重，不外清热一法，如黄连解毒汤、导赤散、大小承气、黄连泻心汤之类。治缩与麻、木、强，不外扶阳祛阴、化痰**眉批：**化痰何以不用橘皮、南星、礞石？须知仲景六经方中无此品类，或者汉时尚未出此药耶？一噱。降逆一法，如白通汤、姜桂饮、黄芪建中汤、麻黄附子细辛汤、半夏干姜汤之类。

近来市习，一见舌痛，皆云舌乃心之苗，皆火为病也，即以冰硼散吹之，黄连解毒服之。有余立瘳，不足则殆。

喉蛾

按：喉蛾一证，**眉批：**知非氏曰：喉至生蛾，其咽必肿痛而甚，有碍食饮，病家多惊恐，其证又因初起误治者多，在明医虽能剖析阴阳虚实，按经用药，而缓不济急，病家恐惴，如外科所配八宝红灵丹，亦不妨暂用吹喉，以解燃眉，略宽其心，病人得此，心神稍定，然后按法投方，易于奏效。此知非所经试，亦济世之婆心也，学者留意。至于理法，喉属少阴，钦安究及所因，实为详明，何多求焉。有少阴君火为病者，有肾气为病者，有胃中积热上攻而致者，有怒动肝火上攻而致者。

因少阴君火为病者，或由外挟风热，与君火协化；或本经素有火邪，发泄不畅，上刑于肺，少阴之脉挟咽喉，咽喉窄狭，火气太甚，欲发泄而不能，熏蒸于上，而生蛾子。其人定多心烦、小便短赤、口渴饮冷。若挟风热，多现发热、身疼、头痛。法当祛风清热，如导赤散加荆、防、银花之类。无风热而独君火旺为病者，轻则甘桔汤，重则黄连解毒汤之类。

因肾气不藏，上攻于喉而致者俗云阴虚火旺，不知肾气以潜藏为顺，上行为逆，实由君火太弱，不能镇纳群阴，非阴之虚，实阴之盛，世人错认，原由君火弱而不能制阴，阴气上僭，逆于咽喉而生蛾子。其人口内肉色必含青黑色，或惨黄淡白色，即或唇红甚，而口气温，痛亦不甚，人困无神，脉必浮空。法宜扶阳，如封髓丹、姜桂饮、白通、潜阳等方，皆可令服。

因积热上攻而致者，其人必过食厚味，或胃中素有伏热，上攻于肺，亦生蛾子，多烦渴饮冷、二便不利、口臭气粗、红肿痛甚。法宜去积热，如大小承气汤，或平胃散加丑牛、槟榔、大黄、三棱、莪术之类。

因怒动肝火，上攻于肺而生蛾子。其人两胁必痛，动辄躁烦，面青口苦，脉必弦洪。法宜清肝，如丹栀逍遥散、大青饮，柴胡汤加丹、栀之类。

总之，病情变化，非一二端能尽，其实万变万化，不越阴阳两法。**眉批：**圆通一至。若欲逐经、逐脏、逐腑论之，旨多反晦，诚不若少之为愈也。

近来市习，一见喉证，往往用吹喉散、冰硼散、开喉剑，一派寒凉之品，甚者刺之。阳证无防，阴证有碍，认证贵明，须当仔细。

两手膀臂痛

按：膀臂痛一证，有因外感风寒，闭塞经络而作者；有因中气不足，内寒阻滞而作者。

因外感风寒而致者，其人定多畏寒恶风，或发热而兼头疼。法宜宣散，如桂枝汤、羌活附子汤、麻黄附子细辛汤之类。

因中气不足而致者，由中宫素虚，真气不能充周四体，寒邪痰湿亦得到阻滞经络，而痛立作矣。其人定然面白少神，饮食减少，或逢晦明阴雨而更甚，丽照当空而觉轻。法宜温中行气为主，如建中汤倍桂、附，补中益气汤加羌、附，或理中汤加桂枝、香附。余恒见中年老妇，**眉批：**夫兴少年作苦，恃勇力作，迨至中晚之岁，稍能逸豫，劳伤之疾徐发于内，痛苦立作，见于手、膀、腿者多。粗工不识，任治罔效，往往病人自能体会，何者？今之痛处，皆昔之劳力处也。钦安此按，识见绝高，深合《内经》比类从容之法，非功力精到者，未易臻此，又医之一大法也，学者不可不知。每多两手膀痛而不能举，时常作苦，究其受病之由，多起于少年天癸至时，不知保养，洗衣浆裳，辄用冷水，以致寒凉伤及经络，因而天癸不行者亦多。即或体强而寒凉不能害，视为平常，不知人身真气有盛即有衰，气未衰时，寒凉虽侵，不即为害。迨至中年老时，本身正气已衰，或兼受一点寒邪引动，而痛于斯作矣。余每以甘草干姜汤加鹿茸、桂尖、附子、葱、酒治之，多效。

近来市习，一见两手膀痛，每以五积散、流气饮，与夫羌活、荆、防、伸筋、舒筋草、苏木、灵仙、松节之类，亦多获效。总不若辨明外感内伤，阴阳虚实为要。

更有手指麻木一证，属脾气不能充周者多，外感者少，兼痰湿亦多。不外温中行气为主，如归脾汤加天麻、半夏，六君、四君加附、桂、香、砂，建中汤倍桂、附加香附、当归之类。

心痛

按：心痛一证，**眉批：**知非氏曰：此段至理，乃造化根柢，性命之旨主。奈何泄之于医，世人不识，反多訾议。余观一部《内经》，轩岐君臣皆是借天验人，以人合天，天人各道。仲景太守《伤寒》一书，太阳、太阴、少阳、少阴、阳明、厥阴六经，亦不过借天道之流行，暗合人身之度数，藉病谈机而已。钦安直笔于兹，毋乃太过乎？虽然医道理没久矣。如此发挥，守先圣之道，以待后之学者心存利济，亦不为罪。倘有能从此深造，治病动合机宜，立言彰，阐至理，将不失为轩岐功臣，斯世和缓，幸甚全甚。有寒、热之别。他书有云：心为君主之官，其可痛乎？所云痛者，实心包也，此说近是。余谓心、肝、脾、肺、肾并六腑、周身经络、骨节、皮肤，有形之躯壳，皆后天体质，全赖先天无形之真气以养之真气二字，指真阴、真阳也。真阴指母之精气，真阳指父之精气，二气浑为一气，周流上下四旁，主宰神明，即寓于中。真气不足，无论在何部，便生疾病，何得有“心无痛证”之说？夫岂不见天之日月常有食乎？凡认心痛一证，必先判明界限方可。心居膈膜之上，下一寸即胃口，胃口离心不远，胃痛而云心痛者亦多，不可不察。细思痛证一条，“痛”字总是一个“逆”字气顺则气血流通，必无痛证；气逆则气血壅滞不通，故痛。无论逆在何处，皆能作痛，皆能伤心，其实非伤有形质之心，实伤无形中所具之真宰也。若执定有形质之心，是知其末也。心有心界限，包络为心之外垣。邪犯心包，即是犯心包，即是犯心章本，不必直云“邪不犯心”“犯心”二字，是犯心君居处气也。试问：犯心与犯心包，以何区分？诸书并未剀切指陈。余谓人活一口气，气盛则为有余，为热邪不独能致心痛；气衰则为不足，为阴邪亦不独能致心痛之疾。热与阴上逆，皆能致心痛，当以寒、热两字判之便了。若邪热上干而痛者，其人必面赤、心烦热、小便短赤、口渴饮冷。法宜养阴清火，如黄连木香汤、导赤散、当归散之类。若阴寒上干而痛者，其人多面青唇白，或舌青黑，喜热饮、揉按，二便自利。法宜扶阳祛阴为主，如甘草干姜汤，加行气药姜、桂、吴萸之类。亦有阴寒已极，上攻于心，鼻如煤烟，唇口黧黑，爪甲青黑，满身纯阴。法在不救，急以回阳诸方，大剂投之，十中可救一二。

近来市习，心胃莫分，一味行气破滞，并不察究阴阳，往往误事，一概委之天命，而人事之当尽，又不可废乎！

胃痛

按：胃痛一证，有饮食、寒热、虚实之别，切不可执定有形质之胃，当于胃中往来之气机上理会方可。**眉批：**于气机上理会，上乘妙法，《莲华经》也。夫人身内有胃，乃受饮食之具，譬如田地任人播种，秀实凭天。倘遇灾侵，而有黄落之恐，田地肯任其咎乎？古人拟胃曰阳土。钦安论治胃病，当理会气机，皆一定不易之理法也。学者即不能入理深谈，按定外内、阴阳之法，总不至谬治误人。

因饮食停滞于胃，胃中之气机不畅而致者，其人定见饱闷、吞酸、嗳气，痛处手不可近。法宜消食行滞，如厚朴七物汤，平胃散加香附、麦芽之类。

因胃阳不足，复感外寒、生冷食物，中寒顿起而致者，其人必喜揉按，喜热饮，或口吐清水，面白唇青。法宜温中行气，如香砂六君汤，理中汤加官桂、砂仁、香附、木香之类。

因积湿生热，与肠胃素有伏热，过食厚味而生热，气郁不舒而生热所致者，其人定多烦躁、唇红、气粗、大便坚实等情。法宜下夺、清热为主，如调胃承气汤、大黄木香汤、四磨汤之类。

更有一等，心胃腹痛，面赤如朱，欲重物压定稍安者，此是阴盛逼阳于外之候。法宜扶阳祛阴为急，切不可照常法治之。

近来市习，多以元胡、乳、没、二皮、术、棱、五香、枳壳、厚朴之味投之。果有积滞，主立奇功。若胃肠素亏，必增其害，不可不知也。

脐痛

按：脐痛一证，**眉批：**知非氏曰：三阴之病，本从肚脐而分，然痛在脐上，有太阴、阳明之不同，一腑一脏之悬绝，故钦安以饱闷、吞酸定阳明腑病，而用行消之法。若稍上，又是太阳地，而有风、寒之判，皆有痛证，且有气、血之区别。学者平时若不详细讲究，临证必多疑似，处方不无模棱，断难万举万当。熟玩此按，悉心讨论，自得真诠。有阴阳之别。脐居阴阳交界之区，脐上属脾胃，脐下属肝肾。痛在脐上，着重脾胃；痛在脐下，着重肝肾。脐上下俱痛者，脾胃与肝肾病也此处又宜分别何经受病为要。

若脐上独痛，是脾胃之气有所滞也因寒、因热、因食、因抑郁又宜知。审是饱闷吞酸，便知饮食停而气滞也，急以消食行滞之品施之，如平胃散加香附、麦芽、枳壳之类治之。审是喜热饮，揉按而痛即减者，知是脾胃之阳不足，不能化其阴寒之邪也。法宜温中，如理中汤、香砂六君，甘草干姜汤加香附、安桂、丁香之类。审是不喜热饮、摩按，得热而反剧者，知是脾胃有郁热而气滞也，即以开郁行滞之法治之，如厚朴七物汤加麦芽、炒栀、香附之类是也。亦有太阳之邪未解，误下而邪陷于脾，以致脐上痛者，其人必先有发热、恶寒、头项强痛之候，因下后方见此痛者，便以桂枝大黄汤治之。

若脐下独痛，是厥阴之气不宣也。审是烦满、囊缩，脐下病痛者，厥阴之阴寒太甚也。法宜回阳祛阴，如吴萸四逆汤、白通汤之类是也。审是厥阴热邪伏而不宣，又或上攻为喉痹，下攻便脓血，热深厥深，口臭气粗之类。法宜扶阴，如鸡子黄连汤之类。

近来市习，一见脐痛，不按界限，一味调气行血，每以木香、小茴、当归、白芍、川芎、枳壳、沉香之类，故有效与不效，诚不若辨明上下、阴阳，治之为当也。

疝证

按：疝证一条，**眉批：**此按落落大方，深入显出，不愧为医。有云：左为膀胱气，右为疝气，痛时睾丸上行入腹，或右丸上行而左丸不上行，或左丸上行而右丸不上行，或两丸并上行。他书有寒疝、水疝、筋疝、血疝、气疝、狐疝、阴疝、癞疝、心疝、肝疝之异，名目虽多，总无一定不易之理。余细维此病，究竟只在厥阴一经也。**眉批：**一语成铁案，谁敢再翻异？余深服此老吏。虽形象、病情不同，而睾丸与阴囊，其理断无可移者。余意睾丸与阴囊上缩，必是阴盛；睾丸与阴囊红肿，必是热增。治缩者，重在破阴以回阳，吴萸四逆加桂、砂、小茴，或乌梅丸倍阳药之类。治肿者，法宜破阳以扶阴，鸡子黄连与泻肝汤可施。须知肿缩二字，即盈虚之宗旨。**眉批：**醒豁透露。肝气有余便是火，即囊丸肿的实据；肝气不足便是寒，即囊丸缩的实据。

又可疑者，今人皆云：两丸为外肾，何男子有而女子无乎？此理举世罕言要晰。余思天一生水，其卦为坎，二阴夹一阳，腰间二肾与背脊督脉似之。男女皆具，理实可从。若此二丸，**眉批：**阐发至理，畅所欲言，然似断鳌立极，却是叫人何处住脚？余谓医道须是知得一步，方许再进一步，终身门外，正不知几许人也。男有女无，非无一定之理，惜后贤窥之未及也。后天既以坎离立极，坎离即是乾坤，是坎离已得一二之数，故复申之曰：天三生木，木有阴木、阳木之别。阳木曰☳，为长男，二阴一阳，今之呼外肾者，即此也，故男子独具；阴木曰☴，为长女，二阳一阴，其缺在下，今之呼阴户者，此也。

夫乾坤交媾，**眉批：**再接再厉，乃一读一击节，以高唱入云之笔，绘天地生发之机，斟酌饱满，尽态极妍，可谓写生妙手。首生长男、长女，后天以坎离代乾坤，而天三生木之旨，即在此处便见，而玉茎、阴户亦于此攸分。故仲景配此处属厥阴，取其至阴阴极也。玉茎之举，必须心火下照，**眉批：**发挥阴得阳而兴之理，尤见精致。然非学养功深，不能道其只字。又可见天三生木之机，此就其形体而言，其中之精义实微，未可尽泄。堪笑今人以外肾呼之，真是说梦话也。

查近来市方，一见疝证，便以小茴、荔枝核、橘核、安桂、附子、麝香之类，屡屡获效，究其所用，皆是温肝之品。**眉批：**结亦含着不尽。《唐诗》曰："欲穷千里目，更上一层楼。"如熊氏歌曰："要知返本还原法，须认吾身大药王。"取核者时，核以入核之意，理实可从。至于囊丸红肿，此法断不可施，务在阴阳攸分处理会可也。

遗精

按：遗精一证，诸书分别有梦而遗、无梦而遗、用心过度而遗、见色而遗、闻女声而遗、无故自遗，种种分别，总无一定不易之法。余谓不必细分，统以心肾不交，**眉批：**知非氏曰：此按心肾不交，是客从俗情也。神魂不藏，是主谈至理也。凡遇遗精之人，以“心肾不交”或“因于湿热”极不通之语告之，无不首肯，语以“欲炽所致”，即弗贴然，又必从而多方文致。故钦安姑存其说，以作陪衬，留病人地步，学者不可不知。神魂不藏为主。

夫人之立身，原以心肾为主，肾气上腾指坎气也，载水气以交于心，而心脏凉；心气下降，使君火以入肾，而肾脏温。神居二气之中，昼则从离，夜则从坎，神宰乎气，气统乎精，神施发泄之令。气动而精自不藏，若云“神令未施，而精自泄”，必无此理。又曰：魂者，神之使也。人之遗精，每每五更近天明时者居多，**眉批：**得时而旺，虚灵显应，浊火一入，丧却他家至重珍，深为可惜。《阴符经》云“沉木入火，自取灭亡”，盖言木得火而焚也。此段此理说待如吴钩出匣，寒光逼人。病者若见此书，熟读百回，可当百帖清凉饮，定点勿药有喜。此刻神已居在寅卯界内。寅卯属木，系藏魂之所，魂喜动而木喜发泄，木中有火，浊火易乱其神明，邪忘之念偶萌，精神自不能守住白昼不梦，但心邪思淫，阳物即举，精即离位，况在梦乎！故一发即泄，迅速难留因其目瞑必未清，肝火最烈，故发速，非若白昼神在离。总而言之，神不清而气虚，好色者十居其八此证少年最多，神魂不藏，是其本者。欲使封固，如三才封髓丹、桂枝龙骨牡蛎汤、白通汤，皆可服也。此三方者，皆是交济阴阳之功，但非一二剂可见大功，总要信心得专，多服十余剂，无不灵应。

近来通称龙、牡涩精，尚未窥透其中至妙，多经金樱、粟壳、枸杞、巴戟、莲须之类治之，每多不效，由其不知封固这有要也。

卷 二

大便不利

按：大便不利一证，**眉批：**知非氏曰：细维大肠主糟粕，原自胃中传入，其热颇顺。《经》曰“胃实则肠虚，肠实则胃虚”，指糟粕出入而言。其所以运化糟粕，则在元气，元气出入升降，运化精微。今病人大便不利，仍是气机不利，总贵在病机、病情上求之。学者须要先明理法，然后临证审察的确，或回阳，或清热，或急下，方有胆量把握。不然误下误清，虽不遭谤，倘用回阳，岂不惑己惑人？钦安指点亲切，当细心讲究，亦不可恃有此按，不揣病源，致临机而仍蹈徒法，不能以自行之弊也。有阳虚、阴虚、阳明胃实、肺移燥热之别。

因阳虚者，由下焦火衰，不能化下焦之阴，阴主静而不动，真气不能施其运行之力，故大便不利。其人定见无神，面目唇口青黑，满口津液，不思茶水，虽十余日不便，而并无腹胀、烦躁不安等情。即有渴者，定喜热汤，冷物全然不受，他书称为阴结寒闭者，即此也。法宜扶阳，如回阳饮加安桂、砂仁，白通汤，附子甘草汤之类。

因阴虚者，由火旺伤血，血液枯槁，肠中之糟粕干涩不行，如船舟之无水而停滞不动也。其人定多烦躁，声音响亮，渴欲饮冷，吐痰干黄，脉或洪大细数。他书称为“热结阳秘”者，即此也。法宜养血清热，如润燥汤、麻仁丸，养血汤加麦芽、香附、蜂蜜之类。

因阳明胃实者，由外邪入胃，从胃热而化为热邪，热甚则胃中津液立亡，故不利。其人定见恶热、口臭、身轻、气粗、饮冷，与夫狂妄、谵语、痞、满、实、燥、坚等情。法宜急下以存阴，如大、小承气汤之类。

因肺移燥者，由燥邪乘肺，肺与大肠为表里，表分受邪，渐及里分，其势自然。其人定多烦渴，皮肤不泽，大便胀甚，欲下不下。法宜清燥为主，如甘桔二冬汤、益元散之类。

以上治法，不拘男妇老幼，皆宜如此。故曰“有是病，宜是药”，切勿惑于老幼、附子、大黄之说也。

近来市习，一见大便不利，多用大黄与滋阴润肠之香油、蜂蜜、麻仁、郁李、归、芍之类，并不问及阴阳，受害实多，而人不察，良可悲也。

小便不利

按：小便不利一证，**眉批：**知非氏曰：前证言胃传糟粕于二肠，得元气运化而出。膀胱主溺，与二肠无涉。知非细维其原在胃，阳明为海，生糟生血、化气行水之宗。且脾为胃行津液，脾能行水，由水道达于膀胱，膀胱有下口而无上口，须气化渗泌而出。今病人小便不利，明是二土失职，中宫少运。《经》曰：阳明主阖。又曰：脾胃同处中州。又可见脾不为胃行津液，故水道不利。如此溯本穷源，阳虚阴虚，一切移热、蓄热、蓄尿、蓄血、癃闭诸证，有由来矣。再观仲景五苓散方中用桂枝、白术通阳和脾，义极精微，大具神通手眼。钦安按中执定阴阳实据，加以温中行气治之，必无不效也。有阳虚、阴虚、心移热于小肠，与太阳腑证中之蓄尿、蓄热、蓄血、癃闭诸证。

因阳虚而致者，由下焦阳微，阴寒阻截膀胱之路，阳微无力，不能化之，故小便不利。其人定无力、无神，两尺必浮空或极劲，口并不渴，即有渴者，必喜热汤。法宜扶下焦之阳，如桂苓术甘汤倍桂，加白蔻、砂仁，或桂枣丸加胡椒、丁香之类。

因阴虚而致者，由下焦血液不足，邪热遂生须知焦思则生心火，忿怒生肝火，思淫动相火，火动于中，不独此疾，皆是由一念而生，其旨甚微，切不可概谓由外而生，热结于尿隧，闭其水道流行之机，故不利。其人多烦躁、口渴、饮冷，小便或能滴几点，或短赤而热痛。法宜扶下焦之阴，如四苓滑石阿胶汤、益元散之类。

因心移热而致者，由心火太旺，或焦思太甚，而生心火。心与小肠为表里，心热甚而小肠受之，热伏小肠，伤及血液，流行失职，而小便遂不利也。其人病情多与阴虚法同。法宜清心，如黄连解毒汤加滑石、木通，或导赤散倍生地之类。

至于太阳腑证中之蓄尿、蓄热、蓄血、癃闭等证，已详《医理真传》，兹不具载。

近来市习，一见小便不利，便以木通、车前、滑石、黄连等治之，阳实易瘳，阳虚则殆，不可不知也。

淋证

按：淋证一条，**眉批：**知非氏曰：淋之一证，责在精道。余尝询之少年之人，其精中往往有子，早已廉得其情，百不失一，委是纵欲所致。譬如月缺难圆，金针暗失，人生不免殊为恨事，迨至病成痛作，尤征过纵，谓曰自取果报，大失也，其何说之辞？治法扶阳抑阴。如其人神不大衰，加清上焦之邪火，佐以行气，并嘱其清心节欲，自无不愈也。钦安抉破其情，论辨精详，自是方家举止，且为脑后痛下针砭，唤醒梦梦，以规戒为治法，的是妙人，却与知非同为快人也！诸书载有劳淋、砂淋、血淋、气淋、石淋之别，是因病情而立名者也。余欲求其一定之要，诸书俱未明晰，再三追索，统以阳不化阴，抑郁生热为主。

大凡病淋之人，少年居多，由其世欲已开，专思淫邪，或目之所见，耳之所听，心之所思，皆能摇动阴精，邪念一萌，精即离位，遂不复还，停滞精道，不能发泄，久久抑郁生热，熬干阴精，结成砂石，种种病形。当小便便时，气机下降，败精之结于经隧者，皆欲下趋。然尿窍与精窍相隔一纸，精窍与尿窍异位同源同从玉茎而出，尿窍易开，精窍不易启。不知好色之人，元阳日耗，封锁不固，当君火下照，尿窍已开，精窍亦启，尿欲速出，而精窍又开，两窍相启，彼此牵强，欲行不行，而痛故愈甚也。此二窍原不并开，此证全是并开之故，两相欲下，停精之结与未结，化与未化者，皆欲下趋也。

精停而结者，有砂石之形，郁热熬而成之也。好色过度，精未化者，血淋之源也。治砂石，贵以清热为先，而化气之品亦不可少。治血淋，须以扶阳为重，交通上下，而固元尤当知。知此病皆由自取，当其痛如刀割，虽云可怜，未始非好色之果报也。故方每以八阵、五淋散，功专清热，亦多获效。余意此证当于清热利水中，兼以化精、化气之品，鼓其元阳，俾二窍不同时并开为主。余治此证，尝以滋肾丸倍桂，多效；又尝以白通汤专交心肾，亦多效；又尝以大剂回阳饮加细辛、吴萸、安桂，多效。是取其下焦有阳，而开阖有节，不至两相并启也。但服回阳等方，初次小便虽痛甚，而尿来觉快者，气机将畅，而病当解也。此道最微，理实无穷，学者须当细心求之，勿执余法为一定，**眉批：**虚心人语，又是婆心人语。恐未必尽善，而辨认总以阴阳两字，有神无神，两尺浮大，有力无力为准。

膝肿痛

按：膝肿痛一证，**眉批：**知非氏曰：细玩易象，震仰盂，二阴上，一阳下，孔子取为足能走。夫阳动阴静，动而在下者，足也。震，动也，气之动于下者也。今膝肿痛，或脚气注痛，必不便于行，而阳先病矣。所以然者，不外内、外二因，医先识此，知寒邪中于下，则动于下之气机不利，而有肿块痛流注之证，乃于逐邪之中，审其阳气之衰盛，而多方照顾，预培其生机。毋使邪气克正，致势滔天，不可向迩，矧可扑灭。滔水者，犯心之谓也。阳微不能化阴之谓也。钦安谆谆于温固回阳，兼补发汗、行水、除湿、散结诸法者，通其源，正市习之论者，节其流。学者洞晰源流，治膝脚之证无余蕴，寿世活人，大为快情。有由外感寒湿之邪闭塞关节者，有阳虚者，有阴虚者。

因外感寒湿而致者，或贪凉而足履冷水，而偶受寒邪，而经络闭塞，渐至两膝肿痛诸书有历节风、鹤膝风之说。由其寒湿之邪，从外而入，闭其运行之机，膝处多空虚之地，最易藏邪，气道壅滞，水湿渐臻，抑郁生热，而成膝肿疼痛之疾。法宜发汗行水为主，如小青龙汤，或麻黄汤加茯苓、泽泻之类。

因阳虚者，由其素秉不足，阴邪寒湿丛生，流入下焦关节屈伸之处；或胃阳不足，过于饮酒，酒湿之邪流入关节，阻滞不行，而膝肿痛，但其证多皮色如常，漫肿微痛，实属阳微不能化阴。法宜温固脾肾之阳，如回阳饮加桂、苓、益智、故纸、茴香、砂仁之类。多服自愈，切不可性急而信心不坚。

因阴虚者，由其素秉阳旺，过食醇酒厚味，湿热毒邪流入下焦关节处，运行不畅，遏郁而红肿便生。法宜养阴清热，兼理气除湿为主，如黄连阿胶汤加苓、术，补血汤加秦艽、羌活、桑根、香附、麦芽之类。

此数法不过明其阴阳大致，究竟认证，全在活法，神而明之。

脚气

按：脚气一证，有由下而上冲作痛者；有只在下作痛者；有大病后，至午后脚底即发热作肿作痛，皮色如常，至天明即愈者；有天阴甚而痛反剧者。以上数证，悉属阳虚不能镇纳阴邪，阴气上腾，乃为大逆，犯心能令人死。法宜回阳收纳为要，如回阳饮加砂仁、故纸、益智、碎补，与白通汤之类。若只在下而作肿痛，挟湿亦多，加除湿必效。如或红肿痛甚，心烦口渴，小便短赤，乃湿热结聚下焦也。法宜除湿，湿去而热自消，如五苓散、鸡鸣散之类。更有红肿痛极欲死，气喘、唇青、小便清长者，乃是元气发外，从脚而脱也。法宜大剂回阳为要，切不可按寻常脚证治之。

近来市习，一见脚肿脚气发腾，不察虚实，每以苍术、苡仁、秦艽、防己、木瓜、茯苓、桂枝、松节等药治之，湿邪易瘳，阳虚则殆。

喘证

按：喘促一证，**眉批：**知非氏曰：孟子云“今夫厥者趋者，是气也”，又曰“夫志，气之帅也”，又曰“持其志，勿暴其气”，此理可通乎治喘。彼趋与厥，皆令人气喘，以其升降纡徐之机，为作劳所迫促，然一经静镇而即平。今气之喘，不由作劳而亦迫促不舒，且非静而能镇，是孰使之然哉？诚有如钦安所论五因，各因皆有辨认阴阳虚实之凭据，可谓详矣。惟元阳将脱之喘，用回阳收纳之法，未免骇人。殊不知志为气帅，持其志，勿暴其气，正合用姜、附之机宜，神机化灭，升降将息，火用不宣，水体不动，惟有用姜、附以养帅，帅如能振，气即随之而号令庶几中兴可冀，此炼石补天之技，出人头地之医。学者视姜、附为热药，斯得之矣。迨至病人烧退身安，姜、附又能退热。夫热属火，姜、附退热为泻火，学者视姜、附为凉药，则更妙矣。呵呵！有外感风寒而致者，有太阳证误下而致者，有胃火上攻而致者，有湿痰、水饮闭塞而致者，有元气欲脱而致者。

因风寒而致者，由风寒之邪闭塞肺气，肺气发泄不畅，上壅而喘，必有发热、头痛、身疼一段为据如发热而无头疼、身疼，或见口唇青、脉劲之喘，必是元气外越，不得即以外感风寒闭塞目之，辨认留意切不可少。法宜宣散，如麻黄汤、定喘汤、小青龙汤之类。

因太阳误下而致，由太阳之邪未解，既已壅塞，发泄不畅，仍宜大启其腠理，俾邪早出。医者不明其理，见其大烧，以为火旺，妄行攻下，客邪下陷，愈不得出，壅于胸膈，呼吸错乱，而喘证立生。法宜仍举其所陷之邪，如桂枝汤去芍药倍桂，或重加干葛以举之类，俾欲出者，仍从外出，以解透为妙也。

因胃火上攻而致者，由胃中素有伏热，或与外来之热邪相协，或胃中有停滞生热，热甚则邪火上攻，热逼于肺，气无所主，呼吸错乱，而喘证立生，必有大渴饮冷、口臭气粗、二便不利等情。法宜攻下，如大、小承气汤、白虎汤之类。

因痰湿水饮而致者，由太阳之气化偶乖，中宫之转输失职，水湿停滞不行，久久中气日衰，痰水日盛，渐渐上干清道，壅塞太甚，呼吸错乱，而喘证立生。其人定见食少痰多、清水上涌、喉中不利。法宜温中除湿，如桂苓术甘汤，理中加砂、半、茯苓之类。

因元阳将脱而喘者，由其人阳衰阴盛已极，逼阳于外，阳气不得下趋潜藏，阴阳两不相接，呼吸错乱，而喘促立生。必现面白唇青、口舌黧黑、人无生气，全是一团纯阴。此刻有大烧、汗出之可畏。法宜回阳收纳，如吴萸四逆汤加丁香、胡椒、砂仁之类。尚可十中救一二。

凡治喘证，切不可猛浪，先将阴阳情形审明，然后施治，切不可一味治喘，妄以苏子降气汤、麻黄定喘汤投之，风寒可施，内伤则殆。

汗证

按：汗证一条，**眉批：**知非氏曰：汗者，涣也。《易》曰“汗涣具大号”，气机之外出者然也，然有病有不病焉。阴阳本是一个，动为阳，静为阴，外为阳，内为阴，出则俱出，入则俱入，相随不离，故曰互根。又曰“一而二，二而一”，性兼寒热，热则动，寒则凝，机缄本乎自然。故夏则多汗，冬则无汗，劳则多汗，逸则无汗，此不病之常也。病则无冬无夏，无劳无逸，皆有外越之机，身体必见不安之状。或因阳虚，或因阴虚，或太阳中风，或阳明热越，少阴、少阳、厥阴、太阴，无不汗出。钦安论治，丝丝入扣，学者详玩熟记，临证处方，万举万当，何多求焉。有阳虚者，有阴虚者，有太阳风伤卫者，有阳明热盛者。

因阳虚者，由其人素秉阳虚，或用心过度而损心阳，心阳衰，不能统摄心中之液而汗出；或脾胃阳衰，不能收摄脾胃中之血液而汗出；或肝肾阳衰，不能收束肝肾中血液而汗出。上、中、下三部阳衰，皆能出汗，统以阳虚名之。其人定多嗜卧、少气懒言为准。法宜扶阳，阳旺始能镇纳群阴，阴气始得下降，阳气始得潜藏，乃不外亡。法宜回阳、收纳、温固为要，如封髓丹、潜阳丹、黄芪建中汤、回阳饮之类。

因阴虚者，则为盗汗。由其人血液久亏，不能收藏元气，元气无依而外越，血液亦与俱出，多在夜分。夜分乃元气下藏之时，而无阴以恋之，故汗出也。非汗自出，实气浮之征也。法宜养血，如当归六黄汤、封髓丹倍黄柏，加地骨皮之类。

更有一等阴盛隔阳于外之证，夜间亦汗出，此为阳欲下交而不得下交，阳浮于外，故汗出。法宜扶阳，阳旺而阴不敢与争，阳气始得下交，如白通汤、补坎益离丹之类。

务要知得阴虚、阴盛之旨，阴虚则火旺，其人定然有神，烦渴饮冷为据；阴盛则阳衰，其人定然无神，少气懒言、不渴不食、即渴喜滚为据。

因风伤太阳卫分者，由太阳之气不足，不能充周于腠理，毛窍空疏，风入于内，风为阳邪，善行而动，卫外血液不得潜藏，随发热之气机而外出，故自汗淋漓。法宜扶太阳之气，太阳气旺，始能胜邪，仲景之桂枝汤是也。

因阳明火旺而致者，由胃中有火，热蒸于外，大汗如雨。非若久病大汗亡阳之证。此则其人大渴饮冷，二便闭塞，烦躁身轻，气粗口臭。法宜专清胃热，如人参白虎汤、大小承气汤之类是也。

更有一等汗证，如战汗、狂汗、黄汗、热汗、冷汗、上身汗、下身汗、头汗、饮酒食肉汗出之例，亦不可不知。夫曰战汗者，由正气鼓动，与外入之邪气相攻，客邪外越，骤然战栗不已，汗大出，汗止而战栗自然不作，病即立瘳。瘟疫证中有此一证。又曰狂汗者，由外邪入内，随热而化，热乘于心，神识不明，当正邪相攻，客邪突出，心神不定，其人如狂，大汗如注，邪尽汗止，而病可立瘳。又曰黄汗者，汗出沾衣，而衣皆黄也，由脾液发泄不藏，法宜收纳脾胃之元气，如姜、砂、草、理中汤之类。又曰热汗者，阳分之征；冷汗者，阴分之验。上身独汗者，阳竭于上也；下身独汗者，阴脱于下也。上、下二证，是为久病虚极者言也，总以收纳为要。若病未大虚，而上身汗者，责在气分有热；下身汗者，责在血分有火，不可拘执，务在这阴阳互根处理会。至于头汗出至颈而还，有风淫于上，有湿热蒸于上，有蓄血生热而蒸于上，须当变通。若是饮酒食肉而即汗出者，**眉批：**此等之人，汗不是病，乃精不深藏，神不内敛，气易外越。夏固如此，冬亦皆然，主潦倒一生，此又相法之可通于医者。多由其人素缘胃热，一遇饮酒食肉，胃气即动，热气沸腾，熏蒸于上，而汗出于外，不药无伤。此有余之候，非不足可比。

尚有一等绝证，汗出如珠、如油、如雨，种种不治之证。余曾经验，急以仲景回阳汤饮救之，十中每痊四五。当此时也，病家亦委之命而莫救也，医家亦委之于绝而莫救也。虽曰天命，又何妨力尽人事哉！但欲开方，务在单上批写明白，告诫病家，设或追之不及，不得归咎于医药，以免后人借为口实。

目下，世人畏附子、干姜，**眉批：**世人畏姜、附，庸医误之也；医生畏姜、附，火字误之也。不啻砒毒，即有当服附子，而亦不肯服者，不胜屈指矣。嗟呼！阴阳不明，医门坏极，喜清凉而恶辛温，无怪乎阴盛阳衰矣。

近来市习，一见汗出，多以麻黄根、冬桑叶、浮麦、参、芪之类治之，不在阴阳互根处理会，每多不效。

健忘

按：健忘一证，**眉批：**知非氏曰：邵子诗云：耳目聪明男子身，鸿钧赋于不为贫。病至健忘，赋界之良危矣。钦安定以精神不足，透出神昏之所以然，理明法立，非浅见寡闻者所能窥测。苟能按方用药，可疗此疾，又何必深究所以？此一段乃性灵文字，不在医例，亦不得作医书观。夫神与气、精，是三品上药，独神是火，为先天之元阳，不但统制气、精，而气、精皆神所生。故此火宜温不宜凉，宜养不宜折。病人但能存此火，尚可施治。此火一灭，精气绝而其人死矣。岂但健忘一证，即一部《医法圆通》之死证，皆此火之衰绝耳。凡医因何而不敢放胆用姜、附以活人耶！全龙点睛正在此处，学者着眼至摄心宥密，乃培养此火种之法。钦安之医、之心、之学，亦于是乎在。固有阳虚、阴虚之别，然亦不必拘分，统以精神不足为主。凡人禀二气以生二气即阳精、阴精也。二气浑为一气，神居二气之中，为气之宰，故曰：精、气、神。二气贯于周身，精气足，则神自聪明，故无所不知不晓。精气衰，则神昏，故时明时昧，犹若残灯之火，欲明不明，不能照物。此病老年居多，少年却少，即有如斯之少年，其所伤损不异乎老人也。此病法宜交通阴阳为主，再加以调养胎息之功，摄心于宥密之地，久久行之，亦可复明，如将竭之灯而更添其膏也。方用白通汤久服，或桂枝龙骨牡蛎散、三才、潜阳等汤，缓缓服至五六十剂，自然如常，切勿专以天王补心、宁神定志诸方，与参、枣、茯神、远志、朱砂一派可也。

惊悸

按：惊悸一证，**眉批：**知非氏曰：《经》曰：阳气者，欲如运枢，起居如惊，神气乃浮。钦安分惊为一证，以为正气衰微，神无所主，法宜扶阳，与《内经》吻合，自是方家举止。分悸为一证，指为心下有水气，亦合仲景之法。凡医皆能如此认证，言言有物，谓有不愈之病，吾不信也。名异而源同同在心经也。惊由神气之衰，不能镇静；悸由水气之忧，阴邪为殃。二证大有攸分，不得视为一例。余意当以心惊为一证，心悸为一证，临证庶不至混淆，立法治之，方不错乱。

夫曰惊者，触物而心即惶惶无措，偶闻震响而即恐惧无依，此皆由正气衰极，神无所主。法宜扶阳，交通水火为主，如白通汤、补坎益离丹之类，多服自愈。悸者，心下有水气也，心为火地，得阴水以扰之，故心不安。水停心下，时时荡漾，故如有物忡也。法宜行水为主，如桂苓术甘汤、泽泻散之类。若悸甚而心下痛甚，时闻水声，又当以十枣汤，决堤行水，不可因循姑惜，以酿寇仇也。

近来市习，一见惊悸，并不区分，概以安魂定魄为主，一味以龙骨、朱砂、茯神、远志、枣仁、参、归治之。治惊之法，尽于斯矣。

不卧

按：不卧一证，**眉批：**知非氏曰：不卧一证，属少阴，于何征之？仲景《伤寒论》曰：少阴之为病，脉微细，但欲寐也。但欲寐者，但想卧而不得卧，即不卧之深也，故属少阴。学者凡遇不卧之证，拿定提纲，再审所因，罔不中肯，此扼要之法也。有因外邪扰乱正气而致者；有因内伤已久，心肾不交而致者；有因卒然大吐、大泻而致者；有因事势逼迫，忧思过度而致者。

因外感而致者，由邪从外入，或在皮肤，或在肌肉，或在经输，或在血脉，或在脏腑，正气受伤，心君不宁，故不得卧。必须去其外邪，正复神安，始能得卧。医者当审定邪之所在，如汗出不透者透之，热郁不泄者泄之，气化不得化者化之，枢机失运者运之，可吐者吐之，可下者下之，可温者温之，可凉者凉之，按定浅深病情提纲，自然中肯。

因内伤而致者，由素秉阳衰，有因肾阳衰而不能启真水上升以交于心，心气即不得下降，故不卧；有因心血衰，不能降君火以下交于肾，肾水即不得上升，亦不得卧。其人定见萎靡不振，气短神衰，时多烦躁。法宜交通上下为主，如白通汤、补坎益离丹之类。

因吐泻而致者，由其吐泻伤及中宫之阳，中宫阳衰，不能运津液而交通上下。法宜温中，如吴茱萸汤、理中汤之类。

因忧思而致者，由过于忧思，心君浮躁不宁，元神不得下趋，以交于阴，故不得卧。此非药力可医，必得事事如意，神气安舒，自然能卧。若欲治之，亦只解郁而已，如归脾汤、鞠郁丸之类。

近来市习，一见不卧，便谓非安魂定魄不可。不知外感、内伤，皆能令人不卧，不可不辨也。

痢证

按：痢证一条，**眉批：**知非氏曰：夫痢，险证也，最多危候。庸手无论矣，历来诸名家，亦少会归，惟陈修园先生《时方妙用》中论痢最佳。缘熟习《伤寒》所论治法，推本六经，方是仲景方，法是仲景法，未尝于仲景外稍参时法，分经治病，而不治痢，其得力于《伤寒》者深矣。余恒遵用其法，百发百中。人咸讶其神奇，其实以古方治今病，今月古月岂有异乎？在有心人自为领取耳。钦安所论为详尽，鄙心为之一快。舒驰远先生为四纲，曰秋燥，曰时毒，曰滑脱，曰虚寒，甚为恰切。余谓此四法中，燥证十居其八，时毒十居二三，滑脱与虚寒十居四五。但辨察之间，不可无法。

燥证之痢，里急后重，日虽数十次，精神不衰，喜饮清凉。法宜清润，始甘桔二冬汤是也。

时毒之痢，里急后重，多见发热身疼，一乡一邑，病形皆相似也，乃是时行不正之气，由外入内，伏于肠胃，与时令人燥气相合，胶固肠胃而成痢。法宜升解，如人参败毒散、葛根芩连之类。

滑脱与虚寒之痢，二证情形虽异，病原则同，总缘中宫阳衰，运转力微，阴邪盘踞肠胃，阻滞元气运行之机，虽有里急后重之势，粪出尚多，非若秋燥、时毒之痢，每次便时，不过几点而已。其人多见面白无神、四肢困倦。法宜温固为主，如附子理中汤、理脾涤饮之类。

总之，白痢、赤痢，痛甚，里急后重剧者，燥热之征。不痛，里急后重微者，虚寒之验。他如纯白如鱼脑，如猪肝，如尘腐，大热不休，口噤不食，呃逆频添，种种危候，虽在死例，然治得其法，十中亦可救二三。余亦尝遇此等危证，审无外感，无邪热，每以回阳收纳法治之，多效。但大热不休一条，审察其人烦躁饮冷有神者，以调胃承气治之。若无神，安静不渴，急以回阳大剂治之，亦易见效。若妄以为阴虚，而以养阴法治之，百无一生。

近来市习，一见痢证，便以黄芩芍药汤与通套痢疾诸方治之，究其意见，无非清热导滞，调气行血而已。不知气血之不调，各有所因。知其所因而治之，方是良相；不知其所因而治之，皆是庸手。

呃逆

按：呃逆一条，**眉批：**钦安论此一条，不在证名上论治，专在所因上谈法，是一段聪明文字，是此证聪明治法，学者能识此聪明之理法，便是良医。有阳虚、阴虚、元气将绝之别，不可不知也。

因阳虚者，由中宫之阳不足，以致阴邪隔踞于中，阻其呼吸往来接续之机，其人定见无神、安静、不食不渴。法宜温中降逆为主，如理中汤加吴萸、半夏之类。

因阴虚者，盖以阴虚由于火烧火旺，火邪隔拒于中，阻其上下交接之气。其人定见躁暴、饮冷恶热、精神不衰、二便不利。法宜苦寒降逆为主，如大、小承气汤之类。

因元气将绝而致者，盖以元阳将绝，群阴顿起，阻其升降交接之机，其人或大汗、自汗出，或气喘唇青，或腹痛囊缩，或爪甲青黑，或头痛如劈，目皆欲裂，耳肿喉痛，种种病情，皆宜大剂回阳降逆，十中亦可救二三，如吴萸四逆汤、白通汤之类。

近来市习，一见呃逆，阴阳不分，一味以橘皮、半夏、竹茹、丁香、柿蒂等药治之，亦有见效，终不若辨明阴阳治之为当也。

反胃

按：反胃一证，**眉批：**知非氏曰：斯文宗孔孟，讲武宗孙子，注疏宗程朱。百家众技者流，咸存而不论，以故朝野相安，道一风同，称郅治焉。独至于医，为斯世所不可缺。虽穷乡僻壤，亦有囊中而趋向各不相侔，圣凡迄无定论，草菅人命，亦不为怪。此段疑案，悒于怀抱久矣，欲互相商榷，又少知音。今于批评钦安书，至反胃一证，其驳景岳用药，大为有理。因思市医宗后世诸家者多，后世诸家之书又多于古人。古人分六经，后人分五经。古人立方不讲药性，后人立方专究药性。古人方效，而今人不用。后人方不效，今人乐于从事，反诋古人之方为太重，后人之方为轻而合宜。古人不立证名，后人多立证名。古人不以脉定证，后人能以脉知病。古人只论六阴阳，后人论千阴阳、万阴阳。群言淆乱，衷诸圣，今人竟舍古人而从后人，视古人为不可知，后人乃可法，反觉后来居上。以故《灵》《素》《难经》及《伤寒》成为畏途，而人命直为儿戏矣。余诚不知医，鄙意总以能读古人之书，得古人之心法，有古人之方，治今人之病，或生或死，与古人相合，于今人无误，方为医者。未知是否，祈阅者教之。有阳虚、阴虚之别。

因阳虚者，盖以阳衰则不能镇纳僭上之阴，阴邪过盛，势必与阳相拒，一切经火烹调之物皆不能容，故下喉数刻，或二三时乃仍吐出。其人定见脉大而空，或劲如石，言语一切无神，困倦喜卧。法宜回阳降逆为主，如吴萸四逆汤、半夏生姜汤之类。

诸书亦云“朝食暮吐，为命门无火，不能熏蒸”，果称灼见，但用药多以阳八味、大补元煎治之，为补命门必用之药，舍此二方，无从下手。余尝试之，多不见效。所以然者，二方概以熟地为君以补阴，枣皮以滋阴，丹皮以泻火，用桂、附仅十中之二三。试问：既曰命门无火，理宜专用桂、附以补火，何得用地、枣以滋阴，丹皮以泻火乎？此皆景岳不读仲景之书，而未明阴阳之道也。在景岳以为，善补阳者，于阴中求阳，故用一派养阴之药，杂一二味补火之品于中，而谓阴中求阳至极无二之法，独不思仲景为立法之祖，于纯阴无阳之证，只用姜、附、草三味，即能起死回生，并不杂一养阴之品，未必仲景不知阴中求阳乎？仲景求阳，在人身坎宫中说法；景岳求阳，在药味养阴里注解。相隔天渊，无人窥破，蒙蔽有年，不忍坐视，故特申言之。

因阴虚者，盖以阴衰不能制火，火拒于中，气机有升无降，故饮食下喉一刻，仍然吐出。其人定见精神不衰，声音响亮，烦躁不宁，关脉必洪大有力。法宜苦寒降逆为主，如大、小承气汤之类。他书议论纷纷，愈出愈奇，去理愈远，不可为法。其中因受虽异，总以一“逆”字定之，逆则以阴阳判之便了。

癫狂

按：癫狂一证，名异而源同同者，同在心经也。癫虚而狂实。癫为心阳之不足，神识昏迷癫者，言语重复，喜笑无常，作事无绪，皆由心阳不足，神识不清，寒痰易生，上闭心窍，亦能使人癫癫倒倒。然专于治痰，便是舍本逐末，不可为法。交通上下，是为治本握要法，宜细心体会之；狂乃邪火之横行，神无定主狂者，本由邪火乘心，乱其神明，神无所主，故大叫狂妄，登高弃衣，亲疏不避，治之专以下夺、清热为主。治癫贵以养正，**眉批：**知非氏曰：扶正治癫，下气治狂，名论不刊。兼以行痰；治狂务于祛邪，灭火为要。白通、栀、豉，主于交通，阴癫、阳癫可疗。大、小承气，专行攻下，狂妄能医，其中尚有夙孽冤凭，尤当急作善功忏悔。

近来市习，治癫专以祛痰安魂定魄，治狂每以清水降痰，亦多获效。终不若握定金针，临证有据也。

胀满

按：胀满一条，诸书分别有肤胀、腹胀、水胀、气胀、血胀、蛊毒之名，总无一定之旨归。余仔细推究，因太阳失职，气化失化而致者，十居七八。因吐泻伤中，克伐元气而致者，十居四五。若蛊毒，则另有由致。

所谓因太阳失职者何？盖以太阳为一身之纲领，主皮肤，统营卫，脏腑、经络、骨节，莫不咸赖焉。太阳居坎宫子位，一阳发动，散水精之气于周身，乃众阳之宗，一元之主也。故称之曰太阳，至尊无二之意也。乃人不知保护，内而七情损之，外而六客戕之，以致一元伤损。运化失于皮肤，则肤胀生；运化失于中州，则腹胀作；运化失于下焦，则阴囊、脚胀起。水逆于肺，则生喘咳；水逆于肠，则生泄泻；水注于左，注于右，留于上，留于下，留于中，化而为痰，则有五饮之说。水胀之源，皆本于斯。

至于气胀者，乃元气散漫之征。多起于大病、久病，或吐泻，或过于克伐，伤于一元。

血胀者，周身浮肿而皮色紫红，是气衰而阴乘于上也。亦有周身浮肿，而小腹硬满、小便短赤，是阳衰于下，而阴不化也。

总而言之，万病起于一元伤损。分而言之，上、中、下各有阴阳，十二经各有阴阳，合而观之，一阴一阳而已。更以阴阳凝聚而观之，一团元气而已。至于受病浅深，各有旨归，然分类以治之，未始不当，但方愈多而旨愈乱，若不再行推醒，拈出旨归，将来后学无从下手。当今之际，谁非见肿治肿，见胀消胀者哉？余意此病治法，宜扶一元之真火，敛已散之阳光，俾一元气复，运化不乖，如术附汤、姜附汤、真武汤、桂苓术甘汤、附子理中汤、麻黄附子细辛汤、附子甘草汤之类。以上数方，各有妙用，肤胀、水胀、气胀、血胀、腹胀皆能奏功。**眉批：** 知非氏曰：中寒生胀满，胀满属太阴，此病根也。试取譬焉，人身尤葫芦，葫芦有前面，腹为阴也；葫芦有后面，背为阳也；葫芦有上面，头为诸阳之首，乾也；葫芦有下面，戌亥子丑，两阴交尽，二阳初生之地，坎也，坤也；斗胆言乎中，葫芦里面有金丹，金者，乾也；丹者，坎为月也。月本无光，借日而有光，盖乾交乎坤，三索而得男哉，才生明矣，三五而盈，三五而缺，识此之故，所谓天道下济而光明也。胀满本属阴寒为病，必阳先虚而不运，斯阴始实而成胀。欲消此胀，必先扶阳。岐伯曰"阴病治阳"，仲景曰"太阴之为病，腹胀满"而用干姜，早为万世之梯航，何待饶舌？然而时医不知身中阴阳上下往来为病之消息，不得不将古法今朝重提起。钦安推本太阳，知非更进少阴。少阴者，君火也，主弱则臣强，臣强必欺主，是故少阴之君火衰微，则各路之烟尘四起。或太阳之寒水一强，主膀胱不利；或少阳之相火一强，主胸膈胁肋胀满；或阳明之燥金一强，主肌肉胀满；或太阴之湿土一强，主单腹胀满，有大如瓮者；或厥阴之风木一强，主少腹阴囊及脚腿胀满。独少阴之君火一强，则群阴见晛，秋阳当空，万魔潜消矣。故仲景以"脉微细，但欲寐"称为少阴不足之病，三急下法存少阴将绝之阴。由此推之，六经皆能为胀，六经之方各有治胀之妙，神而明之，存乎其人耳。总而言之，元阳为本，诸阴阳为标。能知诸阴阳皆为元阳所化，一元阳变而为诸阴阳。元阳即是诸阴阳，诸阴阳仍是元阳，而又非诸阴阳之外。另有一元阳，元阳之外另起诸阴阳。阴阳又不是混作一团，又不能打成一片，则治病不难而可悬壶于市矣。再能知六经中有主脑，六阴阳中有窍妙，斯真凿破鸿濛，辟开太极，医道特其余事，又多能云尔。

惟蛊毒则另有法治。然蛊有自外、自内之别。自外者何？埋蛊厌人一法，蛮方最多。或蛇，或虫，或龟，或鳖，炼而成之，或于食物放之，或于衣被放之。人中之者，久久面黄肌瘦，腹大如鼓，不久即死。蓄蛊之人，家道顺遂，自喜术灵，而不知造孽已深，不可解也。《汇参辑成》《石室秘录》，各家书上，皆有妙方，兹不具载。自内者何？若《易》云"山风蛊，为女惑男"，因少男配长女，阴阳失常，尊卑紊乱，不思各正其性，艮则安止，巽则顺从，久而败坏，蛊乃生焉。治之之法，于止而不动者动之，柔而不振者振之，使之各有向背，不失其正，庶几天地泰而阴阳不偏矣。然则治法奈何？宜苦、宜辛尽之矣。

余尝治一男子，腹大如鼓，按之中空，精神困倦，少气懒言，半载有余。余知为元气散漫也，即以大剂吴萸四逆汤治之，一二剂而胀鼓顿失矣。又治一男子，腹大如鼓，按之中实，坚如石块，大小累累，服破气行血之药，已经数月，余知为阴积于中，无阳以化之也，即以附子理中汤加桂、蔻、砂、半、丁香，一二剂而腹实顿消。二证虽不足以蛊论，然而治蛊之法，未始不可以二证概也。另有虫蛊一证，又不可不知也。

小儿抽掣俗作惊风

按：小儿抽掣一条，有外感、内伤之别。

因外感而致者，由其感受外来之风寒，闭其经络运行之气，现角弓反张，壮热自汗者，风伤太阳之卫也，桂枝汤可与之；角弓反张，壮热无汗，而畏寒者，寒伤太阳之营也，麻黄汤可与之。若壮热、烦躁口渴、气粗蒸手、二便不利者，热淫于内也，白虎、调胃承气可与之；稍轻者，导赤散加荆、防、虫蜕、茯苓亦可与之。

因内伤而致者，或饮食伤中，或大吐后，或大泻后，或久病后，或偶受外邪，发散太过，或偶停滞，消导克伐太过，积之既久，元气日微，虚极而生抽掣，诸书称慢脾风者是也。其人定见面白唇青，饮食减少，人困无神，口冷气微，或溏泄日三五次，或下半日微烧、微汗，抽掣时生，此是元气虚极，神无定主，支持失权，由内而出之候。只有扶元一法，如附子理中加砂、半，回阳饮加砂、半。昧者不知此理，一见抽掣，便称惊风。若妄以祛风之品施之，是速其亡也。业斯道者，逢此等证候，务须细心斟酌阴阳实据，庶不致屈杀人命。余非言大而夸，其所目睹而亲见者，不胜屈指矣。病家于此，切切不可专求捷方。**眉批：**知非氏曰：凡视小儿之病，虽曰哑科，而望、闻、问、切四诊，皆有凭据。青、黄、赤、白、黑，有神无神，形体之肥瘦厚薄，容貌之惨舒虚实，皆可目睹，所谓望也。声音之盛衰，气息之粗细，喘与不喘，微与不微，可以耳听，所谓闻也。腹痛则其哭也头必俯，项背痛则其哭也头必仰，小便数不数，大便调不调，其父母必能稔知，可以面讯，所谓问也。烧热不烧热，厥冷不厥冷，有汗无汗，可以手摸；两手之脉，可以指取，所谓切也。有此四诊，即得病情。至于抽掣，病在筋膜，主伤风木之气，风寒无疑，调和营卫足矣。再有他故，知犯何逆，以法救之，无不见效。钦安指示亲切，分辨详细，断不可照市医看法，单视虎口筋纹，定是何病，便处方药。紫纹冲上三关，不必定是危候，尤要在小儿抽掣，勿认是风，便用惊药，功德无量矣。况小儿阳气嫩弱，不胜风寒作祟，或发表太过，或经误下，往往筋惕肉瞤，振振动摇，不是惊风，养阴和阳，便不惊风。谓小儿火大者，是其父母欲自杀其儿，可辞去不治，尤为切嘱。须知小儿阳弱，火又能从内发；小儿无欲，火不能从外入，此是金针。

中风

按：中风一证，原有中经、中腑、中脏、闭、脱之情，陈修园先生《三字经》《从众录》分辨甚详，可以熟玩。余更细为思之，夫人身原凭一气包罗，无损无伤，外邪何由而得入，内邪何由而得出？凡得此疾，必其人内本先虚，一切外邪始能由外入内，一切内邪始能由内出外，闭塞脏腑经络气机，皆能令人死，不得概谓皆由外致也。余常见卒倒昏迷，口眼㖞斜，或身软弱，或周身抽掣。众人皆作中风治之，专主祛风化痰，不效。余经手专主先天真阳衰损，在此下手，兼看何部病情独现，用药即在此攸分。要知人之所以奉生而不死者，恃此先天一点真气耳。**眉批：**知非氏曰：此解已透，然内本先虚，所谓本实先拨，即专主先天施治，未必十治十全。须知先天之阳不易回也，先与病家说明。愈，是万幸，不愈，医不任咎。若是回阳不愈，真阴不能自生，有人能治愈此病者，愿焚其书，愿铲其批。真气衰于何部，内邪、外邪即在此处窃发。治之但扶其真元，内外两邪皆能绝灭。是不治邪而实以治邪，未治风而实以祛风，握要之法也。若专主祛风化痰，每每酿成脱绝危候，何也？正虚而邪始生，舍其虚而逐其末。况一切祛风化痰之品，皆是耗散元气之物，未有不立增其病者。然而浅深轻重，步步有法，贵在圆通。余不过以鄙意之管见，以与同人共商之耳。

中痰

按：中痰一证，余思“中”字不甚恰切。夫痰之所以生，半由太阳失运，水液不行，聚而为痰；或由中宫火衰，转输失职，水湿生痰；或由心阳亏损，不能镇纳浊阴，水泛于上，而痰证生。种种不一，是痰皆由内而生，并非由外而致。由外而入内，始可以言中，由内而出外，决不可以言中。**眉批：**知非氏曰：“中”字之义驳得倒，“痰”字之理认得真，治痰之法自尔超妙，非庸手所得知。患疾之人遇之病可愈，学医之人入手不得错，此救世之法，医医之意也。凡为痰迷之人，必素秉阳衰，积阴日盛，饮食不运，气机不宣，忽然外邪引之，内气滞之，阴邪窃发，寒痰上通，堵塞清道，人事昏迷，喉中痰响，脉必滑利。平素多病多痰，法宜扶阳为先，祛痰为末，如姜附汤、姜桂茯半汤、真武汤之类，皆可施之，即曰痰闭可也，何必曰中？

中食

按：中食一证，“中”字亦不恰切。夫食以养生，虽由外入内，并非食能害人，必其人素缘中气不足，运化气衰，阴邪已经发动，偶遇饮食入内，阻滞不进，忽然闭其清道，人事卒倒，形如死人，皆是气机偶闭为之耳，何得谓食之能中乎？即如平常气实之人，日日酒食厌饱，而胡不中？以此推之，内本先虚也。须探吐之，一吐即愈，愈后急温补脾土，自无失矣。**眉批：**知非氏曰：此数语包一切，扫一切，元箸超超，颠扑不破，神曲、麦芽、槟榔、山楂可以扫除，而干姜、附子又能治食矣，可发一噱！

脱肛

按：脱肛一证，**眉批：**知非氏曰：巽为股，为风。风性属阳，主升。平人不脱肛者，风木之气生升不已。今病脱肛，生升之气机失权。钦安参悟其理，指出温升之法。所谓火旺者，火急风生，直步广肠，肛头顺势脱出，亦当升阳散火，桃花汤可用。必见实热之病情，方可直折，火熄风平，遂其升达之性，其肛自举。一二剂即止，所谓中病即止，毋过用以伤生气。否则旋举旋脱，久久遂漏，又不可不知也。有下焦阳衰而不能统束者，有三焦火旺而逼出者。

因下焦阳衰而致者，由其人或房劳过度，或大吐、大泻、大病后，元气损伤，不能收束。其人定见少气懒言、精神萎靡、面白唇青、喜食辛辣热物者是也。法宜温固脾肾之阳，阳回气足，肛脱自收，如附子理中汤加葛根、黄芪建中汤，与市习之补中益气汤之类。

因火旺逼出者，或由过食厚味、醇酒、椒、姜辛辣之物，热毒流注下焦，或感受外热燥热邪，流注肠胃，热邪从下发泄，火气下趋，渐渐逼迫，直肠遂出。其人定见躁烦，善饮清凉，或大便不利，或小便赤热，或善食易饥，种种病情者是也。法宜清热，如黄连解毒汤、三黄石膏汤之类，专清肠胃之热，热清而肠自收矣。

近来市习，多用补中益气倍升麻，或用槟、麻仁捣泥涂囟门穴，亦多见效。但于阴阳攸分，全无定见，终不若握此阴阳法度，治之庶可无差。第所列药方，亦未尽善。不过明其理法之当然，学者从中神而明之，自然发无不中也。

痔疮

按：痔疮一证，诸书分别牡痔、牝痔、气痔、血痔、酒痔、脉痔、内痔、外痔。又俗称翻花痔、鸡冠痔、营花痔、蜂窠痔、鼠奶痔、牛奶痔，种种不一。余谓形象虽异，其源则同，不必细分，总在阳火、阴火判之而已。

因阳火而致者，或平素喜食厚味、醇酒、椒、姜，一切辛辣之物，热积肠胃，从下发泄。肛门乃属下窍，终非时刻大开，热邪下趋，发泄不畅，蕴积而痔乃生焉。其痔定然痛甚，肛门红肿，精神不衰，饮食如常，粪硬溺赤，喜饮清凉者是也。法宜专清肠胃之热，如大小承气、调胃承气、葛根芩连等汤，皆可酌用。又或燥邪发泄不畅，辨认与上同，而时令不同，法宜清燥为主，如黄连玉竹阿胶汤、清燥汤、甘桔二冬汤之类。

因阴火而致者，或由房劳过度，君火下流，前阴发泄不畅，直逼后阴，蕴积亦能生痔。又或火病，用心过度，忧思过度，元气虚极涣散，欲从下脱，而不得即脱，蕴积亦能生痔。其痔或青色、黑色、白色，微痛微肿，坐卧不安，人必无神，困倦喜卧，畏寒身重，面色唇口青白，脉或浮空，两尺或弦劲，此是元气发泄不藏之故，不得照寻常通套等方施治。法宜收固，如附子理中汤加葛根，潜阳丹，回阳饮，封髓丹倍砂、草之类。

近来治论纷纷，愈出愈奇，理法将泯，不得不为之一正。**眉批：**知非氏曰：治疮亦贵理法明晰。钦安兼习外证，的是妙人。

赤白浊

按：赤白浊一证，诸书所载，有云“赤属血，白属气”，有云“败精流溢，乃谓白浊；血不及变，乃为赤浊”，有云“入房太甚，发为白淫”，有云“脾移热于肾”，有云“白浊乃劳伤肾，肾冷所致”，种种分辨，果从谁说？余谓不必拘分，握定阴阳，治之便了。**眉批：**析言居要。

夫赤浊、白浊，俱从溺管而出，有云“败精流溢”，既云“败精”，不过一二次见之，未必日日见之，况精窍与尿窍不并开；即云“元阳不固，关锁不牢”，而败精有如此之多，不几元阳有立绝之势乎？余亦常见患浊证之人，精神不衰者亦多，可知其非败精也明矣。余细维此证，总缘二气不调，中宫运化机关失职。所以然者，先天赖后天以生，水谷之精气生血，水谷之悍气生精，血入于营，精行于卫，皆从中宫转输。转输失权，或精或血，流注阑门，阑门乃秘清别浊之所，从此渗入膀胱，渗入者赤，溺便赤，渗入者白，溺便白，非膀胱之自能为赤白也。方书多用利水，尚未窥透此中消息。又有云“湿热流注于下”，此说实为有理，卓见颇超，清热利水，大约从此。须知中宫不调，有寒热之别。寒主胃阳之不足，阻滞中宫，转输即能失职，**眉批：**知非氏曰“阳虚不能运动精微”一语可补钦安之注脚。其人定见面白无神、饮食短少、困倦嗜卧，不问赤白，但以温暖中宫，俾寒邪去而转输复常，如香砂六君、附子理中之类。热主胃气之过旺，盘踞中宫，转输亦能失职。其人多烦躁好动，精神不衰，言语、脉息一切有神，不问赤白，便以清胃为主，俾热去而转输复常，如导赤散加茯苓、前仁，清胃散，凉膈散之类。

血证门吐血、鼻血、牙血、毛孔血、耳血、二便血

按：血证虽云数端，究意不出阴阳盈缩定之矣。**眉批：**知非氏曰：火是阴，《内经》曰：阴病治阳，当用阳药。夫火何以能阴？孔子曰：离为火，离是阴卦，火是红色，血亦是红色，故知火盛吐血，正是阴盛，必用阳药而始能愈。此儒者之权衡，非俗子所能窥测，而医亦是名医，故敢论血。余于《医理真传》分辨甚详。查近市风，一见血出，红光遍地，人人皆谓之火，医生亦谓之火。细阅其方，大半都是六味地黄汤、回龙汤、生地四物汤加炒芥、藕节、茜草、茅根、牛膝、大黄之类，专主滋阴降火。曷不思火有阴阳之别？血色虽红，由其从火化得来，终属阴体。气从阳，法天，居上；血从阴，法地，居下。天包乎地，气统乎血，气过旺，可以逼血外越，则为阳火。气过衰，不能统血，阴血上僭外溢，则为阴火。阳火，其人起居，一切有神；阴火，动静起居，一切无神。阳火始可用以上市习之方，阴火决不可用，当以《医理真传》之法为是。要知人周身躯壳，全赖一气一血贯注之而已，不必区分血从何出，当何治，血是某经，主某方。分解愈多，源头即失。余治一切病证与此血证，只要无外感病形，即握定阴阳盈缩治之，见功屡屡，获效多多，真不传之秘法，实度世之金针。**眉批：**老实人说老实话，知著书之婆心，更知评者之婆心，有同心焉耳，以为邀誉则非矣。余经验多年，不敢隐秘，故罄所知，以告将来。

发斑

按：发斑一证，有由外入而致者，有由内出而致者。**眉批：**知非氏曰：斑发于阳，因外感而致，其证为阳，能治者多，惟斑发于阴，因内伤而致，其证为阴，能识者少。钦安指出两法，重在人所难识一面，学者知其所难，作者之心苦矣。

由外入而致者，由外感一切不正之气，伏于阳明。阳明主肌肉，邪气遏郁，热毒愈旺，忽然发泄，轻则疹痒，重则斑点，或如桃花瓣，或如紫云色，大小块片不等。其人口臭气粗，壮热饮冷，脉大而实，或周身疼痛，二便不利者，此为外感，阳证发斑是也。法宜随其机而导之，如升麻葛根汤，举斑、化斑、消斑等汤，皆可酌用。

因内伤而致者，或饮食伤中，克伐过度；或房劳损阳，过于滋阴；或思虑用心过度；或偶感外邪，过于发散，以致元阳外越，或现斑点，或现通体紫红。其人懒言嗜卧，不渴不食，精神困倦。或现身热，而却无痛苦情状，行动如常。或身不热，而斑片累累，色多娇嫩，或含青色者是也。粗工不识，一见斑点，不察此中虚实，照三阳法治之，为害不浅。法宜回阳收纳为主，如封髓丹、潜阳丹、回阳饮之类。余曾经验多人，实有不测之妙。总之，外证发斑，在三阳，宜升散；内证发斑，在三阴，宜收纳。**眉批：**知其要者，一言而终；不知其要者，流散无穷。此二法乃万病治法之要，不仅此证，学者须知。

痿躄

按：痿躄一证，《内经》云"肺热叶焦，五脏因而受之，发为痿躄"，又云"治痿独取阳明。阳明为五脏六腑之海，主润宗筋，束骨利关节者也。阳明虚，则宗筋弛"。李东垣、丹溪遵《内经》"肺热"一语，专主润燥泻火，似为有理。但《内经》称治痿独取阳明，乃不易之定法。此中必有定见，当是肺热叶焦之由，起于阳明也。

阳明为五脏六腑之海，生精生血，化气行水之源也。《内经》谓阳明虚则宗筋弛，明是中宫转输精气机关失职，精气不输于肺，则肺痿生；精气不输于脉，则心痿生；精气不输于肉，则脾痿生；精气不输于筋，则肝痿生；精气不输于骨，则肾痿生。以此分处，则"治痿独取阳明"一语方成定案，即不能专以润燥泻火为准。**眉批：**知非氏曰：是何意态雄且杰，高谈雄辩惊四方。要知人身三百六十骨节，无论何节，精气一节不输，则一节即成枯枝《黄庭经》曰"泥丸、百节皆有神"，一节无神，则阴邪起而为病，此理精粹。以此推求，方得痿证之由，肺热叶焦之实，即此可悟。"治痿独取阳明"一语，实握要之法。余思各经为邪火所侵，并未见即成痿证。即有邪火太甚，亦未见即成痿证，果系火邪为殃，数剂清凉，火灭而正气即复，何得一年半载而不愈。东垣、丹溪见不及此，故专主润燥泻火，**眉批：**一家之言，未窥全豹。是皆未得此中三昧。法宜大辛大甘以守中复阳，中宫阳复，转输如常，则痿证可立瘳矣。如大剂甘草干姜汤、甘草附子汤、参附汤、芪附汤、归附汤、术附汤之类，皆可酌选。

虚劳

按：虚劳一证，诸书分别五劳七伤，上损下损。陈修园先生《三字经》

《从众录》分辨甚详，可以熟玩。余思虚劳之人，总缘亏损先天坎中一点真阳耳。真阳一衰，群阴蜂起，故现子午潮热子午二时，乃阴阳相交之时，阳不得下交于阴，则阳气浮而不藏，故潮热生。阴不得上交于阳，则阴气发腾，无阳以镇纳，则潮热亦生。医者不得此中至理，一见潮热便称阴虚，用一派滋阴养阴之品，每每酿成脱绝危候，良可悲也，自汗盗汗出凡自汗、盗汗皆是阳虚之征，各书具称盗汗为阴虚者，是言其在夜分也，夜分乃阳气潜藏之时，然而夜分实阴盛之候，阴盛可以逼阳于外，阳浮外亡，血液随之，故汗出，曰盗汗。医者不知其为阳虚不能镇纳阴气，阴气外越，血液亦出，阴盛隔阳于外，阳不得潜，亦汗出。此旨甚微，学者务须在互根处理会，咳吐白痰真阳一衰，则阴邪上逆，逆则咳嗽作。白痰虽非血，实亦血也，由其火衰而化行失职，精气不得真火煅炼，而色未赤也。近来多称陈寒入肺，实是可笑，腹满不实阴气闭塞，阳微不运故也，面黄肌瘦真火衰则脾土无生机，土气发泄，欲外亡，故面黄，土衰则肌肉消，以脾主肌肉故也，腹时痛时止阳衰则寒隔于中，阻其运行之机，邪正相拒，故进痛时止，大便溏泄胃阳不足，脾湿太甚故也，困倦嗜卧，少气懒言皆气弱之征，种种病情，不可枚举。惟有甘温固元一法，实治虚劳灵丹。

眉批：知非氏曰：虚劳之人，五神无主，四大不收。夫五神者，五官之神也，五官不能自为用，其中有主之者，《仙经》曰"譬如弄傀儡，中有工机轴"是也。四大者，地、水、火、风也。毛发、爪指、皮肤者，地也；津、液、涎、沫者，水也；运转、运作者，风也；暖气者，火也。然此四大，全要元神、元气为主宰收摄。虚劳之人，元神昏散，视听混淆，是五神无主宰。元气耗散，举止疲惫，是四大不收摄。夫人身元阳为本，是生真气，真气聚而得安，真气弱而成病。虚劳者，真气耗散，元阳失走，迨至元阳尽，纯阴成，呜呼死矣。钦安指出大法，惟有甘温固元，是姜、附、草，不是参、芪、术，学者不可不知也。

昧者多作气血双补，有云大剂滋阴，有云专主清润，有云开郁行滞，不一而足，是皆杀人不转瞬者也。余非言大而矜，妄自争辩，实不得不辩也。

厥证

按：厥证一条，有阳厥，阴厥之别。

阳厥者何？由其外邪入内，合阳经热化，热极则阴生，阳伏于内，阴呈于外，故现四肢冰冷，或脉如丝，或无脉，其人虽外见纯阴，而口气必蒸手，小便必短赤，精力不衰。法宜清热下夺为主，如大小承气、调胃承气汤等是也。

阴厥者何？由其正气已虚，阴寒四起，阴盛阳微，闭塞经络，阳气不能达于四肢，故见四肢冰冷，其人目瞑倦卧，少气懒言。法宜回阳祛阴，如四逆汤、回阳饮之类，此阴阳生死攸关，不容不辨。

眉批：知非氏曰：阴证发厥，内伤已极，诸人能认，治多不谬。惟阳证发厥，热极成寒，仲景有厥证用白虎之条，人多不辨。钦安此论，两两对言，重在热厥一面，学者能认出热厥，评者之心亦慰矣。

谵语

按：谵语一证，有阴阳之别，不可不知。

阳证之谵语，由其外邪伏热，热乘于心，浊火乱其神明，神明无所主，其人口中妄言，必见张目不眠、口臭气粗、身轻恶热、精神不衰。轻者可用导赤散加黄连，重者可用大小承气汤、三黄石膏汤。

阴证之谵语，由其正气已衰，阴邪顿起，神为阴气蔽塞，则神识不清。其人多闭目妄言、四肢无力、倦卧畏寒、身重汗出，即有欲饮冷水一二口者，其人无神，定当以回阳为准，切不可以为饮冷，而即以凉药投之，则害人多矣。须知积阴在内，生有微热，积阴一化，热自消亡，此处下手，便是高一着法。

余曾经验多人，不问发热、汗出、谵语、口渴饮冷，但见无神，便以大剂回阳饮治之，百治百生。

眉批：知非氏曰：谵语本是神昏气沮，此论精当，治法绝妙，后言“不问其证”，决之早也；但见无神，眼之明也；便以大剂，手之快也；百治百生，效之必也。学者先要学此手眼。

女科门

按：女科与男子稍有不同，以其质秉坤柔，具资生之德，而有经期、胎前、产后，病情与男子不同，其余皆同。诸书分辨详，实可择取。余于女科一门，亦稍有见解，因于闲暇，又从而直切畅言之，以补诸书未言之旨，恐见解不当，高明谅之。

眉批：知非氏曰：女子之病，多于男子，奈何多？多一病耳。虽曰五漏成体，一，两耳不须治，一，两乳不须治，一，经水则其要也。治之奈何？在知本，知本于太阴，无他谬巧矣。夫太阴者，月也。三五而盈，三五而缺。盈者，阴进，为阳，主长；缺者，阳退，为阴，主消。阳长阳消，以阳为运用。长者生之，徒升发不泄；消者死之，徒降下不留。月事以时下，一月一降，为不病之恒，降下无所苦，又不爽其期，谓曰月信。苟阳失健运，则坤中之阴精不藏，如先期而至，是月受日魂未足，阴中阳微，不得谓为有火，而用芩、连、知、柏；如后期而至，是日魂消阴未尽，阴中阳虚，阳虚阴亦无准，不得谓为有寒，而用四物、桂、附。淋漓不断者，少则非崩，崩者多而不止，皆由元阳先德不下，以致阴精流溢不守，不得仅以热论，色紫成块，色淡不鲜，同为阳气不足。将行腹痛，行后腹痛，均是阳虚气凝。至于处子、妇人经闭不通，皆由虚损，先宜扶阳，继须通利。通利之方，桃核承气汤，不遗余力。若姑息养奸，百日而劳瘵成，不可救药矣。非医之过而何？所有带证，处子、妇人皆多患此，不在经证之例，亦非带脉为病。非白淫，即寒湿，浊恶不堪，法宜升散，不宜燥煤，致烁阴精，皆治本之诀也。至于内伤、外感，亦能伤太阴而有以上诸疾，又当于六经求治，不可专于治本，细读仲景妇人热入血室诸条，触类而伸之，比类而参之，有形证，有理路，何患无治法乎？钦安分门别类，博学而详说之，妙在窥透阳不化阴之玄理，反复论辨，只重一“阳”字，握要以图，立法周密，压倒从世诸家，何况庸手？知非良深佩服，而胎前不言证，归于六经矣；产后不言法，尽于阴阳矣，知非亦可无言矣。

经水先期而至或十七八九日，二十四五日者是也

按：经水先期而来，诸书皆称虚中有热，为太过，为气之盈，多以四物汤加芩、连、阿胶之类治之，以为血中有热，热清而血不妄动，经自如常。余谓不尽属热，多有元气太虚，血稍存注，力不能载，故先期而下。其人定见面白无神，少气懒言，稍有劳动，心惕气喘，脉细而微，亦或浮空。此等法当温固元气为主，不得妄以芩连四物治之。果系可服芩连四物者，人必精神健旺，多暴怒，抑郁，言语、起居、动静一切有神，如此分处，用药庶不错误。

经水后期而至或三十七八日，四五十日，及两三月者是也

按：经水后期而至，诸书称为虚中有寒，为不及，为气之缩，多以桂、附之类加入四物汤治之，以为血中有寒，寒得温而散，血自流通，经即如常。余谓不尽属寒，其中多有暗泄处，不可不知。暗泄者何？其人或常自汗不止，或夜多盗汗，或常流鼻血，或偶吐血，或多泄水，或饮食减少。如此之人，切不可照常通经、赶经法施治，当审其病而调之。

如其人当经期将至，前四五日，常自汗出者，是气机上浮而不下降，汗出即血出也。察其是卫阳不固者固之，如芪附汤、建中汤是也；察其系内有热伏，热蒸于外而汗出者，宜凉之，如益元散、生地四物之类治之。

若是盗汗，察其系阴盛隔阳于外，阳气不得潜藏，气机上浮，故盗汗出，法宜收纳，如封髓丹、潜阳丹之类；察其系血分有热，热蒸于外，盗汗亦作，法宜清润，如鸡子黄连汤之类。

若是鼻血、吐血，审是火旺，逼血外行，自有火形可征，法宜清凉，如桃仁、地黄、犀角汤之类；审是阳虚不能镇纳阴气，阴血上僭外越，自有阳虚病情可考，不得即为倒经，而妄用通经凉血止血之方，惟有扶阳抑阴，温中固土

为准，如甘草干姜汤、潜阳、建中等汤。

若是时常泄水，饮食减少，多由元气下泄，阴血暗耗，法宜温中收固。况饮食减少，生化机微，天真之液不能如常流注，学者须知，切切不可见其经之后至，而即以通套等法施之。

其中尚有外感寒邪，闭束营卫气机，亦能使经期后至，可按六经提纲治之。更有经期将至，偶食生冷，或洗冷水，亦能使经期后至，须当细问明白，切不可粗心。

经来淋漓不断

按：经来淋漓不断一证，有元气太虚，统摄失职者；有因冲任伏热，迫血妄行者。

因元气太弱者，或由大吐、大泻伤中，或过服宣散克伐，或房劳忧思过度，种种不一，皆能如此。其人起居、动静、脉息、声音一切无神。法宜温固，如附子理中、黄芪建中、香砂六君之类。

因冲任伏热，热动于中，血不能藏，其人起居、动静、脉息、声音一切有神。法宜养阴清热，如黄连泻心汤、生地芩连汤之类。总要握其阴阳，方不误事。

经水来多而色紫成块

按：经水紫色成块一证，诸书皆称火化太过，热盛极矣。多以凉血汤及生地四物加芩、连之类，法实可从，其病形定是有余可征。若无有余足征，而人见昏迷、困倦嗜卧、少气懒言，神衰已极，又当以气虚血滞，阳不化阴，阴凝而色故紫，故成块。不得妄以清凉施之，法宜温固本元为主，如理中汤加香附、甘草干姜汤、建中汤之类，方不为害。

总之，众人皆云是火，我不敢即云是火，全在有神、无神处仔细详情，判之自无差矣。

经水来少而色淡

按：经水少而色淡一证，诸书皆称血虚，统以四物加人参汤主之，以为血虚者宜补其血。

余谓此证，明是火化不足，阳衰之征。阳气健则化血赤，阳气微则化血淡；阳气盛则血自多，阳气衰则血自少，乃一定之理。法当扶阳以生血即天一生水的宗旨，何得专以四物人参汤一派甘寒之品乎？此皆后人不识阴阳盈虚之妙，故有如此之说也。余见当以黄芪建中汤、当归补血汤加附子，或甘草干姜汤合补血汤，如此治此，方不误事。

经水将行而腹痛

按：经水将行腹痛一证，诸书皆言血中有滞也，多用通滞汤及桃仁四物汤。

余思此二方，皆是着重血中有滞也。如果属热滞，此二方固可治之。苟因寒邪阻滞，以及误食生冷，又当以温中行滞为主，无专以此二方为是。如此分处治去，庶不至误事。

经水行后而腹痛

按：经水行后腹痛一证，诸书皆云虚中有滞也，统以八珍汤加香附治之，亦颇近理。

余思经后腹痛，必有所因，非外寒风冷之侵，必因内阳之弱，不概以气血两虚有滞为准，又当留心审察。如系外寒风冷，必有恶风畏寒、发热身痛，仍宜发散，如桂枝汤是也。若系内阳不足，则寒从内生，必有喜揉按、热熨之情，法宜温里，如附子理中加丁香、砂仁之类。

余常治经后腹痛，其人面白唇淡者，以甘草干姜汤加丁香、官桂治之，或以补血汤加安桂治之，必效。

妇人经闭不行或四五十日，或两三月者是也

按：闭经一证，关系最重，诊视探问，必须留心。如诊得六脉迟涩不利者，乃闭之征。若诊得六脉流利，往来搏指，妊娠之兆，切切不可直口说出。先要问明何人，看丈夫在家否？如丈夫在家，称云“敝内”，他先请问，方可言说是喜，不是经闭。设或言寡居，或方言丈夫出外，数载未归；设或言室女年已过大，尚未出阁。访问的确，审无痰饮证形痰疾脉亦多滑利，虽具喜脉，切切不可说出，但云经闭。如在三两月内，不妨于药中多加破血耗胎之品，使胎不成，亦可以曲全两家祖宗脸面，亦是阴德；即服药不效，而胎成者，是恶积之不可掩，而罪大之不可解也。倘一朝遇此，主家向医说明，又当暗地设法，曲为保全，不露圭角，其功更大。设或室女，于归期促，不得不从权以堕之，不堕则女子之终身无依，丑声扬，则两家之面目何存？舍此全彼，虽在罪例，

情有可原。自古圣贤，无非在人情天理上，体会轻重而已。

余思经闭不行，亦各有所因。有因经行而偶洗冷水闭者，有因将行而偶食生冷闭者，有因将行而偶忿气闭者，有因素秉中气不足，生化太微而致者，有因偶感风寒，闭塞而致者，不可不知。

因洗冷水而闭者，盖以经血之流动，全在得温以行，得寒而凝，理势然也。今得冷水以侵之，气机忽然闭塞，血液不流。法当温经，如麻黄附子细辛汤、阳旦汤，或补血汤加丁香、肉桂之类。

因食生冷而闭者，诚以天真之液如雾露之气，全赖中宫运转，血自流通。今为生冷停积中宫，闭其运转之机，血液故不得下降。法当温中，如理中汤加砂仁、丁香、肉桂，或甘草干姜汤加丁香、胡椒之类。

因忿气而闭者，盖以忿争则气多抑郁，抑郁则气滞而不舒，气不舒则血不流，故闭。法宜理气舒肝为主，如小柴胡汤加香附、川芎、麦芽之类。

因素秉不足，生化太微而致者，盖以不足之人，多病，多痰，多不食，或多泄泻，或多汗出，元气泄多蓄少，不能如常，应期而下。要知血注多，则下行之势易。血注少，则下行之势难。务宜看其何处病情为重，相其机而治之。或宜甘温，或宜辛温，或宜苦温，又当留意。

因外感风寒而闭者，按六经提纲治之，自然中肯。切不可一见经闭，即急于通经，专以四物加桃仁、红花、玄胡、香附、苏木、丑牛之类，胡乱瞎撞，为害非浅，学者宜知。

更有寡妇、室女经闭，要不出此，不过多一思交不遂，抑郁一层，终不外开郁行滞而已。

崩

按：崩证一条，有阳虚者，有阴虚者。

阳虚者何？或素秉不足，饮食不健；或经血不调，过服清凉；或偶感风寒，过于宣散；或纵欲无度，元气剥削。如此之人，定见起居动静、言语、脉息、面色一切无神。元气太虚，不能统摄，阴血暴下，故成血崩，实乃脱绝之征，非大甘大温不可挽救，如大剂回阳饮、甘草干姜汤之类。切切不可妄以凉血、止血之品施之。

因阴虚者何？夫阴之虚，由于火之旺，或忿怒而肝火频生，或焦思而心火顿起，或过饮醇醪，而胃火日炽。如此之人，精神、饮食、动静、起居一切有余，缘以火邪助之也。火动于中，血海沸腾，伤于阳络，则妄行于上；伤于阴络，则妄行于下。卒然暴注，若决江河。急宜凉血清热以止之，如十灰散、凉血汤之类。切切不可妄用辛温，要知此刻邪火动极，俟火一去，即宜甘温甘凉，以守之复之，又不可固执。须知道血下既多，元气即损，转瞬亦即是寒，不可不细心体会。

带

按：带证一条，诸书言“带脉伤，发为带疾”。《宝产》云带下有三十六疾。《汇参》有赤白带、室女带下、胎前带下之别。《女科仙方》又分为五带，是就五色而立五方，亦颇近理。余常用其方，多获效验。余思万病不出乎阴阳，各家纷纷议论，究意旨归无据。后人不得不直记其方也。余细思阳证十居五六，即湿热下注是也；阴证十居六七，即下元无火是也。

湿热下注者何？或素喜辛燥、醇酒、椒姜，或素多忿怒、暴戾，或素多淫欲，摇动相火，合水谷之湿与脾之湿，流入下焦，时时下降，陆续不断，其形似带，故名之曰带。其人定多烦躁，精神、饮食不衰，脉必有神，其下之物多胶黏极臭者是也。法宜除湿清热为主，如葛根芩连汤、黄连泻心汤加茯苓、泽泻、滑石之类。

所谓下元无火者何？或素禀不足，而劳心太甚则损心阳；或伤于食，而消导太过则损胃脾之阳；或房事过度，而败精下流则损肾阳。如此之人，定见头眩心惕、饮食减少、四肢无力，脉必两寸旺而两尺弱甚浮于上而不潜于下，其下之物，必清淡而冷，不臭不黏。法宜大补元阳，收纳肾气，如潜阳丹加故纸、益智，回阳饮加茯苓、安桂，或桂苓术甘汤加附片、砂仁之类。

更有五色杂下，不必多求妙方，总以大温大甘收固元气为要。诸书所载，亦可择取。

求嗣约言

大凡中年无子之人，宜多积善功，夫妇好生保养节欲，果然精神安舒，百脉和畅。务于天癸至三日内，乘其子宫未闭，易于中鹄，当交媾际，夫妇二人彼此留神，勿将心放他去，如此施之，百发百中。切勿多蓄媵妾，以取败德丧身灭亡之祸。

眉批：知非氏曰：人之生也，性赋于天，命悬于地，各有善恶，因缘以成报施，知非存而不论。

妊娠

凡妇人经水不行，二三月内，腹中隐隐微微频动者，乃有喜之征。**眉批：**知非氏曰：稳。设或无频动者，可用验胎法以验之。验胎方：归、芎各三钱，为末，艾汤吞，吞后腹频动，有胎定无疑；若是腹不动，脉息细详求亦有四五月始动者。

妊娠产后诸疾约言

按：妊娠已确，固说着重安胎；产后已毕，固说着重补养。此皆举世相传至要之语。余谓胎前、产后不必执此，当以认证去病为主。**眉批：**知非氏曰：要。认证去病之要，外感仍按定六经提纲病情，内伤仍握定阴阳盈缩为准，如此方不见病治病了。至于胎前产后，一切病证，亦当留心，如《万氏女科》《女科仙方》《女科心法》《汇参女科》《济阴纲目》，皆当熟玩，以广见识。

小儿诸疾约言

按：小儿初生，只要安静，审无胎中受寒，无胎中受热，切不可用药以戕之，以伐生生之气。今人每每小儿下地，多用银花、黄连、大黄、钩藤、甘草，取其清胎毒，小儿少生疮癣。此说似近有理，究意皆是婆婆经。此说省城最重，不知山野乡村小儿下地，大人常无药服，何况小儿，难道皆生疮，皆死亡了？

但食乳之子，外感病多，饮食病少。设或有虚损病出，多半从母乳上来，审其阴阳之盈缩治之。食五谷之子，多半饮食，或是外感，按定病情治之。**眉批：**知非氏曰：好。抽掣条中业已详论，故不复赘。至于痘证，初发热，以调和营卫之气为主，桂枝汤是也；初现点，以升解发透、出透为主，升麻葛根汤是也；痘现齐，以养浆为主，理中汤是也；浆足疮熟，以收回为主，潜阳丹、封髓丹是也。此乃痘科首尾不易之法。至于坏证，如灰黑、平塌不起、空壳、无脓者，真元之气衰也，法宜回阳，白通汤、回阳饮是也；如紫红顶焦，烦躁口臭，气之有余，血之不足也，法宜清凉，如导赤散、凉血散、人参白虎、当归补血汤之类。

近来痘科，一见痘点，专以解毒、升散、清凉，如赤芍、生地、连翘、枳壳、银花、大力、黄芩、当归、麦冬、花粉、荆芥之类。不知痘证全在随机变换，当其初发热，气机勃勃向外，正宜应机而助之，以发透为妙。如以上药品，虽有升散，其中一派苦寒之品，每多阻滞向外气机，以致痘不透发，酿出许多证候，非痘之即能死人，实药杀之也。

余每于痘出现点，只用二三味轻清之品，多见奇功，如升麻一二钱，葛根一二钱，虫蜕五六个，甘草一钱。即吐亦当服之。所谓吐者何？毒邪已壅于阳明，吐则毒邪发泄于外，故以轻清之品助其升腾之机，使其出透。若加苦寒阻之，危亡之道也。司命者，当留意于此，方不误人。

外科约言

外科者，疮科谓也。凡疮之生，无论发于何部，统以阴阳两字判之为准。

眉批：知非氏曰：妙。

阴证，其疮皮色如常，漫肿微疼，疮溃多半清水、清脓、黄水、血水、豆汁水、腥臭水。其人言语、声音、脉息、起居、动静一切无神，口必不渴，即渴定喜滚饮，舌必青滑，大小便必自利。此皆正本先虚，阳衰已极，不能化其阴滞，故凝而成疮。阴盛阳微，不能化阴血以成脓，故见以上病形。法宜辛甘化阳为主。化阳者，化阴气为阳气也，阴气化去，其正自复，脓自稠黏，疮自收敛而病即愈。初起无论现在何部，或以桂枝汤加香附、麦芽、附子，调和营卫之气。佐香附、麦芽者，取其行滞而消凝也；加附子者，取其温经而散寒也。或麻黄附子细辛汤、阳旦汤皆可。疮溃而脓不稠，可用黄芪建中汤、附子理中汤。阴最盛者，可用回阳饮、白通汤，或黄芪、甜酒炖七孔猪蹄，羊肉生姜汤之类，皆可酌用。

阳证，其疮红肿痛甚，寒热往来，人多烦躁，喜清凉而恶热，大便多坚实，小便多短赤，饮食精神如常，脉息有力，声音响亮，疮溃多稠脓。此等疮最易治，皆由邪火伏于其中，火旺则血伤。法宜苦甘化阴为主。化阴者，化阳气为阴气也，阳气化去，正气自复，疮自收敛而病自愈。初起无论发于何部，或以桂枝汤倍白芍，加香附、麦芽、栀子治之，或麻杏石甘汤，或人参败毒散加连翘、花粉之类。疮溃可用当归补血汤加银花、生地、白芍之类；或补中益气汤加生地、银花之类，皆可用也。

总之，阴阳理明，法自我立，药自我施，不无妙处也。

更有一等真阳暴脱之证，其来骤然，无论发于何部，其疮痛如刀劈，忽然红肿，其色虽红，多含青色，人必困倦无神，脉必浮大中空，或大如绳，或劲如石，其唇口舌必青黑。务在脉息、声音、颜色四处搜求，使能识此等证候，切勿专在疮上讲究。凡此等证，每多旦发夕死，惟急于回阳收纳，庶可十中救二三。若视为寻常之疮治之，则速其死矣，可不慎欤？

知非氏曰：钦安先生，性敏而巧，学博而优，运一缕灵思妙绪，贯诸名家之精义，不啻若自其口出，认证只分阴阳，活人直在反掌，高而不高，使人有门可入，可谓循循善诱矣。知非之评，乃一意孤行，空诸倚傍，恐词义多未精核，议论太涉放纵，然紫不能夺朱，郑不能乱雅，阅者谅之。

卷 三

伤寒溯源解

仲景为医林之祖，著《伤寒》一书，以开渡世津梁，揭出三阳三阴，包含乾坤二气之妙，后贤始有步趋。无奈相沿日久，注家日多，纷纷聚讼，各逞己见，舍本逐末，已至于今，故读《伤寒》书者寡矣，亦并不知“伤寒”何所取义也。取注《伤寒》者，亦只是照原文敷衍几句，并未道及《伤寒》宗旨，与万病不出《伤寒》宗旨，教后人何由得入仲景之门？余特直解之。夫曰伤寒者，邪伤于寒水之经也。太阳为三阳三阴之首，居于寒水之地，其卦为坎阳为阴根。坎中一阳，**眉批：**考之即在六合之中，卷之即在坎中一点，以坎中一点示气在血中，皆喻言也。即人身立极真种子，至尊无二，故称之曰太阳，如天之日也。太阳从水中而出，子时一阳发动，真机运行，自下而上，自内而外，散水精之气于周身，无时无刻无息不运行也。故经云：膀胱者，州都之官，津液藏焉。“气化”二字乃《伤寒》书一部的真机。要知气化行于外，从皮肤毛窍而出水气水即阴，气即阳，外出是气上而水亦上也；气化行于内，从溺管而出水气内出是水降而气亦降也。外出者，轻清之气，如天之雾露也；内出者，重浊之气，如沟渠之流水也。

太阳之气化无乖，一切外邪无由得入。太阳之气化偶衰，无论何节、何候中，不正之气干之一年六气，即风、寒、暑、湿、燥、火。六气乃是正气，六气中不正之气，才是客气。六气，每气司六十日有零，一年中三百六十日，而一年之事毕，循环之理寓矣，必先从毛窍而入，闭其太阳运行外出之气机，而太阳之经证即作，故曰伤寒。

今人只知冬月为伤寒，不知一年三百六十日，日日皆有伤寒，只要见得是太阳经证的面目，即是伤寒也。太阳为六经之首，初为外邪所侵，邪尚未盛，正未大衰，此际但能按定太阳经施治，邪可立去，正可立复。

因近来不按经施治，用药不当，邪不即去，正气日衰，邪气日盛，势必渐渐入内，故有传经不传腑，传腑不传经，二阳并病，三阳并病，两感为病，渐入厥阴，邪苟未罢，又复传至太阳。迁延日久，变证百出，邪盛正衰，酿成阴阳脱绝种种危候。

仲景立三百九十七法、一百一十三方，以匡其失而辅其正。邪在太阳经腑，则以太阳经腑之法治之；邪在阳明经腑，则以阳明经腑之法治之；邪在少阳经腑，则以少阳经腑之法治之；邪在太阴、少阴、厥阴，或从本化，或从中化，或从标化，按定标本中法治之。举伤寒，而万病已具；揭六经，明六气，而一年节候已赅。论客邪由外入内，**眉批**：客邪由外入内，以升散清解，不使入内为要。元气由内出外，以温固而收纳，不使外出为要。只此两法，诚为度世金针。剥尽元气，能令人死；步步立法，扶危为安，似与内伤无涉。不知外邪入内，剥削元气，乃是六经。七情由内而戕，剥削元气，毋乃非六经乎？不过外邪之感，有传经之分；七情之伤，无经腑之变。由外入内固有提纲，由内出外，亦有考据。不过未一一指陈，未明明道破，总在学者深思而自得之。

余谓一元真气即太阳。太阳进一步不同，又进一步不同；退一步不同，退两步又不同。移步换形，移步更名，其中许多旨归。外感、内伤皆本此一元有损耳。最可鄙者，今人云仲景之方是为冬月伤寒立法，并非为内伤与杂证立法。试问内伤失血肺痿，有服甘草干姜汤而愈者否？呕吐、泄泻，有服理中汤而愈者否？抑郁肝气不舒，两胁胀痛，有服小柴胡而愈者否？夜梦遗精，有服桂枝龙牡汤而愈者否？肾脏不温，水泛为痰，有服真武汤而愈者否？寒湿腰痛，有服麻黄附子细辛汤而愈者否？少气懒言，困倦嗜卧，咳嗽潮热，有服建中汤而愈者否？温病初起，有服麻杏石甘汤、鸡子黄连汤、四逆汤而愈者否？痢证，有服白头翁汤、桃花汤而愈者否？腹痛、吐泻、霍乱，有服理中汤、吴茱萸汤而愈者否？妇人经期、妊娠，有服桂枝汤而愈者否？痘证初起，有服桂枝汤、升麻葛根汤而愈者否？老人大便艰涩，有服麻仁丸而愈者否？阳虚大便下血，有服四逆汤而愈者否？阴虚大便脓血，有服鸡子黄连汤而愈者否？今人不体贴，只记时行几个通套方子，某病用某方倍其味，某病用某方减某味，如此而已。究其阴阳至理，全然莫晓，六经变化，罕有得知，愈趋愈下，不堪问矣。

附：七绝一首

伤寒二字立津梁，六气循环妙理藏。

不是长沙留一线，而今焉有作医郎。

问曰：冬伤于寒，春必病温，其故何也？

夫曰：冬伤于寒者，伤于太阳寒水之气也。冬令乃阳气潜藏，正天一生水之际。少年无知，不能节欲。**眉批：**节欲二字，不专指房劳，兼一切耗神耗气之事。耗散元精元精即天一，元精一耗冬不藏精也，不能化生真水，即不能克制燥金之气，故当春之际，温病立作二月属卯、卯酉阳明，燥金主事。苟能封固严密指冬能藏精者，元精即能化生真水，而燥金自不敢横行无忌，春即不病温矣。此刻辛温固本之药，未可遽施，当从二日传经之法治之，未为不可。虽然如此，又当细求，而清凉之品亦不可妄用。病人虽现大热、口渴饮冷、谵语，又当于脉息、声音之有神无神，**眉批：**无神非温，有神乃是。饮冷之多寡，大便之实与不实，小便之利与不利。有神者，可与麻杏石甘汤；无神者，可用回阳收纳之法治之，庶不致误人性命也。

辨温约言

今人于春令偶感外邪，发热、身疼、口渴饮冷、汗出、谵语、便闭、恶热等情，举世皆云温病，动用达原饮、三消饮、升解散、三黄石膏、大小承气、普济消毒散，种种方法。余思此等施治，皆是治客邪由太阳而趋至阳明，**眉批：**客邪二字，春为风客，夏为火客，长夏为湿客，按定六气节候可矣。伏而不传，渐入阳明之里，以此等法治之，实属妥贴。切切不可言温，但言风邪伤了太阳，由太阳趋至阳明。风为阳邪，合阳明之燥热，化为一团热邪，热盛则伤阴，故现气实、脉实、身轻、气粗，只宜清凉、滋阴、攻下等法。至于温病，乃冬不藏精，根本先坏，这点元气随木气发泄，病情近似外感，粗工不察，治以发散清凉，十个九死。

余业斯道三十余年，今始认得病情形状与用药治法，一并叙陈。病人初得病，便觉头昏，周身无力，发热而身不痛，口不渴，昏昏欲睡，舌上无苔，满口津液，而舌上青光隐隐；即或口渴，而却喜滚，即或饮冷，而竟一二口；即或谵语，而人安静闭目；即或欲行走如狂，其身轻飘无力；即或二便不利，倦卧，不言不语；即或汗出，而声低息短；即或面红，而口气温和；六脉洪大，究竟无力；即或目赤咽干，全不饮冷，大便不实，小便自利。即服清凉，即服攻下，即服升解，热总不退，神总不清，只宜回阳收纳，方能有济。余经验多人，一见便知，重者非十余剂不效，轻者一二剂可了。惜乎世多畏姜、附，而信任不笃。独不思前贤云“甘温能除大热”，即是为元气外越立法，即是为温病立法。

今人不分阴阳病情相似处理会，一见发热，便云外感，便用升解；一见发热不退，便用清凉、滋阴、攻下；一见二便不利，便去通利。把人治死，尚不觉悟，亦由其学识之未到也。

兹再将阴虚、阳虚病情录数十条，以与将来。

辨认邪盛热炽血伤病情

干呕不止

病人二三日，发热不退，脉息、声音一切有神，干呕不止者，此热壅于阳明也。法宜解肌清热。

张目谵语

病人四五日，发热恶热，烦躁不宁，张目不眠，时而妄言，脉健者，此热邪气盛，气主上升，故张目不眠，谵语频临，属邪热乘心，而神昏也。法宜清热。热清而正复，张目谵语自已。若瞑目谵语，脉空无神，又当回阳，不可养阴。

口渴饮冷不止

病人六七日，发热不退，脉洪有力，饮冷不止者，此邪热太甚，伤及津液也。法宜灭火存阴为主。

大汗如雨

病人或六七日，发热汗出如雨，脉大有力，口臭气粗，声音洪亮，口渴饮冷，此乃热蒸于内，胃火旺极也。法宜急清肌热。此有余之候，并非久病亡阳可比。

舌苔干黄，烦躁不宁

病人或七八日，发热不退，舌苔干黄，烦躁不宁，脉健身轻，肠胃已实。此胃火太甚，津液将枯，急宜滋阴攻下为主。

狂叫不避亲疏

病人或八九日，发热不退，气粗身轻，脉健，狂叫，目无亲疏，弃衣奔走。此邪火旺极，乱其神明，神无所主也。急宜清凉攻下，灭去邪火，不可迟延。

二便不利

病人或七八日，发热恶热，烦躁不宁，口渴饮冷，脉健，身轻，二便不利。此邪热伤阴，血液不能滋润沟渠，通体皆是一团邪火，急宜攻下，不可迟延。

鼻如煤烟

病人或八九日，发热不退，烦躁饮冷，胸满不食，口臭气粗，忽现鼻如煤烟。此由邪火旺极，炎熏于上也。急宜攻下。

肛门似烙

病人或十余日，发热不退，脉健气粗，烦躁不宁，饮水不已，自觉肛门似烙。此邪热下攻于大肠，真阴有立亡之势。急宜攻下，不可因循姑惜。

小便涓滴作痛

病人或八九日，发热恶热，烦渴饮冷，舌黄而芒刺满口，脉健身轻，小便涓滴痛者，此邪热下趋小肠，结于膀胱也。急宜清热利水。

食入即吐

病人发热恶热，口臭气粗，脉健，食入即吐者，此是邪热伏于胃口，阻其下行之机，热主上升，此刻邪热为祟，升多降少，故食入即吐。急宜攻其邪火，邪火一灭，食自能下矣。

昏沉不省人事

病人或八九日，身热不退，气粗舌干，小便短赤，大便极黄而溏，或清水、血水，脉健有力，或脉细如丝，或四肢厥逆，人虽昏沉，其口气极蒸手，舌根必红活，即舌黑起刺。此是邪热入里，伏于其内。急宜攻下清里，切不可妄用辛温。

日晡发热饮冷，妄言鬼神

病人或八九日，十余日，外邪未解，入于里分，身虽发热，日晡更甚，饮冷不已，妄言鬼神。此是热甚伤血，神昏无主。急宜养血滋阴。并非阴火上腾，元气外越可比。

呃逆不止

病人或八九日，发热不退，口渴转增，饮水不辍，忽见呃逆连声。此由邪热隔中，阻其交通之气机也，法宜攻下。

鼻血如注

病人发热烦躁，二便不利，口臭气粗，忽见鼻血如注，发热更甚者。此由邪火太甚，逼血妄行也。法宜清热攻下，苟血出而热退便通，又是解病佳兆。

斑疹频发

病人发热不退，烦躁不宁，饮冷气粗，脉健神健，忽发现斑疹，此邪热尽越于外，解病之兆，急宜随机而升解之。

干咳无痰，吐涎胶黏

病人七八日，发热不退，或热已退，舌上干粗，脉健声洪，烦渴饮冷，人时恍惚，干咳不已，吐涎胶黏。此乃火旺津枯，热逼于肺，宜润燥、清金、泻火为要。

喉痛厥逆

病人或八九日，发热不退，或不身热，脉健身轻，口气极热，小便短赤，神气衰减，肌肤干粗，忽见喉痛厥逆。此邪入厥阴，热深厥深，上攻而为喉痹是也。急宜清润、泻火、养阴为主。

脓血下行不止

病人或八九日，身热不退，或身不热，时而烦渴，时而厥逆，烦躁不宁。此厥阴邪热，下攻于肠也。法宜清火养阴为主。

皮毛干粗

病人或七八日，发热不退，或身不热，必烦气衰，小便短而咽中干，忽见皮肤干粗，毛发枯槁。此邪火伤阴，血液失运。急宜泻火养阴为主。

筋挛拘急

病人或七八日，或十余日，发热不退，或不身热，烦渴咽干，小便短赤，恶热喜冷，忽然四肢拘急不仁。此由邪火伤阴，血液不荣于筋，故见拘急。法宜滋阴泻火为主。

阴囊如斗

病人或十余日，身热未退，或不身热，脉健身轻，心烦口渴，声音洪亮，忽见阴囊红肿，其大如斗，疼痛异常。此热邪下攻宗筋，宗筋之脉，贯于阴囊。急宜泻火、养阴、滋肝为主。

周身红块

病人身热脉健，烦躁不宁，忽现周身红块，痛痒异常。此是邪热壅于肌肉也。宜解肌、清热、泻火为主。

身冷如冰，形如死人

病人八九日，初发热，口渴饮冷，二便不利，烦躁谵语，忽见身冷如冰，形如死人。此是热极内伏，阳气不达于外，证似纯阴。此刻审治，不可粗心，当于气口中求之，二便处求之。余经验多人，口气虽微，极其蒸手，舌根红而不青，小便短赤。急宜攻下，不可因循姑惜，切切不可妄用姜、附。

头面肿痛

病人二三日，头面肿痛，此邪热壅于三阳也。急宜宣散清热为主。

以上数十条，略言其概，其中尚有许多火证情形。有当用甘寒养阴法者，有当用苦寒攻下存阴法者，有当用清凉滋阴法者，有当用利水育阴法者，有当用润燥救阴法者，有当用甘温回阳救阴法者。种种不一，全在临时变通。总之，正气生人，邪气死人。用养阴等法，皆为阳证邪火立说，而非为阴气上腾之阴火立说。当知阳证邪火，其人脉息、声音一切有神。若阴气上腾之阴火，脉息、起居一切无神，阴象全具。此乃认证关键，不可不知。

辨认阴盛阳衰及阳脱病情

头痛如劈

素禀阳虚之人，身无他苦，忽然头痛如劈，多见唇青、爪甲青黑，或气上喘，或脉浮空，或劲如石。此阳竭于上，急宜回阳收纳，十中可救四五。

目痛如裂

察非外感，非邪火上攻，或脉象与上条同，病情有一二同者，急宜回阳。若滋阴解散则死。

耳痒欲死

审无口苦咽干、寒热往来，即非肝胆为病。此是肾气上腾，欲从耳脱也，必有阴象足征，急宜回阳收纳。

印堂如镜

久病虚极之人，忽然印堂光明如镜，此是阳竭于上，旦夕死亡之征。若不忍而救之，急宜大剂回阳收纳，光敛而饮食渐加，过七日而精神更健者，即有生机，否则未敢遽许。

唇赤如朱

久病虚极之人，无邪火可征，忽见唇赤如朱。此真阳从唇而脱，旦夕死亡之征。急服回阳，十中可救二三。

两颧发赤

久病与素秉不足之人，两颧发赤。此真元竭于上也。急宜回阳收纳，误治则死。

鼻涕如注

久病虚极之人，忽然鼻涕如注。此元气将脱，旦夕死亡之征。急宜回阳收纳，或救一二。

口张气出

久病虚极之人，忽见口张气出。此元气将绝，旦夕死亡之征，法在不治。若欲救之，急宜回阳收纳，以尽人事。

眼胞下陷

久病之人，忽见眼胞下陷。此五脏元气竭于下也，旦夕即死，法在不治。若欲救之，急宜大剂回阳，十中或可救一二。

白眼轮青

久病虚损之人，忽见白睛青而人无神。此真阳衰极，死亡之征。急宜回阳，十中可救五六。

目肿如桃

久病与素秉不足之人，忽见目肿如桃，满身纯阴，并无一点邪火风热可验。此是元气从目脱出，急宜回阳收纳，可保无虞。

目常直视

久病虚极之人，忽见目常直视。此真气将绝，不能运动，法在死例。若欲救之，急宜回阳，或可十中救一二。

目光如华

久病与素秉不足之人，目前常见五彩光华。此五脏精气外越，阳气不藏，亦在死例。急宜回阳收纳，十中可救五六。

面色光彩

久病虚损之人，忽见面色鲜艳，如无病之人，此是真阳已竭于上，旦夕死亡之容。若欲救之，急宜回阳，光敛而神稍健，过七日不变者，方有生机，否则不救。

面如枯骨

久病虚极之人，忽见面如枯骨。此真元已绝，精气全无，旦夕死亡之征，可预为办理后事。急服回阳，十中或可救得一二。

面赤如朱 面赤如瘀、面白如纸、面黑如煤、面青如枯草

久病虚极之人，并无邪火足征，忽见面赤如朱者，此真阳已竭于上也。法在不治，惟回阳一法，或可十中救一二。更有如瘀、如纸、如煤、如枯草之类，皆在死例，不可勉强施治。

齿牙血出

素秉阳虚之人，并无邪火足征，阴象全具，忽见满口齿牙血出。此是肾中

之阳虚，不能统摄血液，阴血外溢，只有扶阳收纳一法最妥。若以滋阴之六味地黄汤治之，是速其危也。

牙肿如茄

凡牙肿之人，察其非胃火风热，各部有阴象足征。此是元气浮于上而不潜藏，急宜回阳收纳封固为要。若以养阴清火治之，是速其亡也。

耳肿不痛

凡耳肿之人，其皮色必定如常，即或微红，多含青色，各部定有阴象足征，急宜大剂回阳。切勿谓肝胆风热，照常法外感治之，是速其死也。

喉痛饮滚

凡喉痛饮滚之人，必非风热上攻，定见脉息、声音一切无神，阴象毕露，急宜回阳之药冷服以救之，其效甚速。此是阳浮于上，不安其宅，今得同气之物以引之，必返其舍。若照风热法治之，是速其危矣。

咳嗽不已

久病与素秉不足之人，或过服清凉发散之人，忽然咳嗽异常，无时休息，阴象全具。此是阴邪上干清道，元阳有从肺脱之势。急宜回阳祛阴，阳旺阴消，咳嗽自止。切不可仍照滋阴与通套治咳嗽之上方治之。若畏而不回阳，是自寻其死也。

气喘唇青

久病与素秉不足之人，忽见气喘唇青，乃是元气上浮，脱绝之征，法在难治。急宜回阳降逆收纳。俟气喘不作，唇色转红，方有生机。苟信任不专，听之而已。

心痛欲死

凡忽然心痛欲死之人，或面赤，或唇青，察定阴阳，不可苟且。如心痛、面赤、饮冷稍安一刻者，此是邪热犯于心也，急宜清火；若面赤而饮滚，兼见唇舌青光，此是寒邪犯于心也，急宜扶阳。

腹痛欲绝

凡腹痛欲死之人，细察各部情形，如唇舌青黑，此是阴寒凝滞，阳不运行也，急宜回阳。如舌黄气粗、二便不利、周身冰冷，此是热邪内攻，闭其清道，急宜宣散通滞，如今之万应灵通丸，又名兑金丸，又名灵宝如意丸，又名川督普济丸，又名玉枢万灵丹。一半吹鼻，一半服，立刻见效，不可不知也。

肠鸣泻泄

凡久病与素秉不足之人，有肠鸣如雷、泄泻不止者，此乃命门火衰，脏寒之极，急宜大剂回阳，若以利水之药治之，必不见效。余曾经验多人。

大便下血

凡久病与素秉不足之人，忽然大便下血不止，此是下焦无火，不能统摄，有下脱之势。急宜大剂回阳，如附子理中、回阳饮之类。

小便下血

此条与上“大便下血”同。余曾经验多人，皆是重在回阳，其妙莫测，由其无邪热足征也。

精滴不已

大凡好色之人与素秉不足之人，精常自出，此是元阳大耗，封锁不密。急宜大剂回阳，交通水火为主。余尝以白通汤治此病，百发百中。

午后面赤

凡午后面赤，或发烧，举世皆谓阴虚，不知久病与素秉不足之人，阳气日衰，不能镇纳其阴，阴邪日盛，上浮于外；况午后正阴盛时，阳气欲下潜藏于阴中，而阴盛不纳，逼阳于外，元气升多降少，故或现面赤，或现夜烧。此皆阴盛之候。若按阴虚治之，其病必剧。余常以回阳收纳、交通上下之法治之，百发百中。

身痒欲死

久病与素秉不足之人，身忽痒极，或通身发红点，形似风疹，其实非风疹。风疹之为病，必不痒极欲死，多见发热、身疼、恶寒、恶风。若久病、素不足之人，其来者骤，多不发热身疼，即或大热，而小便必清，口渴饮滚，各部必有阴象足征，脉亦有浮空、劲急如绳可据。此病急宜大剂回阳收纳为要。若作风疹治之，速其亡也。

大汗如雨

久病与素秉不足之人，忽然大汗如雨，此亡阳之候也。然亦有非亡阳者。夫大汗如雨，骤然而出，片刻即汗止者，此非亡阳，乃阴邪从窍而出，则为解病之兆。若其人气息奄奄，旋出而身冷者，真亡阳也，法则不治。若欲救之，亦只回阳一法。然阳明热极，热蒸于外，亦有大汗如雨一条，须有阳证病情足征。此则阴象全具，一一可考。

大汗呃逆

久病与素秉不足之人，与过服克伐清凉之人，忽然大汗呃逆，此阳亡于外，脾肾之气绝于内，旦夕死亡之征也，急宜回阳降逆。服药后，如汗止，呃逆不作，即有生机。若仍用时派止汗之麻黄根、浮小麦，止呃之丁香、柿蒂，未有不立见其死者也。

身热无神

久病与素秉不足之人，或偶劳心，忽见身大热而不疼，并无所苦，只是人困无神，不渴不食。此是元气发外，宜回阳收纳，一剂可愈。若以为发热，即照外感之法治之，是速其危也，世多不识。

吐血身热

凡吐血之人，多属气衰，不能摄血。吐则气机向外，元气亦与之向外，故身热，急宜回阳收纳为主。切不可见吐血而即谓之火，以凉剂施之。

大吐身热

经云：吐则亡阳。吐属太阴，大吐之人，多缘中宫或寒或热，或食阻滞。若既吐已，而见周身大热，并无三阳表证足征。此属脾胃之元气发外，急宜收纳中宫元气为主。切不可仍照藿香正气散之法治之。余于此证，每以甘草干姜汤加砂仁，十治十效。

大泄身热

久病与素秉不足之人，忽然大泄，渐而身大热者，此属阳脱之候。大热者，阳竭于上；大泄者，阴脱于下。急宜温中收纳为主。切不可一见身热，便云外感；一见大泄，便云饮食。若用解表、消导、利水，其祸立至，不可不知。

午后身热

经云：阴虚生内热。是指邪气旺而血衰，并非专指午后、夜间发热为阴虚也。今人全不在阴阳至理处探取盈缩消息，一见午后、夜间发热，便云阴虚，便云滋水。推其意，以为午后属阴，即为阴虚，就不知午后、夜间正阴盛之时，并非阴虚之候。即有发热，多属阴盛隔阳于外，阳气不得潜藏，阳浮于外，故见身热。何也？人身真气从子时一阳发动，历丑、寅、卯、辰、巳，阳气旺极；至午、未、申、酉、戌、亥，阳衰而下潜藏。今为阴隔拒，不得下降，故多发热。此乃阴阳盛衰，元气出入消息，不可不知也。

余于此证，无论夜间、午后烧热，或面赤，或唇赤、脉空、饮滚、无神，即以白通汤治之，屡治屡效。

皮毛出血

久病与素秉不足之人，忽见皮毛出血，此乃卫外之阳不足，急宜回阳收纳，不可迟延。

阴囊缩入

久病与素秉不足之人，忽然囊缩、腹痛，此厥阴阴寒太甚，阳气虚极也，急宜回阳。或用艾火烧丹田，或脐中；或以胡椒末棉裹塞脐中，用有力人口气吹入腹中，囊出痛止，亦是救急妙法。

两脚大烧

久病与素秉不足之人，或夜卧，或午后两脚大烧，欲踏石上，人困无神。此元气发腾，有亡阳之势，急宜回阳收纳为主。切不可妄云阴虚，而用滋阴之药。

两手肿热

凡素秉不足之人，忽然两手肿大如盂，微痛微红，夜间、午后便烧热难忍。此阴盛逼阳，从手脱也，急宜回阳收纳为主。

两乳忽肿

凡素秉不足之人，忽然两乳肿大，皮色如常，此是元气从两乳脱出，切勿当作疮治，当以回阳收纳为主。

疮口不敛

凡疮口久而不敛，多属元气大伤，不能化毒生肌，只宜大剂回阳。阳回气旺，其毒自消，其口自敛。切忌养阴清凉，见疮治疮。

痘疮平塌

凡痘疮平塌，总原无火，只宜大剂回阳，切不可兼用滋阴。

肛脱不收

凡素秉不足之人，或因大泄，或因过痢，以致肛脱不收。此是下元无火，不能收束，法宜回阳，收纳肾气。或灸百会穴，亦是良法。

小便不止

久病与素秉不足之人，忽见小便日数十次，每来清长而多。此是下元无火也，急宜回阳，收纳肾气，切不可妄行利水。

腹痛即泄

久病与素秉不足之人，多有小腹一痛，立即泄泻，或溏粪、清白粪，日十余次。此属下焦火衰，阴寒气滞，急宜回阳。切不可专以理气分利为事。

身疼无热

久病与素秉不足之人，忽见身疼，而却不发热者，是里有寒也，法宜温里。但服温里之药，多有见大热身疼甚者，此是阴邪溃散，即愈之征，切不可妄用清凉以止之。

身热无疼

久病与素秉不足之人，与服克伐宣散太过之人，忽见身热，而却无痛苦，并见各部阴象足征。此是阳越于外也，急宜回阳收纳，不可妄用滋阴、升散。

身冷内热

久病与素秉不足之人，身外冷而觉内热难当，欲得清凉方快。清凉入口，却又不受，舌青滑而人无神，二便自利。此是阴气发潮，切不可妄用滋阴清凉之品，急宜大剂回阳，阳回则阴潮自灭。若果系时疫外冷内热之候，其人必烦躁，口渴饮冷，二便不利，人必有神，又当攻下，回阳则危。

身热内冷

久病之人，忽见身大热而内冷亦甚，叠褥数重。此是阳越于外，寒隔于内，急宜回阳，阳气复藏，外自不热，内自不冷。切不可认作表邪，若与之解表，则元气立亡。此等证多无外感足征，即或有太阳表证，仍宜大剂回阳药中加桂、麻几分，即可无虞。

身重畏冷

久病与素秉不足之人，忽见身重畏冷者，此是阴盛而阳微也，急宜回阳。

身强不用

久病与素秉不足之人，与过服克伐宣散之人，忽然身强不用。此是真阳衰极，阳气不充，君令不行，阴气旺甚，阻滞经脉，宜大剂回阳，阳旺阴消，正气复充，君令复行，其病自已。世人不识，多以中风目之，其用多以祛风，每每酿成坏证，不可不知也。

脚轻头重

久病与素秉不足之人，人忽见脚轻头重。此是阴乘于上，阳衰于内也。急宜回阳，收纳真气，阳旺阴消，头重不作，便是生机。

脚麻身软

久病与素秉不足之人，多有脚麻身软者。此是阳气虚甚，不能充周，急宜甘温扶阳。阳气充足，其病自已。

气喘脉劲

久病之人，忽见气喘脉劲，此阳竭于上，旦夕死亡之候，急急回阳，十中可救一二。但非至亲，切切不可主方，即主方亦必须批明，以免生怨。切不可见脉劲而云火大，便去滋阴降火。

吐血脉大

凡吐血之人，忽见脉来洪大。此阳竭于上，危亡之候也。今人动云“吐血属火，脉大属火”，皆是认不明阴阳之过也。

眉批：人能知得血是水，气是火，便知得滋阴之误，姜、附之效也。

虚劳脉动

凡虚损已极之人，脉象只宜沉细。若见洪大细数，或弦，或紧，或劲，或如击石，或如粗绳，或如雀啄、釜沸，皆死亡之候，切切不可出方。果系至亲至友，情迫不已，只宜大甘大温以扶之。苟能脉气和平，即有生机。切切不可妄用滋阴，要知虚损之人多属气虚，所现证形多有近似阴虚，其实非阴虚也。余尝见虚损之人，每每少气懒言，身重嗜卧，潮热而口不渴，饮食减少，起居动静，一切无神，明明阳虚，并未见一分火旺阴虚的面目。

近阅市习，一见此等病情，每称为阴虚，所用药品，多半甘寒养阴。并未见几个胆大用辛温者，故一成虚劳，十个九死。非死于病，实死于药；非死于药，实死于医。皆由医家不明阴阳至理，病家深畏辛温，故罕有几个得生，真大憾也。

以上数十条，揭出元气离根、阳虚将脱危候，情状虽异，病源则一。学者苟能细心体会，胸中即有定据，一见便知，用药自不错乱。虽不能十救十全，亦不致误人性命。但病有万端，亦非数十条可尽，学者即在这点元气上探求盈虚出入消息，虽千万病情，亦不能出其范围。余更一言奉告，夫人身三百六十骨节，节节皆有神，节节皆有鬼。神者，阳之灵，气之主也此言节节，皆正气布护；鬼者，阴之灵，血之主也此言节节，皆真阴布护，故前贤云"鬼神塞满宇宙"，宇宙指天地，指人身也。无论何节出现鬼象即阴邪也，即以神治之神，阳也，火也，气也。以阳治阴，即益火之源，以消阴翳，即扶南泻北之意，即补火治水义。用药即桂、附、姜、砂一派是也。无论何节现出邪神为殃言邪神者，明非即正气之盛，指邪气之盛，邪气即邪火也。乾坤以正气充塞，正气不能害人，邪气始能害人，故曰邪神，又可以鬼伏之鬼，阴也，血也，水也；邪神，邪火也。鬼伏神，即以水治火，滋阴降火。用药即三黄石膏、大小承气一派是也。今人动云滋阴降火，皆是为邪火伤阴立说，并未有真正阴虚。即谓阴虚，皆阳虚也。何则？阴阳本是一气，不可分也。故经云：气旺则血旺，气衰则血衰；气升则血升，气降则血降；气在则血在，气亡则血亡。明得此理，便知天一生水之旨归，甘温、辛温回阳之妙谛。学者不必他处猜想，即于鬼神一语，领会通身阴阳，用药从阴、从阳法度，认得邪正关键，识得诸家错误，便可超人上乘，臻于神化。

辨脉切要

浮脉主风、洪脉主火、实脉主热、数脉主热、紧脉主寒、滑脉主痰、沉脉属阴、迟脉属寒、细脉不足、微脉不足、虚脉不足、弱脉不足。

以上脉象，诸书言：浮主风也，洪与实、数、紧、滑主火、主热、主寒、主痰也。余谓浮脉未可遽为风，洪、大、实、数、紧、滑未可遽概为火、为热、为寒、为痰也。沉、迟、细、微与虚、弱，亦未可遽概为阴、为寒、为不足、为虚损也。要知外感脉浮，而病现头疼身痛、发热恶风、自汗、鼻筑流清，始可以言风也。若内伤已久，元气将脱之候，脉象亦浮，犹得以风言之乎？洪、大、实、数之脉，而病现发热恶热、烦躁、口渴饮冷、谵语、口臭气粗、二便闭塞之类，始可以言火、言热也。若内伤已久，元气将脱之候，脉象有极洪、极长、极实、极数、极劲之类，又尚得以时行火热证言之乎？紧寒、滑痰之脉，而病现身疼、发热畏寒，与吐痰不休之类，始可言寒邪、痰湿也。若内伤已久，元气将脱之候，脉象亦有极紧、极滑之形，又尚得以寒痰目之乎？沉、迟、细、微、虚、弱之脉，而病现面白唇青、少气懒言、困倦嗜卧之类，乃可以言不足、言虚寒、言阴阳两伤。若外邪深入，协火而动，闭其清道，热伏于中，阳气不达于四末，四肢冰冷，惟口气蒸手，小便短赤而痛，此为阳极似阴，又尚得以气血虚损言之乎？

总之，脉无定体，认证为要，阴阳内外，辨察宜清。虽二十八脉之详分，亦不过资顾问已耳。学者苟能识得此中变化，便不为脉所囿矣。

切脉金针

夫脉者，气与血浑而为一者也。其要在寸口百脉皆会于此。其妙在散于周身，随邪之浅深、脏腑之盛衰、人性之刚柔、身体之长短、肌肉之肥瘦、老幼男女之不同，变化万端。其纲在浮、沉、迟、数，其妙在有神、无神即有力、无力也。有神无神者，即盈缩机关，内外秘诀。他如浮、洪、长、大、数、实，皆为盈、为有余之候。果病情相符，则为脉与病合，当从有余立法施治。如脉虽具以上等象，而病现不足以极，则为脉不合病，当舍脉从病，急宜扶其不足，培其本源，切勿惑于浮风、洪火之说。若按浮风、洪火治法，则为害非浅。沉、迟、细、微、虚、弱皆为缩，为不足。果病情相符，则为脉与病合，当照不足立法施治；如脉虽具以上等象，而病现有余以极，又当舍脉从病，切勿惑于沉、迟、细、微为虚损。若按虚损治法，则为祸不浅。余恒曰：一盈一缩，即阴阳旨归，万病绳墨。切脉知此，便易认证，庶不为脉所囿矣。

相舌切要

舌上白苔

病人虽舌现白苔，并未见头疼身痛、发热恶寒、恶热等情，切不可认为表证，认为瘟证。当于脉息、声音、起居、动静、有神无神处探求病情，自有着落，切切不可猛浪。如果有表证足征，始可照解表法施治。

舌上黄苔

病人虽舌现黄苔，无论干黄色、润黄色、老黄色、黑黄色，并未见口渴饮冷、烦躁、恶热、便闭等情，切不可便谓火旺热极，当于“阳虚，真气不上升”处理会，病情上理会，治法即在其中。如果见便闭、口臭气粗、身轻恶热、必烦饮冷、精神有余等情，便当攻下，不可迟延。

舌上黑苔

病人虽舌现黑苔，无论干黑色、青黑色、润黑色，虽现阴象，切不可即作阴证施治。如其人烦躁、口渴饮冷、恶热身轻、气粗口臭、二便闭结，即当攻下，不可迟延；如其人安静懒言、困倦、不渴不食、二便自利，即当回阳，不可迟延。

舌上红黑色　舌上润白苔　舌根独黄色　舌上白黄色

舌上黄芒刺　舌尖独青色　舌上黑黄色　舌上黑芒刺

舌根独黑色　舌上青黄色　舌上白芒刺　舌尖惨红色

舌上粉白苔　舌上青红色　舌心独黄色　舌上干白苔

舌上淡黄色　舌边独白色　舌裂而开瓣　舌如猪腰色

舌之分辨，实属繁冗，亦难尽举。姑无论其舌之青、黄、赤、白、黑、干润、燥裂、芒刺满口、红白相间、黄黑相兼，统以阴阳两字尽之矣。是阴证，则有阴象足征；是阳证，则有阳证可凭。识得此旨，则不专以舌论矣。诸书纷纷论舌，言某舌当某药，某舌当某方，皆是刻舟求剑之流，不可为法。学者务于平日，先将阴阳病情，真真假假，熟悉胸中，自然一见便知，亦是认证要着。

万病一气说

病有万端，发于一元。一元者，二气浑为一气者也。一气盈缩，病即生焉。有余即火，不足即寒。他如脉来洪大，气之盈也；脉来数实，脉来浮滑，气之盈也，间亦不足脉来洪、大、数、实、浮、滑，乃邪实火盛，此为有余。久病暴脱，亦有此脉象，不可不知。脉来迟细，气之缩也；脉来短小，脉来虚弱，气之缩也，间亦有余脉来迟、细、短、小、虚、弱，皆为不足。若温病热极脉伏，亦有此脉，不可不知。脉来劈石，脉来鱼尾，脉来雀啄，脉来釜沸，脉来掉尾，脉来散乱，气之绝也。

推之，面色如朱，气盈之验，亦有缩者素平面赤，不作病看。新病面赤、恶热，则为邪实火旺，久病无神，虚极之人而面赤，则为阳竭于上，脱绝之候。色如鸡冠者吉，色如瘀血者死。面青有神，气盈之验，亦有缩者素平面青有神，不作病看。有病而始面青，则为肝病。有神主肝旺、无神主肝虚。色如翠羽者吉，色如枯草者凶。面白有神，气盈之验，亦有缩者素平面白，不作病看。有病而始见面白者，方以病论。白而有神，肺气尝旺；白而无神，肺虚之征。白如猪膏者吉，色如枯骨者危。面黄有神，气盈之验，亦有缩者素平面黄，不作病看。有病而始面黄，方以病论。黄而有神，胃气之盛；黄而无神，气弱之征。黄而鲜明者吉，黄如尘埃色者凶。面黑有神，气盈之验，亦有缩者素平面黑，不作病看。有病而始面黑，方以病论。黑而有神，肾气尚旺；黑而无神，肾气衰弱。黑如乌羽者吉，色如炭煤者危。此论五色之盛衰，其中尚有生克。额属心，而黑气可畏。鼻属土，而青色堪惊。颏下黄而水病，腮左白而肝伤，腮右赤兮火灼，唇上黑兮水泱。气色之变化多端，明暗之机关可据。

至若审音察理，五音细详五音指宫、商、角、徵、羽，以应人身五脏也。声如洪钟，指邪火之旺极素平音洪，不作病看。有病而始见声洪，则为邪实火旺，法宜泻火为主；语柔而细，属正气之大伤素平声细，不作病看。有病而始见声低息短，则为不足；忽笑忽歌，心脾之邪热已现笑主心旺，歌主脾旺；或狂或叫，阳明之气实方张狂叫乃胃热极；瞑目而言语重重，曰神曰鬼瞑目而妄言鬼神，是正气虚极，神不守舍也；张目而呼骂叨叨，最烈最横肝火与心胃邪旺，其势有不可扑灭。

曰饮食，曰起居，也须考证。食健力健，言气之盈；食少力少，本气之缩。饮冷饮滚兮，阴阳之形踪已判；好动好卧兮，虚实之病机毕陈。

至于身体，更宜详辨。肌肉丰隆，定见胃气之旺；形瘦如柴，已知正气之微。皮肤干润，判乎吉凶；毛发脱落，知其正败。

要知风气为殃，春温之名已播；火气作祟，暑热之号已生；湿气时行，霍乱之病偏多；燥气行秋，疟痢之病不少；又乃冬布严寒，伤寒名著。一年节令，病气之变化无穷；六气循环，各令之机关可据。六气即是六经，六经仍是一经；五行分为五气，五气仍是一气。揭太阳以言气之始，论厥阴以言气之终，昼夜循环，周而复始。病也者，病此气也周身骨节、经络，皆是后天有形之质，全赖一气贯注。虽各处发病形势不同，总在一气之中。神为气之宰，气伤则神不安，故曰病。气也者，周身躯壳之大用也身中无气则无神，故曰死。用药以治病，实以治气也。气之旺者宜平正气不易旺，惟邪气易旺，须当细分，气之衰者宜助衰有邪衰、正衰之别，当知，气之升者宜降泻其亢盛，气之陷者宜举，气之滞者宜行，气之郁者宜解，气之脱者宜固，气之散者宜敛。知其气之平，知其气之变，用药不失宜，匡救不失道，医之事毕矣。

胎元图

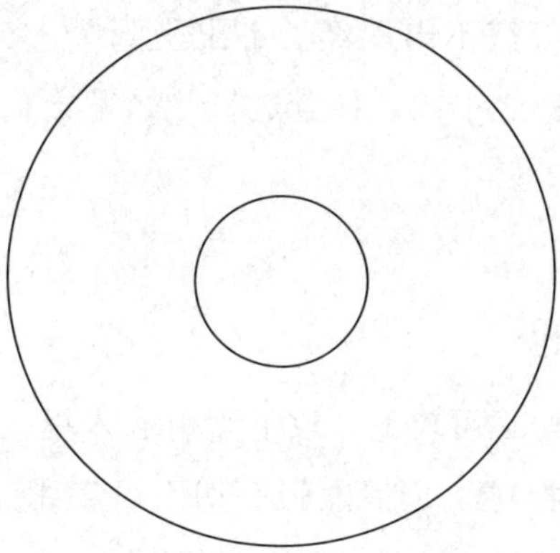

胎元图

胎元图说

今以一大圈，喻人一身之真气，中有一小圈，喻人身受胎之始基。始基之谓，胎元之消息也，称为祖气，号曰先天。先天，即父母精血中一点真气。**眉批：** 阳精阴血，各具真气，故曰真气寓于凡精凡血之中。二气浑为一气，一气中含五气五气，即青、黄、赤、白、黑，秉天也；五气即金、木、水、火、土，秉地也；在人即心、肝、脾、肺、肾。经云“二五之精，妙合而凝”是也。五气发生万物阴阳配合，迭相运用，化生五脏六腑、百脉经络。天地所有，人身皆具。然未生以前，五行在乾坤之中；既生以后，乾坤即在五行之内。五气生万物，一物一太极，一物一阴阳。阳之用从昼，阴之用从夜，此坎离之功用所由分，而万物之功用所由出，由一而万理攸分，由万而一元合聚，故曰“一粒粟藏大千世界”，即此之谓也孟子云“万物皆备于我”，皆是由明善复初，以知得个中这一点机关，这一点胎元消息也。其中这一点真消息，逐日运行，无刻休息。子时发动，由下而中而上阳根于阴，故由下而发上，由上而中而下阴根于阳，故由上而趋下，此阴阳互为其根，一元之消息也，循环不已。然由下而中而上，三阳已分下中上为三部，阳主上升，一气分为三部，即太阳、阳明、少阳也；由上而中而下，三阴已定上中下为三部，阴主下降，阳从背面，阴从腹面。三阴即太阴、少阴、厥阴是也。合之二三如六，故曰六步而成位。六爻之义于此分，六气六经之所由判，亦无非这一点胎元，流行充周之所化育也。

仲景知得六步之精义，移步换形，移步更名，变化万端，不出范围。余初业斯道，即闻诸师云“万病不出六经，不出阴阳”，终不了了。冥心之余，忽得此胎元消息，始识师言之不谬，仲景之骨髓如见矣。

用药须知

外感风寒忌收纳也

凡一切外邪初入，切不可攻下，攻下则引邪入里，变证百出；切不可妄用温固收纳，收纳为关门捉贼，延祸匪轻；切不可妄用滋阴，滋阴则留恋阴邪，病根难除。只宜按定六经提纲病情施治，庶不误人。

内伤虚损忌发散也

凡内伤之人，多半咳嗽，由清阳不升，浊阴不降，闭塞清道而成，只宜辛甘化阳之品，荡去阴邪，清升浊降，咳嗽自已。昧者不识，称为陈寒入肺，纯用一派搜寒宣散之品，每每酿成脱证。不知病既内伤，正虚无疑，而更用此宣散，则一线之正气，又为大伤，岂能久延时刻，而不脱绝者乎？

凡内伤之人，多半胸满、不食、痰多，由中宫气衰，转输失职，阴邪痰水堵塞胸中，只宜温中醒脾助正，胸满、痰水自去也。昧者不察，多用一派推荡破滞之品，每每酿成腹胀不治之病，不可不知。

凡内伤之人，多有身热而却不疼，虽然内热而口不渴。如此等病情，近似外感，近似火证，只宜回阳收纳。收纳则阳不外越，而身热自已；阳回则镇纳阴邪，而阴潮不作诸书称内热由阴虚，不知阳衰而阴鬼立出，即昼夜亦可知也。昧者不识，一见发热，称为外感，便以发散投之，必危；一见内热，称为阴虚，滋阴降火，必殆。

阳虚吐血忌滋阴也

凡吐血之人，由正气已衰，中宫不运，阴邪僭居阳位，久久积聚，阳无力以施运行之权，阳无力以申乾刚之令，一触即发，血所以出也。只宜甘温扶阳，以申其正气，正气日申，阴血自降，一定之理。昧者不察，一见吐血，便以滋阴止血之品，希图速效，究意酿成死证。含糊有年，真憾事也。

阴虚吐血忌温补也

凡阴虚吐血之人，多半精神有余，火伏于中，逼血妄行。吐后人不困倦，此乃有余之候，百中仅见一二。只宜清凉，平其有余。若照阳虚吐血治之必殆，不可不知。

阳虚一切病证忌滋阴也

凡阳虚之人，多属气衰血盛，无论发何疾病，多缘阴邪为殃，切不可再滋其阴。若更滋其阴，则阴愈盛而阳愈消，每每酿出真阳外越之候，不可不知。

阴虚一切病证忌温补也

凡阴虚之人，多属气盛血衰，无论何部发病，多缘火邪为殃，切不可再扶其阳。若扶其阳，则阳愈旺而阴愈消，每每酿出亢龙有悔之候，不可不知。

病有宜汗者

太阳病，发热、身疼、自汗、恶风者，当发汗。

太阳病，外证未解，脉浮弱者，当微发汗。

太阳病，表证未罢，发汗未过，脉浮数者，仍可发汗。

阳明病，脉迟、汗出多、微恶寒者，表未解也，可发汗。

太阴病，脉浮者，可发汗。

太阴病，汗后不解，仍发热，脉浮者，当复汗之。

伤寒发汗本无体，随邪之浅深，本气之盛衰，有大发汗，复发汗，微发汗，更有和解，亦得汗而解，温经亦得汗而解，回阳亦得汗而解，不可不知。

病有不宜汗者

仲景云：阳盛阴虚，下之则愈，汗之则死。

发热、身疼、脉浮紧者，当发汗。假令尺脉迟弱者，不可发汗，以营弱血少故也。

咽燥喉痹者，不可发汗，津液现已伤也。

咳而小便利，若失小便者，不可发汗，下元虚也。

下利，虽有表证，不可发汗，发汗则水湿必散于周身，而成浮肿胀满。

淋家不可发汗，发汗则津液内亡，客热更增。

衄血、亡血家，不可发汗，以其血液虚也。

疮家不可发汗，发汗则痉。表虚热盛故生疮，汗之则表愈虚而热愈炽，热则伤血，热则生风，故变为痉。

少阴病，脉沉细数。沉为在里，不可发汗。

大便素难便者，不可发汗，发汗则谵语，以其血液既少，而复夺之，表虚里实，故谵语。

汗家不可重发汗，发汗则心神恍惚，盖以汗为血液也。心液大耗，神无所主，故见恍惚。

虚人发热，无身疼者，不可发汗，发汗则阳亡。盖以发热乃阳越于外，收之惟恐不及，今误汗之，阳必亡。

血气欲绝，手足厥冷，引衣蜷卧，不可发汗，发汗则殆。

厥证脉紧，不可发汗，汗则声绝、咽嘶、舌萎。要知阳厥宜下，即热深厥深是也；阴厥宜回阳，即四逆汤法之也。

脉弦细、头痛、发热者，属少阳，宜和解，不宜发汗，发汗则变证百出。

太阳与少阳并病，头项强痛，或眩冒，时加结胸，心下痞硬者，不可发汗。

风温证不可发汗，汗之则热盛，汗则血伤也。

湿温证不可发汗，汗之卫阳虚，津液竭，热必盛也。

虚烦证不可发汗，汗之则心血虚，而烦愈盛也。

午后热，不可发汗，汗之则阳亡。

久病阳虚、阴虚，一切诸证，不可擅发汗。

病有宜吐者

病如桂枝证，头不疼，项不强，寸脉微浮，胸中痞硬，气上冲咽喉，不得息者，此为有寒一云内有久痰，宜吐之。

病人胸中菀菀而痛，不能食，欲使人按之，而反有涎唾，下利日十余行，其脉反迟，寸口微滑。此宜吐之，吐之则利止。

少阳病，饮食入口即吐，心下温温欲吐，复不能吐者，宜吐之。

宿食在上脘者，当吐之。

病手足逆冷，脉乍结，以客气在胸中，心下满而烦，欲食不能，病在胸中，当吐之。

凡病在膈上，脉大、胸满、多痰者，食在胃口，脉滑者，俱宜吐之。

病有不宜吐者

脉虚、脉微者，不可吐。

太阳病，干呕，呕逆者，不可吐，吐之则伤胃。

四肢厥逆者，不可吐。

膈上有寒饮、干呕者，不宜吐，当温之。

凡中、下二部之病，切不可吐，吐则为逆。

病有宜下者

发汗不解，腹满痛者，急下之。

下利，三部脉皆平，按之心下硬者，急下之。

下利，脉迟滑者，内实也，利未欲止，当下之。

脉滑而数者，有宿食也，宜下之。

寸脉浮大，按之反涩，尺中亦微而涩，知有宿食也，宜下之。

下利，不欲食者，以有宿食故也，当下之。

不利，见谵语者，有屎燥也，宜下之。

下利瘥，至其年月日时复发者，病不尽故也，当下之。

伤寒六七日，目中不了了，睛不合，无表里证，大便难，身微热者，此为实也，急下之。

阳明病，发热、汗出多者，急下之。

二阳并病，太阳证罢，但发潮热，手足漐漐汗出，大便难而谵语者，下之则愈。

少阴病，得之二三日，口燥咽干者，急下之。此邪未深入，便作口燥，肾水将干，宜急下之，以救欲绝之水也。

少阴证六七日，腹胀、不大便者，急下之。此少阴邪热入胃腑也，土胜则水干，宜急下以救肾水。

少阴病，自利清水，色纯青，心中必痛，口中燥者，急下之。青为肝色，肝邪乘肾，故下利；阳邪上攻，故口燥。此亦少阴传阳明腑证也。

厥阴证，舌卷囊缩，宜急下之。此证有寒极而缩者，宜温。此由阳明之热陷入厥阴，阳明主润宗筋，宗筋为热所攻，弗荣而急引舌、睾丸，故舌卷囊缩。此为热极，故宜急下以存阴也。

须知胃为五脏之大源，凡胃受热，处处皆可传及。总之，土燥则水易亏，故阳明与厥阴皆有急下法。证虽不同，其入腑之理则一也。

病有不宜下者

仲景云：阴盛阳虚，汗之则愈，下之则死。

太阳病，外证未解者，不可下，下之则引邪入里也。脉浮大者，不可下，浮大为在表也。

恶寒者，不可下，邪尚在表也。

呕多，虽有阳明证，不可下，邪在上焦也。

阳明病，不能食，攻其热必哕，胃中虚冷故也。

阳明病，应发汗，反下之，则为大逆。

太阳阳明合病，喘而胸满，不可下，宜麻黄汤。寒散肺清，胃邪亦自散也。

脉细数者，不可下。细数为血虚有热，下之，热邪入里，恐亡阴。

恶水者，不可下，下之则内冷，不嗜食，完谷出。

头痛、目黄者，不可下，邪在上也。

阳微者，不可下，下之痞硬，阴盛而阳不宣也。

寒厥者，不可下，下之则死。

腹胀可按而减者，不可下，里虚而邪未实也。

咽中秘塞者，不可下，邪在上也。

阳明病，面赤，心下虽微满，不可下，邪未实也。

腹中上下左右有动气者，不可下。

结胸证，脉浮大者，不可下，邪在表也。

脏结无阳证，舌上苔滑，安静不渴者，不可下。

大便硬，小便数者，不可下，乃脾约丸证也。

阳明病，自汗出，若发汗小便自利者，不可下。此为津液内竭，虽硬不可攻，宜蜜煎导之。

凡病之当汗与不当汗，当吐与不当吐，当下与不当下，浅深各有定据，不得胡行妄为。务宜详察病情，诊视脉象有神无神，声音微厉，饮热饮冷，喜按畏按，各处搜求，自然有下手处也。

服药须知

大凡阳虚阴盛之人，满身纯阴，虽现一切证形，如气喘气短，痰多咳嗽，不食嗜卧，面白唇青，午后、夜间发热，咽痛，腹痛泄泻，无故目赤牙疼，腰痛膝冷，足软手弱，声低息微，脉时大时劲，或浮或空，或沉或细，种种不一。皆宜扶阳，驱逐阴邪，阳旺阴消，邪尽正复，方可予扶阳之品。

但初服辛温，有胸中烦躁者，有昏死一二时者，有鼻血出者，有满口起泡者，有喉干痛、目赤者。此是阳药运行，阴邪化去，从上窍而出也。以不思冷水吃为准，即吃一二口冷水，皆无妨。服辛温四五剂，或七八剂，忽咳嗽痰多，日夜不辍。此是肺胃之阴邪，从上出也，切不可清润。服辛温十余剂后，忽然周身、面目浮肿，或发现斑点，痛痒异常，或汗出，此是阳药运行，阴邪化去，从毛窍而出也，以饮食渐加为准。服辛温十余剂，或二十余剂，或腹痛泄泻。此是阳药运行，阴邪化去，从下窍而出也。但人必困倦数日，饮食懒餐，三五日自已。其中尚有辛温回阳，而周身反见大痛大热者，阴陷于内，得阳运而外解也，半日即愈。

凡服此等热药，总要服至周身、腹中发热难安时，然后与以一剂滋阴。此乃全身阴邪化去，真阳已复，即与以一剂滋阴之品，以敛其所复之阳，阳得阴敛，而阳有所依，自然互根相济，而体健身轻矣。虽然邪之情形，万变莫测。以上所论，不过略陈大意耳，学者须知。

卷 四

失血破疑说

今人一见失血诸证，莫不称为火旺也；称为火旺，治之莫不用寒凉以泻火。举世宗之而不疑，群医信之而不察。所以一得失血证，群皆畏死，由其一经失血，死者甚多。不知非死于病，实死于泻火之凉药耳。然则凉药其可废乎？非即谓凉药之可废，但失血之人，正气实者少也正气一衰，阴邪上逆，十居八九；邪火所致，十仅一二，不可不慎。

余有见于今之失血家，群皆喜服清凉而恶辛温，每每致死，岂不痛惜！余故为当服辛温者，决其从违焉。不观天之日月，犹人身之气血乎？昼则日行于上，而月伏于下；夜则月行于上，而日伏于下。人身气血同然。失血之人，血行于上，而气伏不升可知。欲求血之伏于下，是必待气之升于上，气升于上，血犹有不伏者乎？知得此中消息，则辛温扶阳之药，实为治血之药也。

又可怪者，人人身中本此气血二物，气为阳，法天，火也；血为阴，法地，水也。故曰：人非水火不生活水火二字，指先天先地真气，非凡世之水火也。愚夫愚妇，固说不知，而读书明理之士，亦岂不晓？明知血之为水，水既旺极而上逆，何得更以滋水之品助之？此其中亦有故，故者何？惑于血色之红也。不知血从火里化生出来，经火煅炼，故有色赤之象。岂得以色红，而即谓之火，即宜服凉药乎？此处便是错误关头。毒流有年，牢不可破。余不惮烦，又从而言之，愿与后之来者作一臂力焉。幸甚！

附：七绝二首

吐血都传止血方，生军六味作主张。甘寒一派称良法，并未逢人用附姜姜、附，阳也；血，阴也。以阳治阴，即益火之源，以消阴翳。

血水如潮本阳亏，阳衰阴盛敢僭为阴盛，即君弱臣强、夫弱妻强的章本。人若识得升降意阳主升，阴主降，乃是定理。今阴升而阳不升，更以阴药助之，阴愈升而阳愈降，不死何待，宜苦宜辛二法持宜苦者十仅一二，宜辛者十居八九。

“益火之源，以消阴翳”辨解

前贤云“益火之源，以消阴翳”，阳八味是也。此方此语相传已久，市医莫不奉为准绳，未有几个窥透破绽，余不能无疑也。疑者何？疑方药之不与命名相符。既云“益火之源，以消阴翳”，必是在扶助坎中一点真气上说，真气一衰，群阴四起，故曰阴翳。真气一旺，阴邪即灭，故曰益火。方中桂、附二物，力能扶坎中真阳，用此便合圣经。何得又用熟地、枣皮之滋阴阴邪即盛，就不该用此，丹皮之泻火益火而反泻火，实属不通，山药、茯苓、泽泻之甘淡养阴则利水乎？推其意也，以为桂、附之辛热属火，降少升多，不能直趋于下，故借此熟地、枣皮沉重收敛之品，**眉批：**孰知五味下喉，其气味立刻周遍，呼吸立刻上下交通，何待此药？而使其趋下；又以丹皮之苦寒助之，更以苓、泽利水，使阴邪由下而出，似为有理。独不思仲景治少阴病，四肢厥逆、腹痛囊缩、爪黑唇青、大汗淋漓，满身全是阴翳，何不重用此熟地、枣皮、丹皮、苓、泽之品，而独重用姜、附、草三味起死回生，其功迅速？由此观之，仲景之白通、四逆，实“益火之源，以消阴翳”者也。若此方而云益火消阴，断乎不可。余非固为好辩，此是淆乱圣经之言，毒流已久，祸延已深，不得不急为剪除也。

“壮水之主，以制阳光”辨解

前贤云“壮水之主，以制阳光”，六味丸是也。此方、此说相传有年，举世宗之而不疑，群医用之而不辨，余不能无说也。窃思此方，必是为邪火伤阴立说，并不是言坎中阳旺立说。今人动云阴虚火旺，阴虚便说是肾水虚通身血水皆属肾，言肾虚亦可，火旺便说是肾火旺通身之气皆本肾中一点真火生来，即云肾火旺亦可。但有邪正，不可混淆，统以六味丸治之，其蒙蔽有年矣，余特辨而明之。阴者，水也；阳者，火也。水火互为其根，合而为一，不可分为二也。**眉批：**阴阳，一气耳。岂有阳虚而阴不虚，阴虚而阳不虚者乎？千古疑团，一语道破。仲景一生全在邪正上论偏盛，今人在一气上论偏盛，相隔天渊，源头错乱。今得此说，方知前人之错误不少。水从火里生来，故曰天一生水先天真气，号曰真火、真气，即真金所化。阳旺一分指真气，阴即旺一分指真阴；阳衰一分，阴即衰一分。试问阴虚火旺何来？所谓制阳光者，明是教人泻邪火也。邪火始能伤阴，真火实能生阴，此邪正关键，用药攸分区处，岂堪混淆莫辨？要知邪火窃发，无论在于何处，皆能伤血，即以三黄、白虎、承气与此六味丸，按定轻重治之，皆是的对妙法。今人不明阴阳一气，不明邪正机关，专以此方滋肾中之元阴，泻肾中之元阳，实属不通。

申明“阴盛扶阳，阳盛扶阴”的确宗旨

万古一阴阳耳。阴盛者，扶阳为急；阳盛者，扶阴为先。此二语实治病金针、救生宝筏，惜乎人之不得其要耳。今人动以“水火”二字喻天平，水火不可偏盛，偏盛则为病。余谓不然。人自乾坤立命以来，二气合为一气，充塞周身、上下四旁，毫无偏倚。火盛则水盛此火指真火，水指真阴。言火盛、水盛者，即五六月之雨水可知，火衰则水衰即十冬月雨水可知。此正气自然之道，不作病论，亦无待于扶。所谓偏盛者何？偏于阴者宜扶阳，是言阴邪之盛，不是言肾中之真阴偏盛也；偏于阳者宜扶阴，是言邪火之盛，不是言肾中之真阳偏盛也。前贤立阳八味、六味丸，以言治元阴、元阳之方。此说一倡，俱言真阴、真阳之果有偏盛也。此语害世非浅。今人又不读圣经，无怪乎六味、八味之盛行，而承气、四逆之莫讲也。

邪正论

凡天地之道，有阴即有阳，有盈即有虚，有真即有伪，有邪即有正。试问邪正之道若何？邪也者，阴阳中不正之气也。**眉批：**不正之气，四时皆有，六经分为六气。不正之气流行于中，故曰六客。不正之气，伤于物则物病，伤于人则人病。治之调之，皆有其道。欲得其道，必明其正。正也者，阴阳太和之气也。**眉批：**太和者，真阴真阳浑然一气，氤氲化育之消息也。太和之气，弥纶六合，万物皆荣。人身太和充溢，百体安舒；太和之气有亏，鬼魅丛生，灾异迭见，诸疾蜂起矣。

天地之大，生化消长，不能全其太和；人生逐利逐名，亦不能全其固有。正日衰，则邪日盛。欲复其正，必治其邪。邪有阴邪客邪在脏，或在里之谓也，阳邪之名言客邪在表、在腑之谓也，正有外伤言六节之客邪，由外入内也，内伤之别言七情之客邪，由内而出外也。

眉批：风、寒、暑、湿、燥、火六气，乃是六经的本气，六气中不正之气，方是客气。邪正原有分别，无奈今人含含糊糊而不察也。

正自外伤，邪自外入卫外之正气衰，外来之客邪作；正自内伤，邪自内出或劳神损心阳，饮食伤脾阳，房劳损肾阳，皆是内伤根柢。从阴从阳，邪之变化无方邪由外入，或从风化，从燥化，从热化，从湿化，从寒化，随邪变迁，原无定向。内伤不然，或损于脾，或损于胃，或损于肝，或损于心，或损于肾，病情有定

向，用药有攸分；曰脏，曰腑，邪之居处各异邪居气分、表分，呼为阳邪。阳，火也。阳旺极，则凡血伤，凡血伤，则真阴真气亦与之俱伤，皆能令人死。仲景立白虎、承气，早已为阳邪备法也。邪居血分、里分，呼为阴邪。阴，水也。阴旺极，则凡气伤。凡气伤，则真阳真阴亦与之俱伤，皆能令人死。仲景立白通、四逆，早已为阴邪备法矣。今人以偏盛归于元阴元阳，是不知邪正之有区分。虽医书万种，其立方立言，是祛邪扶正。知祛邪扶正，则知偏盛属客邪之盛衰，非元阴元阳之自能偏盛也。仲景垂方，本祛邪以辅正；六经画界，诚调燮之旨归。有余言气分之邪旺、不足言血分之阴邪旺，而正衰也，阳旺是正衰，阳不足亦是正衰，都是邪踪；阳明偏盛，俱非正体真阴真阳，原无偏盛之理。元阴元阳，今人知偏盛在兹世人知水火之有偏盛，而不知是客邪伤正之为偏盛也；同盛同衰，一元之旨归不谬二气浑为一气，不可分为二道看，故同盛同衰，一定不易。

论天道，则日月有盈虚；论人身，则秉赋有强弱。究意循环盛衰之理，不作病看。举世藉为口实，真乃功力未深。兹特反复推详，愿后之来者相参砥砺，恐未道根柢处，尚祈再加润色。

客问参芪归地辩论

客有疑而问曰：余观先生之方，鲜用参、芪、归、地。夫参、芪、归、地，补气补血之药也，先生何用之罕欤？

曰：大哉，问也！子以参、芪、归、地为补药，余谓仲景一百一十三方皆补药也，岂仅参、芪、归、地已哉？何子之不察耶？

曰：先生欺余哉！余亦尝观《本草》矣，知麻黄、桂枝，主发散也；泽泻、猪苓，主利水也；柴胡、黄芩，主和解也；甘草、干姜，主温中也；附子、吴萸，主回阳也；黄连、阿胶，主养阴也。各方各品，各有功用。先生皆谓之补药，毋乃欺人太甚耶？

曰：子以余为欺子也，余实非欺子也。请少坐，余实告子。夫人身受生以来，本父母真气，浑合化育，成象成形，五官百骸具备，全赖这一团真气充周。真气无伤，外邪不入，内邪不作，何待于药？可待于补？况这团真气，也非草木灵根所能补得出来。医圣仲景立方立法，揭出三阳三阴，是明真气充周运行之道。如邪伤太阳，则以太阳之方治之，太阳邪去，则太阳之气复。邪伤阳明、少阳及三阴，即从阳明、少阳、三阴之方治之，邪立去则正立复。正复神安，其病立去，即是平人。余故曰：一百一十三方皆补药也。以此而推，余欺子乎？余未欺子乎？

曰：诚如先生所言，则参、芪、归、地可以无用也。

曰：亦何可废哉？如白虎汤，则人参可用矣；建中汤，则黄芪可用矣；四逆散，则当归可用矣；炙甘草汤，则地黄可用矣。仲景亦何常弃而不用？独可怪者，众人谓人参补气。夫气，阳也，火也。何仲景不用参于四逆汤内以回阳，而却用参于白虎汤内以泻火？岂有阳明邪火正盛，人参又是补火，兹胡不更助其火，而反泻其火乎？究其由来，皆是惑于李时珍之《本草》有“能回元气于无何有之乡”。**眉批**：细查李时珍云“人参能回元气于无何有之乡”，这一句话不为无理，当是为亢龙有悔、真阴将尽之际说法，与仲景用人参白虎汤之意混合。今人不识此语，而于阳虚阴盛之人，一概用之，以冀回阳，百治百死。景岳不明此语，而曰“阳虚倍人参，阴虚倍熟地”。后世宗之，成为定论，究意贻害千古，诸公察之，切不可为之惑。况《神农本草经》皆云人参补五脏，是五脏属阴，人参补阴，其非补阳也，明甚！此话一出，参即盛行，一切调和之药，皆不究也。如无人参，以高丽参代之，高丽参来路远，而价又且贵。虚劳之人，有参在家，便有几分足恃，谁知竟不可恃也。全不思仲景为医林之孔子，所立之方，所垂之法，所用之药，专意在祛邪以辅正，不闻邪去之后，另有补药。此皆后人之不明，姑惜己身之太过，日月积累，酿出别证，以致死亡，尚不觉悟，良可衰也。

今与诸公约，病无论乎男女、老幼，药无论乎平常、奇异，价贵、价廉，只求先生认得阴阳，用得恰当，则尽善矣，何必多求？

分脾肾为先后二天解

圣经云：知所先后，则近道矣。**眉批**：圣人以大道示人，欲人知明善复初，故曰“知所先后，则近道矣”。先者何？人身立命之祖气也祖气，即父母真气浑而为一者也，性命由此立。后者何？人身血肉躯壳也凡世上一切有形之质，皆属后天，不独人身，故道家称为臭皮囊。今人以肾为先天，脾为后天，此二语举世宗之，传为定论。余窃谓不然。夫人自乾坤颠倒化育以来先天即乾坤，乾破为离，坤孕为坎，故曰“颠倒乾坤化作身”，即此，先天纯粹之精，升于人身，浑然一气是言父精母血中之真气，合而为一，即太极真体，先天祖气根源。今人不知此中消息，妄以两肾形似太极，即以肾为先天，此是混淆圣经之言，理应急正。但先天真气化生真水，灌溉周身，肾配水脏，虽说有理，究竟不是腰中两肾之谓。**眉批**：肾配水皆是喻言。流行六合六合，即周身上下四旁也，即三阳三阴旨归也。一气充周，无方不在，故曰“水无一脏不润，火无一脏不烧”。水何常独在两肾？况两肾有形有质，皆先天所生。如何说他是先天？知其要者，便知得此身无处非先天，亦无处非后天，先与后又浑然一太极也，包罗三界三界，即天、地、水，上元、下元是也。人身分为三焦，上焦、中焦、下焦是也，发育万物万物皆一气所生，根于呼吸呼则为辟，阳之用也；吸则为阖，阴之用也。故《易》曰：阖户为之坤，辟户为之乾。混元破体，水火即在此区分。世人欲复先天一元之真气，即在此处下手可也，毋他求，号曰宥密这一点真窍，乃真气立极之所，万物发育之处，古圣每每秘而不宣，故称之曰宥密。又曰元门，又曰天根、月窟，又曰黄庭、黄中，更喻无数名目，人能知此，接命延年，先天也。先天一气，造成五官百骸，后天也，先天一气即寓于中。先天为体先有这一团真气，而后始有人身，后天为用先天无为、无臭、无声，后天有为、有形、有质，不易定理。先天立命自二五凝聚，人之性命已立，后天成形，形合乎命，命合乎形，神宰乎中，性命乃成。合之则生真气与躯壳合一也，散之则亡真气亡于躯壳之外也。脾呼后天，今人所云今人不知周身躯壳，皆属后天，而独曰脾为后天。推斯意也，以为人之奉生而不死者，以其赖有饮食也。饮食下喉一刻，即入胃脾，人七日不食则死，故以脾胃为后天。试问：饮食入脾，是自己能化汁以养生，还是要真气运动，不要真气运动？真气运动，还是只养脾胃，还是能养周身？知运动所养在周身，可知后天非仅在脾胃也。余故曰：先天立命，后天成形，形命合一，先后称名。**眉批：**先天先地，二物浑为一气，无多无少，不倚不偏，故曰中。立极在中，《易》曰：黄中通理。又曰：美在其中。《书》曰：允执厥中。以脾为中，借喻也。即以八卦方位论之，坤艮为戊己土，一在西南角，一在东北角。而又曰：中五寄坤，特虚位耳。谁知错误，不足为凭天之功用，全在于地。地生万物，故曰土为万物之母。人身躯壳，包藏百脉、脏腑、经络、骨节，不易乎地，故曰脾为后天。是脾也，余以为“皮”字之皮，非“脾”字之脾也。惟此皮乃能包藏万象，统束气血。若“脾”字之脾，乃仅一脏也，何能包藏万有。或曰是脾也，古人配之中央，取其运化精微而灌溉四旁，不得谓“脾”字全非。余曰：人之运动，全在先天一团真气鼓动耳。饮食虽入于脾胃，非真气鼓动不能腐熟水谷。真气鼓动，则一切饮食立刻消溶，脏腑一身立刻俱受其泽，又何尝是脾之功乎？观于朝食暮吐之病，是赖脾乎？是赖气乎？古人无非借物寓理，借象著名。今人不识一气浑合躯壳之道，先后互赖之理，认脾为宗，其谬已甚。学者切不可执定脾肾以论先后，当于无形并有质上以求理，以言先后可也。相传有年，奉为准绳。余今剖析，质之高明。是是非非，尚祈指陈。

六客辨解

今人动云“六淫之气所伤”，六淫之气，即风、寒、暑、湿、燥、火是也。余谓六气，乃是六经之本气，每气各司六十日，以成一岁。何得称之曰客？所谓客者，是指六气节中不正之气也。不正之气在风令中则曰风客，在寒令中则曰寒客，在暑令中则曰暑客，在湿令中则曰湿客，在燥令中则曰燥客，在火令中则曰火客，非指六气即是六客也。

邪正之间，今人每多混淆。余所以辨而明之，更为之进一解曰：如邪伤太阳，则曰寒客；寒邪传至阳明，则曰燥客；燥客传至少阳，则曰暑客；暑客传至太阴，则曰湿客；湿客传至少阴，则曰火客；火客传至厥阴，则曰风客。此六客乃是论邪从太阳入内，气机流行之谓，非节令之谓。流行与节令，皆宜明辨，亦无容辨，只消按定仲景六经提纲病情，便知客之所处。论节令也可，论气机流行也可。总之，一令之中，主病亦有一定，不可不知。

胎前忌服药品辨解

近来有妊之妇，多有忌服药品，如半夏、大黄、巴豆、丑牛、槟榔、大戟、芫花、甘遂、麝香、三棱、莪术、附子、红花、三七之类，称为堕胎之品。凡有胎者，切不可服。今人死死记着，毫不敢易。余以为皆可服也，不必忌虑，总在看病之若何。如病果当服，半夏、大黄、附子一切药品，皆是安胎；病不当服，即参、茸、胶、桂亦能堕胎。奈世人之不讲理何！余故为有胎者劝。凡妇人有妊三四月，即当慎言语，节饮食，戒房劳，皆是保生之道。设或有病外感，须按定六经提纲，不必问乎药品；内伤认定阳虚阴虚，亦不必问乎药品；饮食气滞，仍带推荡，亦不必问乎药品。总之，邪去则正复，即是安胎。何今人之不察病情，而只计忌服药品。此皆《医方捷径》一家之私言，未明变化神而明之之道也。学者切切不可为药所惑，而酿成死亡之候。病家更要明白，医家亦不可大意。还有一等妊妇，专意堕胎，**眉批：**难道不去觅些三七、麝香，一切破血之药乎？竟不能堕，从可识也。

食气篇

夫人之所以奉生而不死者，惟赖有此先天一点真气耳。真气在一日，人即活一日；真气立刻亡，人亦立刻亡。故曰“人活一口气”，气即阳也，火也。又曰：人非此火不生。此火一存，凡后天一切食物，下喉一刻，立刻煅炼。食物之真气，皆禀诸先天、先地之真气，与人身之真气本同一气也，借食物之真气，以辅人身之真气，故人得食则生，不得食则死。所以饮食健旺之人，肌肉丰隆，精神倍加，由其盗得天地生物之真气独厚也。今人只知饮酒食肉以养生，谁知还是天地之真气日日在灌溉，呼吸不住在充周也。

人不能保全身内之真气，则疾病丛生。疾病者何？邪为之也。邪气之来，无论内邪、外邪，皆是阻隔天地之真气，不与人身之真气相合，身即不安，故曰病。必待邪去，而天地之真气与人身之真气仍旧贯通合一，始言无病。故医圣出而立法垂方，祛邪为急。明人身脏腑之由来、五行分布、阴阳充周、天人一气之道，借草木之真气以胜邪。邪居在上“上”字又作“表”字看，则以能制在上邪之品以攻之，邪去自然正复。推之在中、在下、在内、在外、在脏、在腑、在经、在络，药品皆有定主，内含生化之机，调燮之妙。总在学者留心讨理，明阴阳消长之变化，达顺逆吉凶之趋向，便知得天地即我身，我身即万物之身。万物、我身、天地，原本一气也。服食与服药，皆保生之要也。

一气分为六气图

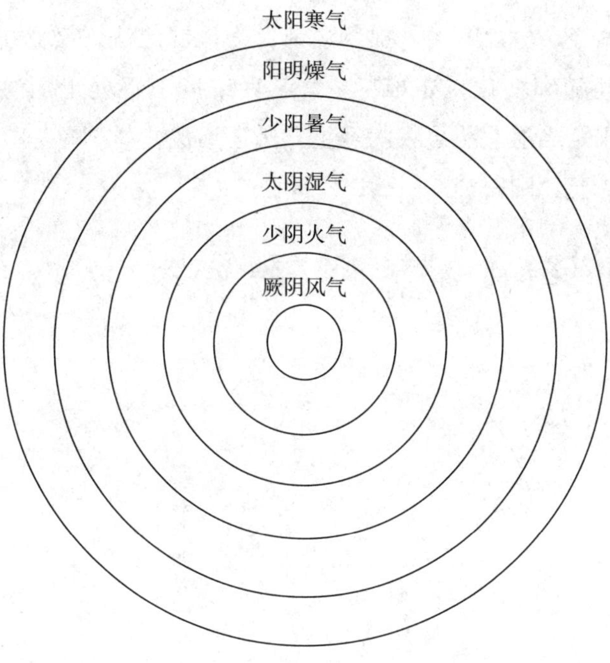

一气分为六气图

一气分为六气图说

今以一圈分为六层，是将一元真气分为六气。六气，即六经也。气机自下而上，自内而外，真气充满周身，布护一定不易。外邪入内，先犯外之第一层。第一层乃太阳寒水气化出路，故畏风恶寒，法宜宣散。治之不当，邪不即去，渐至第二层。二层乃阳明所主，阳明主燥，外邪至此，化为燥邪，故恶热，法宜清凉，不可妄用温燥。治之不当，邪不即去，渐至第三层。三层乃少阳所主，居半表半里之间，法宜和解。治之不当，邪不即去，渐至第四层。四层乃太阴所主，太阴主湿，邪与湿合，化成湿邪，湿多成泻，故吐泻病居多，法宜温中。治之不当，邪不即去，渐至第五层。五层乃少阴所主。少阴有两法：一邪从少阴心火为病，则火证居多，法宜清润；一邪从少阴肾水为病，则阴寒为重，法宜温经散寒。治之不当，邪不即去，渐至第六层。六层乃厥阴所主。厥阴有两法：一邪从风化为病，风为阳邪，故曰热深厥深，下攻而便脓血，上攻而为喉痹，法宜养阴清热；一从阴化为病，多见爪甲青黑、腹痛，法宜回阳。

仲景分配六经，标出六经，提纲病情，为认邪之法；又立出六经主方，为治邪之法。其间随邪变化，亦难尽举。学者细读三百九十七法、一百一十三方，便得步步规矩之道。兹再将六经主方圆通活泼之妙，略言一二。庶学者不执于方，明理为要，则得矣。

太阳经用药图

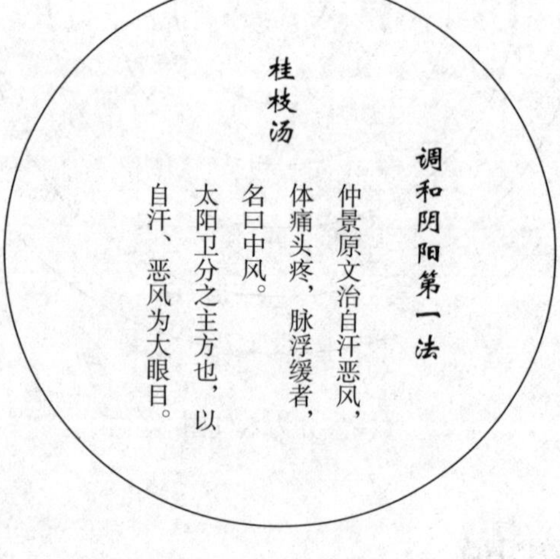

太阳经用药图

风为阳邪，善动，从毛窍而入。风动于中，血液不藏，毛窍疏而不实，故见自汗出、恶风。

桂枝汤圆通应用法

按：桂枝汤一方，乃调和阴阳、彻上彻下、能内能外之方，非仅治仲景原文所论病条而已。想仲景立法之日，当是邪在太阳卫分时说法，就未言及别证皆可以用得。今人不明圣意，死守陈法，不敢变通，由其不识阴阳之妙、变化之机也，余亦粗知医，常于临证时多用此方，应手辄效。因思桂枝汤方原不仅治伤风证，凡属太阳经地面之病，皆可用得。兹特将经验病形略举一二于下，以便参究。

——治胸腹痛、背亦彻痛者。盖太阳之气，由下而上至胸腹，寒邪逆于太阳，则气机不畅，故胸腹痛而背亦彻痛。太阳行身之背，因腹中之气不畅，而背亦受之，故桂枝汤治之而愈。

——治通身寒冷。寒为太阳之本气，今见通体恶寒，是邪犯太阳之本气也。桂枝汤能扶太阳之气，故治之而愈。

——治小儿角弓反张，手足抽掣。太阳行身之背，因风中于背，太阳之经气不舒，经气卒闭，故见角弓反张。桂枝汤力能宣太阳之风邪，故治之而愈。

——治脑后生疮。脑后者，太阳经脉之所贯注者也。**眉批：**明得太阳行身之背，所有上部诸疮，以及上搭、中搭、下搭之类，皆可用也。风寒之邪逆于脑后，抑郁而成疮。桂枝汤宣散太阳之邪，故治之而愈。

——治周身皮肤作痒，时而恶风。周身毛窍乃太阳寒水气化出路，风寒之邪外干而不得入，逆于皮肤，抑郁生热，故周身作痒。桂枝汤能宣太阳抑郁之气，故治之而愈。

——治足跟痛，痛彻腰股。足跟与腰背，皆太阳经循行之道，因寒客之、邪闭之，故见以上病形。桂枝汤力能输太阳之气，故治之而愈。

——治小儿两腮肿，发热恶风。夫两腮近耳下，乃少阳、阳明地面，似不可与桂枝汤，今竟以此方治之而愈者，因其发热恶风，知太阳之邪逆于此也。

——治小儿发热痘出。盖痘本胎毒，欲出于外，必得太阳真气鼓动，方能引痘外出。桂枝汤扶助太阳之气，气伸而毒尽越于外，不遗于内，故此方又能治痘也。

——治妇人妊娠恶阻。妇人初妊，经气卒然不舒，营卫之气不畅，故见恶阻。桂枝汤能宣营卫，协和阴阳，故治之而愈。

——治发热恶风、下痢，日数十次。风邪犯于太阳，则表气不通；表气不通，则里气不顺，邪陷于下，故见下痢。桂枝汤宣风外出，表气顺则太阳之气升而不陷，故痢可愈。

按：此方，伤寒门尚有数证可用，至于加减变通，实多奇异，仲景已言之矣。学者细读仲景《伤寒》书，明其理而通其变，则得活泼之妙，内外兼备之道也。

太阳经腑用药图

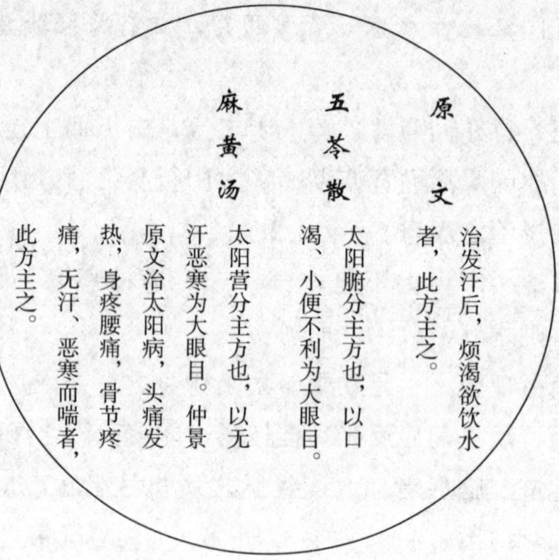

太阳经腑用药图

寒为阴邪，从毛窍而入，寒主静而不动，毛窍密而不疏，故见无汗恶寒。

邪不传经而传腑，故见口渴、小便不利。五苓散功专利水，水道利则太阳气舒，邪亦从此而解。

桂、麻二方是祛邪从上出者也，五苓散是祛邪从下出者。惟此三方，可称太阳首尾专主之方也。

麻黄汤、五苓散圆通应用法

——治痘初出而忽隐，壮热，无汗者。盖痘之初出，全借太阳一点真气鼓动，运毒外出。今壮热而痘忽隐，是因其感受外寒，闭束气机，抑郁生热。麻黄汤能开腠理，袪寒外出，邪去则正安，痘自外出，而人自平安。若壮热太甚，烦躁饮冷者，又可于方内加石膏。

——治肩背沉重，觉内冷者。盖肩背之沉重，寒之滞也。寒滞于内，故觉内冷。麻黄汤轻清属阳，力能袪寒外出，肩背正属太阳所主，故治之而愈。

——治两脚弯发起红块，痛甚。脚弯地面，乃太阳经循行之道，今为寒邪闭束，阻其气机，遏郁而起红块，痛甚。麻黄汤力能散太阳之寒，故治之而愈。

——治大便泻水，而小便全无者。此病夏月居多，由暑邪拂郁，扰乱正气，以致阑门失职，津液不行于膀胱，而直趋大肠。五苓散力能化膀胱之气，故治之而愈。

——治头晕、咳嗽、呕吐、腹胀、小便短。病形虽现头晕、咳嗽、呕吐，总缘膀胱气化不运，水湿之气不得下降，气机必返于上，上干清道，故现以上病形。五苓散功专利水，水气下降，气机自顺，故病自愈。

——治霍乱吐泻，思饮冷水者。此病上吐下泻，理应着重太阴，其所以用五苓者，盖以吐泻之病，无小便也；又见渴而思水，正是太阳腑证提纲，故五苓为要药。其所以致吐泻者，皆由太阳气化失运，中宫失职。此刻先治太阳，然后理中，庶为正治，亦经权之道也。

二方伤寒门尚有数证当用，至于加减变通，仲景言之甚详，兹不赘。

阳明经证用药图

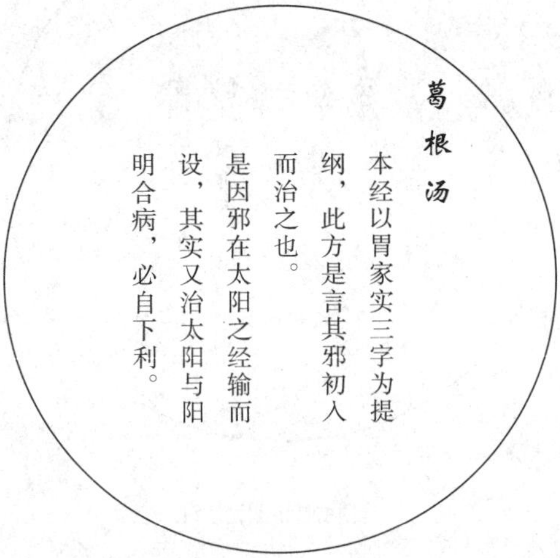
葛根汤
本经以胃家实三字为提纲，此方是言其邪初入而治之也。
是因邪在太阳之经输而设，其实又治太阳与阳明合病，必自下利。

阳明经证用药图

盖太阳主开，阳明主阖。今阳明为太阳之邪所逼，不从本经之阖，而从太阳之开，开于下，故下利也。

葛根汤圆通应用法

——治周身发热，发现斑点，呕吐。夫周身肌肉皆属阳明，阳明主发热，不恶寒，今为外邪抑郁，壅于阳明，故发热而现斑、呕吐者，皆邪毒上壅外出之故。葛根汤力能祛邪外出，随其邪之所向而祛之，故愈。

——治两眼皮红肿痛甚。眼皮上下皆阳明所主，今为风热所闭，抑郁而为红肿痛甚。葛根汤力能解阳明风热，故治之而愈。

——治两乳红肿发热。两乳地面，乃阳明所主。今外感之邪，伏于两乳间，故见红肿痛甚。葛根汤专祛阳明之邪，治之故愈。

——治小儿痘初现点。夫痘毒自内出外，既在现点，此刻毒邪尽在肌肉之间，肌肉属阳明，葛根汤力能宣通肌肉之邪，不使痘毒遗留于内，发透为佳，然后另行养浆之法。若已发透，即不可用此。

此方功用颇多，加减法亦多，仲景《伤寒》书言之甚详，兹不复赘。

阳明腑证用药图

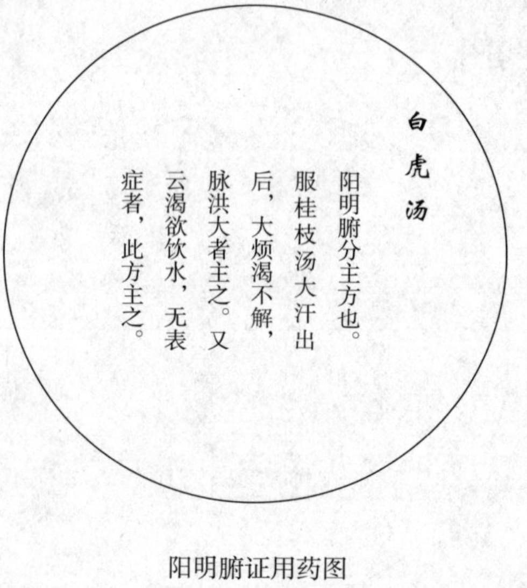

阳明腑证用药图

此方本列于太阳篇中，而又曰治阳明腑证者，盖以太阳之邪，服桂枝汤大发汗，表邪既解，而阳明之血液已伤。阳明乃气多血多之腑，今血液骤伤，阳明之内热立作。若不急用白虎以清热，人参以养血液，邪火益盛，即有不可扑灭之势，故白虎又是阳明腑分方也。

白虎汤圆通应用法

——治上消证。夫上消者，渴而多饮也。由邪火在胃，血液大伤。血为阴，阴伤而引水以救者，阴与阴相亲也。白虎汤力能灭火以存阴，故治之而愈。

——治心下一寸间发生疮疾，红肿痛甚。

按：心下一寸，乃胃之上口也。因邪热结于胃之上口间，故发生疮疾。白虎汤专清胃热，故治之而愈。

——治牙龈红肿痛甚，饮冷。夫牙龈乃阳明所主，今胃火聚于上，故见红肿痛甚，又见饮冷，知其邪火伤阴。白虎汤力能清胃热，故治之而愈。

——治两乳红肿痛甚。两乳乃阳明脉过之所，今见红肿痛甚，是胃中之邪热壅滞所致也。白虎汤专清胃热，热邪去而肿自消，故治之而愈。

——治谵语、遗尿、口不仁而面垢，三阳并病。谵语者，邪热入于阳明之腑也；遗尿者，邪热合于太阳之腑也；口不仁而面垢者，邪热合于少阳之腑也。白虎汤力能清热，一热清而三病立解，故治之而愈。

此方功用颇多，加减变通亦多，《伤寒》书言之甚详，其中尚有背恶寒一证，亦用之。学者当辨而明之。

阳明里证用药图

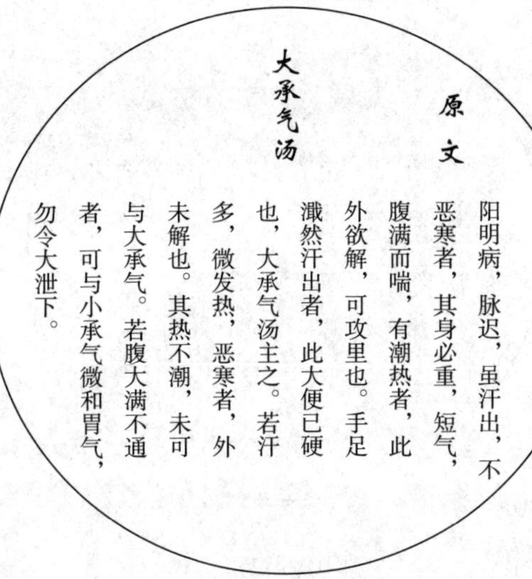

阳明里证用药图

凡用此方，必须审察的确，总要知道“胃家实”三字提纲。何谓胃家实？如大小便不通是也；大便硬、腹满是也；狂妄奔走，叫骂不避亲疏是也；潮热，谵语是也。种种不一，务宜斟酌，不可猛浪。

大承气汤圆通应用法

——治咳嗽，声如洪钟。夫咳嗽之病，似不可以与此方。其所以必用此方者，诚以咳嗽声洪，乃邪火旺极之征，火刑于肺。若不亟用此方以扑灭其火，肺有立坏之势，故不得不用之也。

——治食入即吐。夫食入而出，亦非可下之候，其所以可下者，盖以吐则为逆，非寒即火。今食入而出，是胃中之火逆行于上，其食故不得下降也。但寒与火虽辨明，方可用此。

——治头晕，人昏乱无主，三五日一发。夫头晕之症，原非应下之候。其所以应下者，盖以阴血虚极，不能制其亢龙，龙奔于上，则浊火乱其神明，故昏昏无主。大承气汤力能制其亢龙，故治之而愈。

此方，吴又可《温疫论》条中，可用此方有三十余症，《伤寒》阳明本篇可用六七症，少阴篇急下可用有三症，兹不备举。学者务宜熟读仲景《伤寒》书，但得圆通应用变化之道，切不可死守原文，当以明理为要。

少阳经用药图

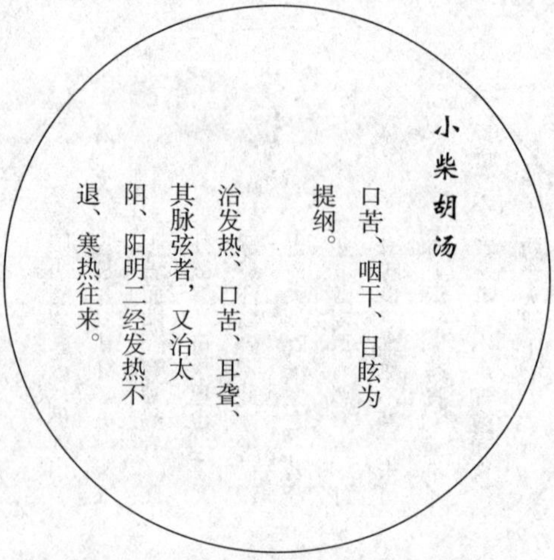
小柴胡汤
口苦、咽干、目眩为
提纲。
治发热、口苦、耳聋、
其脉弦者，又治太
阳、阳明二经发热不
退、寒热往来。

少阳经用药图

此方虽名为少阳方，究意总是太阳经所感受的这一点邪气种子，不能从胸出去，逆于胸胁之间，阻其少阳升降之机，故少阳之经症作。其方治少阳，实是治太阳也。

小柴胡汤圆通应用法

——治两胁胀痛。夫两胁乃少阳所主，今见胀痛，是少阳之气抑郁不舒也。柴胡汤力能舒少阳之气，故治之而愈。

——治头响，两侧胀。夫头之两侧，乃少阳所主。今见胀而响，是少阳之火浮于上也。柴胡汤力能治少阳之经，倍黄芩力能清少阳之火，故治之而愈。

——治两耳红肿痛甚。夫两耳前后俱属少阳所主。今见红肿痛甚，是风热之邪聚于少阳也。柴胡汤力能治少阳之风热，故治之而愈。

——治疟疾。夫疟之为病，多缘外邪伏于少阳，不能从转输而出，少阳居半表半里，邪欲从阳明而出则热，欲从太阴而入则寒。诸书云“疟不离少阳”，皆是明少阳之经气不舒，转枢失职，邪故伏而不去。小柴胡汤力能伸少阳之气，少阳之气伸，转枢复运，邪自从此而出，病自愈而人自安也。

——治吐酸、不食。夫不食而吐之症，属于太阴，理宜温中健脾，今见不食吐酸，明是木气不舒，上克脾土，土畏木克，故不食。酸属木，乃是禀少阳热气所化，土木相凌，故见以上证形。小柴胡力能舒少阳之气，少阳之气舒，即不克制脾土，两经之气平，而病自不作矣。

——治妇女热入血室，谵语。夫肝乃藏血之所，肝与胆相为表里，胆移热于肝，热入血室，故见谵语。柴胡汤力能治肝胆邪热，故治之而愈。

按：此方功用颇多，加减变化亦无穷，《伤寒》书言之甚详，兹不赘。

太阴经用药图

太阴篇内有桂枝加芍药汤、桂枝加大黄汤，皆是太阳误治，邪陷于太阴而设，不得谓为太阴主方。学者须知。

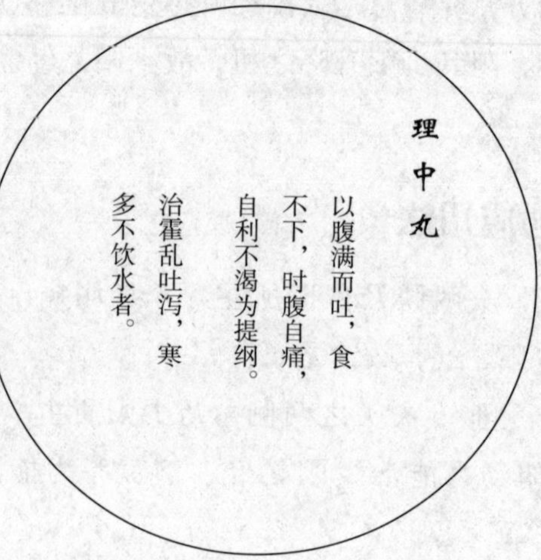
理中丸
以腹满而吐，食不下，时腹自痛，自利不渴为提纲。
治霍乱吐泻，寒多不饮水者。

太阴经用药图

理中汤圆通应用法

——治吐血。夫吐血之症，多由中州失运，阴血遂不归经，瘀滞闭塞清道，以致清阳不升，阴血僭上，便成血逆。理中汤力能调中州之气，中州健运，血自归经，其病自已。

——治四肢浮肿。夫四肢属土，土虚则元气发泄，不能潜藏，故见四肢浮肿。理中汤力能温暖脾胃，脾胃有权，元气不致漫散，故治之而愈。

——治心下嘈杂，吐水。夫心下一寸，乃胃之上口。胃主纳而脾主运，脾气衰而不运，津液上逆于胃口，以致心气不宁，故嘈杂，吐水即是明验。理中汤力能温暖中宫，脾土健运，水气下行，嘈杂、吐水自已。

——治咳嗽，吐清水。夫咳唾之病，属于肺经，理应从肺施治。今独用理中者，原由中州失运，水聚于上，肺气欲下降而不能，故咳唾清水。理中汤力能健脾，脾土健而水湿下趋，肺气降而咳唾自已。

——治唾水不休。夫唾水之病，多属胃冷。理中汤能温暖中宫，土暖而水湿自消，唾病立愈。

——治呃逆不休。夫呃逆之病，原有寒热之分。果属胃寒而呃逆不休。理中汤能温中，中寒去而呃逆自已。

——治手足微冷，少神。夫四肢逆冷之症，原有四逆之法。此乃微冷、少神。明系中州气衰，不能充周四肢。理中汤大能温暖中宫，中州气旺，肢冷自愈。

按：此方功用最多，加减变通更多，姑举数条，以便学者参悟。

少阴经用药图

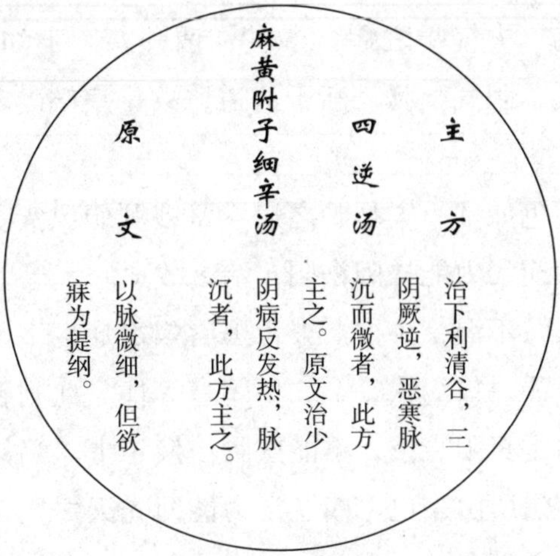
主方
四逆汤
麻黄附子细辛汤
原文
治下利清谷，三阴厥逆，恶寒脉沉而微者，此方主之。原文治少阴病反发热，脉沉者，此方主之。
以脉微细，但欲寐为提纲。

少阴经用药图

按：少阴乃水火交会之地，元气之根，人身立命之主也。病至此际，是元气衰极，剥至于根。仲景立四逆，究竟是专为救这点元气说法。主方却又云“治三阴厥逆”，可知这一点元气，彻上彻下，包罗天地。此方不独专为少阴立法，而上、中、下三部之法俱备。知得此理，便知得姜、附之功也。今人不知立极之要，不知姜、附之功，故不敢用也。非不敢用也，不明也。

麻黄附子细辛汤、四逆汤圆通应用法

——治忿嚏不已。夫嚏之为病，多缘少阴受寒。麻黄附子细辛汤力能祛少阴之寒，故治之而愈。盖肾络通于鼻，嚏属肾，故知病在少阴也。

——治腰痛难于转侧。夫腰痛之症，原有数端。今见转侧难者，明是肾脏不温，阴寒滞于内也。麻黄附子细辛汤力能温经散寒，故治之而愈。

——治周身皮肤浮肿，内冷身重。夫周身浮肿，内冷身重者，盖以先天之阳衰于内，寒湿之邪即生于内，故见身重内冷。寒湿太盛，则真气不藏，散于周身，无阳以运化，故又见浮肿。麻辛附子汤力能温肾扶阳，祛阴逐寒，故治之而愈。

——治头脑冷。夫脑为元神之府，清阳聚会之处，如何得冷？其所以致冷者，由命门火衰，真气不能上充。四逆汤力能扶先天真阳，真阳旺而气自上充，故治之而愈。

——治气喘痰鸣。夫气喘之症，举世皆谓肺寒。不知先天这一点真气衰，即不能镇纳浊阴之气，阴气上腾，渐干清道，故见痰喘。四逆汤力能温下焦之阳，故治之而愈。

——治耳肿，皮色如常。夫耳肿之症，每多肝胆风火。今见皮色如常，明是阴气逆于上也。四逆汤力能扶阳祛阴，治之故愈。

——治舌黑唇焦，不渴，少神。夫舌黑唇焦之症，多因阳明胃火而作。果系阳明胃火，必现烦躁、口渴饮冷、二便闭塞等情。此则舌黑唇焦，其人并不口渴，却又少神，明是真阳衰极，不能熏腾津液于上。当知阳气缩一分，肌肉即枯一分，此舌黑唇焦所由来也。四逆汤力能回先天之阳，阳气一回，津液复升，焦枯立润，故治之而愈。

——治喉痛、畏寒、脚冷。**按：**喉痛一症，原非一端。此则畏寒脚冷，明是少阴受寒，逼出真火浮于喉间，故喉痛而脚冷。四逆汤力能温少阴之气，逐在里之寒，故治之而愈。

——治喉痛，身大热，面赤，目瞑，舌冷。夫喉痛、面赤、身热，似是阳证；又见目瞑、舌冷，却是阴盛隔阳于外之征。四逆汤力能祛逐阴寒，迎阳归舍，故治之而愈。

——治吐血困倦。夫吐血一症，总缘地气上腾，升降失职。人身气为阳，主升；血为阴，主降。今当升者不升，不当升者而反升，明明阴血太盛，上干清道。古人云"益火之源，以消阴翳"，是教人补火以治水也。又云"壮水之主，以制阳光"，是教人补水以治火也。四逆汤力能补火，故治之而愈。

眉批：认得血是水，气是火，便敢用姜、附，便知此方之妙也。

——治齿缝流血。夫齿乃骨之余，本属肾。肾为水脏，先天之真阳寄焉，以统乎骨分中之血液。真阳不足，不能统摄血液，故见血出。四逆汤力能补肾中之阳，治之故愈。

——治朝食暮吐，完谷不化。夫饮食入胃，固以胃为主。然运化之机全在先天命门这一点真火，始能运化。真火一衰，即不能腐熟谷水，而成完谷不化、朝食暮吐者。暮为阴盛之候，阴气上僭，心肺之阳不能镇纳，故听其吐出也。四逆汤力能补命门真火，故治之而愈。

——治足心夜发热如焚，不渴，尿多。夫足心发热如焚，人皆谓阴之虚也。夫阴虚由于火旺，火旺之人，尿必短赤，口必饮冷，理势然也。今则不渴而尿多，明是下焦无阳，不能统束肾气，以致阴火沸腾，故见足心发热如焚也。四逆汤力能补火，火旺即能统束群阴，故治之而愈。此病余亲身患过，并治好多人，此法即是丙夺丁光之义也，知得丙夺丁光，便知得阳衰不能镇阴的旨归也。

——治面赤发热，汗出抽掣。夫面赤发热，汗出抽掣，近似中风，其实不是，务必仔细斟酌。如其人本体有阴象足征，即不可当作风热，须知面赤、发热者，阳越于外也；汗出、抽掣者，阳亡于外，不能支持四维也。四逆汤力能回阳，阳回则诸症自已。

——治大便下血，气短少神。夫大便下血，固有虚实之分。此则气短少神，必是下焦之阳不足，不能统摄血液。四逆汤力能扶下焦之阳，阳旺则开阖有节，故治之而愈。

——治头摇，面白少神。夫头摇之症，人目之为风，而余于此症，察其人面白少神，知其为清阳不升，元气虚极，不能镇定也。四逆汤力能扶阳，真阳一旺，即能镇定上下四旁，故治之而愈。

——治背冷目瞑。夫背为阳中之阳，不宜寒冷，今又背冷而目瞑，明是先天真阳衰极，阴寒内生，阴盛则阳微，故目瞑而背冷也。四逆汤力能扶先天真阳，故治之而愈。

——治舌肿硬而青。夫舌肿一症，似乎心火旺极，不知舌肿而青，此乃阴寒太盛，逼出真火，欲从舌尖而出，故见肿硬青滑。四逆汤力能补火，祛逐阴寒，故治之而愈。

——治唇肿而赤，不渴。夫唇肿之症，近似胃火，胃火之肿，口必大渴。今见病人唇肿而口并不渴，可知阴火出于脾间。四逆汤功专补阳，阳旺则阴火自消，故治之而愈。

——治鼻涕如注，面白少神。夫鼻涕一症，原有外感、内伤之别，此则面白无神，明是真阳衰于上，不能统摄在上之津液。四逆汤力能扶坎中真阳，阳旺自能统纳，故治之而愈。

——治尿多。夫尿之多，由于下焦之火弱，不能收束故也。惟四逆汤力能补下焦之火，故治之而愈。

——治周身发起包块，皮色如常。夫周身发起包块，疑似风热阳邪，此则皮色如常，却是阴邪僭居阳位。四逆汤力能扶阳，阳旺则阴邪自伏，故治之而愈。

——治周身忽现红片如云，不热不渴。夫周身发现红云，人孰不谓风火郁热于皮肤？夫风火郁热之症，未有不发热而即作者，亦未有口不渴而即谓之火者，此处便是认证机关。余每于此证认作阳衰，阴居阳位，以四逆汤治之而愈。

——治发热谵语，无神，不渴。夫发热谵语，世人皆谓热伏于心，神无所主也。不知阳证热伏于心，精神不衰，口渴冷饮，小便亦必短赤。此则无神、不渴，明是真阳衰极。**眉批：**全在“无神”二字上定案。发热者，阳越于外也；谵语者，阴邪乘于心，神无所主也；不渴、无神，非邪火也。四逆汤力能回阳，阳回则神安，故治之而愈。

——治两目白睛青色。夫白轮属肺，金也。今见纯青，目无白色，是金气衰而肝木乘之也。妻乘于夫，是乾刚不振，纯阴无阳之候，多在死例。四逆汤力扶坎中之金，**眉批：**坎中一点真金即真阳也，人活的即此，金气一旺，目睛自然转变，故治之而愈。

——治两目赤雾缕缕，微胀不痛。夫目窠乃五脏精华所聚之地，原着不得一毫客气。今见赤雾缕缕，疑是阳火为殃，不知阳邪痛甚、胀甚，此则微胀不痛，明是阳衰于上，不能镇纳下焦浊阴之气，地气上腾，故见此等目疾。四逆汤力能扶阳祛寒，阳光一照，阴火自灭，故治之而愈。

按：此方功用颇多。得其要者，一方可治数百种病；因病加减，其功用更为无穷。余每用此方，救好多人。人咸目余为“姜附先生”，不知余非专用姜、附者也，只因病当服此。难道余不会写几个参、地、归、芎，芩、连、栀、柏之方乎？只因世风日下，不究病之阴阳，专究方药之平稳。不知水懦弱，民狎而玩之，多死焉。火猛烈，民望而畏之，鲜死焉。总之，水能生人，亦能死人；火能生人，亦能死人。余非爱姜、附，恶归、地，功夫全在阴阳上打算耳。学者苟能洞达阴阳之理，自然头头是道，又奚疑姜、附之不可用哉！

厥阴经用药图

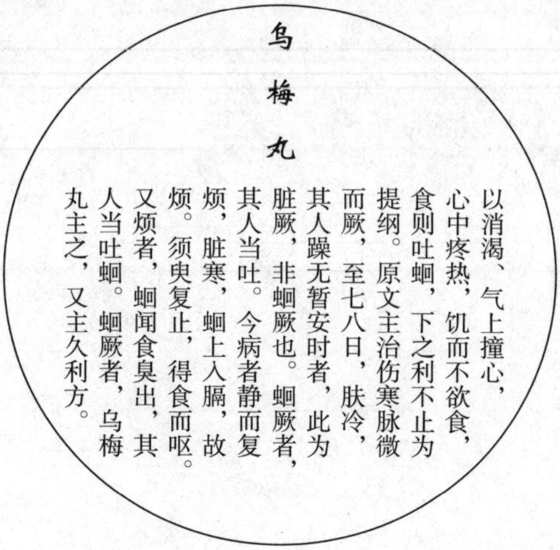

厥阴经用药图

按：厥阴为阴经，阴极则生阳，故多寒热错杂。又肝主宗筋玉茎，人性多思淫，心火一动，玉茎必举，发泄不遂，多生邪热，亦多见寒热错杂。此受病之源，人多不察。仲景立乌梅丸，寒热并投，大有灼见，并非专为虫立法。凡厥阴一切证候，莫不备具。舒驰远先生谓此方不是，未免执一。

乌梅丸圆通应用法

——治颠顶痛。夫厥阴之脉会于颠顶，今见颠顶痛者，是厥阴之邪侵于上也。乌梅丸专主厥阴，故治之而愈。

——治睾丸肿痛。夫睾丸，俗称为外肾，世人多以肾目之，不知此乃木之余气所生。古贤配之☳卦，震，木也。二阴一阳，二睾丸为偶，玉茎一为奇，奇居腹面，丸居背面，所配确乎不爽，而世人盖未之细求其理也。余每于此处病，多以乌梅丸治之而愈。

——治腹痛，饮冷。夫腹痛、爪甲青，明是厥阴阴寒之气，阻其真阳运行之机，邪正相攻，故见腹痛。既云寒邪，何得饮冷？必是阴极阳生，见此寒热错杂。乌梅丸寒热并用，故治之而愈。

按：此方功用最多，颇难尽举，姑列一二条，以备参究。其中之精义，修园先生言之甚详，学者可熟读而深思之，便得立法、立方之意，而于厥阴一切证候，莫不应手辄效也。

伤寒恒论

清·郑钦安 著

序

《伤寒》一书，相传千余年，俱云仲景原文，名贤迭出，注家亦多，不胜枚举。余阅原文，颇有领悟。兹将原文逐条一一剖析，不敢与前贤并驾，但就鄙见所及，逐条发明，虽不敢云高出手眼，此亦救世之本心，聊以补名贤之不逮，亦大快事也，高明谅之，是为序。

一、此书即遵舒驰远先生分列上、中、下篇，挨次发明，而他书则前后原文不一。总之，论其原文，发明圣意，即前后错乱，而原文终在也。学者亦不必论短论长，则得矣。

二、太阳篇条内有称“中风”字句，当是太阳受风，而“中”字不当，何也？中者如矢之中靶，人何能当？况书有称中经、中风、中脏之别，而条内所称“中风”，全不似中风面目，学者察之。

大清光绪二十年孟冬月上浣临邛郑寿全钦安序

目 录

卷 一

太阳上篇

凡风伤卫之证，列于此篇，计五十三法。

一、太阳为之病，脉浮，头项强痛而恶寒。

按：太阳本气主寒水，太阳统周身皮肤、毛窍、营卫、百脉，经络，为一身纲领。毛窍乃太阳寒水气化出路**眉批：**“气化”二字有两说：从毛窍而出者，轻清之露也；从下而出者，重浊之汁也。故太阳有传经、传腑，皆在这气化上探求。一切外邪之来，必由毛窍而始入内。“出入”两字，乃邪正机关，万病绳墨。脉浮者，指邪初入也；头项强痛者，指邪犯太阳地面经络也；恶寒者，指太阳本气受病也。“恶寒”二字，乃太阳提纲，认证眼目。知得“恶寒”二字，无论一年四季为病，只要见得病人现有头项、腰背强痛，恶寒、发热，即按太阳法治之，毋得拘于时令，而有失经旨也。

二、病有发热恶寒者，发于阳也；无热恶寒者，发于阴也。发于阳者七日愈，发于阴者六日愈，以阳数七，阴数六故也。

按：太阳风伤卫证，发热、恶风、自汗。寒伤营证，发热、恶寒、无汗。此言病发于阳，指太阳也；太阳底面，即是少阴，病发于阴，指少阴也。若专指太阳营卫之阴阳，则与太阳风、寒两伤病情不符。余每临证，常见独恶寒、身痛而不发热者，每以桂枝汤重加附子，屡屡获效。以此推之，则病发于阴确有实据。至所言六日、七日者，是论阴阳之度数说法也。

三、太阳病，头痛至七日以上自愈者，以行其经尽故也。若欲作再经者，针足阳明，使经不传则愈。

按：此条言邪传七日自愈，各经皆能分消其势也。设若未尽，又复递传，针足阳明，预泄其气机，邪自无复传也。

四、太阳病欲解时，从巳至未上。

此言风寒之轻者也，逢太阳旺时，亦可自解也。

五、欲自解者，必当先烦，烦乃有汗而解，何以知之？脉浮，故知汗出解也。

凡病欲解，胸中自有一段气机鼓动，“先烦”二字即是鼓动机关，此间有自汗而解、战汗而解、狂汗而解、鼻血而解，从何得知？得知于脉浮耳。设脉不以浮应，又不得汗，其烦即为内伏之候，又不得以“欲自解”言也。

六、太阳病，发热、汗出、恶风、脉缓者，名为中风。

按：太阳既为风邪所伤，风为阳邪，卫为阳道，两阳相搏，拂郁而热生，故见发热；风邪扰动，血液不藏，随气机而发泄于外，故见自汗。“脉缓”二字，指此刻正未大伤，尚得有此和缓之状，是亦病之轻浅说法也。

七、太阳中风，阳浮而阴弱。阳浮者，热自发；阴弱者，汗自出。啬啬恶寒，淅淅恶风，翕翕发热，鼻鸣干呕者，桂枝汤主之。

按：“阳浮阴弱”四字，诸家俱以“寸浮尺弱”为定论。余细绎斯言，浮脉主风、阳也、表也，表邪实而里必虚，则阴自弱。风邪已据阳分，蹂躏于中，阴不敢与之抗，俯首听令，血液随气机而外泄，故曰“阳浮者，热自发；阴弱者，汗自出”。啬啬、淅淅、翕翕，是形容病有难开、难阖、难解之状；至“鼻鸣干呕”四字，系属阳明，当于桂枝汤内加干葛、半夏，方为合法。

八、桂枝本为解肌，若其人脉浮紧，发热，汗不出者，不可与之也，须当常须识此，勿令误也。

此条明言桂枝汤乃解太阳风伤卫之证，非治脉紧寒伤营者所宜。故曰“常须识此，勿令误也”，是教人辨明营卫风寒用药界限也。原文不知何故称“桂枝本为解肌”，肌肉属阳明，非桂枝所宜，必是后人之误。应当削去“解肌”二字，而曰“桂枝汤非脉浮紧者所宜”，何等直切也。

九、凡服桂枝汤吐者，其后必吐脓血也。

按：桂枝汤本调和阴阳之祖方，何得云“服桂枝汤吐者，其后必吐脓血也”？当其时，胸中或有火逆，或有痰逆，或有郁热，得桂枝辛温助之，上涌而吐，理或有之。然亦有吐仍属佳兆者，理应细辨。设无火、痰、郁热诸逆，以后服之，未定吐脓血。学者切勿执此，当以认证为要。

十、若酒客病，不可以与桂枝汤，得之则呕，以酒客不喜甘故也。

按：酒客有喜甜食者，有不喜甜食者，不得执一而论。若酒客病桂枝汤证，而此方遂不可用乎？此是专为得汤则呕者说法也。

十一、发汗后，水药不得入口为逆，若更发汗，必吐下不止。

病至水药不得入口，必有寒逆、火逆、水逆之别。此则因发汗后，明系发汗过多以致亡阳，不能镇纳浊阴，以致阴邪僭居高位，隔拒胸中，宣布失职，气机不得下降，故有此候，若更汗之，则中气愈虚，而吐下更甚也，法宜扶阳、宣中、降逆为主。

十二、太阳病，头痛、发热、汗出、恶风，桂枝汤主之。

此即太阳风伤卫证之候，桂枝汤的方，兹不赘。

十三、太阳病，外证未解，脉浮弱者，当以汗解，宜桂枝汤。

此条既外证未解，可以再汗，但脉浮弱，其正必虚，故不能助药力以祛邪外出。余意当于桂枝汤内，或加饴糖，或加附子，方为妥当。

十四、太阳病，发热汗出者，此为营弱卫强，故使汗出。欲救邪风者，宜桂枝汤主之。

此条明是太阳为风邪所伤，卫分邪实，营分正虚耳。

十五、病人脏无他病，时发热，自汗出而不愈者，此卫气不和也。先其时发汗则愈，宜桂枝汤。

此条定是失于解表，不然，何得云“先其时发汗则愈，宜桂枝汤”耶？

十六、病常自汗出者，此为荣气和，荣气和者，外不谐，以卫气不共荣气谐和故尔。以荣行脉中，卫行脉外，复发其汗，荣卫和则愈，宜桂枝汤则愈。

按：病常自汗，似不专主太阳荣卫不和，如果属太阳荣卫不和，亦必有恶风、畏寒足征。兹云“自汗出”，其中有素禀阳虚，或多言，或过用心，或稍劳动而即自汗出者，皆在不足之例，尚敢轻用桂枝汤乎？此条大抵专主荣卫不和说法也，学者宜细求之。

十七、太阳病，初服桂枝汤，反烦不解者，先刺风池、风府，却与桂枝汤则愈。

此条明言解表未透，邪未遽出，故见烦；刺风池、风府穴者，泄其邪热，仍以桂枝汤，俾邪尽出无遗，故自愈也。

十八、风家表解，而不了了者，十二日愈。

既称表解，邪已去矣，应当清爽如常；此则不了了者，是邪去而正未复也。延至十二日者，候正气渐渐复还也。

十九、中风发热，六七日不解而烦，有表里证，渴欲饮水，水入则吐者，名曰水逆，五苓散主之。多服暖水，汗出愈。

此条既称“六七日不解而烦，有表里证”，应有表里证形足征，方为确论。况病形所见全是太阳腑证，观于用五苓散方，是独重在太阳腑分一面，并未道及表证一面，原文何得称有表里证也？里证即太阳腑证也，即言外邪入腑，何等直切。况此刻病现饮水入口即吐，是因太阳之气化不宣，中宫之转输失职，气机升多降少，以致上逆而吐，用五苓散多服，**眉批：**“多服”二字，定教人不可见其吐而遂不与之服也。俾太阳之气化行，水道通，气机下降，自然逆者不逆，而吐者不吐也。学者宜细绎之。

二十、太阳病，发汗后，大汗出，胃中干，烦躁不得眠，欲得饮水者，少少与饮之，令胃气和则愈。若脉浮，小便不利，微热消渴者，五苓散主之。

按：太阳既发汗后，复见大汗出，汗为血液，血液过伤，胃中失养，故胃干；津液不能上下交通，故烦躁不得眠；“欲得水饮者，少与之，令胃和则愈”，盖水亦阴也，土燥得水以润之，自然燥者不燥，而病自见其愈也。若见小便不利、微渴者，是血液亡于外，而气化失于内也，主以五苓化太阳之气，气化一宣，则水道通，里气畅，升降不乖，病焉有不愈者乎？

二十一、太阳病发汗，汗出不解，其人仍发热，心下悸，头眩身瞤动，振振欲擗地者，真武汤主之。

按：发汗原是解表，表解自然热退，乃不易之理，今汗出而热仍然，所现种种病形，非表邪未透之征，却是亡阳之候，必是因发汗过度，伤及肾阳。太阳底面，即是少阴，此际发热者，阳越于外也；心下悸，头眩身瞤者，阳气外亡而群阴僭上也；振振欲擗地者，阳欲藏而不得也。夫先天之真阳，喜藏而不喜露，藏则命根永固，露则危亡立生，主以真武汤，是重藏阳之意也。

二十二、太阳病，发汗，遂漏不止，其人恶风，小便难，四肢微急，难以屈伸者，桂枝加附子汤主之。

按：发汗而至漏不止，其伤及肾阳也明甚。太阳底面，即是少阴，其人恶风者，外体疏也，小便难者，汗为水液，气化行于外，而不行于内也；四肢微急，难以屈伸者，血液外亡，而筋脉失养也。此际理应以扶阳为是，原文取桂枝加附子汤，意在用附子，取内以固其根蒂；得桂枝，外以祛其未尽之邪。内外兼备，斯无大害，庶不失立方之妙也。

二十三、太阳病，中风，以火劫发汗，邪风被火热，血气流溢，失其常度，两阳相熏灼，其身发黄。阳盛则欲衄，阴虚小便难，阴阳俱虚竭，身体则枯燥，但头汗出，齐颈而还，腹满而微喘，口干咽烂，或不大便，久则谵语，甚者至哕，手足躁扰，捻衣摸床，小便利者，其人可治。

据此条所见种种病形，都缘误用火劫发汗，遂至亢阳为灾，邪火燎原，竟有不可扑灭之势，但视其人小便尚利，一线之元阴犹存，故曰可治。若小便全无，则元阴已尽，危亡即在转瞬之间。

二十四、太阳病二日，反躁，凡熨其背，而大汗出，大热入胃，胃中水竭，躁烦，必发谵语，十余日振栗、自下利者，此为欲解也。故其汗，从腰以下不得汗，欲小便不得，反呕，欲失溲，足下恶风，大便硬，小便当数，而反不数及不多，大便已，头卓然而痛，其人足心必热，谷气下流故也。

按：太阳二日，系阳明主气之候，邪已入胃，应当察其邪从阳化为病，从阴化为病，随其所化而治之，方为合法。粗工不知，反熨其背而大汗出，火热入胃，势必夺其胃中津液，津液被夺，则邪热炽，热乘于心，神无所主而谵语生；邪延十余日，忽振栗、自下者，是里热下行，病有从下解之意；其汗从腰以下不得，欲小便不得者，太阳气化不宣，津液被热夺也；反呕者，气机上逆也；欲失溲，而足下恶风，下元之气不足也。迨至大便多，则里气畅，头卓然而痛，是邪仍欲从三阳表分而出；足下必发热者，阳气复回之征，皆佳兆也。

二十五、太阳病，以火熏之，不得汗，其人必躁，到经不解，必圊血，名为火邪。

太阳为病，本应外解，今以火熏不汗而反躁，是邪不从外出，而从内趋也。火动于中，逼血下行，而成圊血之候，亦时势之使然也。

二十六、微数之脉，慎不可灸，因火为邪，则为烦逆，追虚逐实，血散脉中，火气虽微，内攻有力，焦骨伤筋，血难复也。

据脉微数，数主有热，故不可灸，若妄灸之，则为害不浅，故见种种病形。此是为有余之候言之，而非为不足者言之。病人苟现面白唇青，舌润不渴，小便清利，脉现洪大、洪数、弦劲，此系元阳外越之候，回阳又虑不及，尚得以“不可灸”言之乎？余思原文加一“慎”字，此中隐已包括虚实两法在于中也。

二十七、烧针令其汗，针处被寒，核起而赤者，必发奔豚。气从少腹上冲心者，灸其核上各一壮，与桂枝加桂汤，更加桂二两也。

烧针者，温经御寒法也。针处被寒，核起而赤者，寒邪聚于皮肤，有欲从外出之势也，何得云“必发奔豚”？奔豚乃少阴之证，此刻邪在太阳，未犯少阴，即以桂枝加桂汤，更加桂，其邪在太阳也明甚，果属奔豚上冲，又非桂枝加桂、倍桂所长也，学者宜细绎之。

二十八、太阳病，当恶寒发热，今自汗出，反不恶寒发热，关上脉细数者，以医吐之过也。一二日吐之者，腹中饥，口不能食；三四日吐之者，不喜糜粥，欲食冷食，朝食暮吐，以医吐之所致也，此为小逆。

此条既无发热恶寒，则无外邪可知，咎在医家误吐之过。屡吐不止，渐至朝食暮吐，其胃阳之衰败已极，原文称为“小逆”，学者不得遽谓之“小逆”也。

二十九、太阳病吐之，但太阳病当恶寒，今反不恶寒，不欲近衣，此为吐之内烦也。

按：吐治法，亦寓发散之意，但无恶寒，则不得为太阳证。不欲近衣，内定有热，而曰“吐内烦”，是此病形全是吐之过，何也？吐则气机发外，有不可禁止之势，故现此内烦，俟气定神安，而能近衣，则病自愈。若气定而仍不欲近衣，则又不得以“吐内烦”称之也，学者宜细辨之。

三十、太阳病，外证未解者，不可下也，下之为逆。欲解外者，宜桂枝汤。

按：病当外解者，原不可下，下之则引邪深入，为害不小。病机果有向表之势，随机而导之，则得矣。

三十一、太阳病，先发汗不解，而下之，脉浮者不愈。浮为在外，而反下之，故令不愈。今脉浮，故在外，当须解外则愈，宜桂枝汤。

按：随机调理，乃医之道，如当外解而反下之，当下而反表之、固之，皆医之咎。此条既下而脉尚浮，是邪不从下趋，而仍欲从外出，故仍用桂枝汤以导之，此真用药法窍，学者宜留心记之。

三十二、太阳病，下之后，其气上冲者，可与桂枝汤，方用前法。若不上冲者，不得与之也。

按：应外解之病，而误下之，脉浮，邪仍在表者，俱可以桂枝汤。若因下而病现上冲，此间须宜详察。盖以为上冲者，病邪欲外，故仍以桂枝汤；不冲者，邪不外出，故不可与。谓上冲而脉浮，可与桂枝汤；上冲而脉不浮，不可与。然上冲之候，多因误下伤及胸中之阳，不能镇纳下焦浊阴之气，以致上冲者极多，法宜收纳温固，又非桂枝所能也。学者务于病情、脉息、声音、动静、有神、无神处求之，则得其要矣。

三十三、太阳病，外证未除，而数下之，遂协热而利，利下不止，心下痞硬，表里不解者，桂枝人参汤主之。

按：下利本非正病，因子下而致之也；痞硬亦非本有之病，因过下伤中，阴邪得以僭居高位也。原文以桂枝人参汤治之，方中药品，乃理中汤全方加桂枝一味耳。不名理中，而名桂枝加人参汤者，重太阳之意，全是温中化气，补中祛邪之法也。

三十四、太阳病，桂枝证，医反下之，利遂不止。脉促者，表未解也；喘而汗出者，葛根黄芩黄连汤主之。

按：本应表解可了之病，而反下之，引邪深入，利遂不止。此刻邪陷于下，若恶风、自汗、身疼仍在者，可与桂枝加葛根汤救之，俾邪复还于表，不治利而利自止。此以葛根黄连黄芩汤，是为脉促、喘、汗，有邪热上攻者言之，故用芩、连之苦寒以降之、止之，用葛根以升之、解之，俾表解热退而利自愈，是亦正治法也。余谓只据脉促、喘、汗，未见有热形实据，而以芩、连之品，冀其止泻，恐未必尽善。夫下利太过，中土业已大伤，此际之脉促者，正气伤也；喘者，气不归元也；汗出者，亡阳之渐也。况喘促一证，有因火而喘者，必有火邪可征；有因外寒促者，亦有寒邪可验；有因肾气痰水上逆而致者，亦有阴象痰湿可证。虚实之间，大有分别，切切不可死守陈法，为方囿也。

三十五、太阳病，下之后，脉促、胸满者，桂枝去芍药汤主之；若微寒者，桂枝去芍药加附子汤主之。

按：太阳果属可下，下之，俾邪从下解之法也，何致脉促胸满？必是下伤胸中之阳，以致阴气上逆而为胸满脉促，亦气机之常，理应扶中降逆。原文以桂枝去芍药者，是取姜、桂之辛散，草、枣之补中，而虑芍药阴邪之品以助邪，故去之，立法颇佳。若微恶寒，于汤中去芍加附子，亦是步步留神之意，煞费苦心。

三十六、太阳病，下之微喘者，表未解故也。桂枝加厚朴杏子汤主之。喘家作，桂枝汤加厚朴杏子，佳。

按：外邪蔽束肺气，法宜解表，表解已，则气顺而喘自不作。此云下之微喘，是喘因下而始见，非不下而即见，明明下伤中土，阳不胜阴，以致痰饮水湿随气而上，干犯肺气而喘证生，又非桂枝、厚朴、杏子所宜也，学者当详辨之。余思太阳表邪，发热、恶寒、微喘，未经下者，此方实为妥切；若经下后，无发热、恶寒与脉未浮者，此方决不可施，当以扶阳降逆为要。

三十七、太阳病，下之，其脉促，不结胸者，此为欲解也。脉浮者，必结胸也；脉紧者，必咽痛；脉弦者，必两胁拘急；脉细数者，头痛未止；脉沉紧者，必欲呕；脉沉滑者，必协热利；脉浮滑者，必下血。

按：既经下后，邪从下趋，里气既通，则表气宜畅，病亦立解。原文以“脉促，不结胸”为欲解，意者不结胸为内无邪滞，脉促为邪欲外出，亦近理之论。通条又何必举某脉必现某病耶？夫脉之变化无穷，现证亦多不测，学者亦不必执脉以求病，总在临时随机应变为是。

三十八、太阳病不解，热结膀胱，其人如狂，血自下，下者愈。其外不解者，尚未可攻，当先解其外。外解已，但少腹急结者，乃可攻之，宜桃核承气汤。

按：太阳蓄血，其人如狂，理应化气从小便以逐瘀，此既已趋大肠，血自下，故断其必自愈。但外邪未解者不可攻，恐攻而邪下陷也。外邪既已解，而独见少腹急结者，是瘀尚未尽也，故可以逐瘀攻下之法施之，方不致误。鄙意以桃仁承气汤，乃阳明下血之方，而用之于太阳，似非正法，理当分别处究，血从大便则宜，血从小便则谬，学者宜细心求之，庶不误人。

三十九、太阳病六七日，表证仍在，脉微而沉，反不结胸，其人发狂者，以热在下焦，少腹当硬满，小便自利者，下血乃愈。所以然者，以太阳随经，瘀热在里故也，抵当汤主之。

按：此条所现，实属瘀热在腑，理应以行血之品，从腑分以逐之，方于经旨不错，此以抵当汤治之，较前颇重一格，取一派食血之品以治之，俾瘀血去而腑分清，其病自愈。此方可为女科干血痨对证之方也。但此方施于果系腑分有瘀血则宜，蓄血则谬；干血则宜，血枯则谬。总在医家细心求之，否则方不可轻试也。

四十、太阳病，身黄，脉沉结，少腹硬；小便不利者，为无血也；小便自利，其人如狂者，血证谛也，抵当汤主之。

按：此条只以小便之利与不利，判血之有无也。其人少腹满而小便不利者，是蓄尿而非蓄血也；若少腹满而小便利，其人如狂者，蓄血之验也。苟其人不狂，小便利而腹满，别无所苦，则又当以寒结、热结下焦处之，分别施治，庶可言活人也。

四十一、太阳病，小便利者，以饮水多，必心下悸；小便少者，必苦里急也。

按：饮水多而小便亦多，此理之常。但既称小便多，水以下行，又何致上逆凌心而为悸乎？必是小便少而水道不畅，上逆以凌心而为悸，与理方恰。小便不畅，里必苦急，势所必然。原文以饮水多，致心下悸，理亦不差，仍不若小便之多少处求之，更为恰切。或曰：太阳行身之背，水气何得凌心？余以为凌心者，诚以太阳之气，由下而至胸腹也。

四十二、大下之后，复发汗，小便不利者，亡津液故也，勿治之；得小便利，必自愈。凡病若发汗、若吐、若下、若亡血、亡津液，阴阳自和者，必自愈。

据所言汗、吐、下，以致亡血、亡津液，只要其人无甚大苦，可以勿药，俟正气来复，必自愈。明明教人不可妄用药，误用药，恐生他变也。

四十三、太阳病，先下之而不愈，因复发汗，以此表里俱虚，其人因致冒，冒家汗出自愈，所以然者，汗出表和故也。待里未和，然后复下之。

据下后复发汗，以致表里俱虚，其伤正也太甚，虚则易于感冒，此理之常，此刻应于补正药中加解表之品，必自愈。推其故，“汗出表和，待里未和”，然后下之，“待”字不可忽略，实有斟酌可否之意，学者宜细求之。

四十四、太阳病未解，脉阴阳俱停，必先振栗汗出而解。但阳脉微者，先汗出而解；但阴脉实者，下之而解。若欲下之，宜调胃承气汤。

按：太阳病，当未解之先，而有此阴阳俱停之脉，便见振栗汗出者，是邪由战汗而解也。条中提出阳脉微者，汗之而解；阴脉微者，下之而解。余谓阳脉微者，表分之阳不足也，法宜辅正以祛之；阴脉微者，里分之阴不足也，只当温里以祛之。何得云汗之而解？下之而解？如果宜汗宜下，务要有汗下实据方可，若只凭一脉而定为可汗可下，况脉已云微，亦非可汗可下之例，学者亦不必执原文为不可易之法也。

四十五、太阳中风，下利呕逆，表解者，乃可攻之。其人漐漐汗出，发作有时，头痛，心下痞硬满，引胁下痛，干呕短气，汗出不恶寒者，此表解里未和也，十枣汤主之。

按：中风而见下利、呕逆，夫下利、呕逆，其病似不在太阳，而在太阴也。太阴受伤，转输失职，不能分运水湿之气，以致水气泛溢，上行于皮肤，故见漐漐汗出；水停心下，故见痞硬；水流于胁，故见胁痛。至于头痛、干呕、短气，种种病形，皆是一水气之所致也，主以十枣汤。取大枣以培土去湿，湿去而诸症自释。原文直指太阳，盖太阳为一身之纲领，主皮肤，统营卫、脏腑，百脉、经络，主寒水，司冬令，行水气，外从皮肤毛窍而出，内自小便而出，气化不乖，水行无滞，往来灌溉，何病之有？今为风邪所中，阻滞气机，气化不宣，水逆于上而为呕，水逆于下而为利，水流于左而胁痛生，水逆于心而硬痞作，水发于上而现头痛，水阻于中，上下往来之气不畅，而短气立至，此刻水气弥漫，表里焉得自和，主以十枣汤，直决其水，恐水去而正不支，故取枣之甘以补正，庶不致害。前所论主在太阴者，以吐利乃太阴之提纲说法也；后所论为太阳者，本篇之大旨也。所论虽未尽当，亦可开后学之心思也，高明正之。

四十六、太阳病二三日，不能卧，但欲起，心下必结，脉微弱者，此本有寒分也，反下之，若利止，必作结胸；未止者，四日复下之，此作协热利也。

按：二三日，系阳明少阳主气之候，或经或腑，总有一定病情，此并未有二阳经腑证形足征，但云“不能卧，但欲起”者，是阴阳不交，而神不安也。心下必结者，胸中之阳不宣也。所称脉微弱，而曰本有寒分，明是正气之不足，无热邪之内扰，亦可概见。医反下之，大失其旨，“若利止，必结胸”，是由下伤中宫之阳，不能镇下焦浊阴之气，以致上僭而为逆。未止者复下之，是果何所见而必当下耶？又未见有里热足征，而断为协热利耶？总之，原文所论，可见医家之咎。

四十七、病发于阳，而反下之，热入因作结胸；病发于阴，而反下之，因作痞也。所以成结胸者，以下之太早故也。

按：病发于阳，指太阳表分受病也。病发于阴，指少阴里分受病也。二者皆非可下之证，结胸与痞，皆由误下之过，亦非下早之过。总之，医之过也。

四十八、太阳病，脉浮而动数，浮则为风，数则为热，动则为痛，数则为虚，头痛发热，微盗汗出，而反恶寒者，表未解也。医反下之，动数变迟，膈内拒痛，胃中空虚，客气动膈，短气躁烦，心中懊憹，阳气内陷，心下因硬，则为结胸，大陷胸汤主之。若不结胸，但头汗出，余处无汗，齐颈而还，小便不利，身必发黄。

按：太阳既称“脉浮，数动”，以及“恶寒，表未解”句，明言风热之邪尚在，其病究竟未当下时，而医即下之，动数浮大之脉，忽变为迟，是阳邪变为阴邪也明甚。阴邪盘踞中宫，故见膈内拒痛，胃中既因下而空虚，故短气懊憹，心烦、硬满之症作。此刻满腔全是纯阴用事，阴气闭塞，理应温中化气，则所理诸证自能潜消，兹以大陷胸汤主之。夫陷胸汤，乃硝、黄、甘遂苦寒已极之品，是为热结于心下者宜之，若浮数变迟，中虚之候用之，实为大不恰切。又曰“若不结胸，但头汗出，齐颈而还，小便不利，身必发黄”。夫发黄之候，原是阳明热邪遏郁所致，此但以小便不利，头汗出，而断为必发黄，亦未必尽如斯言，学者当以病形、脉息、声音、有神无神各处求之，便得其要也。

四十九、太阳病，重发汗而复下之，不大便五六日，舌上燥而渴，日晡所小有潮热，从心下至少腹硬满而痛，不可近者，大陷胸汤主之。

按：重发汗，亦是表而再表之义；再表而邪不去，故复下之；又不大便五六日，邪既不由表解，又不由里解，固结于中，竟有负隅之势，所现一派病情，非陷胸汤决不能拔，原文主之，深得其旨。

五十、结胸者，项亦强，如柔痉状，下之则和，宜大陷胸丸。

按：结胸而项亦强，有如柔痉状者，此是邪结于胸，阻其任脉流行之气机而言也。下之以大陷胸丸者，逐其胸中积聚，积聚亦去，任脉通而气机复畅，故有自和之说也。但痉证则周身手足俱牵强，此独项强，故称为“如柔痉状”，学者须知。

五十一、结胸证，其脉浮大者，不可下，下之则死。

按：结胸而称脉浮大者，明是阳邪结胸，理应清凉以解之、开之，方为合法。若攻下之，则引邪深入，结胸愈结而不解者，焉得不死。

五十二、结胸证悉具，烦躁者，亦死。

按：证具结胸，阻其上下交通之机，故烦躁作。盖烦出于心，躁出于肾，病机正在坎离交会之处，不交则烦躁立作，故决之必死也。

五十三、太阳病，医发汗，遂发热恶寒，因复下之，心下痞，表里俱虚，阴阳气并竭，无阳则阴独，复加烧针，因胸烦，面色青黄，肤瞤者，难治；今色微黄，手足温者易愈。

按：太阳证，总要外邪未解，方可发汗，岂有无发热恶寒，而反即汗之理？此言因发汗，遂见发热恶寒，焉知非误汗而逼阳外越乎？此证总缘汗下失宜，以致表里俱虚，阴阳并竭，无阳则阴独，此刻系纯阴用事，痞塞之症所由生，后加烧针，因而胸烦，面色青黄，则土木相刑之机全神毕露，故曰难治。若色微黄，而无青色，手足尚温，是后天之根犹存，故纯可治。

卷 二

太阳中篇

凡寒伤营之证，列于此篇，计五十八法。

一、太阳病，或已发热，或未发热，必恶寒，体痛，呕逆，脉阴阳俱紧者，名为伤寒。

按：已发热者，邪已拂郁于内也，未发热者，邪入而未遏郁也。据脉象，阴阳俱紧曰伤寒，论体痛，则属少阴，呕逆则属寒饮，似于此条内不切。以余细维，现有发热、恶寒、身痛、脉浮紧者，乃为太阳伤寒之的候。若无头痛、身痛、发热、恶寒，而独见身痛，呕逆，脉象见紧，乃为寒入少阴之征。盖太阳底面，即是少阴，以此判其“或已发热，或未发热”二语，庶几恰切。

二、太阳病，头痛，发热，身疼，腰痛，骨节疼痛，恶风，无汗而喘者，麻黄汤主之。

按：此条乃寒伤太阳之里，里寒太甚，闭束气机，上逆而喘，此理之常，主以麻黄汤开其腠理，俾邪外出，表里通畅，一切证形立即化为乌有，学者切勿以喘而即认为肺病也，须知。

三、伤寒一日，太阳受之，脉若静者为不传，颇欲吐，若躁烦，脉数急者，为传也。伤寒二三日，阳明少阳证不见者，为不传也。

按：伤寒本旨，以一日太阳，二日阳明，三日少阳，四日太阴，五日少阴，六日厥阴，此就六经流行之气机而言也。至于邪入太阳，虽七八日、十余日，只要脉静而不动，别无他经证形足征，便不传经。若脉见动，心烦欲吐，此为传也。学者临证，务要有别经证形可验，脉象之动静足征，则得传与不传之实也。

四、伤寒二三日，心中悸而烦者，小建中汤主之。呕家不可用建中汤，以甜故也。

按：太阳司寒水之令，今二三日未见别经病情，只见心悸而烦，必是太阳失气化之令，以致水停心下，为悸而烦，今主建中汤以化太阳之气，气化而行，则升降不乖，而心悸与烦，则立化为乌有。但呕家不可用建中，以甘能上涌也，须知。

五、太阳伤寒者，加温针必惊也。

按：寒伤太阳，在营在卫，原有区别，此言加温针必惊，是邪在营分，加温针而惊耶？是邪在卫分，加温针而惊耶？以理揆之，当其时邪必在卫分，卫分属阳，断不可用温针之法，邪在营分，方可用温针之法。若邪在卫分而用之，如火上添膏，邪焉有不振惊内藏也？如此处断，学者方有趋向，万不致有用温针之害矣。

六、脉浮，宜以汗解，用火灸之，邪无从出，因火而盛，病从腰以下必重而痹者，名火逆也。

按：脉浮之病，本应汗解，方为合法，医家不究脉体，而妄以火灸之，大悖经旨。况表阳也，火亦阳也，二阳相合，邪不从外出而从内攻，遂致腰以下必重而痹者，是邪伏于下，阻其太阳寒水流行之气机故也。名曰火逆者，是重在未得汗解，而水滞于下也。

七、脉浮者，病在表，可发汗，宜麻黄汤。脉浮而数者，可发汗，宜麻黄汤。

按：脉浮、脉数，虽云可发汗，然有用桂枝汤者，有用麻黄汤者。在营在卫，原有区分，不得以浮、数二字，而断为麻黄汤的证也。学者务于有汗、无汗、畏风、恶寒处追求，便得用方之实据也。

八、伤寒，发汗已解，半日许复烦，脉浮数者，可更发汗，宜用桂枝汤。

大约此证，既经汗解，而邪尚未尽解，故可更汗之，俾邪解尽无遗，庶无后患。

九、发汗已，脉浮数、烦渴者，五苓散主之。

按：太阳伤寒，既称发汗已，想是外邪已去。又见其脉浮数，烦渴，必是外邪已去，而内热未解，故其脉浮数尚见。至于烦渴者，**眉批：**“烦渴”二字，亦有饮冷、饮热之分，不可不察。热伤津液也，理应清解其热，热去则烦渴自解，脉数便平，何得即以五苓散主之？凡用五苓散，必要太阳邪已入腑，口渴而小便不利，原文只据一烦渴，脉数，学者每多不识。

十、伤寒汗出而渴者，五苓散主之；不渴者，茯苓甘草汤主之。

按：汗出而渴，是太阳寒水从毛窍而出，不能滋润肠胃，故见口渴，以五苓散主之，仍使太阳寒水之气不从外出，而仍从内出，则汗渴便止。然有不渴者，是津液未大伤，胃中尚可支持，虽见汗出，以茯苓甘草汤主之，亦是化气行水之妙。此条据余所见，当时汗出而渴，小便不利者，以五苓散主之；汗出不渴，小便不利者，以茯苓甘草汤主之。加此四字，后学更易于明白了然。

再按：汗出而渴，在阳明**眉批：**大渴饮冷有白虎之方；汗出而不渴，在少阴有亡阳之概，学者宜知。

十一、脉浮紧者，法当身疼痛，宜以汗解之。假令尺中迟者，不可发汗，何以知之？然，以营气不足，血少故也。

十二、脉浮数者，法当汗出而愈，若下之，身重心悸者，不可发汗，当自汗出乃解。所以然者，尺中脉微，此里虚，须表里实，津液自和，便自汗出愈。

条内指一脉浮紧、身痛之人，法本当汗，假令尺中虚者，不可发汗，是言其阴分本虚，发之深恐亡阳，明是教人留意于发汗之间耳。即有他证，亦俟其津液自和，自汗出愈。盖慎之深，防之密矣。

十三、咽喉干燥者，不可发汗。

凡咽喉干燥之人，津液已伤，岂可再行发汗，以重夺其液乎？余谓咽喉干燥之人，有因下元坎中真气衰微，不能启真水上升而致者，法宜扶阳；有因邪火灼其津液而致者，法宜清润；有因寒水逆于中，阻其胃中升腾之气而致者，法宜行水。学者留心察之，若此等证，皆非发汗所能了。

十四、淋家不可发汗，汗出必便血。

凡患淋之人，或热闭膀胱，或寒闭膀胱，或败精滞于尿窍，气化现有不宣，原无发汗之理，若强汗之，则津液外亡，中气被夺，即不能统束血液，血液流注阑门秘清别浊之处，渗入膀胱，小便下血，于是乎作矣。

十五、疮家虽身疼痛，不可发汗，汗出则痉。

《内经》云：诸疮痛痒，皆属于火。火盛则血亏，若再发汗，血液被夺，筋脉失养，痉证必作。然又当察其病情轻重，可汗则汗，不可固执。

十六、衄家不可发汗，汗出必额上陷，脉急紧，直视不能眴，不得眠。

申言素患衄血之人，切切不可发汗，汗为血液，血液既伤，若更发汗，则阳从外亡，故现额上陷，脉紧急者，阳脱之象也。目直视不能眴者，肝开窍于目，血液已伤，不能灌溉，以致不眴不眠者，皆真阳欲绝，危亡之候也。

十七、亡血家不可发汗，发汗则寒栗而振。

“亡血”二字，即亡阳之征也。若更发汗，则阳从外越，而内无阳以温暖，故寒栗而振，此等危候非大剂回阳不可。

十八、汗家重发汗，必恍惚心乱，小便已阴疼，与禹余粮丸。

按：汗为心之液，素多汗之人，血液早亏，今重发其汗，汗出过多，则心阳外亡，神无所主，而恍惚生，小便已阴疼者，血液已亏，不能泽及小便也。原文以禹余粮丸主之，亦是收纳元气之意也。

十九、发汗病不解，反恶寒者，虚故也，芍药甘草附子汤主之。发汗后，恶寒者，虚故也，不恶寒，但恶热者，实也，当和胃气，与调胃承气汤。

按：发汗病不解，与发汗后恶寒者，皆里阳不足，因汗而阳更伤也，故见畏寒。原文以芍药附子甘草汤，使其收纳元气归根，而恶寒自已。若不恶寒而反恶热，以调胃承气汤，是为血亏火旺说法。余更有说焉，当其时发汗，有素禀元阳不足，因发汗而有元阳外越者，外大热而内寒，学者务宜细察。若果血亏，阳明胃热，必有舌苔干黄，大渴饮冷，方可与调胃承气汤。若其人因发汗而元阳外越者，虽周身大热，舌必润滑，口必不渴，二便自利，又当以回阳为要，切切不可妄与调胃承气汤，切记。

二十、发汗后，身疼痛，脉沉迟者，桂枝加芍药生姜各一两人参三两新加汤主之。

据称“发汗后，身疼，脉迟”，明是里分有寒也。汗则表阳被夺，而内寒卒起，闭塞经络，故见身疼。原文以桂枝加芍药人参新加汤，取姜、桂以散阴寒，参、芍以养血液，亦属妥切。

二十一、发汗后，不可更行桂枝汤，若汗出而喘，无大热者，可与麻黄杏仁甘草石膏汤。发汗后，饮水多必喘，以水灌之亦喘。

按：此条所论，与前论不符。此言发汗后，不可更行桂枝汤，若其人桂枝证仍在者，原有再用桂枝之法，此说不可用，非不符而何？又云：发汗出而喘，无大热者，可与麻杏石膏甘草汤。据余所见，果系大热、口渴、饮冷、气喘者，则为火刑于肺，而麻杏石膏甘草汤可用。若无大热、口渴等情，只见汗出而喘，吾恐汗出亡阳，若再以麻黄杏仁之方治之，能不速其亡乎？又云“发汗后，饮水多者必喘，以水灌之亦喘”，此必因发汗而津液伤，故渴欲饮水；水入亦喘者，是为水逆于中，而中州气化不宣故也。

二十二、下后不可更行桂枝汤，若汗出而喘，无大热者，可与麻黄杏仁甘草石膏汤。

按：“下后不可更行桂枝汤”，此语皆非确论，其间有因下而引邪深入，其脉尚浮，病机尚欲外出，仍当以桂枝汤，因其势而导之，方为合法，何得拘泥？至“汗出而喘，无大热”句，更要仔细推求，果见脉浮紧，有热象可征，而麻杏甘膏汤方是的对之方。若汗出，脉浮空，面舌俱青、白、黑色者，回阳犹恐不及，尚得以原文方治之乎？学者务要留心，探究阴阳消息，切勿死守陈言，为方所囿，则得矣。

二十三、发汗过多，其人叉手自冒心，心下悸，欲得按者，桂枝甘草汤主之。

按：汗为心之液，今发汗过多，则心阳不足，其人叉手自冒者，是欲扶心之意，外援之一助也。至“心下悸，欲按”，皆本此。

二十四、未持脉时，病人叉手自冒心，师因教试令咳而不咳者，此必两耳聋无闻也，所以然者，以重发汗，虚，故如此也。

此条是教人探阴阳之妙谛，若其人令咳而能咳，则耳聪，令咳而不咳，则耳聋。故断之曰，重发汗，以致心阳虚，浊阴上干，闭其轻窍，故耳聋也，此与风寒闭束者，大有泾渭之别，学者宜细察焉。

二十五、发汗后，其人脐下悸者，欲作奔豚，茯苓桂枝甘草大枣汤主之。

既称“发汗后，其人脐下悸者”，是必因发汗而伤及肾阳也，肾阳既衰，不能镇纳下元水气，以致脐下悸，欲作奔豚，法宜回阳为是。原文所主之方，取茯苓以伐肾邪，而使水气下泄，不致上奔，真立法之妙谛也。

二十六、发汗后，腹胀满者，厚朴生姜半夏甘草人参汤主之。

此病腹胀满，由于发汗后，明是汗出伤及胸中之阳，以致浊阴上干，闭其清道，壅而为满，法宜补中宣通，原方亦可用，似不若理中加行滞药为当。

二十七、伤寒汗出解之后，胃中不和，心下痞硬，干噫食臭，胁下有水气，腹中雷鸣下利者，宜生姜泻心汤主之。

此证既称汗解，是外邪已去，何至胃中不和，心下痞硬？此是因发汗过多，以致浊阴上逆于心而成痞乎？是因挟有宿食滞于心下而成痞硬乎？是因有邪热结于心下而成痞硬乎？是因有寒水逆于心下而成痞硬乎？不能无疑。又云“干噫食臭，胁下有水气，至雷鸣下利”句，定是太阳气化失职，以致寒水弥漫四旁，一切病情，俱由此而生。但原文以生姜泻心汤主之，似不恰切。

二十八、伤寒中风，医反下之，其人下利，日数十行，完谷不化，腹中雷鸣，心下痞硬而满，干呕心烦不得安。医见心下痞，谓病不尽，复下之，其痞益甚，此非结热，但以胃中虚，客气上逆，故使硬也，甘草泻心汤主之。

此条既已误下，而又复下，所现之症，既称虚冷，此非结热，原文以甘草泻心汤主之，方中芩、连之苦寒而复可用乎？仲景不当处此。

二十九、伤寒大下后，复发汗，心下痞，恶寒者，表未解也，不可攻痞，当先解表，表解乃可攻痞，解表宜桂枝汤，攻痞宜大黄黄连泻心汤。

既称下汗后，以致心下痞，明是下、汗亏损表里之阳，以致浊阴上干，结于心下而为痞，法宜温中扶阳，宣中散逆为是。又云“恶寒者，表未解”，“恶寒”二字，虽云太阳面目，究竟阳虚而畏外寒，亦见恶寒，况既大下、发汗后，果见脉尚浮紧，周身尚在疼痛，发热，恶寒，如此可以解表，不然，只见“恶寒”两字，不得即当解表。至于攻痞之说，虽有次第，以此证而论，则攻痞之大黄黄连泻心汤亦未恰切，何也？未见有热象足征，只有痞象一症，况此由下汗而成，并非未经汗下而见，前之大下，是大黄苦寒一派而致痞，既前之大黄不效，今又用之，又岂能必其效乎？吾想再下之，而命不永也。

三十、脉浮而紧，而复下之，紧反入里，则作痞，按之自濡，但气痞耳。心下痞，按之濡，其脉关上浮者，大黄黄连泻心汤主之。心下痞，而复恶寒汗出者，附子泻心汤主之。

按：脉浮而紧，是寒伤的候，理应解表，医者不知解表，而复下之，紧反入里，明明引邪深入而成痞满之象，但按之濡，是无形之热邪结于心下。至于关上浮大，足见中州之实有热助之，而原文之大黄黄连泻心汤，是的确之法。若心下痞，而见恶寒汗出者，则又阳虚之征，因误下所致，原文以附子泻心汤主之，附子可用，而芩、连必不可用，何也？恶寒者，阳衰之验，汗出者，亡阳之机，心下痞者，阴邪上逆之据，法宜大剂扶阳宣散为是，学者宜细察之。

三十一、伤寒五六日，呕而发热者，柴胡汤证具，而以他药下之，柴胡证仍在者，复与柴胡汤，此虽已下之，不为逆，必蒸蒸而振，却发热汗出而解。若心下满而硬痛者，此为结胸也，大陷胸汤主之可也。但满而不痛者，此为痞，柴胡汤不中与之，宜半夏泻心汤。

按：柴胡汤证具，而以他药下之，柴胡证仍在者，是下之而邪未深入，尚在少阳，故不为逆；若下之而转变别证，少阳证全无者，则是下之过，咎无可辞。若心下满而硬，虽名结胸，究竟务要察其虚实，果系有邪热结于心下者，可与大陷胸汤；若系下之失宜，而阴寒水湿上逆而作者，犹宜温中降逆，化气行水方是。所云满而不痛则为痞，原非柴胡汤所宜。原文以半夏泻心汤，确乎有理，至于方中芩、连，似觉不当，学者察之。

三十二、本以下之，故心下痞，与泻心汤，痞不解，其人渴而口燥烦，小便不利者，五苓散主之。

痞由误下而致，服泻心汤而不解，又复见躁烦口渴、小便不利，原文以五苓散主之，可见初非下症，实太阳之症。因下而引入太阳之腑也。可见医家不可妄下，总要斟酌妥贴为妙。

三十三、伤寒服汤药，下利不止，心下痞硬，服泻心汤已，复以他药下之，利不止，医以理中与之，利益甚，理中者，理中焦，此利在下焦，赤石脂禹余粮汤主之。复不止者，当利其小便。

据所称伤寒，服汤药下利不止，而至心下痞，明是下伤胸中之阳，遂使浊阴僭居高位而成痞，虽服泻心汤而病未解，又复下之，一误再误，所失愈多。

医以理中汤治之，下利益甚。非下利甚之可怪，实由中州转运，而积阴下泄，虽泄甚一时，而收功已在旦夕，昧者不察，以为病在下焦，非理中可了，又复以赤石脂禹余粮汤治之，仍不效，而曰当利小便，不知下利，有小便尚利者，有小便不利者，不利者可利，而小便利者决不可利。以余所见，全是误下所致，理中是不易良法，理中内加桂、苓、砂、半是绝妙法，原文所论之方，皆在似是而非之例，学者详细辨之。

三十四、伤寒发热，汗出不解，心中痞硬，呕吐而下利者，大柴胡汤主之。

按：伤寒发热，有风伤卫之发热，寒伤营之发热。出汗，有风伤卫之出汗，有阳明热甚之出汗，有少阴亡阳证之出汗。而此只云“发热，汗出不解”，是用桂枝解表之剂而出汗不解乎？是用麻黄解表而发热汗出不解乎？此中全无实据。言阳越于外发热也可，言汗出亡阳也可。又云“心中痞硬，呕吐，下利”，全是太阴病情，则于太阳证不合；至于大柴胡汤，则更属不合也，学者盍察之。

三十五、伤寒发汗，若吐若下，解后，心下痞硬，噫气不除者，旋覆代赭石汤主之。

按：伤寒病，至用汗、吐、下三法，外病已解，而见心下痞，噫气不除者，由或汗、或吐、或下，伤及胸中之阳，以致浊阴上干，逆于心下，阻其升降之气机而为噫。原文以旋覆代赭石汤主之，实属至当之法。

三十六、病胁下素有痞，连在脐旁，痛引少腹，入阴筋者，此名脏结，死。脏结无阳证，不往来寒热，其人反静，则舌上苔滑者，而不可攻也。

两胁属肝地面，素有痞连在脐旁，是阴寒久聚于厥阴而未解，阴邪甚则痛直入阴筋，故决其死。而曰脏结者，肝为阴脏故也。无阳证，不往来寒热，其人安静，舌滑苔，则是阴证之实据。言不可攻，是教人不可妄用药以攻其结也。

三十七、问曰：病有结胸，有脏结，其状何如？答曰：按之痛，寸脉浮，关脉沉，名曰结胸也。何谓脏结？答曰：如结胸状，饮食如故，时时下利，寸脉浮，关脉小、细、沉、紧，名曰脏结，舌上白苔滑者，难治。

按：结胸、脏结两证，答曰寸浮、关沉紧；寸浮、关细沉紧，皆非确论。

若寸浮、关沉而不结胸；寸浮、关细沉紧而不脏结，则又当何说？以余鄙见，当时胸高突起，结于胸之上部者，可名结胸；如物盘状，结于少腹两侧，或在脐旁，可名脏结。然后以脉象参之，庶为近理。若仅以脉象而论，恐未必尽如是说也，学者须知。

三十八、伤寒六七日，结胸热实，脉沉而紧，心下痛，按之石硬者，大陷胸汤主之。

此条明言热邪盘聚胸中，以致心下痛，按之如石硬，故取大陷胸汤以治之，急欲逐去热邪之意也。前太阳上篇三十七条内云“脉浮者，必结胸”，此何不见脉浮也？“脉沉紧者，必欲呕”，此何不见呕也？总之，专以脉定病，决乎不可，况气机变化莫测，焉能以二十八脉象，以定亿万病象乎？学者切不可为脉所囿，则得矣。

三十九、小结胸病，正在心下，若按之则痛，脉浮滑者，小陷胸汤主之。

既名结胸，何分大小，要知有热结于胸者，有寒结于胸者，有痰结于胸者，有食结于胸者，总要分辨的确，庶无差错。若小陷胸汤，与热结者宜，而非寒、痰、食所宜，即以原文脉之浮滑而论，浮主风，而滑主痰，宜是内痰，若小陷胸汤，则未必妥切。

四十、伤寒十余日，热结在里，复往来寒热者，与大柴胡汤。但结胸，无大热者，此为水结在胸胁也。但头微汗出者，大陷胸汤主之。

据所称热结在里，是见小便短赤乎？是见大便闭塞乎？是见舌苔干黄、大渴饮冷乎？务要有一定实据，原文笼统言之，学者当于病情处探求，果见大便不利，复往来寒热者，大柴胡汤可用。又云“结胸而无大热者，此为水结在胸胁，但头微汗”，原文以大陷胸主之，既以无大热，而为水结胸胁明是中宫不宣，水逆不行，法宜温中、健脾、行水为是，若大陷胸汤，断乎不可。

四十一、伤寒六七日，发热微恶寒，肢节烦疼，微呕，心下支结，外证未去者，柴胡桂枝汤主之。

按：伤寒至六七日，所现仍是太阳表证病情，但有微呕，则柴胡桂枝汤可用。至于心下支结，是太阳寒水之气上逆所致也，当于方中加茯苓、砂、半，庶为恰切。

四十二、伤寒八九日，下之，胸满烦惊，小便不利，谵语，一身尽重，不可转侧者，柴胡加龙骨牡蛎汤主之。

按：此条果系下证，下则病去无遗，何至有胸满烦惊，小便不利，谵语，一身尽重不能转侧者？明是下伤胸中之阳，以致浊阴上泛，而为胸满烦惊者，心肾之阳为下所伤也。小便不利者，下焦之阳衰，不能化下焦之阴也。谵语者，浊阴上闭神明昏乱也。一身尽重不能转侧者，少阴之阴寒甚，而无阳以化也。法非四逆、白通不能了。若原文之方，决不妥当。

四十三、伤寒，脉结代，心动悸者，炙甘草汤主之。一名复脉汤。脉按之来缓，而时一止复来者，名曰结。又脉来动而中止，更来小数，中有还者反动，名曰结，阴也。脉来动而中止，不能自还，因而复动者，名曰代，阴也，得此脉者，必难治。

据脉而论，结、促之止，止无常数；代脉之止，止有常数。结、促之脉，病尚可治者多，而代脉之见者，十难九痊。仲景以复脉汤主之，亦是尽治病之道而已。

四十四、伤寒，医下之，续得下利，清谷不止，身疼痛者，急当救里；后身疼痛，清便自调者，急当救表。救里宜四逆汤，救表宜桂枝汤。

救表、救里两法，颇与病符，不再赘。

四十五、伤寒下后，心烦腹满，卧起不安者，栀子厚朴汤主之。

按：下后，至心烦腹满，起卧不安，总缘下伤中宫之阳，遂至浊阴上壅，而为腹满；脾胃之精气，不能上输于心，故心烦。此病理应温中扶阳，何得更行清热破滞之品，庶觉不合。若果系热邪，下后而仍旧弥漫，有热象可凭，则原文定不可少，学者须知。

四十六、伤寒，医以丸药大下之，身热不去，微烦者，栀子干姜汤主之。

按：大下非微下可比，既称大下，岂有邪下而不去之理乎？尚见身热微烦，吾恐阳从外脱，已在几希，若更吐之，能不速其亡乎？

四十七、伤寒五六日，大下之后，身热不去，心中结痛者，未欲解也，栀子豉汤主之。发汗若下之，而烦热胸中窒者，栀子豉汤主之。发汗吐下后，虚烦不得眠，若剧者，必反复颠倒，心中懊侬，栀子豉汤主之；若少气者，栀子

甘草豉汤主之；若呕者，栀子生姜豉汤主之。凡用栀子汤，病人旧微溏者，不可与服之。

按：伤寒四十七条内，用汗、吐、下三法，所用方，总以栀子豆豉汤、栀子甘草豉汤、栀子生姜豉汤。以余所见，务要果有热象足征，方可酌用。设若下后发热，而有阳从外越者，因发汗而有阳外出者，因吐后气机因而上浮者，此中大有经权，学者切勿以栀豉等汤，定为可恃也，汗下定要下细探求。

四十八、下之后，复发汗，必振寒，脉微细，所以然者，以内外俱虚故也。

按：汗、下两法，皆在要有可汗、可下之例，当汗而不汗不可，当下而不下亦不可，汗、下均是祛邪之良法，若汗、下而不去，则正必亏，汗则伤阳，下则伤阴，阴阳两伤，岂有脉不细而不振寒者乎？原文故称内外俱虚，此刻只宜大固元气，不可疏忽。

四十九、下之后，复发汗，昼日烦躁，不得眠，夜而安静，不呕不渴，无表证，脉沉微，身无大热者，干姜附子汤主之。

按：汗下太过，足以损伤元气，至昼而烦躁不得眠，其表阳之虚也明甚。但阴阳之道，昼宜不眠，从阳也，夜而安静，从阴也。今病昼烦躁，是伤在阳分一面；夜而安静，是未伤在阴分一面。不眠者，是烦躁已极，不能仰卧片时之意也。原文以附子干姜汤主之，实属妥切。

五十、伤寒，若吐、若下后，心下逆满，气上冲胸，起则头眩，脉沉紧，发汗则动经，身为振振摇者，茯苓桂枝白术甘草汤主之。

按：此由吐、下，伤及胸中之阳，以致浊阴上干，逆于心下，气逆上冲太甚，故头眩；发汗伤阴，筋脉失养，故见筋惕肉瞤之状。此刻只宜大剂扶阳，若原文之茯苓桂枝白术甘草汤，恐力不足以当此任。

五十一、伤寒，吐下后，发汗，虚烦，脉甚微，八九日心下痞硬，胁下痛，气上冲咽喉，眩冒，经脉动惕者，久而成痿。

按：汗、吐、下以致虚烦，脉微，元气之衰可知，至八九日心下痞硬，经脉动，原文以为久而成痿，此全是亏损太过，寒水弥漫，阴逆上冲，故见胁下痛，与咽喉眩冒，经脉动者，皆汗、下、吐伤及血液，以致筋脉失养，成痿者，言气衰而不振也。

五十二、伤寒有热，少腹满，应小便不利，今反利者，为有血也，当下之，不可余药，宜抵当丸。

据喻嘉言先生云：伤寒蓄血，较中风蓄血，更为凝滞，故变汤为丸，而连渣服之，所以求功于必胜也。

五十三、伤寒八九日，风湿相搏，身体烦疼，不能自转侧，不呕，不渴，脉浮虚而涩者，桂枝附子汤主之。若其人大便硬，小便自利者，去桂枝加白术汤主之。

按：身体烦疼，乃风湿之的候；不能转侧，乃湿邪流入关节，阻滞之征；不呕不渴，脉虚浮者，湿邪之验。原文以桂枝附子汤，温经、散寒、除湿之意。若其人大便硬，小便自利，由中宫气弱，不能输津液于大肠，故大便硬，小便自利。加白术者，培中土之意，实为妥贴。

五十四、风湿相搏，骨节疼烦，掣痛，不得屈伸，近之则痛剧，汗出短气，小便不利，恶风不欲去衣，或身微肿者，甘草附子汤主之。

按：风湿相搏，明风与湿阻滞经脉，以致疼痛不能屈伸。近之则痛剧者，风湿之邪甚也。“汗出短气，小便不利”者，太阳为风所扰，气机不得下降，以致汗出而小便不利。恶风者，太阳风伤卫之验也。不欲去衣者，湿气滞内之验也。或身微肿者，风邪之实据也。原文以甘草附子汤主之，实属恰切。余意方中再加防风、云苓，更觉功速。

五十五、伤寒，发汗已，身目为黄，所以然者，以寒湿在里，不解故也，以为不可下也，于寒湿中求之。

既称发汗已，而曰身目为黄，明言此为阴黄，而非阳黄也。阳黄有热形可征，此无阳象实据，故曰寒湿中求之，明言阴黄无疑。法宜温中除湿为主。

五十六、伤寒，瘀热在里，身必发黄，麻黄连轺赤小豆汤主之。

按：瘀热在里，未必尽成发黄之症，是必有湿邪相凑方成。

五十七、伤寒七八日，身黄如橘子色，小便不利，腹微满者，茵陈蒿汤主之。

此明主湿热在里，熏蒸而成。若小便利，则必不能发黄。因小便不利，湿热之气不得下趋，故成此候。而曰腹微满者，太阳蓄尿之验也。原文以茵陈蒿汤主之，妥切。但此为蓄尿发黄，而非阳明发黄，原方可加入五苓方中，庶无大谬。

五十八、伤寒，身黄、发热者，栀子柏皮汤主之。

此言身黄发热，而在太阳，并非阳明，必是太阳之气，拂郁于皮肤，而成此候。原文以栀子柏皮汤，是从小便以逐邪之意也。

卷 三

太阳下篇

凡风寒两伤营卫之证，列于此篇，计二十四法。

一、太阳中风，脉浮紧，发热恶寒，身疼痛，不汗出而烦躁者，大青龙汤主之。若脉微弱，汗出恶风者，不可服之，服之则厥逆，筋惕肉瞤，此为逆也。

二、伤寒脉浮缓，身不疼，但重，乍有轻时，无少阴证者，可与大青龙汤发之。

按：大青龙汤，乃风寒两伤营卫，烦躁发热之主方。此言脉浮缓，并无身疼发热，而曰“身重，乍有轻时”，论身重乃少阴之征，而曰乍有轻时，却又非少阴的候，此为大青龙汤，实不恰切，学者宜细心求之。

三、太阳病，脉浮紧，无汗，发热，身疼痛，八九日不解，表证仍在者，此当发其汗。服药已，微除，其人发烦，目瞑，剧者必衄，衄乃解。所以然者，阳气重故也，宜麻黄汤。

按：此条既称“八九日不解，表证仍在者”，固当发其汗，既服药已微除，“微”字是发汗邪衰而未尽解之意，复见其人发热，目瞑，剧者必衄，衄则邪必外出，故仍以麻黄汤随机而导之之意。此条设若不衄，更见发热目瞑剧者，又当于阳越于外求之。求之奈何？于口之饮冷饮热判之，人之有神无神，脉之有力无力，二便之利与不利处求之，切切不可死守原文，当以不执方为要。

四、伤寒，脉浮紧，不发汗，因致衄者，麻黄汤主之。

按：此条乃寒伤营之的候，其人能大汗出而邪可立解，则不致衄，衄出，即汗出也，故以麻黄汤治之，是随机而导之之意，俾邪尽出无遗，真上乘法也。

五、太阳病，脉浮紧，发热，身无汗，自衄者愈。

此系与上同，毋容再论。

六、太阳病，得之八九日，如疟状，发热恶寒，热多寒少，其人不呕，清便欲自可，一日二三度发。脉微缓者，为欲愈也；脉微而恶寒者，此阴阳俱虚，不可更发汗、更吐、更下也；面色反有热色者，未欲解也，以其不能得小汗出，身必痒，属桂枝麻黄各半汤。

此条既称八九日，未有不用发散祛邪之方，据所言如疟状，如疟者，似疟而非真疟之谓也。虽现热多，**眉批：**是属阳证热多，定现口渴饮冷，舌必有黄苔，热时必揭去衣被，小便必赤，若似疟则无此等病情。寒少，而其人不呕，清便自可，以“清便”二字核之，与脉之微缓核之，则内无的确之风热，明是发解太过，必是阳虚似疟无疑，法宜扶阳温固为是。又曰“脉微而恶寒者，为阴阳俱虚，不可更发汗、吐、下也”。明明此非青龙汤、麻桂各半汤的候也。若其人面皮反有赤色，“赤色”二字，更宜着眼，恐是戴阳；苟非戴阳，果现脉浮紧，未得小汗，而致身痒疼者，方可与麻桂各半汤。学者虽于一证之中，前后参究，方可与论伤寒，读伤寒也。

七、太阳病，发热恶寒，热多寒少，脉微弱者，此无阳也，不可发汗，宜桂枝二越婢一汤。

此条言发热恶寒者，邪犯太阳之表也，热多寒少者，风邪之盛而寒邪之轻也。以越婢汤治之，取桂枝以伸太阳之气，祛卫分之风，用石膏以清卫分之热，用麻黄、生姜以散寒，所为的确之方。但条中言无阳不可发汗，既曰无阳，岂有热重寒轻之理？岂有再用石膏、桂、麻之理？定有错误。

八、服桂枝汤，大汗出，脉洪大者，与桂枝汤，如前法。若形似疟，一日再发者，汗出必解，宜桂枝二麻黄一汤。

此条既服桂枝汤，大汗出，而病岂有不解之理乎？既已大汗而脉见洪大，若再用桂枝汤，能不虑其亡阳乎？条中“大”字，**眉批：**或者汗出而邪未尽解，脉见洪大，邪仍欲出表之意，理亦不错，但“大”字不能无疑。定有错误，想是服桂枝汤而汗不出，故可以用桂枝汤，方为合理。至形如疟状，是表里之寒热尚未尽解，故仍以桂枝二麻黄一汤主之，俾邪外出无遗，故决之曰：汗出必解，方为合式。

九、伤寒不大便六七日，头痛有热者，与承气汤。其小便清者，知不在里，仍在表也，当须发汗；若头痛者，必衄，宜桂枝汤。

按：伤寒六七日不大便，有热结、寒结之分，务要察其果系热结，方可以大承气汤施之；头痛亦必审其脑后，方是太阳的候，有热而必兼见恶寒者为确，有不恶寒而独发热者为非。又曰其小便清者，知不在里而在表也，理宜解表。头痛而衄者，是邪从外解，仍以桂枝汤治之，是随机斡旋之意，真立法之妙也。

十、服桂枝汤，或下之，仍头项强痛，翕翕发热，无汗，心下满，微痛，小便不利者，桂枝汤去桂加茯苓白术汤主之。

按：此条虽云"服桂枝汤，或下之"，而仍头项强痛、翕翕发热、无汗，是邪尚在表而未解，仍宜发表为是。至于"心下满而痛，小便不利"，是太阳之气不从小便而下趋，逆从于上而为心下满痛，何也？太阳之气，是由下而上至胸腹也，今既心下痛而小便不利，理应以五苓散方施之，化太阳之气，俾邪从下解，此方去桂枝加白术、茯苓，亦是五苓之意。以余拙见，桂枝似不宜去。

十一、伤寒脉浮，医以火迫劫之，亡阳，必惊狂，起卧不安者，桂枝去芍药加蜀漆牡蛎龙骨救逆汤主之。

按：伤寒脉浮，而医以火迫劫之，浮为阳，邪火亦阳，两阳相会，邪火内攻，扰乱心君，故惊狂不安之象所由来。致于"亡阳"二字，所论不切，当是亡阴，庶于此条方为合法，主以救逆汤，亦是敛阴、祛邪、安神之意也。

十二、火逆下之，因烧针烦躁者，桂枝甘草龙骨牡蛎汤主之。

按：火逆则伤阴，未见下症而下之，则伤阴，复又烧针而阴又伤，此烦躁之症所由生，而阴虚之象所由见，主以桂枝甘草龙骨牡蛎者，是取其调中而交心肾也。

十三、伤寒脉浮，自汗出，小便数，心烦，微恶寒，脚挛急，反与桂枝汤，欲攻其表，此误也，得之便厥，咽中干，烦躁吐逆者，作甘草干姜汤与之，以复其阳。若厥愈足温者，更作芍药甘草汤与之，其脚即伸；若胃气不和、谵语者，少与调胃承气汤；若重发汗，复加烧针者，四逆汤主之。

据脉浮自汗至脚挛急，症中并无发热、恶寒、身疼，而独见自汗出者，卫外之阳不足也；小便数者，气化失机也；心烦、微恶寒者，阳衰之征也，拘挛急者，由血液外亡，不能滋润筋脉也。本非桂枝汤证，而曰“欲攻其表，此误也”，实为有理。至于“得之便厥，咽中干，烦躁吐逆者”，大抵此证先因吐逆太过，中宫转输之机，卒然错乱，不能输精气于心肾，故烦躁，吐则亡阳，故四肢厥也。**眉批：**厥证原有热厥、寒厥之分，原文主甘草干姜，是定非热厥也。咽中干者，肾阳衰不能升腾津液于上也。原文以甘草干姜汤与之，此是守中复阳之法也，何愁脚之不伸也？原文又以芍药甘草汤，此汤本为火盛灼筋者宜，而用之于此证，殊非正论。“若胃气不和，谵语者，少与承气汤”，此说觉得支离，又并无胃实足征，何得有谵语之说？即果谵语，务必探其虚实真伪方可。若重发汗，复加烧针者，主以四逆汤，此是何病情？而重汗，而又烧针耶？一条之中，东一若，西一若，吾甚不解。总之，医家临证时，务宜下细探求阴阳实据方可。此论是就原文主方说法也。

十四、发汗，若下之，病仍不解，烦躁者，茯苓四逆汤主之。

按：病有当发汗者，有当下者，但要有发汗之实据，可下之病情，此统以发汗、下后，病仍不解，不解是何病情不解，以致烦躁，殊令人难以猜详。

十五、伤寒，胸中有热，胃中有邪气，腹中痛，欲呕吐者，黄连汤主之。

按：太阳之气，由下而上至胸腹，今因寒邪拂郁于内而热生，以致胃中不和，腹痛欲呕吐者，此是上热下寒之征也。原文以黄连汤主之，是用黄连以清上焦之热，干姜、桂枝、半夏以祛中下之寒邪，用参、枣以和中，是调和上下之妙剂也。

十六、伤寒，腹满，谵语，寸口脉浮而紧，此肝乘脾也，名曰纵，刺期门。

按：腹满谵语，阳明之腑证也；脉浮而紧，太阳之表证也。此名曰纵，甚不解，定有错误。

十七、伤寒发热，啬啬恶寒，大渴欲饮水，其腹必满，自汗出，小便利，其病欲解，此肝乘肺也，名曰横，刺期门。

按：发热恶寒，太阳之表证也，大渴饮水，此由寒水逆中，阻其脾中升腾之机，真水不得上升，故大渴，其腹满者，水溢于中也，幸而自汗与小便利，上下分消，邪有出路，故知其必解也。设若不自汗，不小便，未可言欲解也。

原文言“肝乘肺”，不知从何看出，余甚不解。

十八、伤寒表不解，心下有水气，干呕，发热而咳，或渴、或利、或噎、或小便不利，少腹满，或喘者，小青龙汤主之。

按：伤寒既称表不解，心下有水气，以致一切病情，缘由寒水逆中，阻滞气机，理应发汗行水，水邪一去，则气机流通，诸症立失。学者切不可执病执方，执一己之见，总要窥透病机，当何下手，治之为是。若原文之青龙汤，重在发汗行水，而诸症立失，可知非见咳治咳、见呕治呕也。

十九、伤寒心下有水气，咳而微喘，发热不渴，服汤已，渴者，此寒去欲解也，小青龙汤主之。

按：心下有水气，阻其呼吸之气，上触而咳，以致微喘；发热不渴，服汤已渴者，水气去，而中宫升腾之机仍旧转输，故知其欲解也。以小青龙汤主之，是随机而导之意也。

二十、服桂枝汤，大汗出后，大烦渴不解，脉洪大者，白虎加人参汤主之。

按：服桂枝汤以致大汗，其人大渴者，由汗出过多，血液被夺，伤及胃中津液故也。原文主以人参白虎汤，取人参以救津液，取石膏以清内热，的确之法也。

二十一、伤寒脉浮滑，此里有热，表有寒，白虎汤主之。

按：《脉象篇》云：浮主风邪，滑主痰湿。此条只据二脉，即以白虎汤主之，实属不当。况又未见有白虎证形，指为里热表寒，即果属表寒里热，理应解表清里，何独重里热一面，而遗解表一面乎？疑有误。

二十二、伤寒脉浮，发热无汗，其表不解者，不可与白虎汤；渴欲饮水，无表证者，白虎加人参汤主之。

按：发热无汗，本应解表，原非白虎所宜，至于大渴饮冷，阳明证具，则以人参白虎施之，的确不易法也。

二十三、伤寒无大热，口燥渴，心烦，背微恶寒者，白虎加人参汤主之。

按：寒邪本由太阳而起，至背恶寒，亦可云表未解，何得即以白虎汤主之。条中既称无大热，虽有燥渴心烦，未必即是白虎汤证。法中原有热极邪伏，背心见冷，而用此方，但学者于此证，务要留心讨究，相其舌之干燥与不燥，气之蒸手不蒸手，口渴之微盛，二便之利与不利，则得矣。

二十四、伤寒若吐下后，七八日不解，热结在里，表里俱热，时时恶风，大渴，舌上干燥而烦，欲饮水数升者，白虎加人参汤主之。

按：吐下后而表不解，盖吐则亡阳，下则亡阴，阴阳两虚，更不能俾邪外出，故不解。以致表邪趋入阳明地界，遂随阳明之气化，而转为热邪，故现一切症形，全是白虎汤对证之法。至饮水多者，是由下而津液大伤，故乞水以为援也。主以白虎加人参，以救欲亡之阴，实的确不易之法也。

卷 四

阳明上篇

外邪初入阳明，太阳尚有未尽者，谓之太阳阳明，列于此篇，计三十九法。

一、阳明病，脉迟，汗出多，微恶寒者，表未解也，可发汗，宜桂枝汤。

论阳明病，汗出多，脉应长大，令脉迟而汗出多，殊属不合。又到微恶寒，表未解，可发汗，明是太阳寒邪，初入阳明，寒邪尚未化尽，故宜以桂枝汤导之也。

二、阳明病，脉浮，无汗而喘者，发汗则愈，宜麻黄汤。

按：此条乃太阳之病，太阳之方，并未有阳明脉象病情，实属不合，理应列入太阳篇为式。

三、阳明病，若能食，名中风；不能食，名中寒。

按：能食为中风，风为阳，阳能消谷也；不能食为中寒，寒为阴，阴不能消谷也。但阳明病，果是何等病情，而见此能食不能食也。

四、脉阳微而汗出少者，为自和也；汗出多者，为太过。阳脉实，因发其汗，出多者，亦为太过。太过者，为阳绝于里，亡津液，大便因硬也。

论阳明而见脉微，汗出少为自和者，邪衰之征也；汗出多为太过者，又虑阳之外亡也。阳脉实，因发其汗，出多者，亦为太过，太过则津液太亏，大非吉事，故原文谓阳绝于内者，明明言汗之太过也，汗出则阳必与之俱出，而津液有立亡之机，大便因硬之所由生，而危亡之机，亦于此见也。

五、问曰：阳明病，外证云何？答曰：身热，汗自出，不恶寒，反恶热也。

太阳证发热恶寒，惟阳明病发热不恶寒，以此别之。

六、问曰：何缘得阳明病？答曰：太阳病，若发汗、若下、若利小便，此亡津液，胃中干燥，因转属阳明。不更衣，内实，大便难者，此名阳明也。

此由太阳病，因汗、吐、下后津液大伤，胃中干燥，遂成内实，不更衣，大便难之症作，故称之曰阳明病，的确不易。

七、问曰：病有得之一日，不发热而恶寒者，何也？答曰：虽得之一日，恶寒将自罢，即自汗出而恶热也。

发热恶寒，太阳证也，而云阳明，是太阳之寒邪已至阳明，而寒邪尚未化尽耳。若化尽，转瞬即独发热不恶寒，而为阳明之本证也。时称瘟疫独发热不恶寒，仍是一阳明证也。时书纷纷聚讼，以为仲景只知有伤寒，而不知仲景之阳明证，即温热之柱脚也。

八、问曰：恶寒何故自罢？答曰：阳明居中，主土也，万物所归，无所复传。始虽恶寒，二日自止，此为阳明病也。

按：恶寒将自罢者，是这太阳之寒邪，至阳明地界，阳明主燥，乃多气多血之府，邪至而从燥化，则寒变为热，遂不寒，而独发热也。

九、本太阳初得病时，发其汗，汗先出不彻，因转属阳明也。

太阳病，本应汗解，汗发不透，是寒邪阻滞气机，逆而不出，遂传至阳明，而成阳明证也。

十、若汗多，微发热恶寒者，外未解也，其热不潮，未可与承气汤；若腹大满不通者，可与小承气汤，微和胃气，勿令至大泄下。

按：汗多微发热、恶寒，在久病阳虚之人见此，则为亡阳之征。若新病太阳证之人，而见此者，则为邪将去之兆，并未见潮热，是邪未入阳明，未可与承气汤。若阳明证见，而又有腹满不通，可与小承气汤，是斟酌元气、邪气之盛衰，而令其勿大泄，慎重之意也。

十一、太阳病，若吐、若下、若发汗后，微烦，小便数，大便因硬者，与小承气汤，和之愈。

按：汗、吐、下三法，无论何法，皆是损元气，亡津液之道，津液伤，则燥气立作，故有微烦，二便数、硬之症，与以小承气，和其胃气，除其烦热，其病自已。

十二、伤寒吐后，腹胀满者，与调胃承气汤。

按：腹胀满，胃家未大实者，可与小承气汤，俾和其胃气，以泄其邪热，乃为合法。若因吐后而中州大伤，以致胀满者，此是胸中胃阳，因吐而伤，宣布失职，浊阴僭乱，堵塞中宫，宜温中健脾，俾胃气宣畅，而胀满自消，此又非调胃承气所宜也，学者临证，宜细求之。

十三、阳明病，心下硬满者，不可攻之；攻之利遂不止者，死；利止者愈。

按：心下硬满，有可攻者，有不可攻者，有热结者，有寒结者，总之详辨的确，可攻则攻，可攻则勿妄攻，攻之利不止者，死，以其利甚则亡阴，阴亡而阳与之俱亡，故断其必死。若下利而能自止者，是中气犹存，阳不即亡，故知其必生。

十四、伤寒呕多，虽有阳明证，不可攻之。

“呕多”二字，有热呕、寒呕之别，虽有阳明证，不可妄攻，务要审慎的确为是。

十五、食谷欲呕，属阳明也，吴茱萸汤主之。得汤反剧者，属上焦也。

按：吴茱萸汤，乃治少阴吐利之方，非阳明之正方也。此刻食谷欲呕，乃属阳明，必是胃中邪热弥漫，隔拒上焦，故得吴萸辛燥之品而反剧，可知非虚寒也明甚。原文如此模糊，何不先判明阴阳，而曰食谷欲呕，喜饮热汤者，可与吴茱萸汤。呕而欲饮冷者，此属上焦有热，以此推去、方不负立法之意。

十六、阳明中风，口苦咽干，腹满微喘，发热恶寒，脉浮而紧，若下之，则腹满，小便难也。

此阳明而兼太、少证，何也？口苦咽干，所现者少阳之经证；微喘，发热恶寒，所现者太阳之表邪；脉现浮紧，风寒之征。此证虽云阳明，而阳明胃实之证未见，故曰“若下之，则腹满、小便难”，此是教人不可下。若下则引邪入太阴，故见腹满；中枢失职，转输必乖，故见小便难。此刻总宜照三阳并病法治之可也。

十七、阳明病，脉浮而紧，咽燥口苦，腹满而喘，发热汗出，不恶寒，反恶热，身重。若发汗则躁，心愦愦而反谵语；若加温针，必怵惕，烦躁不得

眠；若下之，则胃中空虚，客气动膈，心中懊忱，舌上苔者，栀子豉汤主之。若渴欲饮水、口干舌燥者，白虎加人参汤主之。若脉浮发热，渴欲饮水，小便不利者，猪苓汤主之。

论阳明证，而揭出数端，学者当细体求，探其病情，相机施治。但“身重”二字有误，必是身轻，与阳明证方符，若是身重，则又属少阴也，与此不合，原文变换太冗，俱宜按病治去，不可固执。

十八、太阳病，寸缓关浮尺弱，其人发热汗出，复恶寒，不呕，但心下痞者，此以医下之也。如其不下者，病人不恶寒而渴者，此转属阳明也。小便数者，大便必硬，不更衣十日，无所苦也。渴欲饮水，少少与之，但以法救之。渴者，宜五苓散。

据脉象病情，乃太阳经证，本桂枝汤法，非可下之法，若未下而见不恶寒，独发热而渴，此阳明的候，乃白虎汤法。至小便数，大便硬，不更衣，十余日无所苦，虽在胃腑，其邪未实，故不言下。所云渴欲饮水，亦非五苓的候，当是小便短数而渴，方是五苓的候，学者须知。

十九、阳明病，脉浮而紧者，必潮热，发作有时；但浮者，必盗汗出。

按：脉浮紧，乃风寒之征，阳明之脉，应见长、大、洪、实，乃为的候。此言“浮紧”，“自必潮热”，“但浮者，必盗汗出”，是亦凭脉而定病，未必尽当。潮热，亦必审其虚实，盗汗，亦必究其源委，若执脉而言，恐非正法。

二十、阳明中风，脉弦浮大而短气，腹都满，胁下及心痛，久按之，气不通，鼻干，不得汗，嗜卧，一身及目悉黄，小便难，有潮热，时时哕，耳前后肿，刺之小瘥，外不解，病过十日，脉续浮者，与小柴胡汤。脉但浮，无余证者，与麻黄汤；若不尿，腹满加哕者，不治。

称阳明中风，是邪已确在阳明，至所现病情脉象，实阳明而兼少阳、太阳两经之证，三阳病势弥漫已极，理应照三阳并病法治之。至所主柴胡、麻黄二方，皆是相机而行之法。

二十一、阳明病，脉迟，食难用饱，饱则微烦头眩，必小便难，此欲作谷疸。虽下之，腹满如故。所以然者，脉迟故也。

此论而推其所以然之故，曰脉迟。迟则为寒，寒甚即不消谷，理之常也。本非热结可下之证，即下之，而胀仍如故，是下之更失宜，欲作谷疸，亦阴黄之属也。小便难者，亦中宫转输失职之所致，学者当于“迟”字处理会可也。

二十二、阳明病，若中寒者，不能食，小便不利，手足濈然汗出，此欲作痼瘕，必大便初硬后溏；所以然者，以胃中冷，水谷不别故也。

按：中寒故不能食，不食则中宫气衰，转输失职，故小便不利。手足自汗者，脾主四肢，不能收束脾中血液也，其所以然之故，曰胃冷，其所现一切俱胃冷所致，毋庸别议。至于痼瘕者，盖溏泄久而不止之谓也。

二十三、阳明病，初欲食，小便反不利，大便自调，其人骨节疼，翕翕如有热状，奄然发狂，濈然汗出而解者，此水不胜谷气，与汗共并，脉紧则愈。

其所称“阳明病，初欲食”者，是胃中尚有权也。胃中有权，转输自不失职，何以小便反不利？不利者，是病在膀胱，而不在胃也。观胃与大肠相为表里，胃气尚健，故见“大便自调，骨节疼，翕然如热状”者，是气机鼓动，邪从骨节而出；翕然如狂，濈然汗出，是邪从汗出而解也。书云“战汗而解，狂汗而解”，即此。其中全赖水谷之气胜，而邪并水谷之气而出。脉紧者，言气机盛，非指邪盛也。

二十四、阳明病，不能食，攻其热必哕，所以然者，胃中虚冷故也。以其人本虚，故攻其热必哕。

经云：胃热则能消谷。此云不能食，明是胃寒不能消谷也。即或有挟热情形，当于温中药内，稍加一二苦寒，则得调燮之妙。若专于攻热，而不温中，岂非雪地加霜，能不致哕乎？

二十五、脉浮而迟，表热里寒，下利清谷者，四逆汤主之。若胃中虚冷，不能食者，饮水必哕。

按：外热内寒不利，法主四逆，颇为合宜。又曰胃冷，饮水必哕，胃冷已极，而又以水滋之，阴气更为上僭，乌得不哕？

二十六、阳明病，法多汗，反无汗，其身如虫行皮中状者，此以久虚故也。

阳明法多汗者，以其内有热也。热蒸于内则汗出。其无汗，身如虫行状者，内无大热，而气机拂郁于皮肤，由表阳太弱，不能运化而出也。

二十七、阳明病，但头眩，不恶寒，故能食而咳，其人咽必痛，若不咳者，咽不痛。

按：头眩，能食而咳，咽痛，皆缘邪火上攻，若不咳、不咽痛、是邪火虽盛，而未上攻也，更宜察之。

二十八、阳明病，反无汗，而小便利，二三日呕而咳，手足厥者，必苦头痛；若不咳不呕，手足不厥者，头不痛。

阳明病固属多汗，今无汗而小便利，虽云阳明病，其实内无热也。二三日呕而咳，至手足厥，苦头痛者，必是阴邪上干清道，闭其运行之机耳。果系阳厥，则脉息、声音大有定凭。又曰不呕、不咳、不厥者，头不痛，可知全系阴邪上干清道无疑。学者切不可执定一阳明，而即断为热证一边看去，则得矣。

二十九、阳明病，下之，其外有热，手足温，不结胸，心中懊憹，饥不能食，但头汗出者，栀子豉汤主之。

既云下之，其邪热必由下而解，自然脉静身凉，方可全瘳。兹称其外有热，手足尚温，必然肌肉之间而邪未尽解，虽未结胸，是邪热未伏于膈间耳。其人心中懊憹，是里气虽因下而稍舒，但表分之邪气拂郁未畅，畅则旷怡，不畅则心烦不安，此懊憹之所由来也。饥不欲食者，是脾气已虚，而胃气不运；兼之头汗出者，阳气发泄于上，有从上解之机也。但栀豉汤，虽曰交通水火，似觉未恰。余意当于脉息处探其盛衰，热之微盛，审其真假，心之懊憹，究其虚实，汗之解病与不解病，详其底蕴，又于口之饮热饮冷，二便之利与不利处搜求，自然得其要也。此以栀豉汤，是为有热者言之，而非为虚寒者言之也。学者不可专凭原文一二语，以论药论方，则得一贯之旨矣。

三十、阳明病，口燥，但欲漱水，不欲咽者，此必衄。

据口燥而漱水，乃火炎之征；漱水而不咽，又非实火之验，断为必衄者，邪实之候说法也。漱水而不咽者，断无有必衄之证也。此证似非阳明，乃少阴之证也。姑言之，以待高明。

三十一、脉浮发热、口干鼻燥、能食者，则衄。

按：脉浮发热，风热在表也，口燥鼻干，热入阳明也。能食则衄，胃气健而鼓动，便可以从衄解也。

三十二、阳明病，发热汗出者，此为热越，不能发黄也。但头汗出，身无汗，齐颈而还，小便不利，渴饮水浆者，此为瘀热在里，身必发黄，茵陈蒿汤主之。

条中所言热外越者，不发黄，是因汗出，知其表气通，而热得外泄故也。若头汗出，身无汗，小便不利，渴欲饮水者，此是热伏于内，抑郁太甚，而邪无由路出，故成阳黄之候，茵陈蒿汤主之，实为的证之方，妥切之甚者也。

三十三、阳明病，面合色赤，不可攻之。必发热，色黄者，小便不利也。

据阳明而面赤色，又当察其可攻与不可攻，如气粗面赤、唇焦、饮冷甚者，宜攻之；若虽面赤而无热象足征，又不可攻，攻之则必发热者，是真阳因攻而浮于上，浮于上，即不能化下焦之阴，小便亦见不利。学者切勿执一阳明病，而定为热证，妄施攻下也。此条所谓“不可攻，攻之则必发热”，焉知非戴阳而何？

三十四、阳明病，无汗，小便不利，心中懊憹者，身必发黄。

邪至阳明而从热化，无汗者，邪不得外泄，小便不利者，邪不得下泄，抑郁于中而懊憹，懊憹者，心不安之谓，所以断其必发黄也。

三十五、阳明病，被火，额上微汗出，而小便不利者，必发黄。

阳明本属燥地，又得阳邪，又复被火，火势内攻，小便不通，热邪无从下泄，遏热太甚，是以决其必发黄也。

三十六、阳明病，下血谵语者，此为热入血室，但头汗出者，刺期门，随其实而泻之，濈然汗出则愈。

据阳明而称下血，必是胃中有热，逼血下行耳。谵语者，热气乘心，神无所主也。兹云热入血室，夫膀胱之外，乃为血海，又称血室，此病系在阳明大肠，何得直指之为血室乎？何得刺期门穴乎？但下血一证，有果系热逼血下行者，必有热象可征。谵语一证，有阳虚、阴虚、脾虚之异。更有下血、谵语而将脱者，不得总统言之，学者务宜细心探求则得矣。

三十七、阳明证，其人喜忘者，必有蓄血，所以然者，本有久瘀血，故令喜忘。屎虽硬，大便反易，其色必黑者，宜抵当汤下之。

据善忘，缘因瘀血所致，瘀滞不行，气血不得流通，神明寓于气血之中，为气血之主。今为瘀血所阻，气血不得流通，神明每多昏愦，所以善忘而断之瘀血，确乎不爽。但蓄血在太阳，验之于小便，其人如狂；蓄血在阳明，验之于大肠，其色必黑，大便色黑者，蓄血之验也。

三十八、病人无表里证，发热七八日，虽脉浮数者，可下之。假令已下，脉数不解，合热则消谷善饥，至六七日，不大便者，有瘀血，宜抵当汤。若脉数不解，而下不止，必协热而便脓血也。

既称无表里证，即不在发表之例，即不在攻下之例，虽脉浮数，总要有风热病情足征，庶可相机施治。所云发热七八日，然发热有由外入之发热，有由内而出之发热，大有泾渭之分。若只凭脉之浮数而攻之，则由外入者，有内陷之变；由内而出者，有亡阳之逆。“假令下之，脉数不解，合热则消谷善饥”，此是为果有外邪致发热者言之，而非为内出之发热者言之也。迨“至六七日，不大便者，有瘀血”，何以知其必有瘀血也？况热结而不大便者亦多，此以抵当汤治之，似不恰切，仲师未必果有是说也。

三十九、病人烦热，汗出则解，又如疟状，日晡所发热者，属阳明也。脉实者，宜下之；脉浮虚者，宜发汗。下之与大承气汤；发汗宜桂枝汤。

此条以脉实、脉虚，而定为可汗、可下，似未必尽善。论脉实而要有胃实病形足征，方可言下，脉浮虚而要有风邪足征，始可言发汗，若专以日晡发热，而定为阳明证，即下之，决不妥切。

卷 五

阳明中篇

凡外邪尽入胃腑，谓之正阳阳明，列于此篇，计三十一法。

一、阳明之为病，胃家实是也。

阳明乃多气多血之府，邪至阳明燥地，与胃合成一家，其邪易实，故病见邪盛者极多，故曰胃家实。

二、伤寒三日，阳明脉大。

一日太阳，二日阳明，三日少阳，乃传经之次第。今三日而见脉大，可知其邪未传少阳，而仍在阳明也，何以知之，浮为太阳，大为阳明，弦为少阳故也。

三、伤寒发热无汗，呕不能食，而反汗出濈濈然者，是转属阳明也。

按：发热无汗，寒伤营也；呕不能食，太阳有寒也；汗出濈濈然者，寒邪外出也。此曰转属阳明，果何所见而然乎？余甚不解。

四、伤寒转系阳明者，其人濈然微汗出也。

按：转属阳明，必有阳明证足征，或见肌肉之间大热，而又见口渴饮冷，气粗口热，蒸蒸汗出，如此言之，则曰转属阳明，方可无疑。而此只凭一濈濈然汗出，而即谓之转属阳明，实不恰切。

五、太阳病三日，发汗不解，蒸蒸发热者，属胃也，调胃承气汤主之。

按：三日，乃少阳主气之期。今太阳发汗而不解，是邪入阳明，而未传经也。观其蒸蒸发热者，阳明内热之征，可以无疑矣。故以调胃承气汤治之，其病自愈。

六、阳明病，本自汗出，医更重发汗，病已瘥，尚微烦不了了者，此必大

便必硬故也。以亡津液，胃中干燥，故令大便硬。当问其小便日几行。若本小便日三四行，今日再行，故知大便不久出，今为小便数少，以津液当还入胃中，故知不久必大便也。

此由过汗伤及津液，已致胃燥失润，问其小便尚利，津液未竭，故知其不久必便也。

七、阳明病，自汗出，若发汗，小便自利者，此为津液内竭，虽硬不可攻之。当须自欲大便，宜蜜煎导而通之，若土瓜根及与大猪胆汁，皆可为导。

按：汗自出，与小便自利，二者皆是大伤津液，故大便虽硬者，不可攻之，俟其津液自回，亦可自便。此以蜜导法治之，亦切要之法，此又与热结者，不可同法也。

八、阳明病脉迟，虽汗出，不恶寒者，其身必重，短气、腹满而喘，有潮热者，此外欲解，可攻里也。手足濈然汗出者，此大便已硬也，大承气汤主之；若汗多，微发热恶寒者，外未解也，其热不潮，未可与承气汤；若腹大满不通者，可与小承气汤，微和胃气，勿令至大泄下。

阳明主脉大，脉迟者，里有寒也。虽汗出不恶寒，因属内热之征，而汗出与身重、短气、腹满而喘观之，证属少阴，而非阳明，即汗出不恶寒一端，务要果有舌黄、干渴、饮冷、大热，方可称阳明的证，再加以日晡潮热，与手足濈然汗出，大便已硬，则大承气乃为的候。若汗多、微发热、恶寒，则又属太阳之邪未解，又当表之，故曰其热不潮，未可与承气，足以见用药之大有分寸，即腹满大便不通，又当审其轻重而斟酌于大小之间，勿令大泄，可见用药之非易易也。

九、病人不大便五六日，绕脐痛，烦躁，发作有时者，此有燥屎，故使不大便也。

按：大便五六日不便，绕脐而痛，非有热结，必系燥屎阻滞气机，不得流通畅，故有此等病形也。

十、大下后，六七日不大便，烦不解，腹满痛者，此有燥屎也，所以然者，本有宿食故也，宜大承气汤。

按：既经下后，应当通畅，复见“六七日不大便，反烦不解，腹满”，定是下时而邪未泄尽，复又闭塞耳。果系泄尽，又云有复闭塞之理乎？此条称有屎宿积，亦是正论。

十一、病人小便不利，大便乍难乍易，时有微热，喘冒不能卧者，有燥屎也，宜大承气汤。

此条总缘燥屎不行，隔塞于中，而各经气机不得舒畅，气阻于前阴，则小便不利；气阻于胆，则夜不能眠；气逆于肺，则喘证生；气阻于卫，则微热作。大便之乍难乍易者，皆气机之时开时阖所致也。急以大承气汤治之，去其燥屎，燥屎一去，气机立通，则诸证自释矣。

十二、阳明病，潮热，大便微硬者，可与大承气汤；不硬者，不可与之。若不大便六七日，恐有燥屎，欲知之法，少与小承气汤，汤入腹中，转失气者，此有燥屎，乃可攻之；若不转失气者，此但初头硬，后必溏，不可攻之，攻之必胀满不能食也。欲饮水者，与水则哕。其后发热者，必大便复硬而少也，以小承气汤和之。不转失气者，慎不可攻也。

按：硬与不硬，指邪热之轻重，而定可攻与不可攻之意也。转矢气与不转矢气，乃决有燥屎、无燥屎之真伪也。若攻之，胀满不食，法宜温中，又非承气可了也。

十三、阳明病，下之，心中懊憹而烦，胃中有燥屎者，可攻。腹微满，初头硬，后必溏，不可攻之。若有燥屎者，宜大承气汤。

按：阳明下后，而懊憹心烦者，热邪未去，而扰攘太甚也。胃中尚有燥屎者，下之而结热未净也。燥者可攻，里实也；先硬后溏者，不可攻，里虚也。此处就是认证眼目，用药法窍，学者宜细求之。

十四、得病二三日，脉弱，无太阳柴胡证，烦躁，心下硬，至四五日，虽能食，以小承气汤，少少与，微和之，令小安。至六日，与承气汤一升。若不大便六七日，小便少者，虽不受食，但初头硬，后必溏，未定成硬，攻之必溏，须小便利，屎定硬，乃可攻之，宜大承气汤。

按：此条既称脉弱，无太阳柴胡证，即见烦躁，心下硬，焉知非寒结，而成心下硬乎？况条中并无阳明热证实据，只凭"屎定硬"一语，而断为大承气汤证，于理法诚有未当，尚祈高明证之。

十五、阳明病，不吐不下，心烦者，可与调胃承气汤。

按：邪至阳明，未经吐下，但心烦者，此以承气汤主之，是以为热伏于内也。余谓心烦故似热象，有胃液被夺，不能输津液于心肾者，不得"一例论之，统以承气"为是。

十六、阳明病，谵语、发潮热、脉滑而疾者，小承气汤主之。因与承气汤一升，腹中转气者，更服一升，若不转气者，勿更与之。明日又不大便，脉反微涩者，里虚也，为难治，不可更与承气汤。

按： 谵语发热，本可下之证，仲师斟酌转矢气与不转矢气，以定可攻与不可攻之分。但转矢气而下之，复见脉微涩，此又正气之虚，此刻欲攻之，则恐正气不胜，不攻之，又虑邪气复炽，故曰难治，不可更与承气汤也。

十七、夫实则谵语，虚则郑声，郑声者，重语也。

此条举虚实，以明阴阳现证之异。异者何？声厉、声低是也；有神、无神是也；张目、瞑目是也；安静、不宁是也。学者不可粗心，务要将谵语、郑声情形实据熟习于胸，临证分辨，庶不误人。

十八、直视谵语，喘满者死，下利者亦死。

按： 直视、谵语、喘满者，明是胃火灼尽阴精，此条专举胃火旺极者言也。更有少阴真阳衰极，真精不能上荣于目亦直视，危亡已在瞬息之间。直视而见喘满者，阴精将尽，而又下利，更竭其液，不死何待？

十九、发汗多，若重发汗者，亡其阳，谵语脉短者死，脉自和者不死。

按： 阳明发汗，多属有余，阳旺阴必亏，若重发汗，阴必亡，阴亡，阳亦与之俱亡，谵语、脉短，阴阳两不相互之候，不死何待？若脉尚自和者，阴血未尽灭也，故断其不死。

二十、阳明病，其人多汗，以津液外出，胃中燥，大便必硬，硬则谵语，小承气汤主之；若一服谵语止者，更莫复服。

按： 因汗出以致谵语，大便硬者，胃燥也，血液外亡也，今既下之，而大便不硬，不谵语者，胃得润而和，故令其勿更服，恐再下之而别生他病也。

二十一、伤寒四五日，脉沉而喘满，沉为在里，而反发其汗，津液越出，大便为难，表虚里实，久则谵语。

按： 邪原在里，而反汗之，其误已甚，汗出则津液外越，津液外行，自然胃燥而大便亦与之俱燥，便所以难也，里分邪实，无怪乎谵语也。

二十二、伤寒若吐若下后，不解，不大便五六日，上至十余日，日晡所发

潮热，不恶寒，独语如见鬼状。若剧者，发则不识人，循衣摸床，惕而不安，微喘直视。脉弦者生，涩者死。微者，但发热，谵语者，大承气汤主之；若一服利，则止后服。

按：既经吐下后不解，延至如见鬼状，循衣摸床，微喘直视者，乃将死之征。但脉弦者，弦为阴象，是阴尚未尽也，故曰生。若脉见涩，涩为血枯，枯则阴竭，不死何待？病形若但发热谵语，而无直视可据，故以大承气汤主之。

二十三、汗出谵语者，以有燥屎在胃中，此为风也。须下者，过经乃可下之。下之若早，语言必乱，以表虚里实故也。下之则愈，宜大承气汤。

按：既称汗出谵语，明是内热胃燥而有燥屎也。何得以"风"名之乎？又曰"下之早，而语言必乱"，乱亦谵语之属也，何必强名之乎？总之，此病乃为里实证，故下之可愈。

二十四、阳明病，谵语，有潮热，反不能食者，胃中必有燥屎五六枚也。若能食者，但硬尔，宜大承气汤下之。

按：燥屎与但硬，二者有轻重之分，其间谵语、潮热、不能食，皆胃中热结阻滞也。

二十五、阳明病，发热汗多者，急下之，宜大承气汤。

按：阳明发热汗多，而急下之者，何也？恐血液外越过盛，而胃中反生燥结等证，下之正所以存津液以安胃也。但此证，只凭一发热汗多而定为急下，况人参白虎证，亦大热汗出，尚未急下。当时大约为阳亢已极者而言之也，若但发热汗出，而定为急下，不能无疑。

二十六、发汗不解，腹满痛者，急下之，宜大承气汤。

按：此条为阳明胃实者言之，而非为胃虚者言之，学者宜详辨虚实。

二十七、腹满不减，眉批：腹满岂无虚实？**减不足言，当下之，宜大承气汤。**

按：此条未指出当下实据，不能无疑，姑录之。

二十八、伤寒六七日，目中不了了，睛不和，无表里证，大便难，身微热者，此为实也，急下之，宜大承气汤。

按：目睛不了了者，皆缘内有伏热伤及津液，津液暗耗，不能上荣于目，故不了了；观其"大便难，身微热"，其内之伏热亦可慨见矣。故宜急下之，正以救津液，恐迟缓则熬干阴精也。

二十九、阳明病欲解时，从申至戌上。

按：申、酉、戌，乃阳明之旺时，邪衰者于旺时可以潜消，邪盛者于此时更盛，观日晡潮热之人，则得解与不解之道也。

三十、脉浮而芤，浮为阳，芤为阴，浮芤相搏，胃气生热，其阳则绝。

三十一、趺阳脉浮而涩，浮则胃气强，涩则小便数，浮涩相搏，大便则硬，其脾为约，麻子仁丸主之。

卷六

阳明下篇

外邪已趋少阳，未离阳明，谓之少阳阳明，列于此篇，计八法。

一、阳明病，发潮热，大便溏，小便自可，胸胁满不去者，与小柴胡汤。

按：大便溏，胃虚而不实也；小便自可，内无热也；胸胁满者，浊阴闭塞也；发潮热者，阳气浮也。此际正当温中，又非柴胡汤所宜也。此条意着重在两胁上，究其端倪，故以小柴胡汤主之。

二、阳明病，胁下硬满，不大便而呕，舌上白苔者，可与小柴胡汤。上焦得通，津液得下，胃气因和，身濈然汗出而解。

按：此证乃阳明而兼少阳也。夫两胁者，少阳之地界也。今两胁硬满，是少阳气机不舒之候；不大便者，胃实之征；舌上白苔色者，寒也；呕时而作，少阳喜呕也。余意此证，可小柴胡内重加大黄，俾土木之气舒则内畅，而津液通，胃气自和，只用小柴胡汤而不用大黄，似不恰切。

三、问曰：病有太阳阳明，有正阳阳明，有少阳阳明，何谓也？答曰：太阳阳明者，脾约是也；正阳阳明者，胃家实是也；少阳阳明者，发汗利小便已，胃中燥、烦、实，大便难是也。

按：太阳之邪未尽，而传至阳明，如桂枝汤加葛根之属与脾约汤之属是也。正阳阳明者，太阳之邪传至阳明，随燥而化为热邪，绝无一毫太阳寒气，而胃独受其邪，则为之正阳阳明，所云胃家实是也。少阳阳明者，是阳明之邪半入少阳地界，两经之提纲病情互见，故为少阳阳明，如两胁满而不大便是也。

附：少阳转阳明二证

四、少阳阳明者，发汗，利小便已，胃中燥、烦、实，大便难是也。

按：此证前已申明，兹不复叙。

五、服柴胡汤已，渴者属阳明，以法治之。

按：此条本有少阳证，故服柴胡汤已而口渴者，胃有热而伤及津液也，仍以阳明口渴法治之。余细思口渴一证，有胃热太甚，口臭气粗、身热汗出、渴饮冷者，仲师以人参白虎汤治之；有阳衰不能熏腾津液于上而亦口渴，但饮滚、饮冷不同，仲师以回阳治之，如此用药，方不误人。

附：太阴转阳明一证

六、伤寒脉浮而缓，手足自温者，是为系在太阴。太阴者，身当发黄。若小便自利者，不能发黄，至七八日，大便硬者，为阳明病也。

按：缓脉，乃太阴之本象，此以为当发黄，吾甚不解。夫缓为胃气，不主于病，取其兼见，方可论病。又曰：小便利者不发黄，全未见有胃家遏郁病情，而独曰小便利者不发黄，皆非正论。即谓太阴转属阳明，其脉必不得以缓论，即见大便硬，当下之证，定有一翻先数日脉缓，后忽见实、大、洪、数之脉，乃为合法。

附：少阴转阳明一证

七、少阴病，六七日，腹胀、不大便者，急下之，宜大承气汤。

按：此病必是少阴协火而动之候，前数日所现定是满盘少阴证形，迨延至六七日，积阴生内热，邪遂从热化矣。热甚以致腹胀不大便，则邪已转入阳明，若不急下之，则真阴有立亡之势，故下之宜急也。

附：厥阴转阳明一证

八、下利谵语者，有燥屎也，宜小承气汤。

按：谵语多缘内有燥屎，兹何又称下利谵语？若下利而谵语，必非实证，必非下证。然谵语亦有似是而非处，学者务当细求，苟下利而谵语，其人有神，脉大而实，口渴、舌干、饮冷，此为协热而下利，皆在可下之例；若其人下利谵语，身重无神，舌润不渴，脉微，又当温肾扶阳，不得以谵语而尽为热证，亦不得尽为可下之证也。

又按：此条大约为里虚夹燥，而有燥屎结于中者言之也。余意当于温补剂中，加大黄逐之，庶为妥切。

卷七

少阳篇

计二十一法。

一、伤寒五六日，中风，往来寒热，胸胁苦满，默默不欲饮食，心烦喜呕，或胸中烦而不呕，或渴，或腹中痛，或胁下痞硬，或心下悸、小便不利，或不渴、身有微热，或咳者，小柴胡汤主之。

按：少阳当阴阳交会之中，出与阳争则热生，入与阴争则寒作，故有寒热往来也。胸胁满，默默不欲食者，肝邪实而上克其土，土畏木克，故不欲食。心烦喜呕者，肝喜发泄也。甚至或烦、或咳、或渴、或腹痛、或心下悸、或小便不利，种种病情，皆系肝木不舒所致也。故以小柴胡主之，专舒木气，木气一舒，枢机复运，而诸证自释矣。

二、少阳之为病，口苦、咽干、目眩也。

按：少阳禀风火之脏，口苦咽干者，胆有热也；胆液乃目之精，今为热扰，精气不荣，故见眩也。

三、伤寒脉弦细，头痛发热者，属少阳。少阳不可发汗，发汗则谵语，此属胃，胃和则愈，胃不和，烦而悸。

按：少阳证，本宜和解，原不在发汗之例，强发其汗，血液被夺，则胃必燥，胃燥而谵语生，此条可谓少阳转阳明，立论方可。

又按：燥与悸，本系两证，燥为热邪，悸为水邪，此以笼统言之，大非少阳立法。

四、少阳中风，两耳无所闻，目赤，胸中满而烦者，不可吐、下，吐、下则悸而惊。

按：少阳属相火，今得中风，风火相煽，壅于上窍则耳聋目赤，壅于胸中则满而烦躁，当此时也，正当小柴胡加开郁清火去风之品，切切不可吐下。前条原有当下、当吐、与不当下、不当吐之禁，若妄施之，则惊悸立作矣，可不慎欤？

五、伤寒三日，三阳为尽，三阴当受邪，其人反能食而不呕，此为三阴不受邪也。

按：三阴、三阳，各有界限，当三日后，应归三阴，而其人反能食不呕，可知太阴气旺，旺不受邪，理势然也。

六、伤寒三日，少阳脉小者，欲已也。

按：少阳当三日而脉小者，邪已衰也，故断其欲已。

七、少阳病欲解时，从寅至辰上。

按：六经各有旺时，邪气衰者，每于旺时自解，正所谓正旺而邪自退也。

八、伤寒六七日，无大热，其人躁烦者，此为阳去入阴故也。

按：身无大热者，表邪将尽也，其人烦躁者，邪入阳明之验也，又并无三阴证据，何言阳去入阴，于理法不合，姑录之，以俟高明。

九、伤寒四五日，身热恶风，颈项强，胁下满，手足温而渴者，小柴胡汤主之。

按：项强、身热恶风者，太阳之表证也。口渴而手足温者，胃中有热也。胁下满者，少阳气机为寒束也。法宜桂枝汤加粉葛、柴胡、花粉之类，于此病庶为合法，若专主小柴胡汤，似未尽善。

十、伤寒阳脉涩，阴脉弦，法当腹中急痛，先与小建中汤，不瘥者，小柴胡汤主之。

按：阳脉涩者，阳虚也，阴脉弦者，阴盛也，法宜扶阳祛阴。若腹中急痛，则为阴寒阻滞，小建中汤力弱，恐不能胜其任。余意当以吴萸四逆汤，小柴胡汤更不能也。

十一、伤寒五六日，已发汗而复下之，胸胁满微结，小便不利，渴而不呕，但头汗出，往来寒热，心烦者，此为未解也，柴胡桂枝干姜汤主之。

按：少阳证，法当和解，汗、下皆在所禁之例，今既汗、下之，而胸胁满微结者，是下之伤中，浊阴得以上僭也。汗之而太阳伤，以致气化失运，小便所以不利也。又见寒热往来，少阳证仍在，主小柴胡汤加桂枝、干姜，三阳并治，实为妥切。

十二、服柴胡汤已，渴者属阳明，以法治之。

按：既服柴胡汤，而病已去。但渴者，属阳明。试问渴饮冷乎？饮热乎？舌干乎？舌润乎？大便利乎？小便利乎？饮冷、舌干、便塞，方可指为阳明。若饮热、舌润、便溏，不可谓之阳明。原文虽指为阳明，学者不可执为定，当各处搜求，庶不误人。

十三、凡柴胡汤病证而下之，若柴胡证不罢者，复与柴胡汤，必蒸蒸而振，却发热汗出而解。

按：柴胡证既误下，而少阳证仍在，是邪不从下而解。复以柴胡汤，枢机转，而蒸蒸发热汗出，是邪仍由汗而解也。总之，凡病邪有吐、下后而变逆者；有吐、下而本病尚在，无他苦者，用药不可不知。

十四、伤寒五六日，呕而发热者，柴胡汤证具，而以他药下之，柴胡证仍在者，复与柴胡汤，此虽已下之，不为逆，必蒸蒸而振，却发热汗出而解。若心下满而硬痛者，此为结胸也，大陷胸汤主之。但满而不痛者，此为痞，柴胡不中与之，宜半夏泻心汤。

按：此条理应在少阳篇，不知因何列入太阳中篇，兹不再赘。

十五、本发汗，而复下之，此为逆也；若先发汗，治不为逆。本先下之，而反汗之，为逆；若先下之，治不为逆。

按：少阳虽云汗、下当禁，然亦当视其可与汗者汗之，可与下者下之，总在用之得宜，庶不为逆。

十六、伤寒五六日，头汗出，微恶寒，手足冷，心下满，口不欲食，大便硬，脉细者，此为阳微结，必有表复有里也。脉沉，亦在里也。汗出为阳微，假令纯阴结，不得复有外证，悉入在里，此为半在里半在外也。脉虽沉紧，不得为少阴病，所以然者，阴不得有汗，今头汗出，故知非少阴也，可与小柴胡汤。设不了了者，得屎而解。

按：头汗出，至脉细微、阳微结等语，满盘俱是纯阴之候，何得云必有表也？表象从何征之？又曰复有里，以为脉沉者里也，汗出为阳微，既称阳微，不得以柴胡汤加之。又曰“假令纯阴结，不得复有外证”，此是正论。少阴、少阳，原有区分，脉沉紧而头汗出，头属三阳，故知非少阴也。其为阴结者，是指外之寒邪闭束，而非谓少阴之阴寒闭结也，可与小柴胡汤，是从头汗而得之，若不了了，得屎而解者，里气通，则表气畅也。

十七、凡病若发汗、若吐、若下、若亡血、亡津液，阴阳自和者，必自愈。

按：汗、吐、下三法，与亡津液，审其别无他苦，但见阴阳自和者，必能自愈。若现有别证，相机治之，便得也。

十八、妇人中风，发热恶寒，经水适来，得之七八日，热除而脉迟身凉，胸胁下满，如结胸状，谵语者，此为热入血室也，当刺期门，随其实而取之。

按：发热至热除，表已解也，脉迟身凉，如结胸、谵语，是热不发于外，而伏于内，因其经水适来后，随气机收藏而入于内，故曰热入血室，病已重也，刺期门，实以泄其邪热也。

十九、妇人中风，七八日续得寒热，发作有时，经水适断者，此为热入血室，其血必结，故使如疟状，发作有时，小柴胡汤主之。

按：此条血虽结，而表证尚在，但和解之，邪去而结自化为乌有矣，故主小柴胡汤，随机加减，则得矣。

二十、妇人伤寒，发热，经水适来，昼日明了，暮则谵语，如见鬼状者，此为热入血室，无犯胃气及上二焦，必自愈。

按：昼明了，夜昏愦，是邪在里而不在表，故曰热入血室。但清其血分之热即可了，故曰“无犯胃气及上二焦，必自愈”，是明教人不可妄用攻下之意也。

二十一、血弱气尽，腠理开，邪气因入，与正气相搏，结于胁下。正邪分争，往来寒热，休作有时，默默不欲饮食，脏腑相连，其痛必下，邪高痛下，故使呕也，小柴胡汤主之。

按：此条指气血虚弱而言，正虚则外邪得以乘虚而入，邪正相攻，结于胁下，往来寒热，默默不欲食者，少阳之属证也。脏腑相连者，指肝与胆也，肝胆气机不舒故痛，厥阴气上逆则呕，主以小柴胡汤，专舒木气，木气一舒，枢机复运，而痛自愈矣。

伤寒合病

计九法。

一、太阳病，项背强几几，反汗出恶风者，桂枝加葛根汤主之。

按：此条乃太阳风伤卫证。

二、太阳病，项背强几几，无汗恶风者，葛根汤主之。

按：此条乃寒伤营证，两证皆未见阳明病形，又从何分为合病也？总之，风主太阳卫分，寒主太阳营分，以有汗、无汗判之，用药自无错乱之。况阳明有阳明证表形，不得混而言之。

三、太阳与阳明合病，不下利，但呕者，葛根加半夏汤主之。

按：此条方合，不再赘。

四、太阳与阳明合病者，必自下利，葛根汤主之。

按：二条下利与不下利，以见风寒主证之不同，风为阳而上逆，寒为阴而下行，此势时自然之理，足以见用半夏之降，葛根之升，皆有妙处也。

五、太阳与阳明合病，喘而胸满者，不可下，宜麻黄汤主之。

按：喘而胸满，胸中之阳为寒所束，上攻于肺，呼吸错乱，而喘证作，此条举太阳、阳明而言。若火刑于肺而喘者，下之不宜。若少阴肾气上冲于肺而喘，不仅麻黄不可用，用之是速其亡也。原文之言不可下，是谓寒束于肺，下之恐引邪深入，必生别病，故曰不可下，下之为患不小。首用麻黄汤大开腠理，表气一通，里气则畅，邪自表分出，而内境安守也。

六、太阳与少阳合病，自下利者，与黄芩汤，若呕者，黄芩加半夏生姜汤主之。

按：太少合病，总要两法病情相孚，照两经法治之，此但举太少合病，而曰自下利者，与黄芩汤，呕者加半夏生姜汤，其中不能无疑，疑者何？夫自下利而呕，是属太阴证乎？是属太阳协热下利乎？少阳本气喜呕乎？若果属太阳协热下利，黄芩汤乃为正治法。若呕果系少阳本气者，黄芩加半夏生姜汤，本为对证法。如属太阴，又当以理中汤加柴、桂，庶为合法。

七、阳明、少阳合病，必下利，其脉不负者，为顺也；负者，失也，互相克贼，名为负也。脉滑而数者，有宿食也，当下之，宜大承气汤。

按：阳明、少阳合病，察系两经表邪，当从两经解表法治之。但下利，里未实也，何得下之？此以脉滑而断为宿食者当下之。然亦当辨其果有宿食，与未有宿食，有食可下，无食断乎不可。

八、三阳合病，脉浮大，上关上，但欲眠睡，目合则汗。

按：三阳同病，阳邪盛已。关上浮大，胃邪炽也；欲眠睡者，热甚神昏也；闭目汗出，内热之验也。虽然，不可不详辨之，其中实实虚虚，千变万化，实难窥测。有名为三阳却非三阳此则专为三阳说法，若系由内出外之热，有似此三阳者，余亦详而验之，但其人舌无苔而润，口不渴者，余即不按三阳法治之，专主回阳，屡试屡效。

九、三阳合病，腹满身重，难以转侧，口不仁，面垢，谵语遗尿。发汗则谵语，下之则额上生汗、手足逆冷；若自汗出者，白虎汤主之。

按：三阳合病，必有三阳实据可凭，此则所现，纯阴居十八，仅有腹满谵语似阳明，余故细辨之者，何也？阳主身轻，阴主沉重，阳主开而阴主阖；口之不仁，阴也；身重难以转侧，阴也；面垢、遗尿，肾气不纳，阴也。果系三阳表邪，汗之则解，何至腹满谵语；果系三阳里实，下之则解，何至额汗出，而手足逆冷？学者务于未汗下时，详其舌之润与不润，舌之燥与不燥，口气之粗与不粗，口之渴与不渴，饮之喜冷喜热，二便之利与不利，而三阳合病之真假自得矣。原文所论之病象，大有可疑，故详辨之。

伤寒并病

计四法。

一、二阳并病，太阳初得病时，发其汗，汗先出不彻，因转属阳明，续自微汗出，不恶寒。若太阳病证不罢者，不可下，下之为逆，如此可小发汗。设面色缘缘正赤者，阳气怫郁在表，当解之、熏之。若发汗不彻，不足言阳气怫郁不得越，当汗不汗，其人躁烦，不知痛处，乍在腹中，乍在四肢，按之不可得，其人短气但坐，以汗出不彻故也，更发汗则愈。何以知汗出不彻，以脉涩故知也。

按：太阳初病，渐至不恶寒独有热象，方为转属阳明，若已得汗而解，无发热，不得为转属阳明。即转属阳明，而太阳证未罢，胃未实，即不得妄下，下之则逆，可以小发汗者，是指太阳证未罢，里邪未实时也。若面色赤者，是内热怫郁之征，亦在可表可熏之例。若汗出不彻，虽面赤即不得谓之怫郁不得越。至于当汗不汗，烦躁者，热攻于内，而内不安也，乍腹乍四肢，总以汗未出透，里气不畅也。然则何以知其汗出不彻乎？以脉涩知之。余常谓涩为血少，以此涩脉而定为汗出不彻，未免牵强，夫汗之彻与不彻，实系乎正气之旺与不旺，正气旺则邪必尽出无遗，何致有不彻之患哉？

二、二阳并病，太阳证罢，但发潮热，手足漐漐汗出，大便艰而谵语者，下之则愈，宜大承气汤。

按：此条指太阳传至阳明，而寒邪已化为热，所见潮热、谵语、大便艰、汗出，全是阳明，故称太阳证罢，下之可愈，便是用药的法窍处也。

三、太阳与少阳并病，头项强痛或眩冒，时如结胸，心下痞硬者，当刺大椎第一间、肺俞、肝俞，慎不可发汗，发汗则谵语，脉弦，五日谵语不止，当刺期门。

按：太少合病，如何只有太阳经证，而无少阳经证，似不可以言并病。若谓眩冒本属少阳，加结胸，心下硬，仍属太阳，何也？太阳之气，由下而上至胸腹，今结胸心下痞，多系寒水上逆而成，理应按法施治，又何必以针刺，而伤无病之经哉？

四、太阳少阳并病，而反下之，成结胸，心下硬，下利不止，水浆不下，其人心烦。

按：此条大约当解表而不解表，误下之，则邪正相搏，结下心下而成痞硬，以致上之水浆不入，下之利不止，其人心烦，实危亡之首，可不慎欤？

伤寒坏病

计二法。

一、太阳病三日，已发汗，若吐、若下、若温针，仍不解者，此为坏病。桂枝不中与之也。观其脉证，知犯何逆，随证治之。

按：太阳证，既经汗、吐、下、温针，治皆不愈，总其未得病之源委而误用之也，仍究察其何逆，而随机治之，然亦不得为之真坏证也。

二、本太阳病不解，转入少阳者，胁下硬满，干呕不能食，往来寒热，尚未吐、下，脉沉紧者，与小柴胡汤。若已吐、下、发汗、温针，谵语，柴胡汤证罢，此为坏病。知犯何逆，以法治之。

按：太阳之邪不解，应当传入阳明，何得越位而转入少阳也？然太阳寒水之气，亦许结于胁下硬满，如此而言。亦可谓转属少阳也。迨至干呕不欲食，往来寒热，少阳之本证具也，未经吐、下，可与小柴胡汤以和解之；若已经汗、吐、下，温针而见谵语，未见柴胡证，似从谵语法治之，亦不得尽目之为坏病也。学者又当于临证时，细细求之可也。

伤寒痰病

计三法。

一、病如桂枝证，头不痛，项不强，寸脉微浮，胸中痞硬，气上冲咽喉，不得息者，此为胸有寒也。当吐之，宜瓜蒂散。诸亡血家不可与瓜蒂散。

按：此条头项既不强痛，又无恶寒、恶风情状，何得如桂枝证，此皆不经之论。应当云“寸脉微浮，胸中痞硬，气上冲咽喉，不得息者，胸有寒也”，后人即按胸有寒结治之，何等直切，此病亦不在可吐之例，至亡血家更不在吐之例也。

二、病人有寒，复发汗，胃中冷，必吐蛔。

按：病人既有寒饮而发其汗，汗则亡阳，胃阳既亡，胃中之冷更甚，必吐蛔者，蛔不安于内也。

三、病人手足厥冷，脉乍紧者，邪结在胸中。心下满而烦，饥不能食者，病在胸中，当须吐之，宜瓜蒂散。

按：手足逆冷，胃阳不达于四末也。但逆冷务必究其阴阳，苟阳邪甚而伏者，必有火形足征，阴邪甚而逆者，亦必有阴邪可验；胸满饥能食，属阳甚者，为热壅，胸满而不能食，属阴者，为寒结。或清、或温、或吐，自有一定之法也，岂得专一吐言哉！

卷八

太阴篇

计九法。

一、太阴之为病，腹满而吐，食不下，自利益甚，时腹自痛，若下之，必胸下结硬。

按：腹满而吐，有因饮食停滞而吐者，有因邪热结聚上壅而吐者，有因寒邪闭结上逆而吐者，不可不辨。但邪之所聚，上逆则为吐，下迫则为泻，故有腹痛之征。理应相机施治，若误下之则正气大伤，必有结硬之患，不可不慎也。

二、太阴中风，四肢烦疼，阳微阴涩而长者，为欲愈。

按：太阴为脾脏，既称中风，夫中者，如矢之中人，既中脾脏，系属绝证，何竟四肢烦疼，应是太阴受风，庶与病合。而曰四肢烦疼，是风邪不胜之意。阳微、言风邪之轻，阴涩而长，言脾气之旺，故称曰欲愈，如此处论，庶合经旨。

三、太阴病，脉浮者，可发汗，宜桂枝汤。

按：既称太阴病，应是理中汤法也。虽见脉浮，并未见太阳恶风畏寒，不得以桂枝汤发汗，即太阴兼太阳合病，亦无非理中汤内加桂枝耳。今每见脉浮，属饮食停滞者多，亦不可不察，学者宜知。

四、自利不渴者，属太阴，以其脏有寒故也，当温之，宜服四逆辈。

按：自利之人，每多口渴，以其气机下降，津液不得上潮。此则不渴，以太阴主湿，湿甚，故自利，故不渴，称为脏寒，法固当温里，应大剂温中，而原文所主四逆辈。但四逆乃少阴之主方，而非太阴之主方，此中固属大有关键，而圆通之机，即四逆亦大可用也。学者亦不可泥于法，而为法所囿也。

五、伤寒脉浮而缓，手足自温者，系在太阴。太阴当身发黄，若小便自利者，不能发黄。至七八日，虽暴烦下利，日十余行，必自止，以脾家实，腐秽当去故也。

论发黄与不发黄，专视乎小便之利与不利，利者气机不能遏郁，故不发黄，不利者气机遏郁，故见发黄。此条专在小便之利与不利上分，大有卓见。至暴烦下利，日十余行，而曰脾家实，腐秽当去，是气机下降，非若阳明之便硬便难，故知其属太阴无疑也。

六、本太阳病，医反下之，因尔腹满时痛者，属太阴也，桂枝加芍药汤主之。

此条原系太阳因误下，而邪陷于脾，故见腹满时痛，理应温中醒脾，似非桂枝汤，**眉批：**邪陷下而用桂枝汤，使邪复从于表而解，所加芍者，和脾络之意也，亦妙。所宜，学者细酌之。

七、大实痛者，桂枝加大黄汤主之。

按：大实痛而在太阴，理应大承气汤以逐其邪，于桂枝何取乎？**眉批：**此亦太阳之邪陷于脾而邪实，故表里两解之，亦妙法也。

八、太阴为病，脉弱，其人续自便利，设当行大黄芍药者，宜减之，以其人胃气弱易动故也。

按：脉弱而又见自利，其不足甚已，焉有再行大黄之理，似近画蛇添足，殊非确论。

九、太阴病，欲解时，从亥至丑上。

各经皆有旺时，病之轻者，可以当旺时而潜消，宜知。

卷 九

少阴上篇

凡外邪挟水而动之证，列于此篇，计二十七法。

一、少阴之为病，脉微细，但欲寐也。

按：此乃少阴提纲也。脉微细者，阳不足而阴有余也。阳主开故寤，阴主阖故寐。寤则从阳，寐则从阴，故知邪入少阴也。

二、少阴病，始得之，反发热，脉沉者，麻黄附子细辛汤主之。

按：既云少阴病，而脉当沉，虽有发热，焉知非真阳外越乎？然麻黄附子细辛，固属少阴之法，学者总要审其发热之原委，或有头痛、身疼，或无头痛、身疼，畏寒甚否，又审其色之青白，舌之黑干润黄，口渴之饮冷饮热，小便之清长短赤，便得用药之道，庶不致误，原文“反发热”三字，不可忽略，此脏系根蒂之所，不得草草读去，务宜细心。

三、少阴病，得之一二日，口中和，其背恶寒者，当灸之，附子汤主之。

按：背恶寒，口中和，证似太阳，而非少阴，何也？太阳行身之背，恶寒乃太阳提纲，此以为少阴者，太阳底面即是少阴，少阴寒甚，溢于太阳地面，故恶寒而见于背，是亦里病及表之验也，故灸之，主以附子汤，皆是助阳祛阴之意也。

四、少阴病，得之二三日，麻黄附子甘草汤微发汗，以二三日无里证，故微发汗也。

按：少阴病，虽云二三日，并未现出病情，统以麻黄附子甘草汤微发汗。又云“无里证”，是邪在表分，而非少阴证也，明甚。原文含含糊糊，未知所从，不敢强解。

五、少阴病，欲吐不吐，心烦，但欲寐，五六日自利而渴者，属少阴也。虚，故引水自救；若小便色白者，少阴病形悉具。小便白者，以下焦虚，有寒，不能制水，故令色白也。

按：阴邪上干，故欲吐而不吐，以致心烦，但欲寐者，少阴之征，五六日，自利而渴者，气机下泄，肾气不充于上也。虚，故引水自救，学者于此，当以饮冷、饮热判之，舌苔之干、润判之。因邪热自利之渴者，当以救肾水为急，因虚自利之渴者，当以救肾阳为先。至小便白，下焦火化不足，虚寒之的候，可以无疑也。

六、病人脉阴阳俱紧，反汗出者，亡阳也，此属少阴，法当咽痛，而复吐利。

按：少阴乃封藏之所，脉现细微，乃是本象，今所现者紧，而反汗出，是阳亡于外，上逆而为吐，为咽痛，阳既上逆，而下部即寒，故见自利。

七、少阴病，脉微，不可发汗，亡阳故也；阳已虚，尺脉弱涩者，复不可下之。

按：脉既微，本非可汗之证，汗之必亡阳，故曰不可发汗；阳已虚，而尺脉又见涩，涩为血少，更不可以言下，此系根本之地，明示人汗、下之非法，当慎之也。

八、少阴病，下利，若利自止，恶寒而蜷卧，手足温者，可治。

按：利止而手足温，阳未尽也。若利止，手足逆冷不回，阳已绝矣，生死即在此处攸分。

九、少阴病，恶寒而蜷，时自烦，欲去衣被者，可治。

按：少阴恶寒而自烦，欲去衣被者，真阳扰乱，阳欲外亡而尚未出躯壳，故为可治。若去衣被，而汗出昏晕者，阳已外亡，法在不治。

十、少阴病，脉紧，至七八日，自下利，脉暴微，手足反温，脉紧反去者，为欲解也。虽烦下利，必自愈。

按：脉紧，是病进之征，至渐自利，脉暴微，手足反温，是阳回之验，阳回虽见下利，必自愈，所患者手足不温，脉紧不退耳，既已退矣，又何患乎？

十一、少阴病，身体痛，手足寒，骨节痛，脉沉者，附子汤主之。

按：脉沉者，邪在里也，其人身体骨节寒痛，是脉与病合也，主以附子汤，亦温经祛寒之意也。

十二、少阴病，吐利，手足逆冷，烦躁欲死者，吴茱萸汤主之。

按：吐利而致烦躁欲死，此中宫阴阳两亡，不交之甚者也。夫吐则亡阳，利则亡阴，阴阳两亡，故有此候，主以吴茱萸汤，降逆安中，是的确不易之法也。

十三、少阴病，下利，白通汤主之。

按：少阴下利，下元火衰也。主以白通汤，亦温肾助阳，阳回利止之意也。

十四、少阴病，下利，脉微者，与白通汤；利不止，厥逆无脉，干呕烦者，白通加猪胆汁汤主之。服汤，脉暴出者死，微续者生。

按：下利而用白通，直救其阳也。其脉暴出者，脱之机也；其脉微续，生之兆也。

十五、少阴病，二三日不已，至四五日，腹痛，小便不利，四肢沉重疼痛，自下利者，此为有水气，其人或咳，或小便利，或下利，或呕者，真武汤主之。

按：少阴腹痛，小便不利者，寒结于下，不能化下焦之阴也。四肢沉重，自下利者，阳气下趋，不能达于四末也。其中或咳、或下利、或小便利，当从末议，不可混为一证也。原文主真武汤，是重寒水阻滞而设，学者不可固执，总在扶阳驱阴为要。

十六、少阴病，下利清谷，里寒外热，手足厥逆，脉微欲绝，身反不恶寒，其人面色赤，或腹痛，或干呕，或咽痛，或利止，脉不出者，通脉四逆汤主之。

按：下利清谷，其人面色赤，里寒外热，厥逆，脉微欲绝，种种病形，皆是危亡之候，但其人身反不恶寒，其阳犹在，尚未离根；若恶寒身重甚，阳已离根，招之不易，服通脉四逆汤，其脉即出而缓者生，其脉暴出者死。

十七、少阴病，脉沉者，急温之，宜四逆汤。

按：少阴而见脉沉，里寒甚已，法宜急温以扶阳，庶可免危亡之祸。

十八、少阴病，饮食入口则吐，心中温温欲吐，复不能吐。始得之，手足寒，脉弦迟者，此胸中实，不可下也，当吐之。若膈上有寒饮，干呕者，不可吐也，当温之，宜四逆汤。

按：饮食入口即吐，有寒逆、热逆之别，此则手足寒，而脉见弦迟，是寒饮上逆之候，而非热逆之候。既属寒逆，法当温中降逆，故云不可吐、不可下，主以四逆辈，实千古不易之确论也。

十九、少阴病，下利，脉微涩，呕而汗出，必数更衣，反少者，当温其上，灸之。

按：少阴下利脉微者，阳气虚也。脉涩者，阴血弱也。呕者，阴气上逆也。汗出，阳亡于外也。必数更衣，阳从下陷也。灸其上者，下病上取，以升其阳，不使下陷也。

二十、少阴病，吐利，手足不逆冷，反发热者，不死；脉不至者，灸少阴七壮。

按：吐利而手足不逆冷者，阳尚未亡也，反发热者，虽在不死之例，而阳已发于外也，急宜招之。倘发热兼见汗出，则殆矣，所幸者无汗，故曰灸之，实以助阳也。

二十一、少阴病，恶寒，身蜷而利，手足逆冷者，不治。

按：恶寒、身蜷而利，阳气下趋已甚，又见手足逆冷，阳将尽也，法在不治之例，能急温之，手足能温者，尚可不死。原文虽云不治，医者亦不得束手旁观，能无侥幸之一愈也。

二十二、少阴病，吐利，躁烦，四逆者，死。

按：此条系吴茱萸汤证，何以前不言死，而此言死也，又见其四逆故也。

二十三、少阴病，下利止而头眩，时时自冒者，死。

按：下利既止，应乎不死，此以死论者，以其时时头眩自冒，冒者何？是阳欲从上脱也。诸书云："阳回利止则生，阴尽利止则死。"余观此条，时时眩冒，阳将脱而未脱，急急回阳，或者可救。总之，阳回利止，精神健旺，阴尽利止，精神衰极，大有攸分。

二十四、少阴病，四逆、恶寒而身蜷，脉不至，不烦而躁者，死。

按：恶寒、身蜷、四逆，阳衰已极之候，况脉既不至，阳已不能达于外也，兼见烦躁，烦出于心，躁出于肾，心肾不交，方有此候。今竟如是，其人安得不死？

二十五、少阴病六七日，息高者，死。

按：息高而在阳明，未犯少阴，尚可不死。若在少阴，少阴乃根本之地，先天之真阳寄焉，真阳喜藏而不喜露，今见息高，是肾气上奔，阴阳离绝，危亡转瞬，故知其必死。又曰：阳明、少阴从何分别乎？阳明者，胃脉鼓指，而尺脉沉细，口热气粗，多系有余；若少阴者，尺大而空，或弦劲鼓指，爪、甲、唇、舌青黑，遗尿等形，多系纯阴无阳，故知之也。更有新久之不同，病形之迥异为别。

二十六、少阴病，脉微细沉，但欲卧，汗出不烦，自欲吐，至五六日，自利，复烦躁不得卧寐者，死。

按：欲卧而转至不得卧，阴阳不交甚已，又加以烦躁自利，安得不死？

二十七、少阴负趺阳者，为顺也。

按：少阴为水脏，趺阳为土脏，今少阴负趺阳者，土足以制水，水即汜溢，得土以拌之，水有所归，不至横流为灾，故为顺也。

少阴后篇

凡外邪挟火而动之证，列于此篇，计十七法。

一、少阴病，欲解时，从子至寅上。

按：子丑寅，系少阴之旺时，凡病气之衰，亦于旺时即解，此亦邪不胜正之说也。

二、少阴病，脉细沉数，病为在里，不可发汗。

按：少阴为蛰藏之府，原不在发汗之例，当审其协火而动与协水而动二者之间，便得用药之妙也。若协火而动，汗之则亡阴，协水而动，汗之则亡阳，不可不知。

三、少阴中风，脉阳微阴浮者，为欲愈。

按：少阴中风，果现何等病形，而只曰“阳微阴浮者，为欲愈”，令人不解。况中风有闭、脱之不同，在少阴则为中脏之候，生死即在转瞬之间，不得含糊立论也，恐有遗误。

四、少阴病，咳而下利，谵语者，被火气劫故也，小便必难，以强责少阴汗也。

按：下利、谵语而咳，在阳明为胃火攻劫所致，在少阴为强责其汗，血液被夺，以致阴亏而火旺，亦有此候。

五、少阴病八九日，一身手足尽热者，以热在膀胱，必便血也。

按：膀胱有热，必口渴饮冷、小便不利或短赤等情，此以少阴病而延至八九日，一身手足尽热，是邪在表，而并未在里，又焉知非阳越于外乎？况又未见膀胱腑证情形，而曰“热在膀胱，必便血”，不能无疑。

六、少阴病，但厥无汗，而强发之，必动其血，未知从何道出，或从口鼻，或从目出者，是名下厥上竭，为难治。

按：少阴病，厥亦已重矣，无汗则幸矣，而强汗之，是逼阳于外，血即不动亦动矣。血或从上从下，原不可定，此名曰下厥上竭，为难治，确乎不爽。

七、少阴病，得之二三日以上，心中烦，不得卧，黄连阿胶汤主之。

按：此条即少阴挟火而动之候，余于六经定法已言之，兹不赘。

八、少阴病，二三日至四五者，腹痛，小便不利，下利不止，便脓血者，桃花汤主之。

按：腹痛、小便不利者，寒结于下也。下利不止者，是阴寒阻截膀胱运行之机也。便脓血者，下利过甚，而肠中之脂膏，亦与之俱下也。主以桃花汤者，温中化气，镇塞海底之意，诚良法也。

九、少阴病，下利，便脓血者，桃花汤主之。少阴病，下利，便脓血者，可刺。

按：桃花汤乃治少阴虚寒下利的方，若湿热下利者，断乎不可。

十、少阴病，下利、咽痛，胸满、心烦者，猪肤汤主之。

按：少阴证而用猪肤汤者，协火而劫之的候也。若协水而动，断不用此，学者务宜于六经定法上探求协火、协水病情，便得其要也。

十一、少阴病二三日，咽痛者，可与甘草汤；不瘥，与桔梗汤。

按：甘草汤与桔梗汤，二方皆苦甘化阴之方，实治少阴协火而动，上攻于咽之方也，不可概作此论。

十二、少阴病，咽中痛，半夏散及汤主之。少阴病，咽中伤，生疮，不能语言，声不出者，苦酒汤主之。

按：此条皆少阴协火而动，上攻咽喉所致，观所主之方，纯是苦甘之剂，则得此病之实据也。

十三、少阴病，四逆，其人或咳，或悸，或小便不利，或腹中痛，或泄利下重者，四逆散主之。

按：少阴病，而至四逆，阳微阴盛也。其中或咳或悸者，水气上干也；小便不利者，阳不化阴也；腹痛下重，阴寒之极也。法宜大剂回阳为是，而此以四逆散主之，吾甚不解。

十四、少阴病，下利六七日，咳而呕渴，心烦不得眠者，猪苓汤主之。

按：此条乃少阴协热下利之的候也。咳而呕者，热上壅也；渴而心烦不得眠者，内热扰攘不安之象也，法宜清润为要。

十五、少阴病，得之二三日，口燥咽干者，急下之，宜大承气汤。

按：少阴病，而用至大承气汤者，以少阴为水脏，宜乎口咽润泽，今见口燥咽干，是少阴协火而旺之的候。火盛则阴亏，恐真阴为火灼尽，而命不永，故宜急下之以存阴。但此证只凭口燥咽干而定为急下，余每常见口燥咽干而不渴，舌尚润滑，小便清长，治之不外扶阳，阳气上升，则口燥咽干自愈。若此证，断为急下，务要察其口咽干而喜饮冷，气粗而蒸手，小便短赤痛，脉健有力，方可以主急下法，否则，断乎不可。

十六、少阴病，自利清水，色纯青，心下必痛，口干燥者，急下之，宜大承气汤。

按：少阴下利清水，青色，似乎虚寒，不知邪火入于少阴，火动于中，水液不藏，不待转枢，随气机而下泄，兼见心痛、口干燥者，邪火伤阴之明验也。若不急为下之，火盛阴亏，便非佳兆。若此等证，务要细心，不可孟浪，总要求其真实火象，便不错误。

十七、少阴病六七日，腹胀不大便者，急下之，宜大承气汤。

按：腹胀不大便，亦有寒热之别，寒结于下，闭其大便运行之机，为之寒闭，法宜大辛大温，俾寒解气通，自然胀者不胀，而不便者便矣。若热闭下焦，阻其运行之机而作者，法宜急下，此不易之法。大约此证，是为热结少阴者说法也。

卷 十

厥阴上篇

计二十一法。

一、厥阴之为病，消渴，气上撞心，心中疼热，饥而不欲食，食则吐蛔，下之利不止。

按：此乃厥阴寒热错杂之候也。消渴者，热伤津液也；撞心者，热邪上干也；饥不欲食，食则吐蛔者，里有寒也，吐蛔者，寒甚则虫不安而外出也；下之利不止者，既属虚寒，何得以降之、利之乎？明是教人不可妄下也。

二、厥阴中风，脉微浮，为欲愈；不浮，为未愈。

按：厥阴为阴脏，阴病而见浮脉，是阴病得阳脉者生，不得阳脉者，为未愈也。

三、厥阴病，欲解时，从丑至卯上。

按：六经各有旺时，邪退邪进，可于旺时决之。

四、厥阴病，渴欲饮水者，少少与之，愈。

按：此乃厥阴挟有微热也。学者于此，当细求阴阳实据为要。

五、诸四逆厥者，不可下之，虚家亦然。凡厥者，阴阳气不相顺接，便为厥。厥者，手足逆冷者是也。

按：厥证原有阳厥、阴厥之别，阳厥可下，阴厥不可下，此乃一定之理。

六、伤寒脉迟六七日，而反与黄芩汤彻其热。脉迟为寒，今与黄芩汤，复除其热，腹中应冷，当不能食，今反能食，此名除中，必死。

按：迟则为寒，其理明甚，而反与黄芩汤，是失其治也。失其治，病人应不能食，乃其常，今反能食，是反其常，反其常者死，此名为除中。除中者，胃阳暴露，如灯光之火，欲灭而骤明，转瞬即灭也。

七、伤寒始发热六日，厥反九日而利。凡厥利者，当不能食，今反能食者，恐为除中，食以索饼，不发热者，知胃气尚在，必愈。恐暴热来出而复去也。后日脉之，其热续在者，期之旦日夜半愈，所以然者，本发热六日，厥反九日，复发热三日，并前六日，亦为九日，与厥相应，故期之旦日夜半愈。后三日脉之，而脉数，其热不罢者，此为热气有余，必发痈脓也。

按：厥与利皆在不能食之例，今反能食，近似除中，当在发热与不发热两字判之。若尚能发热，则知胃气尚存，但不可暴出也。暴是脱机，微是生机，苟无发热，则除中决矣。期之半夜愈者，就在这一点微热决之耳。至必发痈脓，胃阳有余，遏郁太甚也。又云“以索饼，不发热”，既不发热，胃气已去，尚得云知胃气尚存乎？“不”字定是“微”字，方与论合。

八、伤寒，先厥后发热，下利必自止，而反汗出，咽中痛者，其喉为痹。发热无汗，而利必自止；若不止，必便脓血。便脓血者，其喉不痹。

按：厥后发热而利，发热乃阳回之征，故可决其必自止。但利止而反汗出，咽疼为喉痹，是厥阴挟风邪而上攻，若利不止，必便脓血，是热邪下攻故也。利止与不止间，上攻下攻之病，不问自明也。

九、伤寒一二日至四五日厥者，必发热；前热者，后必厥。厥深者，热亦深，厥微者，热亦微。厥应下之，而反发汗者，必口伤烂赤。

按：热深厥深，是为阳亢热伏者说法，本宜破阳扶阴为主，其中有反发汗，以致口糜烂赤者。凡发药皆上升之品，邪火得升而上浮，焉得不有此口糜赤烂之患耶？

十、伤寒病，厥五日，热亦五日，设六日，当复厥，不厥者，自愈。厥终不过五日，以热五日，故知自愈。

按：热与厥俱属五日，乃阴阳平应之候，故断之曰必自愈。

十一、伤寒，脉微而厥，至七八日，肤冷，其人躁，无暂安时者，此为脏厥，非蛔厥也。蛔厥者，其人当吐蛔。令病者静，而复时烦者，此为脏寒，蛔上入其膈，故烦，须臾复止，得食而呕，又烦者，蛔闻食臭出，其人当自吐

蛔。蛔厥者，乌梅丸主之，又主久痢。

按：既称脉微而厥，肤冷为之脏寒，即按脏寒法治之，何必另为咨议？又曰蛔厥，蛔乃厥阴风木所化，胃冷虫必不安，胃热虫亦不安，胃不得食，虫亦不安，如此推求，便得治虫之法也。条内并未有热象足征，不得为之寒热错杂。其主久痢，是亦寒泄之谓，乌梅丸，皆非正论。

十二、伤寒热少微厥，指头寒，默默不欲食，烦躁，数日小便利，色白者，此热除也。欲得食，其病为愈。若厥而呕，胸胁烦满者，其后必便血。

按：热少厥微，是阳厥之最轻者也。至于默默不欲食，烦躁，至小便白色，此时内无热邪可征，故曰热除。欲得食，是胃气渐复之机，故为欲愈。倘呕而胸胁烦满，此中宫不宣，胃气滞塞，断为便血者，是因其气机之滞而决之也。

十三、伤寒发热四日，厥反三日，复热四日，厥少热多者，其病当愈；四日至七日，热不除者，必便脓血。

按：热多厥少，是阳有余，特患者热不除耳，热除自愈。热不除者，阳胜血亏，即有逼血下行之事，故断之曰便脓血。至寒多热少者，阴有余，阳必亏，其病为进者，即"小人道长，君子道消"之意也，知此，可与论药论方也。

十四、伤寒六七日，脉微，手足厥冷，烦躁，灸厥阴，厥不还者，死。

按：脉微而厥，乃阳衰阴盛之征，迨至烦躁，上下有不交之势，灸厥阴，原正所以扶阳御阴也。阳回即是生机，不还即是死机，不易之理也。

十五、伤寒发热，下利厥逆，躁不得卧者，死。

按：发热下利，乃阴阳欲脱之征，何也？发热者，阳竭于上也；下利者，阴竭于下也。其人苟未见厥逆、躁，尚未得以脱论，此以断为脱者，正于厥、躁论之也。

十六、伤寒发热，下利至甚，厥不止者，死。

按：发热下利至甚，将脱之兆，况加以厥而不回，乌得不死。

十七、发热而厥，七日，下利者，为难治。

按：发热而厥，乃阳厥之征，务要察其人果现有热象可凭，即照阳厥法治之。至七日下利，是邪盘踞不欲下趋，热与厥不退，故曰难治。若下之而利，热退厥回，即是生机；下之而不利，厥不回，方为难治。

十八、伤寒，六七日不利，便发热而利，其人汗出不止者，死，有阴无阳故也。

按：六七日不利，至发热而利，里已通矣，里通表畅，发热亦是病解之机。但其人汗出不止为可虑，可虑者，汗出亡阳，不止，是阳无所附。脱离即在转瞬，不死何待？

十九、病者手足厥冷，言我不结胸，小腹满，按之痛者，此冷结在膀胱关元也。

按：四肢厥，而无热形可征，则为阴盛无疑，寒结于下，未在中上，故不结胸，而独在小腹，故痛亦在小腹也。

二十、伤寒五六日，不结胸，腹濡，脉虚复厥者，眉批：腹濡，脉虚复厥，明明阴盛阳微，下之则微阳立消，乌得不死？**不可下，此亡血，下之死。**

按：脉微而厥，明明阴盛，而非阳盛也。阳盛始能伤血，血伤故不可下，今所见者，阳虚的候，非阴虚的候，何所见而为亡血乎？余甚不解。

二十一、手足厥寒，脉细欲绝者，当归四逆汤主之。若其人内有久寒者，宜当归四逆加吴萸生姜汤主之。

按：四肢厥，而脉细微欲绝，阴盛阳虚之明验也。此际正宜大剂回阳，兹以当归四逆汤主之，决非确论，余不敢从。

厥阴中篇

计十七法。

一、大汗出，热不去，内拘急，四肢疼，又下利厥逆而恶寒者，四逆汤主之。

按：汗出热不去，非外感之热，乃元阳外出之热也。汗过甚，血液亏，不能营养筋脉，故内拘急，而四肢疼，况又下利而厥，此刻阳虚已极，大有欲脱之机，非大剂四逆，何能挽回？

二、大汗，若大下利，而厥冷者，四逆汤主之。

按：大汗、大下利而厥冷，皆阴阳两脱之候，理应大剂四逆回阳，千古定论。

三、伤寒脉促，手足厥逆，可灸之。

按：脉促、厥逆，系阴寒阻滞之征，灸之是祛阴散寒之意；理实可从，不易之论也。

四、伤寒，脉滑而厥者，里有热，白虎汤主之。

按：滑脉主痰，滑而厥，诚湿痰闭束气机，不能达于四肢也。此以为里有热，而用白虎汤，果何所见也？当其时，口燥舌干欤？气粗口渴饮冷欤？不然，何所见而必用此方？学者不可执一，总要四面搜求里热实据，庶不致误。

五、病人手足厥冷，脉乍紧者，邪结在胸中；心下满而烦，而不能食者，病在胸中，当须吐之，宜瓜蒂散。

按：手足厥冷，乃寒结于胸，阳气不能达于四末也。胸满而不能食，中宫为寒所阻滞，运力微耳。原文主瓜蒂散以吐之，是为邪壅于上说法也。但此证乃寒邪阻滞，吐之能不更伤其中乎？以余拙见，理应大剂温中醒脾为是。

六、伤寒厥而心下悸者，宜先治水，当服茯苓甘草汤，却治其厥；不尔，水渍入胃，必作利也。

按：厥而心下悸者，寒水凌于心下也，此以茯苓甘草汤，与理颇是，但其力薄，恐不胜任，莫若用苓桂术甘汤重加附子为妥。

七、伤寒六七日，大下后，寸脉沉而迟，手足厥逆，下部脉不至，咽喉不利，唾脓血，泄利不止者，为难治，麻黄升麻汤主之。

按：经大下脉迟，手足厥冷，下部脉不至，其阳虚之极已明甚。至咽喉不利，气化不宣也；吐脓血者，浊阴不降也；泄利不止者，下焦虚寒，不能收束也。法宜大剂回阳，阳回利止，手足温，斯为合法。原文所主麻黄升麻汤，系太阳阳明发散之药，并非厥阴所宜，大非其法，恐有错误。

八、伤寒四五日，腹中痛，若转气下趋少腹者，此欲自利也。

按：少阴腹痛者，寒也。其气下趋为欲自利，此刻尚未下也，急宜温之，庶可无害。

九、伤寒本自寒下，医复吐下之，寒格，更逆吐下，若食入口即吐，干姜黄芩黄连人参汤主之。

按：病既称寒下，又经医误下吐之，寒逆更甚，食入即吐，则中宫之气逆而又逆，寒而愈寒也明甚。此刻理应温中、降逆、回阳。原文主以干姜黄连黄芩人参汤，似非正论。况此证又无寒热错杂病情足征，何得以此方为主，恐有遗误。

十、下利，脉沉而迟，其人面少赤，身有微热，下利清谷者，必郁冒汗出而解，病人必微厥，所以然者，其面戴阳，下虚故也。

按：下利清谷，脉现沉迟，其里寒甚矣。况面戴赤，身有微热，诚元阳外越之候也。原文以为郁冒汗出解，脉证不孚，大非确论。此证所幸者未出汗，阳尚在躯壳，可招而回，今既汗出，则阳露于外，诚死机也。既知面赤下虚，何得妄云“汗出而解”？仲景当不说此。

十一、下利清谷，里寒外热，汗出而厥者，通脉四逆汤主之。

按：下利清谷，里寒外热，汗出而厥，此阴盛逼阳于外之候，主以通脉四逆，诚不易之法也。

十二、下利，手足厥冷，无脉者，灸之不温，若脉不还，反微喘者，死。

按：下利厥冷无脉，阳将尽也，灸之而温，阳回也。灸之不温，反见微喘者，阳将脱也，不死何待？

十三、下利后脉绝，手足厥冷，晬时脉还，手足温者生，脉不还者死。

按：脉绝，手足厥冷，有时脉还，手足温，阳尚未亡也；若脉不还，阳已尽矣，故知其必死。

十四、下利，腹胀满，身体疼痛者，先温其里，乃攻其表，温里宜四逆汤，攻表宜桂枝汤。

按：下利，腹胀满，纯是阳衰，而阴气上逆聚于中耳。身体疼痛，乃阴邪阻滞筋脉所致，并非外感身疼可比。外感者，必有风寒病形足征，若此故知其为阴寒阻滞无疑，法宜温里，里寒得温，胀满与身疼亦自灭亡。原文以先温其里，后攻其表，温里以四逆汤，实属合法，攻表以桂枝汤，殊非正论，学者宜细察之。

十五、下利清谷，不可攻表，汗出必胀满。

按：下利清谷，里寒之极也，原文不可攻表，此是正论。攻之必汗出胀满，是教人不可妄攻也。攻之岂仅汗出、胀满可患哉？

十六、伤寒下利，日十余行，脉反实者，死。

按：下利之脉，大半微细，今见脉实，是脉不合病，邪甚正虚，恐难获效，故决其死也。

十七、下利，有微热而渴，脉弱者，今自愈。下利，脉数而渴者，今自愈，设不瘥，必圊脓血，以有热故也。下利，脉数，有微热，汗出，今自愈，设复紧，为未解。

按：下利一证，以脉象求之，脉弱而渴，里有寒也，寒邪下泄，而津液不上潮，故口渴，有微热者，是阴证而得阳也，故曰自愈。脉数而渴，里有热也。热邪下行，热伤津液，故口渴，邪脉相合，故曰自愈；设不瘥，而圊脓血，是余热未尽故也。至于下利、脉数，有微热、汗出，是气机鼓动，有上升之机，故不利可自愈；设脉紧，紧为寒邪，寒伏于内，故为未解。

厥阴下篇

计十法。

一、下利，寸脉反浮数，尺中自涩者，必圊脓血。

按：寸为阳，尺为阴，寸见浮数，阳邪之征；尺见自涩，血虚之验。圊脓血者，邪气太盛，逼血下行耳。

二、下利，脉沉弦者，下重也；脉大者，为未止；脉微弱数者，为欲自止，虽发热，不死。

按：下利一证，原有因寒、因热、因湿、因膀胱失职、因中虚、因饮食，种种不一，总要认证分别阴阳实据，学者一见，自有定法。若只见一脉而论证，未免不恰。况脉只数十端，而病有千万，何得只凭脉一端立法？仲景当不若此，定有遗误。

三、热利下重者，白头翁汤主之。

按：下利而曰热，法宜清热，不独白头翁汤可治，学者总宜圆通，认理为要。

四、下利欲饮水者，以有热故也，白头翁汤主之。

按：下利饮水，明是热伤津液也，故以白头翁汤清热之剂主之。

五、下利谵语者，有燥屎也，宜小承气汤。

按：下利谵语一证，亦有虚实之不同，不得尽为有燥屎而用小承气汤。但利有新久之分，谵语有虚实之异，务在临时斟酌，于饮冷、饮热、舌润、舌干，小便清、黄，如此求之，则得矣。

六、下利后更烦，按之心下濡者，为虚烦也，宜栀子豉汤。

按：下利过甚，中气骤伤，阴阳不交，故见虚烦，用药宜慎，不可执一栀豉汤为不可易，当细辨之。

七、呕而发热者，小柴胡汤主之。

按：呕有寒呕、热呕之不同；发热有外入、内出之各别，不得统以小柴胡汤论，当辨明为是。

八、呕而脉弱，小便复利，身有微热，见厥者，难治，四逆汤主之。

按：呕而脉弱，虚寒上逆也；小便复利，身有微热，真阳有外亡之机也；更加以厥，阴盛阳微也。故为难治，此际非大剂四逆不可。

九、干呕，吐涎沫，头痛者，吴茱萸汤主之。

按：呕吐涎沫，而颠顶痛者，则是厥阴头痛无疑，何也？厥阴脉会顶颠故也。条内只言一“头痛”，夫头痛六经皆有，不将颠顶指出，则厥阴之证，尚属含糊，主以吴茱萸汤，一定不易之法。

十、呕家，有痈脓者，不可治呕，脓尽自愈。

按：呕出痈脓，大半多属热壅于内，在厥阴篇中，用药多居辛燥，故教人不治吐脓，盖慎用辛燥之意也。

过经不解

计四法，附三阴经后。

一、太阳病，过经十余日，反二三下之，后四五日，柴胡证仍在者，先与小柴胡。呕不止，心下急，郁郁微烦者，为未解也，与大柴胡汤下之则愈。

按：太阳过经不解，延至十余日，反二三下之，此际邪仍在太阳，方可云过经不解。若是柴胡证，十余日后，邪仍在少阳，方可言过经不解。此说一“呕不止，心下急，郁郁微烦”病情，乃系太阴中宫不宣，阴邪上逆之象，若只据一“呕”，而即云柴胡证仍在，殊属不当。总要寒热往来，口苦、耳聋、喜呕全在，用小柴胡汤，乃为恰切，不得草草了事。

二、太阳病，过经十余日，心下温温欲吐，而胸中痛，大便反溏，腹微满，郁郁微烦，先此时极吐下者，与调胃承气汤。若不尔者，不可与。但欲呕，胸中痛，微溏者，此非柴胡汤证，以呕，故知极吐下也。

按：太阳过经十余日，所现病情皆正气不足之候，何也？心下温温欲吐者，中宫不宣，而阴邪滞也；大便溏而微满者，中宫有寒湿弥漫之象也；郁郁微烦，正气不畅达也。此皆由吐、下失宜，方有此候。

三、伤寒十三日不解，胸胁满而呕，日晡所发潮热，已而微利，此本柴胡证，下之以不得利；今反利者，知医以丸药下之，此非其治也。潮热者，实也，先宜服小柴胡汤以解外，后以柴胡加芒硝汤主之。

按：胸胁乃肝胆地界，今见病而呕，邪气拂郁也。日晡发热而微利，本有热也，此乃柴胡的候，下之本非其治。学者总宜相机施治为是。至原文所主之方，亦不可固执。

四、伤寒十三日，过经，谵语言，以有热也，当以汤下之。若小便利者，大便当硬，而反下利，脉调和者，知医以丸药下之，非其治也。若自下利者，脉当微厥；今反和者，此为内实也，调胃承气汤主之。

按：谵语而称内热，下之理也；大小便利者，里气通也；脉调和者，气机顺也。此以为“医以丸药下之，非其治”，殊非正论。又若自下利，当微厥者，正虚之征也；而反和者，正未大虚也。原文何得“此为内实”当下之？非正论，决非仲师所语也。

瘥后劳复

计五法。

一、大病瘥后，劳复者，枳实栀子豉汤主之。若有宿食者，加大黄如博棋子大五六枚。

按：大病瘥后，稍有劳动，而病依然复初，此皆元气薄弱之故，不得按前法治之。但病劳复一证，果系何脏损伤，何经为病？病瘥后，稍有劳动，其病依然，应按脏经施治，原文所主之方，大非确论，恐有遗误。

二、伤寒瘥已后，更发热，小柴胡汤主之。脉浮者，以汗解之；脉沉实者，以下解之。

按：病既称瘥已，何得更现发热乎？又并未现出柴胡证，何得以小柴胡汤主之？即脉浮、沉、实，亦当审其何部何经，应表解、应下解，方可定案，此以笼统言之，定非确论。

三、大病瘥后，从腰以下有水气者，牡蛎泽泻散主之。

按：大病瘥后，从腰下有水气者，是病不责之太阳，而责之于肾也。太阳底面即是少阴，太阳病已，而少阴肾气发泄于外，故现腰以下有水气，法当温肾收纳，若牡蛎泽泻散，是亦利水之一法也，似非正论。

四、大病瘥后，喜唾，久不了了，胸上有寒，当以丸药温之，宜理中丸。

按：病后喜唾不了，中宫有寒湿未尽也。寒湿上逆而不降，故唾不止，法宜温中降逆，是一定之理也。

五、伤寒解后，虚羸少气，气逆欲吐，竹叶石膏汤主之。

按：寒邪既称解后，人既虚羸少气，本属不足，气逆欲吐，大半阴邪上逆，正气不支，法宜温中、扶阳、降逆为是。原文以竹叶石膏汤，是为胃热上攻者说法，若施之于虚羸少气之人，断乎不可。学者务宜于病情或寒或热上体会，庶不致误。

瘥后食复

计一法。

病人脉已解，而日暮微烦，以病新瘥，人强与谷，脾胃气尚弱，不能消谷，故令微烦，损谷则愈。

按：胃气旺则食谷易消，胃气弱则食难化，此亦理之常也。今日暮而微烦，正阴长阳消之时也。损谷则愈，使其食不骤，而胃气宽舒，自可无虞矣。

阴阳易病

计一法。

伤寒，阴阳易之为病，其人身体重，少气，少腹里急，或引阴中拘挛，热上冲胸，头重不欲举，眼中生花，膝胫拘急者，烧裈散主之。

按：阴阳易病，皆由新病初愈，余邪尚未大尽，男与女交则女病，女与男交则男病，以致一线之余毒，势必随气鼓荡，从精窍而发泄也。治之不外扶正为主。至于烧裈散一方，男用女裈，女用男裈，近阴处布方寸，烧灰兑药服之，亦是取阴阳至近之气机，必引药深入，亦是近理之论。余于此等证，在大剂扶阳，取童便为引，服之屡屡获效。

外附

太阳少阴总论

夫太阳者，即坎中真阳也；少阴者，即坎水也。阳居二阴之中，阴含一阳之内。人身中一水一火，即在此处攸分。故太阳为人身纲领，主皮肤，统营卫者是也。太阳之气上升，则水精之阴，即从太阳而上行，从皮肤而出水气。太阳为外邪干犯，必由毛窍而入，仲景所以著《伤寒》，皆是从根底上来也。故太阳之底面是少阴，少阴之底面即是太阳，所以太阳发汗有亡阳之虞，即此是也。后学不知根底，著春温，著利证，种种不一，自以为补仲景之不逮，而不知仲景列六经，早已发明其要，惜后人之学识未到，功力未深，自诩以为独得之秘，而其中亦有好处，不得即为之无用也。总之根底未澈，源头未清，不得不直言之也。

麻脚瘟说

余自幼小时，即闻老人相传有麻脚瘟证，终不知此证是何也？今者历医有年，始得其要。夫曰麻脚瘟者，人身卫外之阳不足，卒为阴邪所闭也。然有吐有泻，皆是阴邪已犯中宫，上下逼迫，而人身元气系在后天，顷刻将元气剥尽，能令人死。余曾救多人，一见此证，即用大剂回阳，可以移危为安。如斩关丸、四逆汤，皆神效之品。设穷乡僻壤，觅药维艰，一遇此等证候，即速捣生姜汁同红糖服之，如无红糖，即姜汁亦可；如姜不便，而胡椒亦可，速速吞之，皆能获效。昧者不识，胡乱施治，未有不速其死者也，愿诸公熟记之，至切至切。

辨认内外发热证至要约言

医家治病，务要识得内外两法，邪有由外而入者，有由内而出者，大有分别。如发热一证，无论男妇老幼一见发热，鲜不以为外感也，不知大有分别。

余阅历数十年，方始识得，不敢自秘，以公诸世，亦救世之意也。千古以来，名贤迭出，惜此未剀切详明也。曰内曰外，何以辨之证之？由外感者，无论男妇老幼，一经外感，邪从毛窍而入，闭其外出之气机，人即沉迷倒卧不起，所现头疼、身痛、恶风、畏寒等等情状。若由内而出者，无论男妇老幼，人不困倦，起居一切如无病者，但发热而已。其间有手心独发热者，有上半日发热者，有下半日发热者，有夜间发热者，种种不一。但其人面白、唇青、口不渴、满口津液，饮食无味，大小便利，不思水饮为据。即有面赤如朱、口红唇裂，皆在舌上，津液满口，小便清长，喜饮热汤上辨之，万无一失。

问答

计三条。

问曰：俗云服姜、附烧干肾水，果有是说乎？

答曰：子不观仲景之用姜、附，所以回阳也，阳回则津液自生，何以不烧干肾水而反生津液，生死人而肉白骨乎？此其中大有关键，昧者不明阴阳底蕴，畏姜、附视若砒霜，不敢轻用，病家亦不敢轻服，相沿成风，牢不可破。犹其不知姜、附乃少阴主药，仲景用之以扶少火而生气者也。

曰：然则姜、附其可恒用欤？

曰：可。

曰：何以知其可恒用也？

曰：凡一切阳虚诸症，如少气、懒言、身重、恶寒、声低、息短、舌润、舌黑、二便清利、不思水饮、心悸、神昏、不语、五心潮热、喜饮热汤、便血、吐血、闭目妄语、口臭难禁、二便不禁、遗尿遗屎、手足厥逆、自汗、心慌不寐，危候千般，难以枚举，非姜、附何以能胜其任，而转危为安也乎？

曰：然则世之用大黄、芒硝以治病者，其故何也？

曰：大哉斯问也？

曰：夫大黄、亡硝乃治壮火食气之症也。

曰：壮火之为病若何？

曰：壮火者，是外来之邪热，入与阳明之燥热相合，盘踞于中，若不急为扑灭，顷刻将真阴灼尽而性命不保，故曰壮火食气，即此。仲景于此，轻则以人参白虎，重则以大承气、小承气汤，与夫六味、麦味、鸡子黄连，润燥、养阴、救阴诸法，皆一辙也。至所现病情，如气粗口热、大渴饮冷、壮热、烦躁、汗多、身轻、张目不眠、声音响亮、口臭、芒刺满口、谵语神昏、二便不利、胸腹痞满、狂叫不休、便血、吐血，种种危候，难以枚举。如此之病，不惟姜、附不用，即一切辛燥之品皆当禁服也。由是观之，则医亦可学也，而用药之宜热、宜凉，有一定之理也。

曰：噫！先生此论，其可为医门之一助也，实快事也。

或问：俗云小儿纯阳之体，不宜服姜、附，是耶？非耶？

答曰：小儿者，稚阳也，如初生之萌芽，其质娇嫩，用药稍差，即祸生不测，便酿出阳虚种种危候，非姜、附何能扶少火而生气，以助先天危亡之机乎？世人动曰纯阳，岂非见之左耶？总之，用姜、附亦必究其虚实，相其阴阳，观其神色，当凉则凉，当热则热，何拘拘以姜、附为咎哉？

或问：俗云小儿初生，先服开口药，以下胎毒，免生疮证，用药不外大黄、银花、钩藤、防风、巴豆、大枣等，果可服否？

答云：小儿下地，定要服开口药，以下胎毒，免生疮、风症，此皆不经之论。夫小儿居母腹中，母呼一呼，母吸一吸，十月功圆，破衣而出，此时一团真气养成，有何胎毒？如果有毒，小儿尚可活乎？既经下地，如初出土萌芽，此则一身真气，本是并无一毫外邪，何得即以戕代生气之药而施之，则无疾反生有疾，不生风因而生风，故有四六风、七天风，十有九死，难以枚举。此千古之流弊，实千古小儿之大厄也。噫！何世人之不讲究理法耶？